全国中医药行业中等职业教育"十二五"规划教材

外 科 护 理

（供中医护理专业用）

主　编　蔡恩丽（云南中医学院）
副主编　（以姓氏笔画为序）
　　　　王　宇（辽宁中医药大学）
　　　　吕　静（长春中医药大学）
　　　　孙　蓉（南京中医药大学）
　　　　李晓敏（曲阜中医药学校）
　　　　钮林霞（南阳医学高等专科学校）

中国中医药出版社
·北京·

图书在版编目（CIP）数据

外科护理/蔡恩丽主编 . —北京：中国中医药出版社，2015.7
全国中医药行业中等职业教育"十二五"规划教材
ISBN 978 - 7 - 5132 - 2533 - 5

Ⅰ . ①外…　Ⅱ . ①蔡…　Ⅲ . ①外科学 – 护理学 – 中等专业学校 – 教材
Ⅳ . ①R473.6

中国版本图书馆 CIP 数据核字（2015）第 113687 号

中 国 中 医 药 出 版 社 出 版
北京市朝阳区北三环东路 28 号易亨大厦 16 层
邮政编码　100013
传真　010 64405750
北京中艺彩印包装有限公司印刷
各地新华书店经销

＊

开本 787×1092　1/16　印张 29.5　字数 659 千字
2015 年 7 月第 1 版　2015 年 7 月第 1 次印刷
书　号　ISBN 978 - 7 - 5132 - 2533 - 5

＊

定价　59.00 元
网址　www.cptcm.com

全国中医药职业教育教学指导委员会

张美林（成都中医药大学附属针灸学校党委书记、副校长）

张登山（邢台医学高等专科学校教授）

张震云（山西药科职业学院副院长）

陈　燕（湖南中医药大学护理学院院长）

陈玉奇（沈阳市中医药学校校长）

陈令轩（国家中医药管理局人事教育司综合协调处副主任科员）

周忠民（渭南职业技术学院党委副书记）

胡志方（江西中医药高等专科学校校长）

徐家正（海口市中医药学校校长）

凌　娅（江苏康缘药业股份有限公司副董事长）

郭争鸣（湖南中医药高等专科学校校长）

郭桂明（北京中医医院药学部主任）

唐家奇（湛江中医学校校长、党委书记）

曹世奎（长春中医药大学职业技术学院院长）

龚晋文（山西职工医学院/山西省中医学校党委副书记）

董维春（北京卫生职业学院党委书记、副院长）

谭　工（重庆三峡医药高等专科学校副校长）

潘年松（遵义医药高等专科学校副校长）

秘　书　长　周景玉（国家中医药管理局人事教育司综合协调处副处长）

全国中医药行业中等职业教育"十二五"规划教材

《外科护理》 编委会

前　言

中医药职业教育是我国现代职业教育体系的重要组成部分，肩负着培养中医药多样化人才、传承中医药技术技能、推动中医药事业科学发展的重要职责。教育要发展，教材是根本，是提高教育教学质量的重要保证，是人才培养的重要基础。为贯彻落实习近平总书记关于加快发展现代职业教育的重要指示精神和《国家中长期教育改革和发展规划纲要（2010—2020年)》，国家中医药管理局教材办公室、全国中医药职业教育教学指导委员会紧密结合中医药职业教育特点，适应中医药中等职业教育的教学发展需求，突出中医药中等职业教育的特色，组织完成了"全国中医药行业中等职业教育'十二五'规划教材"建设工作。

作为全国唯一的中医药行业中等职业教育规划教材，本版教材按照"政府指导、学会主办、院校联办、出版社协办"的运作机制，于2013年启动编写工作。通过广泛调研、全国范围遴选主编，组建了一支由全国60余所中高等中医药院校及相关医院、医药企业等单位组成的联合编写队伍，先后经过主编会议、编委会议、定稿会议等多轮研究论证，在400余位编者的共同努力下，历时一年半时间，完成了36种规划教材的编写。本套教材由中国中医药出版社出版，供全国中等职业教育学校中医、护理、中医护理、中医康复保健、中药和中药制药等6个专业使用。

本套教材具有以下特色：

1. 注重把握培养方向，坚持以就业为导向、以能力为本位、以岗位需求为标准的原则，紧扣培养高素质劳动者和技能型人才的目标进行编写，体现"工学结合"的人才培养模式。

2. 注重中医药职业教育的特点，以教育部新的教学指导意见为纲领，贴近学生、贴近岗位、贴近社会，体现教材针对性、适用性及实用性，符合中医药中等职业教育教学实际。

3. 注重强化精品意识，从教材内容结构、知识点、规范化、标准化、编写技巧、语言文字等方面加以改革，具备"精品教材"特质。

4. 注重教材内容与教学大纲的统一，涵盖资格考试全部内容及所有考试要求的知识点，满足学生获得"双证书"及相关工作岗位需求，有利于促进学生就业。

5. 注重创新教材呈现形式，版式设计新颖、活泼，图文并茂，配有网络教学大纲指导教与学（相关内容可在中国中医药出版社网站 www. cptcm. com 下载），符合中等职业学校学生认知规律及特点，有利于增强学生的学习兴趣。

本版教材的组织编写得到了国家中医药管理局的精心指导、全国中医药中等职业教育学校的大力支持、相关专家和教材编写团队的辛勤付出，保证了教材质量，提升了教材水平，在此表示诚挚的谢意！

我们衷心希望本版规划教材能在相关课程的教学中发挥积极的作用，通过教学实践的检验不断改进和完善。敬请各教学单位、教学人员及广大学生多提宝贵意见，以便再版时予以修正，提升教材质量。

国家中医药管理局教材办公室

全国中医药职业教育教学指导委员会

中国中医药出版社

2015 年 4 月

编写说明

　　《外科护理》是"全国中医药行业中等职业教育'十二五'规划教材"之一。本教材是依据习近平总书记关于加快发展现代职业教育的重要指示和《国家中长期教育改革和发展规划纲要（2010—2020年）》精神，为适应中医药中等职业教育的教学发展需求，突出中医药中等职业教育的特色，由全国中医药职业教育教学指导委员会、国家中医药管理局教材办公室统一规划、宏观指导，中国中医药出版社具体组织，全国中医药中等职业教育学校联合编写，供中医药中等职业教育教学使用的教材。

　　本教材牢固确立职业教育在国家人才培养体系中的重要位置，力求职业教育专业设置与产业需求、课程内容与职业标准、教学过程与生产过程"三对接"，"崇尚一技之长"，提升人才培养质量，做到学以致用。教材编写强化质量意识、精品意识，以学生为中心，以"三对接"为宗旨，突出思想性、科学性、实用性、启发性、教学适用性，在教材内容结构、知识点、规范化、标准化、编写技巧、语言文字等方面加以改革，从整体上提高教材质量，力求编写出"精品教材"。

　　本教材是在承袭前版教材精华的基础上，进一步完善体例结构、优化内容、创新编写形式、精炼文字而成，分三篇共42章，内容涵盖了国家执业护士资格考试外科护理部分的全部内容。

　　本教材在注重保持外科疾病护理的基本理论、基本知识和基本技能的基础上，将外科医学发展的新知识点与行业操作标准等引入教材，使教材与临床同步；将知识传授与技能训练相结合，突出外科专业特点，避免与其他学科不必要的重复；将某些采用中西医结合治疗疗效显著的外科疾病充实适当中医知识，使中西医知识相互渗透，有机结合；鉴于外科护理具有很强的实践性和操作性的特点，编写中注重文图结合，以形象、生动地表达教学内容，便于学生掌握知识点。结构上力求体现科学的外科护理临床思路，每章由两部分组成：第一部分学习目标，告知本章需要掌握的内容与重点、难点，以方便教师教学和学生有目的地学习相关内容；第二部分为具体教学内容，分基础医学知识和护理两个方面进行编写，以提高学生临床观察、辨证分析和护理实践的能力，体现了外科护理专业的思想性、科学性、启发性、先进性和适用性。为培养学生整体观念、综合运用和解决问题的能力，在主要疾病后面增加了"典型案例讨论"，以给学生留出更多的思考空间。

　　本教材编写还注重结合我国护理教育和临床实践的现状，护理方面以人的健康为中心，按护理评估、常见护理诊断/问题、护理措施和健康教育四个方面进行编写，改变了以往教材机械套用护理程序框架，将由具体病人、具体实际情况而定的护理目标与护理评价删除，使教材更精练和实用。

　　本教材由来自全国十余所大、中专医学院校从事外科护理学和临床一线的教师和护理专家共同编写，具有一定代表性。各章执笔者为第一、第二十一章由蔡恩丽编写，

第二、第四章由孙蓉编写，第三章由王蕾编写，第五章由崔水峰编写，第六、第三十、第三十一、第三十二章由钮林霞编写，第七、第八章由周明瑶编写，第九至第十一章由陈文琼编写，第十二、第十三章由吕静编写，第十四至第十六章由周瑛编写，第十七、第十八章由李晓敏编写，第十九、第二十、第二十二章由李晴编写，第二十三章由蔡恩丽、王蕾编写，第二十四至第二十六章由杨文东编写，第二十七至第二十九章由楚翠兰编写，第三十三至第三十五章由黄益苗编写，第三十六至第三十八章由李楠编写，第三十九至第四十一章由王宇编写，第四十二章由王蕾、高洁编写。

本教材在编写过程中，得到了编者所在院校领导的鼎力支持与无私帮助；书中部分医学知识、护理内容及插图参考了国内诸多版本的《外科学》和《外科护理学》等教材，在此一并深表谢意！

为保证教材内容的"新、精、准"，主编、副主编和编写者尽最大努力，反复斟酌、修改、校对，但限于编写时间、编写水平，仍难免有不妥之处，希望各位专家、学者、同行提出宝贵意见，以便再版时修订提高。

《外科护理》编委会
2015 年 5 月

目　录

第一章 绪 论

一、外科护理学的概念

外科护理学是护理学的一个重要组成部分，是阐述和研究对外科病人进行整体护理的一门临床护理学科，包含医学基础理论、外科学基础理论、护理学基础理论与技术，以及护理心理学、护理伦理学和社会学等人文科学知识。

外科护理学是以创伤、感染、肿瘤、畸形、梗阻、功能障碍等外科病人为研究对象，在现代医学模式和护理观的指导下，以人的健康为中心，运用护理程序，根据病人的身心健康及社会、家庭、文化的需求提供整体护理，以达到治疗疾病、预防残障、促进康复的目的。同时，随着人们对健康需求的日益重视，外科护理学社会化的趋势越来越明显，并扩大了外科护士的工作范畴，护理的任务由治疗疾病向预防保健扩展，工作场所也由医院向社区、家庭延伸。

二、外科护理学的发展

古代外科学的起源虽不十分清楚，但早在旧石器时代就已有用砭石治疗伤病的记载，至商周时代已有对人体解剖的描述，此后更有扁鹊、华佗用酒或麻沸散作麻醉剂进行外科手术的记载。但由于社会生产力等因素的限制和封建迷信的制约，古代外科学以诊治伤病为主，多为浅表疮、痈和外伤，古代医学专著中几乎未提及"护理"一词。

16世纪文艺复兴运动盛行于欧洲，随着社会生产力和科学技术的进步，医学基础和临床治疗学得以启动。17世纪以后，随着人类对自然现象的揭示，医学科学逐渐摆脱了宗教和神学的影响，认识到疾病是内外环境因素综合作用于人体的结果，西方外科学进入初步发展的阶段。在早期的外科实践中，手术疼痛、伤口感染等曾是妨碍外科学发展的主要因素之一。直至19世纪40年代，相关医学基础学科，如人体解剖学、病理解剖学及实验外科学等的建立，为外科学的发展奠定了基础。随着无菌术、止血、输血、麻醉镇痛技术的相继问世，使外科学的发展得到飞跃。与此同时，弗洛伦斯·南丁格尔和她的同事们在克里米亚战争中成功地应用清洁、消毒、换药、包扎伤口、改善休养环境等护理措施，使伤员病死率从42%降至2.2%，充分证实了护理工作在外科疾病病人治疗过程中的独立地位和意义，由此创建了护理学，并延伸出外科护理学。

20世纪50年代，外科学进入迅速发展阶段。现代外科学在原有的基础上拓展了新的领域，如心血管外科、显微外科、器官移植、微创手术、肠内外营养治疗等；相应的医疗器械，如体外循环机、体外超声碎石机、人工呼吸机、各种内镜等不断推向临床；此外，医学影像学的迅速发展，如 B 超、CT、MRI、DSA、PET 等检查在临床上的广泛应用，大大提高了外科疾病的诊治水平。在现代外科学的广度和深度得到快速发展的同时，也要求和促进了现代外科护理学和护理理念的发展。回顾护理学的临床实践和理论研究，曾经历了以疾病为中心、以病人为中心和以人的健康为中心的三个阶段。

我国现代护理学的诞生和兴起是在鸦片战争前后，在抗日战争与解放战争中，造就了大批外科护士，他们配合手术，护理伤病员。1958 年首例大面积烧伤病人的抢救和 1963 年世界首例断肢再植在我国获得成功，充分体现了我国外科护理工作者对外科学所作出的卓越贡献。但随着外科领域有关生命科学新技术的不断引入、计算机的广泛应用、医学分子生物学和基因研究的不断深入，在为我国外科学和外科护理学的发展提供新的施展舞台的同时，也提出了新的挑战。外科护理工作者应审时度势，锐意进取，看到自身的不足之处及与世界发达国家之间的差距，加强与各国同行之间的沟通与交流，吸取国外先进的经验，推出自己的特色，承担起时代赋予的历史重任，为外科护理学的发展作出应有的贡献。

三、外科护理学的范畴

外科护理学的范畴基本依据外科学的发展现状和范畴而定，目前包括六大类疾病和多个专科病人的护理。

（一）因外科疾病需要护理的病人

1. 损伤病人　由外力或其他致伤因子引起的人体组织的损伤和破坏，如烧伤、骨折、内脏器官破裂等，多需经手术处理。

2. 感染病人　由致病菌侵袭人体，导致局部组织、器官的损害和破坏，发生坏死和脓肿。此类局限性的病人多需经手术切开引流或切除。

3. 肿瘤病人　包括需手术切除的良性肿瘤和恶性肿瘤病人。

4. 畸形病人　多数先天性畸形，如先天性心脏病等病人，需手术治疗；后天性畸形，如烧伤后瘢痕挛缩需手术整复，以恢复功能和改善外观。

5. 器官移植病人　器官移植是外科近年来发展比较快的实践和研究内容，已在不少综合性医院开展。

6. 其他病人　需要外科手术治疗的还包括空腔脏器梗阻性疾病、周围血管疾病、胆石症、门静脉高压症等。

（二）临床专科护理

外科护理学的专业可根据人体系统、人体部位、疾病性质、年龄特点和手术方式等划分，常见有以下分科方法。

1. 按人体系统　可分为神经外科、内分泌外科、骨外科等。

2. 按人体部位　可分为颅脑外科、心胸外科、腹部外科等。

3. **按疾病性质** 可分为急诊外科、肿瘤外科等。
4. **按年龄特点** 可分为小儿外科、成人外科等。
5. **按手术方式** 可分为显微外科、移植外科、整复外科等。

随着专业的不断细化，外科护理学的内容也在不断调整和重新整合，目的是更好地适应外科学的发展和外科病人对健康与护理的需求。

四、如何学习外科护理学

（一）树立正确的和稳固的职业思想

学习外科护理学的基本目的是为了掌握专业知识，更好地为人类健康服务。作为外科护士，必须要学习和掌握本学科相关的知识与技能。若要有效地体现所学知识和价值并学以致用，关键在于树立正确的和稳固的职业思想。职业思想是护士社会价值和理想价值的具体体现，要与护士的职业劳动紧密结合。为人类健康服务需要有正确的思想指导和实质性内容，那就是要在实践中运用知识，奉献爱心。只有当一个人所学的知识为人所需、为人所用时，才能真正体会到自身的价值所在。

（二）以现代护理观念为指导

现代护理学理论包括四个概念性框架：人、环境、健康、护理。几百年来，虽然生物医学领域取得了长足进步并对护理学的发展起到了推动作用，但 1977 年美国的恩格尔（G. L. Engel）提出的生物 - 心理 - 社会医学模式则为护理学的发展注入了新的生机，为护理专业指明了新的发展方向。新的医学模式丰富了护理的内涵，拓宽了护士的职能。

1980 年美国护士学会提出："护理是诊断和处理人类现有的或潜在的健康问题的反应。"该定义充分体现出护理的根本目的是为服务对象解决健康问题。护理是护士与病人之间的互动过程，护理的目的是增强病人的应对和适应能力，满足病人的各种需要，使之达到最佳的健康状态。如外科病人手术前常会存在种种思想顾虑，外科护士应与病人建立良好的护患关系，并给予针对性的心理疏导，使其积极地配合各项诊疗和护理操作；手术后的护理重点转向病情观察、疼痛护理、营养支持、切口护理及并发症的预防等；对即将出院的病人，则应积极对其健康问题进行指导和宣教。概括而言，外科护士在护理实践中，应始终以人为本，以现代护理观念为指导，依据以护理程序为框架的整体护理模式，努力为病人提供优质的护理服务。

（三）注重理论与实践相结合

外科护理学是一门实践性很强、为人类健康服务的应用性学科。因此，学习外科护理学必须遵循理论与实践相结合的原则。一方面要认真学习书本上的理论知识，另一方面必须参加实践，将书本知识与外科护理实践灵活结合，使学习过程不仅仅停留在继承的水平，更使之成为吸收、总结、提高的过程。此外，学习外科护理学还应结合病例，进一步印证、强化书本知识，有助于解决护理实践中的一系列问题，提高发现问题、分析问题和解决问题的能力，不断拓展自己的知识范围和提高业务水平，努力成为一名合格的外科护士。

五、外科护士应具备的素质

（一）高尚的职业道德

护理人员的职责是治病救人，维护生命，促进健康。这就要求护士应具备崇高的道德素质和无私的奉献精神。作为外科护士，要树立正确的人生观、世界观和价值观，充分认识护理工作的重要性，爱岗敬业，具有高度的责任感和严谨的工作作风，珍视生命，保护健康，全心全意地为人民服务。

（二）良好的身心素质

外科护理工作具有节奏快、突击性强、劳动强度大、突发事件多等特点。因此，要求外科护士必须具备强健的体魄、良好的应急能力、开朗的性格和饱满的精神状态，这样才能胜任紧张、繁重的外科护理工作。护士应具备良好的心理素质，表现在能以积极、有效的心理活动和平稳、正常的心理状态去适应、满足事业对自己的要求。能善于自我调节，善于通过自己积极向上、乐观自信的内心情感鼓励病人，增进护患之间的交流，取得病人的理解与信任，使其积极地配合治疗与护理。

（三）扎实的业务素质

外科护士必须具备护理工作所需的基本理论、基本知识、基本技能。在学习阶段，应力求掌握相关的护理学知识和基本技能操作，将所学的知识融会贯通，培养自己敏锐的观察力、判断力，建立评判性思维方式及应用护理程序为病人提供整体护理，善于运用语言及非语言方式，与病人和家属进行有效沟通。通过临床实践，不断提升自己的理论知识。通过对病人正确的评估，及时发现病人现存的或潜在的生理、心理问题，并协助医师进行有效处理，提供个性化的护理服务。

（四）突出的人文素质

随着时代的发展、社会文化的进步，广大人民群众的健康意识日益提高，对护理服务的要求也越来越高。"以人为本、人文关怀"成为当今护理的主题。护士在护理工作中必须坚持"以人为本"的核心理念，珍视生命，维护健康，尊重病人，关心病人，让病人感受到人文关怀和医学抚慰生命的真谛，触摸到医务人员全心全意为病人服务的诚意。这就要求外科护士仪表文雅大方，举止端庄稳重，衣着整洁美观，待人彬彬有礼，对病人要富有爱心、耐心、诚心、责任心和同情心。在日常护理工作中，关注病人在生理、心理、社会等方面的健康问题及对护理的需求，真正做到"以人为本"，让护士成为病人心目中名副其实的"白衣天使"。

　　"三分治疗，七分护理"点出了护理工作在外科病人治疗和康复过程中的重要性和必要性。外科护理学的发展期待着涌现出一批愿为促进人类健康服务，具有良好的自身素养和专业素养，具备护理教学和护理科研能力，具有开拓创新、勇于探索精神的专科护士。

第二章 水、电解质及酸碱平衡失调病人的护理

■ 学习目标

　　1. 掌握 3 种类型缺水的概念；水、电解质和酸碱平衡失调的临床表现、护理措施。
　　2. 熟悉水、电解质和酸碱平衡失调的病因、病理生理、治疗原则及护理诊断/问题。
　　3. 了解正常体液的组成与分布；水、电解质和酸碱平衡失调的辅助检查、护理评估及健康教育。

　　人的新陈代谢实质是在细胞内进行的一系列复杂的生化反应，这类生化反应要求在一定的水、电解质和酸碱平衡的条件下，即体液平衡的条件下才能进行，因此，体液平衡是维持细胞和各个脏器生理功能的基本保证。若因创伤、感染、手术等因素的影响，使体液平衡受到破坏，即可影响到体内的新陈代谢，严重时甚至可以危及生命。若治疗措施不恰当，也可引起水、电解质和酸碱平衡失调。因此，现代外科护理工作非常重视体液失衡的相关问题。

第一节　体液平衡

　　人体内的液体总称为体液。体液总量可因性别、年龄、体重等因素而有所不同。成年男性的体液量约占体重的60%，成年女性的体液量约占体重的50%。体液的主要成分为水和电解质。

　　体液由细胞内液和细胞外液两部分组成。细胞内液是细胞内各种生化反应进行的场所。男性的细胞内液约占体重的40%，女性的细胞内液约占体重的35%。

　　细胞外液是细胞直接生活的液体环境，又称为机体的内环境。男性和女性的细胞外液均约占体重的20%。细胞外液包括血浆和组织间液两部分。其中，血浆量约占体重的5%，组织间液量约占体重的15%。这些比例在体内大致保持平衡，且在细胞内液和细胞外液之间、组织间液与血浆之间不断地进行物质交换，维持一种动态的平衡。

　　体液的分布还可用三个间隙来表示。其中，第一间隙容纳细胞内液，是细胞进行物

质代谢的场所。第二间隙又称功能性细胞外液，包括细胞外液的主体部分，即组织间液和血浆，这部分体液具有快速平衡水、电解质的作用。第三间隙是指存在于体内各腔隙中的小部分细胞外液，如胸腔液、心包液、腹腔液、脑脊液、关节液、滑膜液和前房水等，因其量少（仅占体重的 1% ~ 2%），调节体液平衡的作用极小且慢，故又称为无功能性细胞外液。但在某些病理条件下，无功能性细胞外液的变化也可导致机体的水、电解质和酸碱平衡出现明显失调。

细胞外液中主要的阳离子为 Na^+，主要的阴离子为 Cl^- 和 HCO_3^-。细胞内液中主要的阳离子为 K^+ 和 Mg^{2+}，主要的阴离子为 HPO_4^{2-} 和蛋白质。细胞内、外液的渗透压大致相等，正常为 290 ~ 310mmol/L。

一、水平衡

体内水分的恒定是机体内环境稳定的基础。人体每日水的摄入量和排出量相对恒定（表 2 – 1）。如摄入量大于排出量，体液量增多，可引起水肿；如摄入量小于排出量，体液量减少，可引起缺水。

表 2 – 1　正常人体每日水分的摄入量和排出量

摄入量（mL）		排出量（mL）	
饮料	1500	尿	1400
固体食物含水	700	汗水	100
代谢氧化生水（内生水）	200	呼吸道蒸发	350
		皮肤蒸发	350
		粪便	200
总计	2400		2400

二、电解质平衡

与维持体液电解质平衡相关的主要电解质为 Na^+ 和 K^+。

1. Na^+　Na^+ 是细胞外液最主要的阳离子，血清 Na^+ 的正常值为 135 ~ 150mmol/L。其作用为：①维持细胞外液的渗透压；②影响细胞外液量；③维持神经肌肉的兴奋性。正常成人对钠的日需要量为 6 ~ 10g，其来源主要为食盐及含钠食物。过剩的钠主要经肾脏排出体外，小部分钠随汗液排出。肾脏有很强的保钠能力，当体内钠不足时，从尿中排出的钠也明显减少。

2. K^+　K^+ 是细胞内液最主要的阳离子，血清 K^+ 的正常值为 3.5 ~ 5.5mmol/L。其作用为：①维持细胞内液的渗透压；②维持神经肌肉的兴奋性，特别是胃肠道的蠕动功能；③对心肌有一定的抑制作用。正常成人对钾的日需要量为 3 ~ 4g，所有的钾均由食物供给。过剩的钾主要经肾脏排泄。肾脏对钾的调节相对较弱，当体内钾不足时，肾脏排钾并不随之减少，易引起低钾血症。

三、酸碱平衡

正常情况下体液内存在一定的 H^+ 浓度，使动脉血浆 pH 保持在（7.40±0.05）的正常范围之内。人体主要依靠体液中存在的缓冲对和具有调节作用的脏器来维持体内的酸碱平衡。

1. 缓冲系统 血浆中最重要的缓冲对为 HCO_3^-/H_2CO_3，其比值决定血浆的 pH 值。当 HCO_3^-/H_2CO_3 保持在 20:1 时，血浆 pH 维持在 7.4。

2. 脏器调节 主要为肺和肾脏。肺主要通过调节呼吸运动的深度和频率来控制 CO_2 的排出量进而调节酸碱平衡。当血 pH 降低时，可刺激颈动脉体和主动脉体的周围化学感受器，使延髓呼吸中枢兴奋，呼吸加深加快，肺排出 CO_2 增多，从而降低动脉血二氧化碳分压（$PaCO_2$）及血浆 H_2CO_3 的浓度。反之，当血 pH 升高时，呼吸中枢抑制，呼吸变浅变慢，肺排出 CO_2 减少，血浆 H_2CO_3 的浓度升高以缓解碱中毒。肾脏主要依靠排出体内的非挥发性酸和过剩的碳酸氢盐来调节酸碱平衡，在酸碱平衡调节中发挥最重要的作用。当呼吸功能或肾功能损害时，其对酸碱平衡的调节能力也会受影响，甚至可以引起酸碱平衡失调。

3. 细胞缓冲作用 酸碱中毒时，H^+ 向细胞内外的转移有利于维持酸碱平衡。酸中毒时，细胞外液中 H^+ 浓度增加，部分 H^+ 进入细胞内，细胞内的钾离子与之交换而逸出细胞外，故酸中毒时细胞外液中的钾离子浓度增加，可出现高钾血症。相反，在碱中毒时常伴有低钾血症。

第二节 水和钠代谢紊乱

细胞外液中水与钠的关系极为密切。临床将水、钠代谢失衡分为 4 种类型：等渗性缺水、低渗性缺水、高渗性缺水和水中毒。

一、等渗性缺水

等渗性缺水又称急性缺水或混合性缺水。因水和钠成比例失调，血清钠和细胞外液的渗透压虽仍保持在正常范围，但细胞外液量则迅速减少，这是外科病人最常见的缺水类型。

【病因】

常因急性的体液丢失引起。

1. 消化液急性丢失 如大量呕吐、严重腹泻、急性肠瘘等。

2. 体液丢失 如肠梗阻、急性腹膜炎、腹腔内或腹膜后感染等。

【病理生理】

等渗性缺水时细胞外液量减少，可刺激肾脏入球小动脉壁的压力感受器和远曲肾小管致密斑的钠感受器，引起肾素－血管紧张素－醛固酮系统兴奋，醛固酮分泌增加，促进远曲小管对 Na^+ 和水的重吸收，使细胞外液量得以恢复。由于液体丢失为等渗性，细胞内、外液的渗透压并无明显变化，故细胞内液的量一般不发生变化。若体液失衡持续时间长且未能及时补充适当液体，细胞内液也将逐渐外移，随细胞外液共同丢失而出现细胞内缺水。

【临床表现】

病人出现恶心、呕吐、厌食、少尿等症状，口唇干燥，眼窝凹陷，皮肤弹性降低，但不口渴。若短时间内体液丢失达到体重的 5% ，病人可出现心率加快、脉搏减弱、血压不稳或降低、肢端湿冷、组织灌注不良等血容量不足的症状。当体液继续丢失达到体重的 6% ~7% 时，则休克表现更加严重，常伴有代谢性酸中毒。大量胃液丢失所致的等渗性缺水，因有 H^+ 的大量丢失，可并发代谢性碱中毒。

【辅助检查】

血清 Na^+ 、Cl^- 无明显改变；尿比重增高；红细胞计数、血红蛋白含量、血细胞比容明显增高。

【治疗原则】

1. 积极治疗原发病。
2. 补充血容量。可选用等渗盐水或平衡盐溶液。大量输液时，选用平衡盐溶液更为合理和安全。在治疗的过程中还应注意补充水分，以免导致低钠血症。另外，在纠正缺水后随着尿量的增多，排钾量也会有所增加，血清钾的浓度会因细胞外液量的增加而被稀释降低，故应及时补钾，预防低钾血症。

二、低渗性缺水

低渗性缺水又称慢性或继发性缺水。水和钠同时丢失，但失水少于失钠，血清钠低于 135mmol/L，细胞外液呈低渗状态。

【病因】

常因慢性的体液丢失引起。
1. 消化液持续性丢失，如长期胃肠减压、反复呕吐或慢性肠瘘、肠梗阻等。
2. 大面积创面的慢性渗液。
3. 使用排钠利尿剂，如应用依他尼酸（利尿酸）、氯噻酮时，未注意补充适量的钠盐。
4. 等渗性缺水治疗时过多补充水分而忽视了钠的补充。

【病理生理】

由于细胞外液呈低渗状态，机体首先通过减少抗利尿激素（ADH）分泌，使肾小管重吸收水分减少，尿量增加，以提高细胞外液渗透压，其结果会导致细胞外液量进一步减少。一旦细胞外液减少至影响循环血容量时，机体将牺牲渗透压而优先保持和恢复血容量。此时肾素－血管紧张素－醛固酮系统兴奋，醛固酮分泌增加，促进远曲小管对 Na^+ 和水的重吸收。同时 ADH 分泌增加，水重吸收增加，导致少尿。若循环血量继续减少超过机体的代偿能力，可出现休克。这种因大量失钠而导致的休克又称为低钠性休克。严重缺钠时，细胞外液可向渗透压相对较高的细胞内液转移，造成细胞肿胀和细胞内液处于低渗状态，从而影响细胞功能。脑组织对此改变最为敏感，可出现进行性加重的意识障碍。

【临床表现】

依缺钠程度而异。根据缺钠程度，低渗性缺水可分为三度（表 2－2）。

表 2－2　低渗性缺水的临床分度

程度	临床表现	血钠（mmol/L）
轻度	疲乏、头晕、软弱无力、尿量正常或稍增、尿 Na^+ 减少	<135
中度	恶心、呕吐、脉搏细速、血压不稳或下降、脉压差变小、浅静脉瘪陷、站立性晕倒、尿量减少	<130
重度	四肢发凉、神志不清、腱反射减弱或消失、休克	<120

【辅助检查】

血清钠 < 135mmol/L；尿比重 < 1.010，尿 Na^+、Cl^- 含量明显减少；血红蛋白含量、血细胞比容和血尿素氮值增高。

【治疗原则】

1. 积极治疗原发病。

2. 静脉补液。静脉输注高渗盐水或含盐溶液，以纠正细胞外液的低渗状态。轻度、中度缺钠病人，一般补充5%葡萄糖盐溶液或生理盐水；重度缺钠病人，先输晶体溶液，如复方乳酸氯化钠溶液、等渗盐水，后输胶体溶液，如羟乙基淀粉、右旋糖苷溶液和血浆等，以补足血容量，再静脉滴注高渗盐水，以进一步恢复细胞外液的渗透压。低渗性缺水的补钠量可按下列公式计算：需补钠量（mmol）＝［正常血钠值（mmol/L）－测得血钠值（mmol/L）］×体重（kg）×0.6（女性为0.5）。但需强调的是，公式仅作为补钠安全剂量的估计而不能绝对依靠公式决定补钠量，一般先补充缺钠量的一部分以解除急性症状。如将计算的补钠总量全部快速输入，可能会造成血容量过多，对心功能不全病人将非常危险。

三、高渗性缺水

高渗性缺水又称原发性缺水，表现为缺水和缺钠同时存在，但失水多于失钠，血清钠高于正常范围，细胞外液呈高渗状态。

【病因】

1. 水分摄入不足　如吞咽困难、禁食、鼻饲高浓度的肠内营养液、静脉注射大量高渗液体等。

2. 水分丢失过多　如大面积烧伤暴露疗法、高热大量出汗、糖尿病病人因血糖未控制所致的高渗性利尿等。

【病理生理】

高渗性缺水时细胞外液渗透压高于细胞内液，细胞内液向细胞外液转移，则出现以细胞内液减少为主的体液量变化。严重时脑细胞可因缺水而发生功能障碍。此外，高渗性缺水时机体会出现以下代偿：①刺激视丘下部的口渴中枢，病人出现口渴而主动饮水以增加体内水分，降低渗透压；②刺激 ADH 分泌增加，肾小管重吸收水分增加，尿量减少，细胞外液量和渗透压得以恢复；③若未能及时去除病因，循环血容量的显著减少可刺激醛固酮分泌，加强对钠和水的重吸收，以维持血容量。

【临床表现】

随着缺水程度而异，一般将高渗性缺水分为三度（见表 2 - 3）。

表 2 - 3　高渗性缺水临床分度

程度	临床表现	失水量占体重的百分比（%）
轻度	口渴	2 ~ 4
中度	极度口渴、乏力、烦躁、尿少、尿比重增高、皮肤弹性差、眼窝凹陷	4 ~ 6
重度	躁狂、幻觉、谵妄甚至昏迷	>6

【辅助检查】

血清钠浓度大于 150mmol/L；尿比重增高；红细胞计数、血红蛋白含量、血细胞比容轻度升高。

【治疗原则】

1. 尽早去除原发病，防止体液继续丢失。

2. 鼓励病人饮水，必要时经静脉补充非电解质溶液。常用 5% 葡萄糖溶液或 0.45% 的低渗盐水。补液量的计算方法：①先根据临床表现，估计失水量占体重的百分比，按每丢失体重的 1%，补液量为 400 ~ 500mL 计算。②再根据血清钠浓度计算：补水量（mL）＝［血清钠测定值（mmol/L）－血清钠正常值（mmol/L）］×体重（kg）×4。计算所得的补液量不宜当日全部输入，一般分 48 小时内补完。如果高渗性缺水病人体内实际的总钠量仍低于正常值，补液时应动态监测血清钠含量的变化，必要时适量补钠。

四、水中毒

水中毒又称水潴留性低钠血症或稀释性低钠血症，是因总入水量超过排出量，水潴留体内而致血浆渗透压下降和循环血量增多。

【病因】

1. 肾功能下降，不能有效排出多余水分。
2. 各种原因所致的 ADH 分泌过多，如心功能不全、休克等。
3. 静脉补充水分过多或大量摄入不含电解质的液体。

【病理生理】

因入水量过多或水分排出过少，细胞外液量骤增，血清钠浓度因被稀释而降低，造成细胞外液的渗透压下降，细胞外液向细胞内液转移，结果使细胞内、外液量都增加而渗透压均降低。同时，细胞外液量的增加抑制了醛固酮分泌，使远曲小管对水和 Na^+ 的重吸收减少，尿中排 Na^+ 增加，血清钠浓度随之降低，细胞外液渗透压更趋降低。

【临床表现】

1. **急性水中毒**　发病急骤，主要表现为因脑细胞肿胀和脑组织水肿而引起一系列精神、神经症状，如头痛、躁动、谵妄、惊厥，甚至昏迷。严重者可发生脑疝。
2. **慢性水中毒**　发病缓慢，其临床表现常被原发病所掩盖。主要表现为在原发病的基础上逐渐出现体重增加、软弱无力、呕吐、嗜睡、泪液和唾液增多等。

【辅助检查】

血浆渗透压降低；血红细胞计数、血红蛋白含量、红细胞比容、血浆蛋白水平降低。

【治疗原则】

1. 立即停止摄入水分。
2. 病情严重者可酌情使用渗透性利尿剂，如 20% 甘露醇 250mL 快速（20 分钟内）静脉滴注；也可静脉输注高渗盐水，以缓解细胞肿胀和低渗状态。如为肾功能衰竭所引起的水中毒，可应用透析治疗。

五、疾病护理

【护理评估】

1. 健康史

(1) 一般资料

①年龄：老年人常因患有多种慢性疾病、服用各类药物而易诱发水、钠代谢失衡，且老年人的代偿机制相对较弱，纠正较为困难；婴幼儿体液总量占体重的比例较大，体液调节功能较差，也易受到各种不良因素的影响而导致水、钠代谢失衡。

②体重：若体重在短期内明显增加或减轻，往往提示有水钠潴留或缺失。

③生活习惯：了解病人日常的饮食、饮水、运动等情况，有助于了解水、钠代谢失衡的原因。

(2) 既往史：重点评估病人是否存在以下可导致水、钠代谢失衡的因素。

①易引起水、钠代谢失衡的常见疾病：如腹泻、消化道梗阻、肠瘘、严重感染、肝肾疾病、糖尿病等。

②易诱发水、钠代谢失衡的治疗：如快速输注高渗液体，长期胃肠减压，长期应用利尿药、糖皮质激素、强效泻剂等。

③有无额外的体液丢失和丢失的程度：如大汗、腹泻、呕吐、引流等。

④有无饮食限制史：如禁食、禁水、低盐或无盐饮食等。经口摄入量有无明显不足、不足的程度及其持续时间。

2. 身体状况 重点评估以下内容：

(1) 生命体征

①体温：体温过高时大量出汗可导致体液和 Na^+ 丢失，同时因呼吸加快，从呼吸道丢失的水分亦增多。体温过低可能为低血容量所致。

②脉搏：要注意脉率、脉律和脉力。脉搏增快往往是体液不足时机体的一种代偿反应。尤其是低渗性缺水的病人细胞外液量不足，循环血量减少，脉搏快而弱。若细胞外液增多，则脉搏强而有力。

③呼吸：体液过多致肺水肿时，可有呼吸急促及呼吸困难，肺部听诊可闻及湿啰音。若呼吸加快，则从呼吸丢失的水分亦增多。

④血压：血容量的改变直接影响到血压。血压下降多为体液不足的表现，如低渗性缺水和等渗性缺水时，血压可下降。当细胞外液增多、血容量增加时，血压增高。

(2) 神经系统症状：评估病人的意识及有无感觉异常。高渗性缺水的病人因脑细胞缺水可表现为精神萎靡，严重时可出现昏迷、躁动、惊厥；低渗性缺水或等渗性缺水的病人，轻者仅疲乏、头晕，中度可出现神志淡漠，重者可因血容量不足而昏迷；水中毒时脑细胞水肿的症状最为突出，可有头痛、烦躁、意识不清、昏迷等。

(3) 皮肤和黏膜：体液不足时，皮肤弹性下降。可通过轻轻捏起手背或前臂皮肤后再松开加以测试。若此处皮肤立即恢复原状为正常弹性，若持续 20 ~ 30 秒再恢复原状，常提示严重体液不足。正常情况下腋下、腹股沟等处的皮肤较其他部位潮湿，如果这些部位触摸时是干燥的，则表示明显缺水。若因口腔内颊黏膜或齿龈线区干燥、舌面干燥，唾液分泌减少，病人做吞咽动作困难，则往往表示严重缺水。细胞外液的组织间液过多时，皮肤可出现凹陷性水肿。皮肤苍白、湿冷甚至紫绀，则提示血容量不足或休克。

（4）周围静脉充盈程度：颈静脉在去枕平卧时应充盈，若不充盈则提示细胞外液量不足；半坐位时颈静脉充盈不应超过锁骨上2cm，如过度充盈提示体液过多或有心力衰竭的可能。手背静脉在手下垂5秒钟内不见充盈，说明细胞外液量明显减少；如手抬高到肩，静脉在5秒钟之内仍未排空，说明血容量过多。

（5）出入量：记录液体的出入量和种类非常重要。其中，入量包括经胃肠道和非胃肠道摄入的液体，如饮食、饮水、管饲和静脉输液量等。出量包括尿液、呕吐物、汗液、粪便，以及从呼吸道、各类创面引流、蒸发的液体量。尿量是反映微循环灌注的重要指标，体液不足常伴有尿量的减少。必要时出入量每12小时小结1次，每24小时总结1次。

（6）辅助检查结果

①中心静脉压（CVP）：反映全身血容量和心功能状况。正常值为0.49～1.18kPa（5～12cmH$_2$O）。当CVP<0.49kPa时，提示血容量不足。

②血清Na$^+$：有助于判断水、钠代谢失衡的类型及程度。

③血常规：缺水时红细胞计数、血红蛋白含量、红细胞比容均有不同程度的升高；水中毒时则相反。

④尿液检查：尿比重的变化对临床鉴别少尿的原因有重要的参考价值。尿少但尿比重高说明病人肾脏无严重损害，尿少系由体液缺乏所致；尿少且尿比重低，提示肾小球和肾小管均有损害。

3. 心理和社会支持 主要评估病人和家属对疾病及其伴随症状的认知程度、心理反应和承受能力、配合程度、经济状况等。

【常见护理诊断/问题】

1. 体液不足 与高热、大汗、呕吐、腹泻、大面积烧伤、持续胃肠减压、肠瘘、肠梗阻等导致体液大量丢失有关。

2. 体液过多 与摄入量多于排出量有关。

3. 有受伤的危险 与低血压、意识障碍有关。

4. 营养失调：低于机体需要量 与禁食、呕吐、腹泻、创面感染等应激导致的摄入减少和分解代谢增加有关。

5. 知识缺乏 缺乏疾病治疗、预防方面的相关知识。

【护理措施】

1. 体液不足的护理

（1）去除病因：配合医生积极处理导致水、钠代谢失衡的原发病。

（2）实施液体疗法：对已发生水、钠代谢失衡的病人常需要采取液体疗法予以纠正。液体疗法主要包括三个方面：补多少（定量）、补什么（定性）、怎么补（定补液的顺序、速度）。

1）补多少（定量）：可按以下公式计算：当日补液量＝生理需要量＋已丧失量/2＋继续丧失量。

①生理需要量：成人一般按每日 2000～2500mL 计算，也可按公式计算：生理需要量＝体重的第 1 个 10kg×100mL/（kg·d）＋体重的第 2 个 10kg×50mL/（kg·d）＋其余体重×20mL/（kg·d）。65 岁以上老人或有心脏疾病者，实际补液量应少于上述计算量。小儿每日的需水量平均按 100mL/（kg·d）计算，体重大于 20kg 者，每日的需水量可少于此计算量，体重小于 20kg 者可略多于此计算量。

②已丢失量：又称累积丢失量，指在制订补液计划前已经丢失的体液量，可按缺水程度补充。轻度缺水丧失的体液量为体重的 2%～4%，中度为 4%～6%，重度为 6% 以上，再按每丧失体重的 1% 补液 400～500mL 计算。由于机体自身具有一定的调节能力，故通常第 1 个 24 小时只需补充 1/2 量，第 2 天再根据病情和实验室检查结果补充其余的 1/2。

③继续丢失量：又称额外丢失量，包括内在性失液和外在性失液。

内在性失液为丢失于第三间隙的体液量，如腹（胸）腔内积液、胃肠道积液等，需根据病情变化估计补液量。

外在性失液为出汗、呕吐、腹泻、胃肠减压、体外引流、消化道瘘、创面渗出等丢失的体液量，需按所丢失体液的不同特点，尽可能等量、等质地补充。如体温每升高 1℃，需按 3～5mL/kg 体重增补 5%～10% 的糖水；中度出汗的病人，丢失的体液量可估算为 500～1000mL；大量出汗，丢失体液可估算为 1000～1500mL；湿透一套衬衣裤，按丢失 1000mL 体液计算。汗为低渗液体，含氯化钠 0.25%，由此可计算出病人因出汗而丢失的水分和钠量。气管切开的病人每天从呼吸道丢失的水分可达 800～1200mL，可用 5%～10% 的糖水补给。

2）补什么（定性）：需遵循"缺什么、补什么"的原则。

①生理需要量：成人每日对盐、糖的需要量为氯化钠 6～10g（相当于生理盐水 700～1000mL）、氯化钾 3～4g（相当于 10% 氯化钾溶液 30～40mL）、5%～10% 葡萄糖溶液 1500～2000mL。

②已丢失量：补液的种类取决于水、钠代谢失衡的类型，如高渗性缺水以补充水分为主；低渗性缺水以补充钠盐为主，严重者可补充高渗盐溶液；等渗性缺水以补充等渗盐溶液为主。

③继续丢失量：按实际丢失体液的成分补充。在输液过程中如仍有呕吐、腹泻或胃

肠减压等情形存在，可静脉补充等量的 1 : 1 溶液，即 1 份 5% ~ 10% 葡萄糖溶液 + 1 份等量的生理盐水溶液。

3）怎么补（定顺序、速度）：即合理安排补液的顺序和速度。

①补液顺序：根据病情的轻重缓急和体液紊乱情况合理安排补液顺序，通常遵循"先盐后糖、先晶后胶、液种交替"的原则，但高渗性缺水的病人应先补充糖水再补充盐水。

②补液速度：遵循"先快后慢"原则。明显缺水者一开始的输液速度宜快，以迅速改善体内缺水或缺钠的情况，尤其是低血容量性休克的病人。在缺水症状改善之后即应减慢输液速度，以免加重病人的心肺负担，引起肺水肿或心力衰竭。通常可按第 1 个 8 小时补充总量的 1/2，剩余 1/2 总量在后 16 小时内均匀输入的方法安排。注意以下几种情况需减慢输液速度，如心肺功能不全、静脉滴注高渗盐溶液、液体中加有特殊药物（如钾盐、心得安、利多卡因、氨茶碱等）。

2. 体液过多的护理

（1）病人适当减少或停止饮水，限制饮食中的含盐量（低盐或无盐饮食），停止可能继续增加体液量的各种治疗，如用大量低渗液或清水洗胃、灌肠等。肾衰病人严格控制入液量，量出为入。

（2）遵医嘱给予高渗溶液和利尿剂等，以排除过多的水分。

（3）对易引起 ADH 分泌过多的高危病人，如疼痛、失血、休克、创伤、大手术或急性肾功能不全者等，严格按治疗计划补充液体，切忌过量、过速。

（4）注意观察病人有无呼吸困难、肺水肿、脑水肿的表现。

3. 防止意外损伤

（1）移去环境中的危险物品，减少意外伤害的可能。

（2）定时监测血压。血压偏低或不稳定者，在改变体位时动作宜慢，以免因体位性低血压造成眩晕而跌倒受伤。

（3）建立安全的活动模式。护士应根据病人的病情与病人和家属共同制定活动的时间、量及形式，并根据其肌张力的改善程度逐渐加以调整，以免长期卧床所致的废用性肌肉萎缩。

（4）对定向力意识障碍者采取必要的保护措施，如床保护、适当约束及加强监护等。

4. 预防营养不良

（1）鼓励病人进食营养丰富、高蛋白质、高热量、高维生素和膳食纤维丰富的食物，并注意补充足够的水分。

（2）鼓励病人进行适量活动以促进食欲。

（3）必要时提供肠内外营养支持。

六、健康教育

1. 饮食指导　嘱病人在日常生活中注意均衡饮食，多食新鲜水果、蔬菜等，每日保证足够饮水。

2. 就诊指导 出院后一旦出现高热、呕吐、腹泻等情况，及时就诊。

第三节 钾代谢异常

钾是细胞内最主要的阳离子，正常血清钾浓度为 3.5～5.5mmol/L。钾代谢异常包括低钾血症和高钾血症，以前者较为多见。

一、低钾血症

【病因】

1. 钾摄入不足 如长期禁食、进食不足而未及时补充钾盐。

2. 钾丢失增加 如应用排钾利尿剂、急性肾功能衰竭多尿期、肾小管性酸中毒等，以及因呕吐、腹泻、胃肠减压、肠瘘等造成钾的肾外丢失增加。

3. K^+ 向细胞内转移 如大量输入葡萄糖和胰岛素造成合成代谢增加或代谢性碱中毒时。

【临床表现】

1. 神经肌肉症状 肌无力是低钾血症最早的临床表现。其特点是先出现四肢肌肉软弱无力，后累及呼吸肌和躯干肌肉。一旦累及呼吸肌，可出现呼吸困难甚至窒息。病情严重者可伴腱反射减弱或消失。

2. 消化道症状 可出现食欲不振、恶心、呕吐、腹胀和肠麻痹等症状。

3. 心血管症状 主要表现为心脏节律异常和传导阻滞。严重缺钾者可导致心脏收缩期停搏。

4. 代谢性碱中毒 血清钾过低时，K^+ 从细胞内移出，与 Na^+ 和 H^+ 交换增加（每移出 3 个 K^+，即有 2 个 Na^+ 和 1 个 H^+ 移入胞内），使细胞外液的 H^+ 浓度下降。同时，肾远曲小管 Na^+-K^+ 交换减少，Na^+-H^+ 交换增加，即排 H^+ 增多，尿液呈酸性（反常性酸性尿）。上述两方面的结果，可使病人发生低钾性碱中毒，表现为口周和手足麻木、面部和四肢肌肉抽搐等。

【辅助检查】

1. 实验室检查 血清钾浓度 <3.5mmol/L。

2. 心电图检查 典型的改变为 T 波降低、增宽、双相或倒置，随后出现 ST 段降低，QT 间期延长。如有 U 波出现更有诊断价值。

【治疗原则】

1. 病因治疗 寻找和去除引起低钾血症的原因，如术后鼓励病人尽早恢复饮食，积极治疗引起呕吐、腹泻的原发病，给予含钾丰富的饮食等。

2. 及时补钾　口服补钾最为安全，常选用 10% 氯化钾溶液或氯化钾片剂（补达秀）。不能口服者给予静脉补钾，常用 10% 氯化钾溶液稀释后静脉滴注。

二、高钾血症

【病因】

1. 钾摄入过多　如口服或静脉补钾过多、大量使用含钾药物、大量输入保存期较久的库血等。

2. 钾排出减少　多见于肾功能减退，如急、慢性肾功能衰竭；长期应用保钾利尿剂，如安体舒通、氨苯蝶啶等。

3. K^+ 向细胞外转移　如严重挤压伤、大面积烧伤、输入异型血和代谢性酸中毒。

【临床表现】

1. 神经系统症状　表现为神志淡漠、感觉异常、四肢软弱无力、腹胀、腹泻等。

2. 微循环障碍　常见于病情较重者，表现为皮肤苍白、湿冷、青紫和低血压等。

3. 心血管系统症状　表现为心动过缓、心律不齐等，严重时可引起致死性的舒张期心搏骤停。

【辅助检查】

1. 实验室检查　血清钾浓度 >5.5mmol/L。

2. 心电图检查　早期为 T 波高尖，QT 间期延长，随后出现 QRS 波增宽、PR 间期延长等改变。

【治疗原则】

因高钾血症有导致心搏骤停的危险，故一经诊断应紧急处理。

1. 病因治疗　积极治疗原发疾病，改善肾功能。停用所有含有钾盐的药物，避免进食含钾量高的食物。因病情需要输血时，禁用库存血，采用新鲜血液。

2. 降低血清钾浓度

（1）促使 K^+ 转移入细胞内

①输注 5% 碳酸氢钠溶液，以碱化细胞外液，促使 K^+ 移入细胞内或由尿液排出。

②输注 25% 葡萄糖溶液 100～200mL，以每 5g 糖加入胰岛素 1U 静脉滴注，促使 K^+ 转入细胞内，以暂时降低血清钾浓度。

（2）促使 K^+ 排泄：如呋塞米（速尿）40mg 静脉推注、阳离子交换树脂口服或保留灌肠等。

（3）肾功能不全或上述治疗无效时，可采取腹膜透析或血液透析。

3. 对抗心律失常　Ca^{2+} 与 K^+ 有对抗作用，能缓解 K^+ 对心肌的毒性作用。若心电图显示情况严重，出现心律失常，可用10%葡萄糖酸钙10～20mL加等量25%葡萄糖溶液行缓慢静脉推注，必要时可重复使用。

三、疾病护理

【护理评估】

1. **健康史** 有无导致钾代谢异常的各种诱因存在，如长期禁食、呕吐、腹泻、肾功能衰竭等；有无手术、创伤史；有无周期性钾代谢异常的发作史。

2. **身体状况**

（1）局部：有无神经、肌肉兴奋性增高或降低的表现；有无肌无力或四肢软瘫的表现。

（2）全身：有无消化道功能障碍，如腹胀、腹泻、肠麻痹等；有无心功能异常，如节律异常或传导阻滞；有无神志的改变和感觉异常。

（3）辅助检查：了解血清钾和心电图检查结果。

3. **心理和社会支持** 评估病人和家属对疾病及其伴随症状的认知程度，是否出现焦虑、紧张等不良的心理反应。

【常见护理诊断/问题】

1. **活动无耐力** 与钾代谢异常、肌无力有关。
2. **有受伤的危险** 与软弱无力、意识不清有关。
3. **潜在并发症** 心律失常、心搏骤停。

【护理措施】

1. **一般护理** 积极治疗原发病，加强监护，避免意外受伤。低钾血症，遵医嘱予以止吐、止泻等处理，鼓励病人多进食含钾丰富的食物，如新鲜的水果、蔬菜、肉类、牛奶等。高钾血症，禁止摄入含钾量多的食物和药物。

2. **控制血钾水平**

（1）低钾血症：遵医嘱补钾。补钾应遵循的原则：

①尽量口服补钾：不能口服者给予静脉滴注。严禁静脉推注，以免血钾突然升高，导致心搏骤停。

②不宜过早：即见尿补钾。要求尿量超过40mL/h或500mL/d，方可补钾。否则，钾可能蓄积在体内而引起高血钾。

③不宜过浓：静脉滴注液含钾浓度一般不超过0.3%，即500mL液体加入10%氯化钾不超过15mL。浓度过高可抑制心肌，且对静脉刺激性大，有引起血栓性静脉炎的危险。

④不宜过快：成人静脉滴注时不宜超过60滴/分。

⑤不宜过多：依据血清钾降低程度，每日补钾3～6g；严重缺钾时，可每日补钾6～8g。

（2）**高钾血症**：遵医嘱降低血钾。应用胰岛素时，注意剂量的准确；应用利尿药或阳离子交换树脂进行排钾治疗时，注意观察病人的尿量、排便次数和体重。若采用透析治疗，做好相应的护理。

3. 病情观察 静脉补钾时注意检查外周静脉穿刺点有无渗液，若穿刺部位疼痛明显，应减慢滴速或降低浓度。动态监测血清钾和心电图变化，以及时了解血钾纠正的情况。

四、健康教育

1. 疾病知识指导 长时间禁食或控制饮食者，近期有呕吐、腹泻、胃肠减压者，注意及时补钾，预防低钾血症。

2. 复诊指导 肾功能减退或长期使用抑制排钾的利尿药，如安体舒通、氨苯蝶啶等，限制含钾食物和药物的摄入，定期复诊监测血钾浓度，预防高钾血症。

> **知识链接**
>
> #### 钙代谢异常
>
> 人体内钙的99%以磷酸钙和碳酸钙形式存在于骨骼中，细胞外液中钙含量很少。血清钙浓度为 $2.25 \sim 2.75mmol/L$，其中约50%的钙以离子形式存在，起维持神经、肌肉稳定性的作用。依血清钙浓度不同，钙代谢异常分为低钙血症和高钙血症，以前者多见。
>
> **1. 低钙血症** 主要表现为易激动、口周和指（趾）尖麻木及针刺感、手足抽搐、肌肉抽动等，对此应积极处理原发病，补充钙剂。
>
> **2. 高钙血症** 主要表现为便秘和多尿，应积极处理原发病，促进钙排泄。

第四节 酸碱平衡失调

体液适宜的酸碱度是机体组织、细胞进行正常生命活动的重要保证。如体内产生的酸性物质或碱性物质过多超过了机体的调节能力，或是肾、肺的功能障碍影响了酸碱平衡的调节，血 pH 值不能维持在正常范围就可引起酸碱平衡失调。

原发性酸碱平衡失调包括4种基本类型：代谢性酸中毒、代谢性碱中毒、呼吸性酸中毒和呼吸性碱中毒。但疾病在发展过程中，往往出现各种酸碱失衡的混合型而使病情变得复杂化。

一、代谢性酸中毒

代谢性酸中毒指体内酸性物质积聚或产生过多，或 HCO_3^- 丢失过多，是外科临床中最常见的酸碱平衡失调。

【病因】

1. 酸性物质摄入过多　过多地摄入酸性食物或药物。

2. 代谢产酸过多　这是代谢性酸中毒最主要的病因，见于严重损伤、感染、高热或休克时，因大量酸性代谢产物如乳酸、丙酮酸堆积而致。

3. 碱性物质丢失过多　见于腹泻、胆瘘、肠瘘或胰瘘等导致大量碱性消化液丢失或肾小管上皮细胞不能重吸收 HCO_3^- 等。

4. H^+ 排出减少　见于急慢性肾功能不全、肾小管性酸中毒或应用肾毒性药物而影响内源性 H^+ 的排出。

【病理生理】

代谢性酸中毒时体内 HCO_3^- 减少，H_2CO_3 相对增加，机体通过以下代偿调节，使之重新达到平衡。

1. 血液的缓冲作用　细胞外液中增多的 H^+ 可迅速被体内的 HCO_3^- 所缓冲，使 HCO_3^- 不断被消耗，反应过程中产生的 CO_2 由肺排出。

2. 肺的代偿调节　H^+ 浓度升高可刺激外周化学感受器，反射性地引起呼吸中枢兴奋，表现为呼吸加快加深，加速排出 CO_2，降低动脉血二氧化碳分压（$PaCO_2$），以使 HCO_3^-/H_2CO_3 的比值重新接近 $20:1$，从而保持血液 pH 值于正常范围。

3. 肾脏的代偿调节　酸中毒时肾小管上皮细胞中的碳酸酐酶和谷氨酰胺酶活性增加，促进 H^+ 排出和 NH_3 的生成，二者形成 NH_4^+ 后随尿液排出体外。此外，$NaHCO_3$ 重吸收亦增加，但该代偿能力有限。

4. 细胞的代偿调节　代谢性酸中毒时，细胞外液中过多的 H^+ 进入细胞内，与细胞内的缓冲物质结合。作为交换，胞内的 K^+ 移出，从而使细胞内的电中性得以维持。因此，代谢性酸中毒时常伴有高钾血症。

【临床表现】

轻者症状常被原发病掩盖，重者可有较突出的表现。

1. 呼吸代偿　最典型的症状为代偿性的呼吸加深加快，呼吸频率可高达 $40 \sim 50$ 次/分。

2. 中枢神经系统　中枢神经系统呈抑制状态，表现为疲乏、嗜睡、感觉迟钝或烦躁不安。严重者可神志不清、昏迷，伴对称性肌张力、腱反射减弱或消失。

3. 心血管系统　病人面色潮红，心率加快，血压偏低。由于代谢性酸中毒可影响心肌收缩力和周围血管对儿茶酚胺的敏感性，故病人易发生休克、心律不齐和急性心功能不全。

【辅助检查】

1. 血气分析。血液 pH 值和 HCO_3^- 明显下降，$PaCO_2$ 正常或代偿性降低。

2. 尿呈强酸性。

3. 常伴有血清 K^+ 浓度升高。

【治疗原则】

1. 积极处理原发病，消除诱因。

2. 轻度代谢性酸中毒病人（血浆 HCO_3^- 为 16～18mmol/L 者），常在消除病因和适当补液后自动好转，基本无需碱剂治疗。

3. 血浆 HCO_3^- 低于 10mmol/L 的病人，需应用碱剂治疗。常用的碱剂为 5% 碳酸氢钠溶液，用量可根据病人的 HCO_3^- 计算。若量少可一次给予；量多时，一般先在 2～4 小时内输入所需量的 1/2，以后再根据临床表现和血气分析复查结果决定是否需继续输注余量。由于代谢性酸中毒时血 Ca^{2+} 增多，而酸中毒纠正后 Ca^{2+} 减少，故不宜使血浆 HCO_3^- 过快超过 14～16mmol/L，以免因低钙血症引起手足抽搐、惊厥和神志改变。过快纠正酸中毒还能引起大量 K^+ 移至细胞内，引起低钾血症，故应注意适当补钾。

二、代谢性碱中毒

体内酸性物质丢失过多或碱性物质摄入过多均可引起代谢性碱中毒。

【病因】

1. **H^+ 丢失过多**　如幽门梗阻或高位肠梗阻引起的剧烈呕吐、长时间胃肠减压等可使大量的 HCl 丢失。

2. **碱性物质摄入过多**　如长期服用碱性药物、治疗代谢性酸中毒时静脉注射碳酸氢钠过多和大量输注库存血时。

3. **长期应用利尿剂**　速尿、利尿酸等利尿剂可抑制肾近曲小管对 Na^+ 和 Cl^- 的重吸收，引起低氯性碱中毒。

4. **低钾性碱中毒**　低钾血症时，细胞内液中的 K^+ 向细胞外液转移，细胞外液中的 H^+ 向细胞内转移；同时肾小管上皮细胞 $Na^+ - K^+$ 交换减少，$Na^+ - H^+$ 交换增加，血 H^+ 下降。

【病理生理】

1. **肺的代偿调节**　代谢性碱中毒时血浆 H^+ 浓度下降，呼吸中枢呈抑制状态，呼吸变浅变慢，使 CO_2 排出减少，$PaCO_2$ 升高，以使 HCO_3^-/H_2CO_3 的比值接近 20：1，以保持血液 pH 值在正常范围。

2. **肾脏的代偿调节**　肾小管上皮细胞中的碳酸酐酶和谷氨酰胺酶活性降低，一方面使 H^+ 排泌和 NH_3 生成减少，另一方面 HCO_3^- 重吸收亦减少，从而使血浆 HCO_3^- 减少。

3. **细胞的代偿调节**　代谢性碱中毒时细胞外液的 H^+ 浓度降低，细胞内液中的 H^+ 逸出以进行补偿。作为交换，细胞外的 K^+ 进入细胞内而使得细胞外液的 K^+ 浓度降低，故碱中毒常伴有低钾血症。

【临床表现】

轻者常无明显表现，且症状常与原发病有较大关系。有时可有呼吸变浅、变慢或精神方面的异常，如谵妄、精神错乱或嗜睡等。严重者可因脑组织代谢障碍而发生昏迷。

【辅助检查】

1. 血气分析。血液 pH 和 HCO_3^- 值明显增高，$PaCO_2$ 正常或代偿性增高。
2. 可伴有低钾血症或低氯血症。

【治疗原则】

1. 积极治疗原发病。
2. 纠正低钾血症。
3. 应用酸性药物。严重代谢性碱中毒者（pH > 7.65，血浆 HCO_3^- 为 45 ~ 50mmol/L），为尽快中和细胞外液中过多的 HCO_3^-，可用稀释的盐酸溶液（0.1 ~ 0.2mol/L）进行静脉滴注。纠正碱中毒不宜过快，应根据每 4 ~ 6 小时重复监测血气分析，并对血电解质检查结果予以逐步纠正。

三、呼吸性酸中毒

呼吸性酸中毒是指由于肺泡通气和换气功能减弱，不能充分排出体内生成的 CO_2，致血液中 $PaCO_2$ 增高引起的高碳酸血症。

【病因】

凡能引起肺泡通气或换气功能不足的疾病均可导致呼吸性酸中毒。常见病因有全身麻醉过深、镇静剂过量、呼吸机管理不当、喉或支气管痉挛、急性肺水肿、严重气胸、胸腔积液、心搏骤停、中枢神经系统损伤等可引起急性高碳酸血症；慢性肺部疾病，如肺组织广泛纤维化、重度肺气肿等可引起持续性高碳酸血症。

【病理生理】

1. **细胞的代偿作用**　包括细胞内外的离子交换和细胞内的缓冲作用。呼吸性酸中毒往往伴有高钾血症。
2. **肾脏的代偿调节**　肾小管上皮细胞中的碳酸酐酶和谷氨酰胺酶活性增加，促使肾小管排泌 H^+ 和 NH_4^+ 增加，同时 $NaHCO_3$ 的重吸收亦增加。

【临床表现】

1. **急性呼吸性酸中毒**　病人表现为胸闷、气促、呼吸困难、紫绀等。严重者可伴血压下降、谵妄、昏迷等。因 CO_2 潴留可引起脑血管扩张、颅内压增高，导致病人出现持续性头痛。严重脑缺氧可致脑水肿、脑疝，甚至引起呼吸骤停。

2. **慢性呼吸性酸中毒** 临床表现常被原发疾病所掩盖。只有严重的 CO_2 潴留时才出现上述症状。

【辅助检查】

血气分析显示，血浆 pH 值降低、$PaCO_2$ 明显增高，HCO_3^- 正常或代偿性增高。

【治疗原则】

1. 治疗原发疾病。
2. 改善通气功能。积极改善通气功能，必要时做气管插管或气管切开术并使用呼吸机。应注意调整呼吸机的各项参数，促使体内蓄积的 CO_2 排出。吸入气体的氧浓度一般不宜过高，因为高浓度氧吸入可减弱呼吸中枢对缺氧的敏感性，反使呼吸更受抑制。

四、呼吸性碱中毒

呼吸性碱中毒是指由于肺泡通气过度、体内 CO_2 排出过多，致 $PaCO_2$ 降低而引起的低碳酸血症。

【病因】

凡引起过度通气的因素均可导致呼吸性碱中毒。常见的病因有癔症、高热、中枢神经系统疾病、疼痛、创伤、感染、呼吸机辅助通气过度等。

【病理生理】

呼吸性碱中毒时主要由细胞内外的离子交换、细胞内的缓冲作用和肾脏的代偿调节来维持酸碱平衡。呼吸性碱中毒时也可出现低钾血症。

【临床表现】

大多数病人有呼吸急促的表现。已有呼吸性碱中毒者可伴眩晕、手足和口周麻木及针刺感、肌肉震颤、手足搐搦和 Trousseau 征阳性等表现。

【辅助检查】

血气分析显示，血浆 pH 增高、$PaCO_2$ 降低，HCO_3^- 代偿性降低。

【治疗原则】

1. **病因治疗** 癔症病人可考虑适当给予镇静药物。
2. **对症治疗** 可用纸袋罩住口鼻，以减少 CO_2 的呼出。病情严重者，可吸入含 5% CO_2 的氧气。还应注意及时纠正电解质紊乱。

五、疾病护理

【护理评估】

1. 健康史　评估病人有无导致酸碱平衡失调的因素存在，如严重呕吐、长期胃肠减压、肠瘘、呼吸道梗阻、过度通气等。

2. 身体状况　评估病人是否有酸碱平衡失调的症状和体征，如呼吸的改变、心功能的改变等。血气分析有助于判断病人有无酸碱平衡失调及失调的类型和程度，应重点关注。

3. 心理和社会支持状况　了解病人和家属对疾病的认知程度及心理反应。

【常见护理诊断/问题】

1. 低效型呼吸形态　与呼吸频率及深度改变、呼吸困难有关。

2. 意识障碍　与缺氧、酸碱失调抑制脑组织代谢活动有关。

3. 焦虑　与疾病所致不适、担心预后有关。

4. 潜在并发症　休克、钾代谢异常。

【护理措施】

1. 维持呼吸　密切监测病人呼吸的频率、深度、节律、气味；病情允许时协助病人取半卧位；指导病人进行深呼吸、有效咳嗽及咳痰；呼吸道感染者或气道分泌物较多者，给予雾化吸入；吸氧，必要时行呼吸机辅助呼吸。

2. 改善意识状态　注意监测病人的血气分析，以便及时发现导致意识障碍的原因，并给予相应处理。采用音乐、语言呼唤、皮肤刺激等方法改善意识。

六、健康教育

1. 疾病知识指导　控制可导致酸碱代谢失衡的原发病及诱因，如肾功能不全、呼吸道梗阻、糖尿病、休克、长期使用利尿剂等。

2. 就诊指导　出院后，一旦发生呕吐、腹泻、高热等症状时，应及时就诊。

案例讨论

病人，男，51 岁，会计，患重症胆管炎。气管切开，胃肠减压，T 40℃，昨日总尿量为 1800mL，胃管引流出草绿色胃液 500mL，T 管引流出棕褐色液 200mL。

问题：

1. 该病人 24 小时出入液量时，出量和入量各应考虑哪些方面？

2. 试估算此病人 24 小时补液总量是多少？

3. 该病人的补液原则是什么？

第三章 外科休克病人的护理

 学习目标

1. 掌握休克的概念、临床表现、治疗原则和护理措施。
2. 熟悉休克的病理生理、护理诊断/问题；低血容量性休克和感染性休克的概念、治疗原则。
3. 了解休克的病因与分类、辅助检查、护理评估和健康教育。

第一节 疾病概要

休克是机体受到强烈的致病因素侵袭后，导致有效循环血量锐减、组织灌注不足所引起的以微循环障碍、代谢紊乱和细胞受损为特征的病理性症候群，是严重的全身性应激反应。休克起病急，进展快，若未能及时发现并治疗，可发展至不可逆阶段而导致死亡。

【病因与分类】

导致休克的病因很多，如创伤、失血、感染、过敏及强烈的神经刺激等。

1. 根据休克的原因分 可分为低血容量性休克、感染性休克、心源性休克、神经源性休克和过敏性休克。

2. 根据休克发生的始动因素分 可分为低血容量性休克、心源性休克、心外阻塞性休克和分布性休克。

3. 根据休克时血流动力学特点分 可分为低排高阻型休克和高排低阻型休克。

【病理生理】

各类休克的共同病理生理基础是有效循环血容量锐减、组织灌注不足，以及由此导致的微循环障碍、代谢改变和内脏器官继发性损害。

1. 微循环障碍 根据微循环障碍不同阶段的病理生理特点可分为三期。

（1）微循环收缩期：又称缺血缺氧期。当机体有效循环血量锐减时，血压下降、组织灌注不足和细胞缺氧。为了保证心、脑等重要脏器的血液供应，微循环小动脉、小静脉先后收缩，血液通过动 – 静脉短路回流心脏，微循环灌注出现"少灌多流"。随着真毛细血管网内血量减少，毛细血管内静水压降低，血管外液进入血管，可在一定程度上补充循环血量，故称此期为休克代偿期。

（2）微循环扩张期：又称淤血缺氧期。若休克继续发展，组织因严重缺氧而处于缺氧代谢状态，大量酸性代谢产物积聚，致使微循环小动脉开放，大量血液进入微循环，而微循环小静脉开放缓慢，故血液流出口受阻，微循环灌注出现"多灌少流"，导致微循环淤血，使回心血量进一步减少，血压下降，重要内脏器官灌注不足，休克进入抑制期。

（3）微循环衰竭期：又称弥散性血管内凝血期。淤滞在微循环内的黏稠血液在酸性环境中处于高凝状态，红细胞与血小板容易发生凝集而在血管内形成微血栓，甚至发生弥散性血管内凝血（DIC）。随着各种凝血因子的大量消耗，纤维蛋白溶解系统被激活，可出现严重的出血倾向。由于组织缺少血液灌注、细胞缺氧更加严重，加之酸性代谢产物和内毒素的作用，致使细胞内溶酶体膜破裂，释放多种水解酶，造成组织细胞自溶、死亡，引起广泛的组织损害甚至多器官功能受损。此期称为休克失代偿期。

2. 代谢改变 由于组织灌注不足和细胞缺氧，体内无氧糖酵解过程增强，酸性代谢产物增加，引起代谢性酸中毒。休克引起的应激状态使儿茶酚胺和肾上腺皮质激素明显升高，使血糖水平升高；蛋白质分解加速，使血中尿素氮、肌酐及尿酸含量增加。

3. 内脏器官继发性损害 休克持续超过 10 小时，即可发生内脏器官不可逆的损害。若两个或两个以上的重要器官或系统同时或序贯发生功能障碍或衰竭，称为多脏器功能障碍综合征（MODS）或多系统器官功能衰竭（MSOF），是造成休克死亡的重要原因。

（1）肺：休克时肺脏的变化最为显著。低灌注和缺氧可损伤肺毛细血管的内皮细胞和肺泡上皮细胞，出现氧弥散障碍，通气/血流比例失调，肺内分流，临床表现为进行性呼吸困难和缺氧，称为急性呼吸窘迫综合征（ARDS）。

（2）肾：休克时儿茶酚胺、抗利尿激素、醛固酮分泌增加，引起肾血管收缩、肾血流量减少，使肾滤过率降低，尿量减少。同时，肾内血流重新分布且主要流向髓质，致使肾皮质血流锐减，肾小管上皮细胞大量坏死，引起急性肾衰竭（ARF）。

（3）心：由于休克时心率过快，舒张期缩短或舒张压降低，冠状动脉灌流量减少，心肌因缺血缺氧而受损。一旦心肌微循环内血栓形成，可引起局灶性心肌坏死和心功能衰竭。此外，休克时的缺血 – 再灌注损伤、酸中毒及高血钾等均可加重心肌功能的损害。

（4）脑：休克晚期，由于持续性的血压下降、脑灌注压和血流量下降，可导致脑缺氧并丧失对脑血流的调节作用，进而引起毛细血管周围胶质细胞肿胀、血管通透性升高，可继发脑水肿、颅内压增高。

（5）肝：肝细胞缺血、缺氧，肝血窦及中央静脉内微血栓形成，肝小叶中心区可发生坏死而引起肝功能障碍，临床可出现黄疸、转氨酶升高等，严重时出现肝性脑病和肝衰竭。

（6）胃肠道：缺血、缺氧可使胃肠道黏膜上皮细胞的屏障功能受损，并发急性胃黏膜糜烂、应激性溃疡或上消化道出血。由于肠的屏障结构和功能受损、肠道内细菌及毒素易位，可并发肠源性感染或毒血症。

【临床表现】

1. 休克代偿期 当失血量少于循环血量的20%时，机体具有相应的代偿能力，交感－肾上腺轴兴奋。病人表现为精神紧张，烦躁不安，面色苍白，四肢湿冷，脉搏加快，呼吸增快；血压变化不大，但脉压缩小；尿量正常或减少。此期若处理得当，休克可纠正。反之，病情继续发展，进入休克抑制期。

2. 休克抑制期 病人表现为神情淡漠，反应迟钝，甚至出现意识模糊或昏迷，皮肤黏膜发绀，四肢厥冷；脉搏细数或摸不清，血压下降，脉压缩小；尿量减少甚至无尿。若皮肤黏膜出现紫斑或消化道出血，提示病情发展至 DIC 阶段。若出现进行性呼吸困难、烦躁、发绀，虽给予吸氧仍不能改善者，应警惕并发 ARDS。此期病人常继发多器官功能衰竭而死亡。

【辅助检查】

1. 实验室检查

（1）血、尿和粪常规检查：红细胞计数、血红蛋白值，可反映失血情况；白细胞计数和中性粒细胞比例升高，提示感染存在。尿比重增高，提示血液浓缩或血容量不足；粪便隐血阳性或黑便，提示消化系统出血。

（2）血生化检查：包括肝、肾功能检查，血糖、血电解质等检查，了解病人是否合并 MODS 及代谢失调等。

（3）凝血功能检查：包括血小板、出凝血时间、纤维蛋白原、凝血酶原时间及其他凝血因子。上述五项检查出现三项以上异常，结合临床表现，即可诊断 DIC。

（4）动脉血气分析：有助于了解酸碱失衡状况。$PaCO_2$ 是反映通气和换气功能的指标，可作为呼吸性酸、碱中毒的判断依据。若 $PaCO_2 > 45 \sim 50mmHg$ 且通气良好，提示严重肺功能不全；$PaCO_2 > 60mmHg$、吸入纯氧后仍无改善，提示急性呼吸窘迫综合征。

（5）动脉血乳酸盐测定：可反映细胞缺氧程度，以判断休克预后。

2. 血流动力学监测

（1）中心静脉压（CVP）：代表右心房或胸段腔静脉内的压力，可反映血容量与右心功能。正常值为 $5 \sim 12cmH_2O$。CVP 降低表示血容量不足，升高提示心功能不全。

（2）肺毛细血管楔压（PCWP）：采用 Swan－Ganz 漂浮导管进行测量，反映肺静脉、左心房和左心室压力。正常值为 $6 \sim 15mmHg$。PCWP 降低表示血容量不足，升高提示肺循环阻力增加。

（3）心排出量（CO）和心脏指数（CI）：通过 Swan－Ganz 漂浮导管、应用热稀释法可测 CO。正常成人值为 $4 \sim 6L/min$。休克时 CO 多降低，部分感染性休克者可见升高。

3. 影像学检查 创伤者需视受伤部位做相应部位的影像学检查，以排除颅脑、骨骼或内脏损伤。B 超检查有助于发现感染灶及其原因。

【治疗原则】

关键是尽早去除病因，迅速恢复有效循环血量，纠正微循环障碍，恢复正常代谢，防止多器官功能障碍综合征（MODS）。

1. 一般急救措施

（1）现场救护：包括创伤处包扎、固定、制动和控制大出血，如局部压迫、扎止血带等，必要时可使用抗休克裤。

（2）保持呼吸道通畅：早期给予鼻导管或面罩给氧，改善组织缺氧状态。严重呼吸困难者可行气管插管或气管切开，予以呼吸机人工辅助呼吸。

（3）取休克体位：头和躯干抬高 $20°\sim30°$，下肢抬高 $15°\sim20°$，以增加回心血量。

（4）其他：注意保暖，必要时应用镇痛剂等。

2. 补充血容量 补充血容量是治疗休克最基本和首要的措施，也是纠正休克引起组织低灌注和缺氧状态的关键。原则是及时、快速、足量。输液种类主要有晶体液和胶体液。一般先输入扩容作用迅速的晶体液，再输入扩容作用持久的胶体液，必要时进行成分输血或输新鲜全血。在动态监测血压、CVP 和尿量的基础上，判断补液总量。

3. 积极处理原发病 由外科疾病引起的休克，多存在需手术处理的原发伤、原发病，如内脏大出血、消化道穿孔、急性梗阻性化脓性胆管炎等，需尽快恢复有效循环血量后，及时手术处理原发伤和原发病，或在积极抗休克的同时施行手术，以赢得抢救时机。

4. 纠正酸碱平衡失调 休克早期，由于过度换气，可引起低碳酸血症和呼吸性碱中毒。迅速补充血容量、改善组织灌流，轻度酸中毒即可得到缓解；扩容治疗时输入的平衡盐溶液，可使一定量的碱性物质进入体内，故休克早期轻度酸中毒无需再应用碱性药物。休克严重、酸中毒明显、扩容疗效不佳时，仍需应用碱性药物，常用的是 5% 碳酸氢钠溶液。

5. 应用血管活性药物 理想的血管活性药物既能迅速提高血压，又可改善重要脏器的血流灌注。

（1）血管收缩剂：常用药物有去甲肾上腺素、间羟胺和多巴胺等。血管收缩剂可使小动脉处于收缩状态，暂时升高血压，但可使组织缺氧更加严重，故应慎重选用。

（2）血管扩张剂：常用药物有酚妥拉明、酚苄明、阿托品、山莨菪碱等。血管扩张剂可解除小动脉痉挛，改善微循环，增加组织灌注量，但可使血管容量相对增加，血压有不同程度的下降，故只能在血容量已基本补足而循环状态未见好转时，才考虑使用。

（3）强心药：最常用的是强心苷，如毛花苷 C（西地兰）。强心药可增强心肌收缩力，减慢心率。

6. 改善微循环 休克发展至 DIC 阶段，需应用肝素抗凝治疗，一般用量为 1.0mg/Kg，每 6 小时 1 次。DIC 晚期，纤维蛋白溶解系统亢进，可使用抗纤溶药，如氨甲苯酸、氨基己酸等；以及抗血小板黏附和聚集的阿司匹林、双嘧达莫和低分子右旋糖酐。

7. 控制感染 包括处理原发感染灶和应用抗菌药物。原发感染灶的存在是引起休克的主要原因，应尽早处理。对病原菌尚未明确者，可根据临床判断早期应用广谱抗菌药物；待病原菌明确后，有针对性地选用敏感抗菌药物，以提高抗菌效果，减少耐药性。

8. 应用皮质类固醇 严重休克和感染性休克病人可使用皮质类固醇治疗。一般主张大剂量静脉滴注，如地塞米松 1~3mg/kg，一般只用 1~2 次，以防引起不良反应。

知识链接

外科常见的休克

低血容量休克是外科最常见的休克类型，主要由于各种原因引起短时间内大量出血或体液丢失，使有效循环血量降低所致。因大血管破裂或脏器破裂出血引起的休克，称为失血性休克；因严重创伤使血液和血浆同时丢失所引起的休克，称为创伤性休克。治疗原则以补充血容量和控制出血并重。

感染性休克又称内毒素性休克，常见于急性化腹膜炎、重症胆管炎、绞窄性肠梗阻、泌尿系感染和败血症等，主要致病菌是革兰阴性菌。感染性休克的血流动力学有低动力型（低排高阻型）和高动力型（高排低阻型）两种。前者表现为冷休克，后者为暖休克。治疗原则以纠正休克和控制感染并重。

第二节　疾病护理

【护理评估】

1. 健康史 了解引起休克的各种原因，如有无因严重烧伤、损伤或感染引起的大量失血、失液；受伤或发病后的救治情况。

2. 身体状况

（1）局部：有无皮肤、软组织、骨骼和肌肉损伤；有无局部出血，以及出血的时间、速度和量；腹部损伤者有无腹膜刺激征和移动性浊音。

（2）全身

1）意识和表情：反映脑组织血液灌流情况。若病人呈兴奋、烦躁不安，或表情淡漠、意识模糊、反应迟钝甚至昏迷，常提示存在不同程度的休克。

2）生命体征

①血压：血压是最常用的监测指标。休克早期由于机体代偿机制，血压变化不大。休克晚期，血压呈进行性下降。收缩压 <90mmHg、脉压差 <20mmHg，提示休克。

②脉搏：休克早期脉率增快，病情加重时脉细弱。临床常根据脉率/收缩压（mmHg）计算休克指数：0.5 为无休克；>1.0~1.5 表示休克；>2.0 为严重休克。

③呼吸：呼吸增速、变浅、不规则，表示病情恶化。呼吸增至 30 次/分以上或降至 8 次/分以下，表示病情危重。

④体温：多数休克病人体温偏低，感染休克病人可有高热。若体温突升至 40℃ 以上或骤降至 36℃ 以下，常提示病情危重。

3）皮肤色泽和温度：反映体表灌流的情况。皮肤和口唇黏膜苍白、发绀、呈花斑状、四肢湿冷，提示存在休克；若皮肤干燥潮红、手足温暖，提示感染性休克的可能。

4）尿量：可反映肾灌流情况，也是反映组织灌流情况最佳的定量指标。若病人尿量 <25mL/h，尿比重增加，提示肾血管收缩或血容量不足。

（3）辅助检查：了解血生化、CVP、PCWP、CO、B 超等检查结果，以判断病情及预后。

3. 心理和社会支持状况　了解病人和家属对诊疗方法、疾病预后的认知程度；评估家庭对治疗费用的承受能力及社会支持状况。

【常见护理诊断/问题】

1. 体液不足　与大量失血、失液有关。
2. 气体交换受损　与微循环障碍、缺氧和呼吸形态改变有关。
3. 体温异常　与感染、组织灌注不足有关。
4. 有感染的危险　与抵抗力下降、侵入性治疗有关。
5. 有受伤的危险　与微循环障碍、意识不清、烦躁不安等有关。

【护理措施】

1. 迅速补充血容量

（1）建立静脉通路：迅速建立两条以上静脉输液通路，快速大量补液（心源性休克除外）。若周围血管萎陷或肥胖者静脉穿刺困难时，立即行中心静脉穿刺插管，并同时监测 CVP。

（2）合理补液：根据心肺功能、失血量、失液量、血压及 CVP 值调整输液量和速度（表 3-1）。血压和中心静脉压均降低时，提示血容量严重不足，应快速大量补液；若血压降低而中心静脉压升高，提示心功能不全或血容量超负荷，应减慢速度，限制补液，防止肺水肿及心功能衰竭。

表 3-1　中心静脉压与补液的关系

中心静脉压	血压	原因	处理原则
低	低	血容量严重不足	快速补液
低	正常	血容量不足	适当补液
高	低	心功能不全或血容量相对过多	给强心药，舒张血管，纠正酸中毒
高	正常	容量血管过度收缩	舒张血管
正常	低	心功能不全或血容量不足	补液试验*

* 补液试验：取等渗盐水 250mL，在 5～10 分钟内经静脉滴注。若血压升高而 CVP 不变，提示血容量不足；若

血压不变而 CVP 升高 3～5cmH$_2$O，提示心功能不全。

（3）观察病情变化：动态监测呼吸、脉搏、血压及 CVP 变化；注意观察病人的意识、口唇黏膜色泽、肢端皮肤颜色及温度等变化。

（4）准确记录出入量：补液时，尤其在抢救过程中，应有专人准确记录输入液体的种类、数量、性质、时间及速度等，并详细记录 24 小时出入量以作为后续治疗的依据。

（5）动态监测尿量与尿比重：留置尿管，并测定每小时尿量和尿比重。若病人尿量 >30mL/h，提示休克好转。

2. 改善组织灌注，促进气体交换

（1）取休克体位：休克体位有利于膈肌下移，促进肺扩张，增加肢体回心血量，改善重要脏器的血供。

（2）使用抗休克裤：抗休克裤充气后对腹部与腿部加压，可促使血液回流，改善组织灌流，同时可以控制腹部和下肢出血。休克纠正后，由腹部开始缓慢放气，每 15 分钟测量血压 1 次，若发现血压下降超过 5mmHg，停止放气并重新注气。

（3）用药护理

①使用血管活性药物时应从低浓度、慢速度开始，每 5～10 分钟测量 1 次血压，血压平稳后每 15～30 分钟测量 1 次，并根据血压监测值调整药物浓度和滴速。

②严防药液外渗，若发现注射部位红肿、疼痛，立即更换注射部位，并用 0.25% 普鲁卡因封闭穿刺处。

③停药时应逐渐降低药物浓度、减慢速度后撤除，以防突然停药引起不良反应。

④对心功能不全者，遵医嘱给予毛花苷-C 静脉推注时，注意观察病人心率、心律及药物副作用。

（4）维持有效的气体交换

①改善缺氧：经鼻导管给氧，氧浓度为 40%～50%，氧流量为 6～8L/min，以提高肺静脉血氧浓度。严重呼吸困难者，立即行气管插管或气管切开，尽早使用呼吸机辅助呼吸。

②保持呼吸道通畅：在病情允许的情况下，鼓励病人深呼吸、有效咳嗽排痰，及时清除呼吸道分泌物，保持呼吸道通畅；昏迷病人，将其头偏向一侧或置入通气管，以防舌后坠或呕吐物、分泌物误吸而窒息。

③监测呼吸功能：密切观察病人呼吸的频率、节律、幅度及面唇色泽变化；监测动脉血气分析结果，以了解缺氧程度及呼吸功能。

3. 维持正常体温

（1）监测体温：每 4 小时测量 1 次体温，密切观察其变化。

（2）保暖：休克时体温降低，应予以保暖。可采用加盖棉被、毛毯等措施，也可通过调节病室内温度升高体温，一般室内温度以 20℃ 左右为宜。切忌用热水袋、电热毯等进行体表加温。

（3）降温：休克伴高热，应及时给予物理降温、药物降温；注意病室内定时通风，以调节室内温度；及时更换被汗液浸湿的衣、被等，并做好皮肤护理。

4. 观察和防治感染 休克时机体免疫功能下降，抵抗力减弱，容易继发感染，故应严格执行无菌技术操作规程，并遵医嘱合理应用敏感的抗菌药物。鼓励病人深呼吸，定时翻身、拍背，并协助病人咳嗽、咳痰，及时清除呼吸道分泌物，以防肺部感染。

5. 预防皮肤受损和意外受伤

（1）预防压疮：保持床单清洁、干燥、平整、无碎屑；若病情允许，每 2 小时翻身、拍背 1 次，按摩受压部位的皮肤，预防压疮的发生。

（2）预防意外受伤：对于烦躁不安或神志不清者，应加床旁护栏以防坠床，或予以适当约束；输液肢体宜用夹板固定，避免病人将输液管道或引流管等拔出。

【健康教育】

1. 安全教育 日常生活中加强自我保护，避免创伤或其他意外伤害。掌握一些意外伤害后的初步处理和急救知识。

2. 疾病知识指导 向病人和家属讲解各项诊疗措施、护理操作的必要性与重要性，解释疾病的转归过程，提高遵医行为。

3. 康复指导 指导病人康复期应加强营养，若出现高热、烦躁不安等症状，应及时就诊。

案例讨论

病人，女，35 岁，美容师。因车祸致腹腔内大出血，急诊住院治疗。查体：面色苍白，意识模糊，烦躁不安。T 35.7℃，P 68 次/分，R 24 次/分，BP 80/60mmHg，四肢皮肤湿冷，尿量 20mL/h。中心静脉压 $3cmH_2O$，肺毛细血管楔压 4mmHg。

问题：

1. 该病人最可能的医疗诊断是什么？

2. 若要明确诊断，还应做哪些辅助检查？

3. 该病人入院后应采取哪些护理措施？

第四章　麻醉病人的护理

 学习目标

1. 掌握麻醉前的病情评估、准备工作；各类麻醉的护理措施。
2. 熟悉各类麻醉的适应证、禁忌证。
3. 了解各类麻醉的常用药物、实施方法。

麻醉是指用药物或其他方法使病人完全或部分失去感觉，达到手术时无痛的目的。麻醉对保证良好的手术效果具有十分重要的作用。随着麻醉学和外科学的深入发展，麻醉的应用范围已不仅仅局限于消除手术中的切口疼痛（临床麻醉），还延伸到疼痛治疗、急救复苏和重症监测等领域。

第一节　麻醉前工作

一、麻醉前病情评估

1. 一般情况　了解病人的年龄、性别、职业、临床诊断、基本病情、既往健康状况等；询问病人有无手术史、麻醉史和药物过敏史等；日常吸烟及饮酒习惯；目前的用药情况；家族成员中有无遗传、过敏性疾病及其他疾病史。

2. 身体状况

（1）测量生命体征是否正常，评估病人的精神状态、营养状况、有无贫血或紫绀、发热、缺水、体重变化等。

（2）牙齿有无缺少或松动，有无假牙。

（3）有无脊柱畸形或骨折，有无椎间盘突出，腰部皮肤有无感染病灶。

（4）重要脏器的功能是否正常，有无出凝血时间的改变。

美国麻醉医师协会（ASA）根据病人各系统及脏器的功能状态将病情分级，并判断病人对麻醉的耐受力（表4-1）。第1、2级病人对麻醉耐受良好，麻醉过程平稳；第3级病人麻醉前应做好充分准备，对麻醉中、麻醉后可能发生的并发症应采取有效的措施加以预防；4级病人麻醉危险性极大，即使术前准备充分，围手术期的死亡率仍很高；5级为濒死病人，麻醉和手术都异常危险，不宜行择期手术。

表4-1　美国麻醉医师协会（ASA）病情分级与围术期死亡率

分级	标准	死亡（%）
1	体格健康，发育营养良好，各器官功能正常	0.06~0.08
2	除外科疾病外，有轻度并存病，功能代偿健全	0.27~0.40
3	并存病较严重，体力活动受限，但尚能应付日常活动	1.82~4.30
4	并存病严重，丧失日常活动能力，经常面临生命威胁	7.80~23.0
5	无论手术与否，生命难以维持24小时的濒死病人	9.40~50.7

3. 心理和社会支持状况　了解病人和家属对疾病、手术方式、麻醉类型的认知程度；对麻醉前准备及麻醉后康复知识的了解程度；病人和家属对治疗与护理的配合程度等。

二、麻醉前准备

1. 心理准备　向病人和家属解释麻醉及手术的方法、步骤、安全性，耐心解答病人的疑问，争取病人信任与配合。

2. 纠正或改善病理生理状态　体液失衡、营养不良、贫血等均会降低病人对麻醉的耐受力，应在麻醉前尽量给予纠正。治疗并存疾病，使重要脏器功能尽可能处于最佳状态。有呼吸系统感染者，术前应积极进行抗感染治疗。有高血压者，控制收缩压低于180mmHg、舒张压低于100mmHg较为安全。有糖尿病者，适当控制血糖于5.6~11.2mmol/L。吸烟者戒烟。

3. 胃肠道准备　成人择期手术前应禁食8~12小时、禁饮4小时，以保证胃排空；小儿术前应禁食（奶）4~8小时，禁水2~3小时。急症手术病人也应充分考虑胃排空的问题，避免误吸。

4. 局麻药过敏试验　普鲁卡因、地卡因和利多卡因均能与血浆蛋白结合产生抗原或半抗原，可能发生过敏反应。日前规定，普鲁卡因使用前应常规做皮肤过敏试验。

5. 麻醉前用药　麻醉前用药是麻醉前准备工作中一项不可缺少的常规措施。其目的：

①镇静和催眠：消除病人焦虑、紧张及恐惧心理，使其情绪稳定，配合麻醉。

②镇痛：缓解或消除麻醉操作可能引起的疼痛和不适，增强麻醉效果。

③抑制腺体分泌：减少唾液和气道分泌物，保持呼吸道通畅，防止误吸。

④抑制不良反射：消除因手术或麻醉引起的不良反射。

一般在术前30~60分钟应用。

（1）镇静催眠药：具有镇静、催眠、抗焦虑、抗惊厥的作用，对局麻药的毒性反应也有一定的防治作用，适用于各类麻醉。常用药物：

①苯巴比妥：成人肌内注射剂量为0.1~0.2g。

②地西泮：成人口服或静脉注射剂量为5~10mg。

（2）镇痛药：具有镇痛、镇静作用，与全身麻醉药物起协同作用，能增强麻醉效果，减少麻醉药用量。剧痛病人可使其安静合作。椎管内麻醉前应用可减轻腹部手术中的内脏牵拉反应。常用药物：

①吗啡：具有很强的镇痛、镇静作用，成人肌内注射剂量为 10mg。其对呼吸有明显的抑制作用，小儿、老人慎用，有呼吸功能障碍者及孕妇临产前禁用。

②哌替啶：镇痛作用弱于吗啡，但不引起平滑肌痉挛，且对呼吸的抑制作用较弱。成人肌内注射剂量为 25～50mg。

（3）抗胆碱能药：主要作用为抑制腺体分泌，减少呼吸道黏液和唾液的分泌，以利于保持呼吸道通畅，是吸入麻醉不可缺少的术前用药。用于椎管内麻醉可防止迷走神经反射亢进。常用药物：

①阿托品：成人肌内注射剂量为 0.5mg。

②东莨菪碱：成人肌内注射剂量为 0.3mg。

第二节　全身麻醉

全身麻醉是指将麻醉药物经呼吸道吸入或经静脉、肌内注射进入体内，抑制中枢神经系统，使病人意识和痛觉暂时消失，肌肉松弛，反射活动减弱，是临床最常用的麻醉方法。全身麻醉具有可控性、可逆性的特点，其安全性、舒适性均优于局部麻醉和椎管内麻醉。

【全身麻醉的分类】

1. 吸入麻醉　吸入麻醉是将挥发性液体或气体麻醉药物经呼吸道吸入而产生全身麻醉的方法，在临床麻醉中应用广泛。由于麻醉药经肺通气进入体内和排出，故麻醉深度的调节较其他麻醉方法更为容易。

2. 静脉麻醉　静脉麻醉是将麻醉药物注入静脉，通过血液循环作用于中枢神经系统而产生全身麻醉的方法。优点是诱导迅速，无诱导期兴奋，对呼吸道无刺激，无环境污染，麻醉苏醒期较平稳；缺点是麻醉深度不易调节，容易产生快速耐药，无肌松作用，长时间用药后可致体内药物蓄积和苏醒延迟。

临床常将两种或两种以上的麻醉药物或（和）麻醉方法联合应用，以达到最佳的麻醉效果，称复合麻醉，在临床麻醉中的应用最为广泛。

【全身麻醉药物】

1. 吸入麻醉药　吸入麻醉药是指经呼吸道吸入体内而产生全身麻醉作用的药物，可分为挥发性麻醉剂和气体麻醉剂两类。常用药物有氧化亚氮（N_2O）、恩氟烷、异氟烷、七氟烷、地氟烷等，可用于麻醉诱导和全身麻醉的维持。

2. 静脉麻醉药　静脉麻醉药是指经静脉注射进入体内，通过血液循环作用于中枢神经系统而产生全身麻醉作用的药物。常用药物有硫喷妥钠、氯胺酮、依托咪酯、咪达唑仑、普鲁泊福等，主要用于麻醉诱导。若单独应用，只适用于小手术和某些外科处理。

3. 肌肉松弛药　肌肉松弛药是指能选择性地作用于神经肌肉接头，阻断神经冲动向骨骼肌传递，导致肌肉松弛的药物，是全身麻醉时重要的辅助药物。常用药物有筒箭毒碱、琥珀胆碱、泮库溴铵、维库溴胺等。

4. 麻醉辅助用药　常用镇痛药，如吗啡、派替啶、芬太尼；常用镇静催眠药，如地西泮、咪达唑仑等。

【全身麻醉的实施】

1. 麻醉诱导　此期病人由清醒转入麻醉状态，是麻醉过程中的危险阶段。麻醉诱导的目的在于尽快缩短诱导期，使病人平稳进入麻醉状态。

（1）吸入诱导法：将麻醉面罩扣于病人口鼻部，开启麻醉药蒸发器并逐渐增加吸入浓度，待病人意识消失进入麻醉状态后，应用肌松药后行气管插管。

（2）静脉诱导法：先通过麻醉面罩吸入纯氧 2~3 分钟，再根据病情选择合适的静脉麻醉药物，待病人意识消失后应用肌松药，同时应用麻醉面罩进行人工呼吸，然后进行气管插管，成功后即与麻醉机相连进行机械通气。

2. 麻醉的维持

（1）吸入麻醉维持：经呼吸道吸入一定浓度的吸入麻醉药，以维持适当的麻醉深度。

（2）静脉麻醉维持：采用多种短效静脉麻醉药复合应用，以间断或连续给药的方式维持麻醉。

（3）静吸复合麻醉维持：在静脉麻醉的基础上，在麻醉变浅的时间段吸入挥发性麻醉药以维持麻醉深度。

3. 麻醉的恢复　苏醒早期痛觉较明显，易发生躁动及其他并发症，一般将病人安置于恢复室直至完全清醒。完全清醒的标志为病人能正确回答简单问题。

【护理措施】

1. 一般护理

（1）体位：常规去枕平卧位，头偏于一侧，防止呕吐物误吸而引起窒息。

（2）监测生命体征：定时测量血压、脉搏、呼吸，并做好记录，直至病人完全清醒。血压过低常因血容量不足引起，应检查输液是否顺利、有无内出血等。心律失常者应进行持续心电监测。苏醒前病人易发生舌后坠、喉痉挛、呼吸道黏液堵塞、呕吐物误吸等，引起呼吸道梗阻，应及时予以对症处理。床旁常规准备气管切开包、吸痰器等，以备急救所需。

（3）防止意外损伤：病人在苏醒过程中常出现躁动、不安和幻觉，应妥善加以保护，避免意外损伤。必要时可适当加以约束，以防病人自行拔除静脉输液管及各种引流管，造成意外。

（4）保暖：因手术长时间暴露、输液输血等原因，大多数病人术后可出现体温过低。可采用调高室温或加盖被子等措施进行保暖。麻醉后病人的感觉尚未完全恢复，使用热水袋时要注意防止烫伤。

（5）心理护理：关心病人，告知病人麻醉后的注意事项，对病人出现的各种并发症进行耐心解释并提供解决的办法，缓解病人焦虑和恐惧的心理。

2. 并发症的观察与护理

（1）反流与误吸：意识消失状态下易发生胃内容物的反流、误吸，可导致吸入性肺炎甚至窒息，尤以饱食后的急症、昏迷、老年病人多见，最易发生在麻醉诱导时气管插管前和麻醉恢复期拔出气管内导管后。术中如发现病人有恶心、唾液增多、频繁吞咽等呕吐先兆，应立即将其上身放低、头偏向一侧，同时用吸引器或纱布将其口腔内、鼻腔内的呕吐物清除干净；呕吐物进入气道者，立即诱发咳嗽或行气管内插管吸除。术前严格禁饮、禁食或促进胃排空，可有效地预防反流与误吸。

（2）呼吸暂停：多见于未行气管插管的静脉全身麻醉者，尤其是使用硫喷妥钠、氯胺酮等施行门诊小手术、眼科手术、人工流产及各种内镜检查者。麻醉苏醒拔管后因麻醉药、肌松药、镇痛药等的残余作用也可导致呼吸暂停。病人表现为胸腹部无呼吸动作、紫绀。一旦发生，立即施行人工呼吸，必要时在肌松药辅助下气管内插管行人工呼吸。

（3）呼吸道梗阻

1）上呼吸道梗阻：指声门以上的呼吸道梗阻。常见原因为机械性梗阻，如舌后坠、口腔分泌物阻塞、喉痉挛、喉头水肿等。不完全梗阻表现为呼吸困难；完全梗阻表现为鼻翼扇动和三凹症。一旦发生，迅速托起下颌，置入口咽或鼻咽通气管，清除咽喉部的分泌物和异物；喉痉挛者应去除诱因，加压给氧，无效时静脉注射琥珀酰胆碱，必要时行气管内插管；喉头水肿者给予糖皮质激素，严重者立即行气管切开。

2）下呼吸道梗阻：指声门以下的呼吸道梗阻。常见原因为气管导管扭折、导管斜面紧贴于气管壁上、分泌物或呕吐物误吸、支气管痉挛。轻者仅能听到肺部啰音，重者可出现呼吸困难、缺氧发绀、心率加快、血压降低等。一旦发现，立即报告医师，并配合紧急处理。

（4）低氧血症：当病人吸入空气时，$SpO_2 < 90\%$、$PaO_2 < 60mmHg$ 或吸入纯氧时 $PaO_2 < 90mmHg$，即可诊断为低氧血症。常见原因有吸入氧浓度过低、气道梗阻、肺不张、肺水肿、弥散性缺氧、误吸等。病人表现为呼吸急促、发绀、烦躁不安、心动过速、血压升高等。一旦发现，及时给氧，必要时行机械通气。

（5）高血压：指麻醉期间收缩压高于基础值的30%或高于160mmHg。除原发性高血压者外，多与麻醉浅、镇痛药用量不足、未能及时控制手术刺激引起的应激反应有关。术中需根据手术刺激程度调节麻醉深度，增加镇痛药用量，必要时行控制性降压。有高血压病史者，术前应完善术前准备，有效控制高血压。

（6）低血压：指麻醉期间收缩压下降超过基础值的30%或绝对值低于80mmHg。主要原因有麻醉过深、失血过多、术中牵拉内脏、过敏反应等。一旦发生，首先减浅麻醉，快速输液输血，必要时暂停手术操作。施行全麻前应给予一定的容量负荷，并采用联合诱导、复合麻醉，避免大剂量、长时间使用单一麻醉药。

（7）心律失常：以窦性心动过速和房性期前收缩多见，主要原因有麻醉过浅、低血容量、贫血、缺氧等。手术牵拉内脏或心眼反射可刺激迷走神经反射引起心动过缓，严重者可出现心搏骤停，此为全身麻醉中最严重的并发症。一旦发生，立即停止手术操作，积极进行抢救处理。

（8）高热、抽搐和惊厥：多见于小儿麻醉，因婴幼儿的体温调节中枢尚未发育完善所致。一旦发现体温升高，应立即进行物理降温，尤其是头部降温，以防止发生脑水肿。

第三节　椎管内麻醉

椎管内麻醉是指将麻醉药物注入椎管内，阻止脊神经的传导，使其所支配的区域失去痛觉的方法，包括蛛网膜下腔阻滞和硬脊膜外阻滞，后者还包括骶管阻滞。

一、蛛网膜下腔阻滞

蛛网膜下腔阻滞又称腰麻，是指将局麻药物注入蛛网膜下腔，作用于脊神经根，产生不同程度的阻滞。

【适应证与禁忌证】

1. 适应证　适用于2～3小时以内的下腹部、盆腔、下肢及肛门会阴部手术。
2. 禁忌证　①中枢神经系统疾病，如脊髓病变、颅内压增高等。②穿刺部位皮肤感染、全身脓毒症。③脊柱外伤或结核、严重腰背痛史、凝血机制障碍、明显腹内压增高。④休克、急性心力衰竭或冠心病发作。⑤精神病或小儿等不合作病人。

【常用麻醉药】

常用麻醉药物有普鲁卡因、丁卡因、利多卡因等，可根据手术种类和持续时间加以选择。

1. 普鲁卡因　常用于简单、短时手术，如刮宫术、环扎术等。
2. 丁卡因和利多卡因　常用于长时间手术，如髋关节置换术、下肢血管手术等。

【麻醉方法】

病人侧卧，背部与手术台边沿相齐，取低头、弓腰、抱膝姿势，使腰椎棘突间隙充分张开。成人常用的穿刺部位为两侧髂前上棘连线与脊柱中线的交点处，即 $L_3 \sim L_4$ 棘突间隙。确定穿刺点后常规进行皮肤消毒，抽取1%普鲁卡因先做一皮丘，然后将穿刺针垂直刺入皮肤，依次穿过皮下组织、棘上韧带、棘间韧带和黄韧带。当穿刺针穿透黄韧带和硬脊膜时有明显的突破感，阻力顿时减小，拔出针芯后见有脑脊液流出，证明穿刺成功，即可注入预先配好的局麻药物2～3mL。注药前、后均应回抽，如有脑脊液回流，说明穿刺针在蛛网膜下腔无移动。注药后即调整病人体位为仰卧位，以针刺皮肤或冰棉棒的方法来判断麻醉平面。如麻醉平面过高或过低，可通过改变病人体位来进行调整，直到达到手术需要的平面为止。

【护理措施】

1. 一般护理 术后常规去枕平卧6~8小时，以防头痛，尽量避免抬头动作；监测生命体征直至平稳。

2. 术中并发症的观察与护理

（1）血压下降：由于交感神经阻滞区域血管扩张、回心血量减少、心排出量减少所致。若血压下降，立即加快输液速度，增加血容量；若血压骤降可用麻黄碱15~20mg静脉注射，以收缩血管，维持血压。

（2）恶心、呕吐：由低血压、迷走神经功能亢进、手术牵拉内脏等原因所致。针对原因进行处理，吸氧、升高血压、暂停手术以减少迷走刺激；必要时可用氟哌利多2.5mg镇吐。呕吐时立即将病人头部放低并偏向一侧，及时清理呕吐物，避免误吸。

（3）呼吸抑制：常见于胸段脊神经阻滞，表现为肋间肌麻痹，胸式呼吸减弱，潮气量减少，咳嗽无力，甚至紫绀。应谨慎用药，吸氧，维持循环。一旦呼吸停止，立即行气管插管、人工呼吸或机械通气。

3. 术后并发症的观察与护理

（1）头痛：发生率为4%~37%。主要因腰椎穿刺时刺破硬脊膜和蛛网膜，致使脑脊液流失、颅内压下降、颅内血管扩张刺激所致。头痛多出现在麻醉作用消失后6~24小时，2~3日最剧烈，1~2周消失，个别病人可持续数月。麻醉时采用细针穿刺，提高穿刺技术，避免反复穿刺，缩小针刺裂孔；术中、术后输入足量液体；术后常规去枕平卧6~8小时，可有效预防术后头痛。

（2）尿潴留：主要因支配膀胱的副交感神经被阻滞后恢复较迟，下腹部、肛门或会阴部手术后切口疼痛、手术刺激膀胱以及病人不习惯床上排尿等所致。热敷或按摩下腹部、膀胱区，或针刺足三里、三阴交、阳陵泉、关元和中极等穴位，以助于解除尿潴留。

二、硬脊膜外阻滞

硬脊膜外阻滞又称硬膜外麻醉，是指将局麻药注入硬脊膜外间隙，阻滞脊神经根，使其所支配区域产生暂时性麻痹。

【适应证与禁忌证】

1. 适应证 硬麻适应范围较腰麻广。最常用于横隔以下各种腹部、腰部和下肢手术；颈部、上肢和胸部手术也可应用，但在管理上较复杂。

2. 禁忌证 与腰麻相似。严重贫血、高血压及心功能代偿性不全者慎用；穿刺部位皮肤感染、凝血机制障碍、休克、脓毒症或处于抗凝治疗期间者禁用。

【常用麻醉药】

常用麻醉药物有利多卡因、丁卡因和布比卡因。

1. 利多卡因 常用浓度为 1.5% ~2%，5~15 分钟起效，作用维持 1~2 小时；成年人 1 次最大量为 400mg。反复用药后易出现快速耐药性。

2. 丁卡因 常用浓度为 0.2% ~0.3%，15~20 分钟起效，作用维持 1.5~3 小时；成人 1 次最大用量为 60mg。

3. 布比卡因 常用浓度为 0.5% ~0.75%，10~20 分钟起效，作用维持 2~4 小时。

【麻醉方法】

病人的准备和体位与腰麻相同。硬麻的穿刺针较粗，其前端为勺形。穿刺处局部麻醉后，将穿刺针依次穿过皮肤、皮下组织、各层韧带。当针头刺破黄韧带时有突破感，阻力突然消失，回抽无脑脊液流出，即可证实穿刺针进入硬脊膜外腔，随后注入药物或置入导管行连续硬脊膜外阻滞。导管一般置入 3~5cm，退出穿刺针后将导管以胶布固定于背部皮肤。

【护理措施】

1. 一般护理 术后平卧 4~6 小时，血压平稳后根据手术部位选择不同的体位。

2. 术中并发症的观察与护理

（1）全脊髓麻醉：是硬脊膜外阻滞最危险的并发症，系局麻药全部或大部分注入蛛网膜下腔而产生异常广泛的阻滞。主要表现为注药后迅速出现呼吸困难、血压下降、意识模糊或丧失，甚至呼吸、心跳停止。一旦发生，立即停药，行面罩正压通气，必要时行气管插管维持呼吸；加快输液速度，遵医嘱给予升压药，维持循环功能。

（2）血压下降：主要因交感神经阻滞，阻力血管和容量血管扩张而致。尤其上腹部手术时，由于胸腰段交感神经阻滞范围较广，且可阻滞心交感神经引起心动过缓，更易发生低血压。一旦发生，加快输液速度，必要时静脉注射麻黄碱 10~15mg，以提升血压。

（3）呼吸抑制：与肋间肌和膈肌运动抑制有关。为减轻对呼吸的抑制，采用小剂量、低浓度局麻药，以减轻对运动神经的阻滞。麻醉期间，密切观察病人的呼吸，常规面罩给氧，并做好急救准备。

3. 术后并发症的观察与护理

（1）脊神经根损伤：穿刺针直接损伤神经或因导管质硬而损伤脊神经根或脊髓。病人表现为局部感觉或（和）运动障碍，并与神经分布有关。穿刺或置管过程中注意观察病人的感觉和运动功能变化，若出现电击样异感并向肢体放射，说明已触及神经，应立即停止进针；若异样感觉持续时间长，说明损伤严重，应放弃阻滞麻醉。脊神经根损伤者，一般予以对症治疗，数周或数月后可自愈。

（2）硬膜外出血、血肿或截瘫：若硬膜外穿刺和置管时损伤血管可引起出血，血肿压迫脊髓可并发截瘫。病人表现为剧烈背痛，进行性脊髓压迫症状，伴肌无力、尿潴留、括约肌功能障碍，直至完全截瘫。一旦发生，尽早行硬膜外穿刺抽除血液，必要时切开椎板，清除血肿。

第四节 局部麻醉

局部麻醉是指运用局部麻醉药物暂时阻断某些周围神经的传导，使受这些神经支配的相应区域产生麻醉作用的方法。其优点是病人神志清醒，对重要脏器干扰轻微，并发症少，简便易行。缺点是对于范围较大和部位较深的手术止痛不完全，也不能使肌肉松弛。适用于较表浅、局限的中小型手术。

【常用局麻药物】

1. 酯类　包括普鲁卡因、丁卡因等。此类药在血浆内被胆碱酯酶所分解，其代谢产物可成为半抗原，引起少数病人发生过敏反应。

2. 酰胺类　包括利多卡因、布比卡因等。此类药在肝内被肝微粒体混合功能氧化酶和酰胺酶分解，不形成半抗原，故极少引起过敏反应。

临床上常在局麻药物中加入少量肾上腺素，其目的：①解除局麻药的扩张血管作用。②使局部血管收缩，减少创面渗血。③延缓局麻药的吸收，延长作用时间。④减轻局麻药的毒性作用。

【局部麻醉方法】

1. 表面麻醉　将渗透性强的局麻药与局部黏膜接触，使之渗透至黏膜、黏膜下并扩散，与神经末梢接触，所产生的感觉消失状态称为表面麻醉。常用药物为 0.5% ~ 2% 丁卡因或 2% ~4% 的利多卡因。

2. 局部浸润麻醉　将局麻药按组织层次由浅入深注射于手术区的组织内，阻滞神经末梢而达到麻醉作用，是应用最广的局部麻醉方法。常用药物为 0.5% 普鲁卡因或 0.25% ~0.5% 利多卡因。

3. 区域阻滞麻醉　将局麻药注射于手术区周围及基底部组织内，使通向该区域的神经末梢和小的神经干阻滞，常与局部浸润麻醉合用，适用于局部肿块切除，如乳腺良性肿瘤切除术。

4. 神经阻滞麻醉　将局麻药物注入神经干的鞘膜内或神经干周围的组织内，使神经干其所支配的区域产生麻醉作用。其操作简单，注射一处即可获得较大区域的阻滞麻醉。临床上常用臂丛神经阻滞、颈丛神经阻滞、肋间神经阻滞和指（趾）神经阻滞等。

【护理措施】

1. 一般护理　一般无需特殊护理。门诊手术病人若术中用药量大、手术时间较长，术后应休息片刻，经观察无异常后方可离院。

2. 局麻药的不良反应与防治

（1）毒性反应：局麻药吸收入血后，若血药浓度超过一定阈值会发生毒性反应。轻者可有嗜睡、眩晕、寒战、定向障碍等表现。严重者可出现意识不清、抽搐或惊厥、呼吸困难、血压下降、心率减慢甚至心脏停搏，如救治不及时可导致死亡。

1）常见原因：1次用量超过最大安全剂量；局麻药误注入血管内；作用部位血供丰富，吸收增快；病人体质衰弱，对局麻药耐受性差。

2）护理措施：一旦发生，立即停药，尽早吸氧、加强通气。遵医嘱予以地西泮5～10mg静脉或肌内注射；抽搐、惊厥者，可加用2.5%硫喷妥钠缓慢静脉注射。必要时行气管插管控制呼吸。严重心律失常、低血压或心搏骤停者，加用升压药、输血输液、行心肺脑复苏等。

3）预防措施：①1次用药量不超过限量。②注射局麻药前应先回抽，无回血时方可注入局麻药物。③根据病人具体情况或用药部位酌情减少剂量。④如无禁忌，局麻药中加入少量肾上腺素。⑤选择苯巴比妥或地西泮作为麻醉前用药，以提高毒性阈值。

（2）过敏反应：较为少见。表现为在使用少量局麻药后，出现荨麻疹、咽喉水肿、支气管痉挛、低血压、血管神经性水肿等，严重时可危及生命。一旦发生，立即停药，保持呼吸道通畅、给氧；遵医嘱注射盐酸肾上腺素，同时给予糖皮质激素和抗组胺药。酯类局麻药过敏者较多，酰胺类极罕见故临床较为常用。

案例讨论

病人，女性，60岁，退休工人。在全麻下行胃癌根治术，术后清醒返回病房。约20分钟后出现呼吸急促、口唇发绀，伴有鼾声，继之鼻翼扇动、三凹征。

问题：

1. 该病人发生了哪种并发症？

2. 导致该并发症的原因有哪些？如何进行护理？

第五章　手术室护理工作

 学习目标

1. 掌握手术人员和病人的准备；手术室的无菌操作技术。
2. 熟悉手术室物品消毒灭菌。
3. 了解手术室布局和人员职责。

手术室是为病人进行手术治疗和抢救生命的重要场所。随着手术治疗范围的不断扩大、手术技术和仪器设备现代化程度的提高，对手术室的建筑和管理水平、人员素质和技术操作等要求也越来越高。手术室不仅要求建筑位置、结构与布局合理，仪器设备先进、齐全，更要求建立严格的管理制度，严格无菌操作，以充分的准备和严谨的作风默契配合手术医师，同时做好病人的整体护理，以确保手术的安全性和高效性。

第一节　手术室布局和人员职责

一、布局与环境

1. 手术室的布局与设置

（1）建筑要求：手术室应安排在医院内环境幽静、空气洁净处，一般位于建筑的较高层，靠近手术科室，方便接送病人，与监护室、病理科、放射科、血库、中心化验室等相邻，最好有直接的通道或通讯联系设备。手术室建筑以东西方向延伸较好，主要的手术间应建在北侧，避免阳光直射。内部建筑应考虑其密闭性能，一般为封闭式无窗手术间。室内净高度不少于3.0m，内部走廊宽度不少于2.5m，无门槛，并设三条出入通道（即工作人员出入口、手术病人出入口、无菌物品出入口）。手术间的门宜宽大，最好采用感应自动开启门。地面、墙壁和天花板应光滑无孔隙，最好使用防火、耐湿和易清洗的材料，颜色以淡蓝或淡绿为宜。墙角呈弧形，不易蓄积灰尘。室内应设有隔音、空调和空气净化装置，防止各手术间相互干扰和保持空气洁净。

（2）手术间的面积与数量：按不同用途设计手术间大小，一般大手术间面积40～50m²，中小手术间面积20～40m²。用作心血管直视手术、体外循环手术、器官移植手术等的手术间因辅助仪器较多，需50～60m²。手术间的数量与手术科室床位比一般为

$1:20\sim1:25$。

（3）手术室区域划分：按功能流程及洁净度划分为3个区域。

1）洁净区：洁净要求严格，设在内侧。包括手术间、洗手间、洁净走廊、无菌物品间、药品室、麻醉准备室等。非手术人员或非在岗人员禁止入内，此区内的一切人员及其活动都必须严格遵守无菌原则。

2）准洁净区：设在中间，包括器械室、敷料室、消毒室、洗涤室、麻醉恢复室、石膏室等。该区是非洁净区进入洁净区的过渡区域，进入者不得大声喧哗，凡已手臂消毒或已穿无菌手术衣者，不可进入此区。

3）非洁净区：设在最外侧，包括办公室、会议室、标本室、污物室、资料室、电视教学室、值班室、更衣室、更鞋室、医护人员休息室、手术病人家属等候室等。交接病人处应保持安静，病人在此换手术室平车进入手术间。

2. 工作间的设施

（1）手术间的装备与设施：手术间一般只放置基本或必要的物品和设备，各种物品应有固定的放置地点。手术间的基本配备包括多功能手术台、器械台、麻醉机、无影灯、药品壁柜、敷料柜、读片灯、吸引及氧气设备、输液架、踏脚凳、手术凳、污物桶、各种扶托及固定病人的物品。现代手术室有传呼系统、中心供氧、中心负压吸引和中心压缩空气等装备设施，配备各种监护仪、X线摄影和显微外科装置等，还有观摩设施供教学、参观之用。各种管道、挂钩、电源和电线都应以隐蔽方式安装在墙内或天花板上，并有双电源、防火、防水装置。手术间应保持室温在22℃～25℃，相对湿度在40%～60%。

（2）其他工作间的设置与要求：麻醉准备室是为病人进入手术间前进行麻醉诱导用；麻醉恢复室应备有必要的监测、急救仪器和药品，以备急救之需。物品准备用房包括器械清洗间、器械准备间、敷料间、灭菌间等，应设计在合理的作业线上，防止物品污染。手术室应有单独的快速灭菌装置，以便进行紧急物品灭菌；同时设有无菌物品贮藏室以存放无菌器械、敷料等；还配有一定空间存放必要的药品、设备和仪器。洗手间设备包括感应式或脚踏式水龙头、无菌毛刷、洗手液、无菌巾、泡手桶等。其他附属工作间，如更衣室、接待病人处、护士站、值班室、厕所、沐浴间等亦应设置齐全，布局合理。

知识链接

洁净手术室

洁净手术室是指采用空气净化技术，使手术室内细菌浓度控制在一定范围、空气洁净度达到一定级别，是现代化医院的重要标志。空气净化措施是在空调技术上采用初效、中效和高效三级过滤超净化装置自动调节，通过正压净化送风气流控制洁净度，达到手术室洁净的目的。根据送气方式不同，净化技术可分为乱流式和层流式两种。采用高效过滤后的层流式手术室，适合做高洁净度的无菌手术，通常称为生物洁净手术室；采用初效、中效过滤后的乱流式手术室，适合做一般手术，称为准生物洁净手术室。

3. 手术室的环境管理

（1）清洁和消毒：每台手术完毕和每日工作结束后，应及时对手术间进行清洁和消毒。采用湿式打扫，用消毒液擦拭溅到地面、墙面的血液或药液，用清水擦拭手术间内的设备、物品，用紫外线进行照射消毒 30～60 分钟。破伤风、气性坏疽等特殊感染者术后，用 500mg/L 有效氯消毒液擦拭地面及房间物品。肝炎病毒、艾滋病病毒、梅毒阳性等病人手术时，使用一次性物品，术后手术间用 1000mg/L 有效氯消毒液擦拭地面及房间物品。每日手术前 1 小时启动净化空调系统，术中持续净化运行，每周清洗 1 次过滤网。每周至少大扫除 1 次。每月做 1 次空气洁净度和生物微粒监测。

（2）手术室管理制度：建立健全各项规章管理制度，明确各类人员职责是提高工作效率、保证护理质量、防止差错事故和加强病人安全的重要保证。所有人员均应认真执行各项消毒隔离制度，除手术室人员和参加当日手术者外，与手术无关人员不得擅自进入；患有急性感染性疾病，尤其是上呼吸道感染者不得进入手术室。凡进入手术室人员必须按规定更换手术室专用的鞋帽、衣裤和口罩。无菌手术与有菌手术严格分开，若同一手术间内接台，则先行无菌手术，后作污染或感染手术。手术室内备齐急救物品、药品，无菌物品定期消毒，择期手术提前 1 日准备好手术器械和用品。加强对消防器材和安全设施的使用管理。

二、手术人员职责

每台手术的人员配备包括手术医师、麻醉医师、护士和其他工勤人员等。手术人员必须有明确的分工和职责，但又需互相协同和配合才能安全顺利完成手术。

1. 手术医师

（1）手术者：负责并主持整个手术操作的全过程。除按计划执行手术方案和操作步骤外，还应对手术中的意外作出决定。手术时站在手术操作最方便的位置。

（2）第一助手：负责手术野皮肤的消毒和铺巾。站在手术者的对面，协助手术者止血、结扎、缝合和暴露手术野等操作，与手术者共同完成手术。

（3）第二助手：站在手术者的左侧，帮助显露手术野、拉钩和剪线等，维持手术区的整洁。

如遇大手术或疑难手术，还可设立第三助手，协助第二助手完成各项职能。

2. 麻醉医师　负责手术病人的麻醉、给药、监测及处理，保证手术顺利进行。协助巡回护士做好输液、输血等工作。密切观察和及时发现病人的病情变化，并通知手术者，配合抢救处理。认真记录整个手术过程中病人生命体征变化的数据。术毕协同手术室其他人员将病人送回病房。

3. 器械护士　主要职责是负责手术全过程中所需器械、物品和敷料的供给，主动配合手术医师完成手术。手术中其工作范围只限于无菌区内，站在手术者对侧器械桌旁。其他工作还包括术前访视、术前准备、术后处理用物等。

（1）术前访视：术前 1 日访视病人，了解病情和病人的需求，根据手术种类和范围准备手术器械和敷料，估计术中可能发生的问题及应对措施。

（2）术前准备：术前 15~20 分钟洗手、穿无菌手术衣、戴无菌手套；备好无菌器械桌，检查并按顺序摆放各种器械和敷料；协助医师进行手术区皮肤消毒和铺无菌手术单。

（3）清点、核对用物：分别于术前、术中关闭体腔及缝合切口前，与巡回护士共同准确清点各种器械、纱布、纱垫和缝针等数目，核实后登记。术中需增减器械、缝针等用物，必须反复核对清楚并及时记录。

（4）正确传递用物：手术过程中，按手术步骤及术中情况向手术医师传递器械、敷料和缝针等手术用物，做到主动、迅速、准确无误。传递任何器械时都要以柄端轻击手术者伸出的手掌。注意手术刀的刀锋朝上，弯钳、弯剪类器械应将弯曲部向上，弯针应以持针器夹住中后 1/3 交界处。缝线用无菌巾保护好。传递针线时，应事先将线头拉出 6~9cm，防止线脱出。

（5）保持器械和用物整洁：保持手术野、器械托盘、器械桌及用物等干燥、整洁、无菌。器械用后及时取回擦净，做到"快递、快收"，分类摆放整齐。暂时不用的器械可放在器械台一角；用于不洁部位如肠道、阴道的器械，应分开放置，以防污染扩散。

（6）配合抢救：密切注意手术进展，若病人出现大出血、心搏骤停等意外时，立即备好抢救用品，积极配合医师抢救。

（7）留取标本：妥善保留术中切下的组织或标本，按要求及时送检。

（8）包扎和固定：术毕协助医师处理、包扎伤口，并固定好各种引流物。

（9）整理用物：按要求分类处理手术器械及各种用物，并协助整理手术间。

4. 巡回护士　主要任务是在台下负责手术全过程中器械、物品、布类和敷料的准备和供给，主动配合手术和麻醉，根据手术需要，协助完成输液、输血及手术台上特殊物品、药品的供给。按整体护理要求护理病人。其工作范围是在无菌区以外，在病人、手术医师、麻醉医师及其他人员之间巡回。

（1）术前物品准备：检查手术间内各种药品、物品是否备齐，电源、吸引装置和供氧系统等固定设备是否安全有效。认真检查器械的性能，调试好术中需用的电钻、电凝器等特殊仪器。调节好适宜的室温和光线，创造最佳的手术环境及条件。

（2）核对病人：按手术通知单仔细核对床号、姓名、性别、年龄、住院号、诊断、手术名称、手术部位、术前用药、手术同意书和手术间。点收随病人带至手术室的病历、X 线摄片和药品等。验证病人血型、交叉试验结果，做好输血准备。检查病人术前皮肤准备及个人卫生状况，建立静脉通路并输液。

（3）安置体位：根据麻醉要求安置病人体位并注意看护，必要时用约束带，以防坠床。麻醉后，按照手术要求摆放体位，妥善固定，确保病人安全舒适。若需使用高频电刀，则需将负极板与病人肌肉丰富部位全面接触，以防灼伤。意识清醒者，予以解释，消除其紧张恐惧的心理，以取得合作。

（4）清点核对：分别于术前、术中关闭体腔及缝合切口前，与器械护士共同清点、核对器械及各种用物。严格执行核对制度，以防异物存留于体内。

（5）术中配合：注意观察手术进展情况，随时调整灯光，及时供应、补充术中所需物品。密切观察病情变化，保证输血、输液通路通畅。确保病人术中安全，主动配合抢救。认真填写手术护理记录单，严格执行术中用药制度，并将用过的各种药物安瓿、储血袋等保留在指定位置，待手术后处理。

（6）术后整理：术毕协助手术医师包扎伤口、妥善固定各种引流管道，并注意病人的保暖。整理病人物品，护送病人回病房，将病人术中情况及物品与病区护士交班。整理手术间，物归原处，进行日常清扫和空气消毒。

第二节　手术室物品消毒灭菌

手术过程中使用的所有器械和物品都必须严格灭菌处理，避免发生感染。灭菌的方法很多，最常用的是高压蒸汽灭菌法，多用于耐高温、耐湿的物品。其他方法有环氧乙烷灭菌法、低温甲醛蒸汽灭菌法、干热灭菌法等。

一、布单类

手术室的布单类包括手术衣和各种手术单。应选择质地细柔且厚实的棉布，颜色以深绿色或深蓝色为宜。

1. 手术衣　分大、中、小三种型号和对开式、遮背式两种款式，用于遮盖手术人员未经消毒的衣着和手臂，穿上后能遮至膝下；前襟至腰部区域设为双层，以防手术时被血水浸透；袖口制成松紧口，便于手套遮盖；折叠时衣面向里，领子在最外侧，取用时不致污染无菌面。

2. 手术单　有大单、中单、手术巾、各部位手术单及各种包布等，均有各自的规格尺寸和一定的折叠方法。各种布单也可根据不同的手术需要，包成各种手术包，如胸部手术包、开腹手术包等，以提高工作效率。

布单类均采用高压蒸汽灭菌法，保存时间在夏季为 7 日，冬季为 10 ~ 14 日，过期应重新灭菌。目前，应用一次性无纺布制作并经灭菌处理的手术衣帽、布单类可直接使用，免去了清洗、折叠、消毒所需的人力、物力和时间，但不能完全替代棉质布单。

二、敷料类

敷料类包括吸水性强的脱脂纱布类和脱脂棉花类，用于术中止血、拭血、压迫及包扎等，有不同规格及制作方法。

1. 纱布类　包括纱布垫、纱布块、纱布球和纱布条。手术时，干纱布垫用于遮盖切口两侧的皮肤，盐水纱布垫用于保护显露的内脏；纱布块用于拭血或包扎切口；纱布球用于拭血或分离组织；纱布条多用于耳、鼻腔内手术，长纱布条多用于阴道、子宫出血及深部伤口的填塞止血。

2. 棉花类　常用的有棉垫、带线棉片、棉球及棉签。棉垫用于胸、腹部及其他大手术后的外层敷料，以吸收渗出物和分泌物，保护伤口；带线棉片用于颅脑、脊髓手术后吸血、止血，保护脑或脊髓；棉球用于消毒皮肤、洗涤伤口或涂拭药物；棉签用作采集标本或涂擦药物。

各种敷料经加工制作后包成小包，行高压蒸汽灭菌后备用。特殊敷料，如消毒止血用的碘仿纱条，因碘仿加热后升华而失效，故严禁高压灭菌，必须在无菌条件下制作，保存于消毒、密闭容器内。使用过的敷料按医疗垃圾处理。感染性手术用过的敷料用大塑料袋集中包好，袋外注明"特异性感染"，及时送室外指定处焚烧。

三、器械类

手术器械是外科手术操作必备物品，其更新与发展较快，最常用的还是刀、剪、钳、针、镊和拉钩等基本器械。

1. 基本器械

（1）切割及解剖器械：有手术刀、手术剪、剥离器和骨剪等，用于手术切割。

（2）夹持及钳制器械：有止血钳、钳子、镊子和持针器等，用于止血、分离组织等。

（3）牵拉用器械：有各种形状、大小的拉钩和胸、腹腔牵开器，用于扩开组织和脏器、暴露深部手术野，以便手术操作。

（4）探查和扩张器：有尿道探子、各种探针，用于空腔、窦道探查及扩大腔隙等。

（5）取拿异物钳：有胆石钳、膀胱或气管等专用的异物钳及活体组织钳，用于取拿各部位异物及组织。

2. 特殊器械

（1）内镜类：有腹腔镜、胸腔镜、膀胱镜和关节镜等。

（2）吻合器类：有食管、胃、直肠和血管等吻合器。

（3）其他：包括高频电刀、电钻、电锯、激光刀、取皮机、手术显微镜及心肺复苏仪器等精密仪器。

手术器械多为不锈钢制成，术前可按需打包，行高压蒸汽灭菌后备用。锐利器械、内镜或各种导管，可采用2%的戊二醛浸泡10小时，用无菌生理盐水冲洗后使用。特殊器械可根据制作材料选用不同的灭菌方法，较好的方法是环氧乙烷灭菌。

四、缝线和缝针

1. 缝线 用于术中缝合各类组织和器官，促进切口愈合；也用于结扎血管，起止血作用。根据材料来源不同，缝合线可分为不吸收性和可吸收性两类。缝线的粗细以号码表明，常用1～10号线，号码越大线越粗。细线以"0"标明，0数越多线越细。

2. 缝针 常用有三角针和圆针两类。前者用于缝合皮肤或韧带等坚韧组织；后者对组织损伤小，用于缝合血管、神经、肌肉、脏器等软组织。两类针都有直、弯两种，大小、粗细各异，可根据缝合的组织加以选择。

目前，发达地区多采用针线一体的缝合针，从针到线粗细一致，对组织造成的损伤小，并可防止缝针在术中操作时脱离。

五、引流物

外科引流是指将人体组织间隙或体腔中积聚的脓、血或其他液体通过引流物导流于体外的技术。常用的引流物有纱布引流条、乳胶片引流条、烟卷式引流条及各种引流管等。可根据手术部位、创腔深浅、引流液的性状和量等选用合适的引流物。目前使用最多的是各型号的橡胶、硅胶和塑料类引流管，如普通引流管、T形引流管、蕈状引流管、双腔（或三腔）引流套管等，用途各异。可按橡胶类物品灭菌或高压蒸汽灭菌。

第三节　病人的准备

一、一般准备

手术病人应提前接至手术室，做好手术准备。根据麻醉方法和准备工作的复杂程度决定到达手术室的具体时间。一般应在术前 30～45 分钟到达手术室。护士应热情接待病人，按手术安排表仔细核对病人，确保手术部位准确无误，点收所带药品及物品，认真做好"三查七对"、麻醉前和手术前准备工作。同时加强心理护理，减轻病人焦虑或恐惧，以配合手术的顺利进行。

二、手术体位准备

手术时需将病人置于一定的体位，才能充分暴露手术野，使手术顺利进行。巡回护士根据病人手术部位，调整手术床或利用体位架、体位带、固定带等物品安置合适的手术体位。其要求是：①最大限度地保证病人的安全与舒适。②充分暴露手术野，避免不必要的裸露。③保证呼吸、血液循环通畅，不影响麻醉医师观察和监测。④妥善固定，避免血管和神经受压、肌肉扭伤及压疮等并发症。常用的手术体位有以下几种：

1. 仰卧位　最常见。适用于腹部、颌面部、颈部、骨盆及下肢手术等。

（1）水平仰卧位：常用于腹部手术（图 5-1）。病人仰卧，头部垫软枕；双上肢自然放于体侧，中单固定双臂；膝下放一软枕，并用宽约束带固定；足跟部用软垫保护。

（2）垂头仰卧位：适用于颈部手术（图 5-2）。病人仰卧，将手术床上部抬高10°～20°，头板适当下落；颈后垫以圆枕，双肩下垫一肩垫，使头颈向后仰或转向健侧；其余与水平仰卧位相同。

（3）上肢外展仰卧位：适用于上肢、乳房手术（图 5-3）。病人仰卧，患侧上肢外展置于托手器械台上，外展不超过90°，其余与水平仰卧位相同。

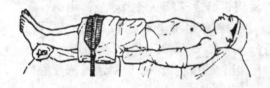
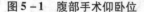
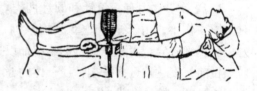

图 5-1　腹部手术仰卧位　　　　　　图 5-2　颈部手术仰卧位

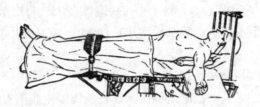

图 5-3 乳房手术仰卧位

2. 侧卧位 适用于胸、腰部及肾手术。

（1）胸部手术侧卧位：病人健侧侧卧 90°，背、胸、腋下各垫一软枕；双臂伸直固定于托手架上；下腿屈曲 90°，上腿伸直，两腿间垫以软枕，用约束带固定髋部（图5-4）。

（2）肾手术侧卧位：病人健侧侧卧 90°，患侧肾区对准手术台腰桥；双臂伸直固定于托手架上；将手术床头尾部适当摇低，使腰部抬高便于暴露手术野；臀部和腘窝部用约束带固定（图5-5）。

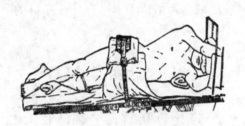

图 5-4 胸部手术侧卧位

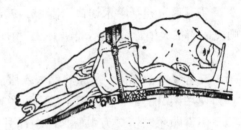

图 5-5 肾手术侧卧位

3. 俯卧位 适用于脊柱及其他背部手术。病人俯卧，头转向一侧或支撑于头架上；双肘稍屈曲，置于头旁；胸部、耻骨下垫以软枕，使腹肌放松；足背下垫以软枕，使踝关节自然下垂；腘窝部用约束带固定（图5-6）。

4. 膀胱截石位 适用于会阴部、尿道和肛门部手术。病人仰卧，臀部位于手术床尾部摇折处，臀下垫以软枕；双腿套上袜套，分别置于两侧搁脚架上，腘窝部垫以软枕，外用扎脚带固定（图5-7）。

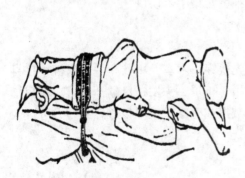

图 5-6 俯卧位

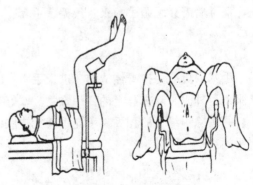

图 5-7 膀胱截石位

5. 半卧位 适用于鼻咽部手术。将手术床头端摇高75°，床尾摇低45°，双腿半屈，头与躯干依靠在摇高的手术床上，整个手术床后仰15°，双臂用中单固定于体侧。

三、手术区皮肤消毒

安置好手术体位后，必须对已确定的手术切口及周围皮肤消毒，目的是杀灭切口及其周围皮肤上的病原微生物。

1. 消毒剂

根据手术病人年龄和手术部位，手术野皮肤消毒可选用不同消毒剂。目前国内普遍使用碘伏（0.2%安尔碘）作为皮肤消毒剂。碘伏属中效消毒剂，可直接用于皮肤、黏膜和切口消毒。

2. 消毒方法

用碘伏涂擦病人手术区域两次即可。碘过敏者可选用其他皮肤消毒剂，如灭菌王；对婴幼儿、面部皮肤、口腔黏膜、会阴部手术消毒，一般选用0.5%安尔碘消毒；供皮区可用75%乙醇消毒2~3次。

3. 消毒范围 包括手术切口周围15~20cm的区域。若估计手术时有延长切口的可能，则应适当扩大消毒范围。

4. 消毒原则

（1）充分暴露消毒区。尽量将病人衣服脱去，以免影响消毒效果。

（2）使用碘酊消毒，待碘酊干后方可脱碘。

（3）消毒顺序以切口为中心，由内向外、从上到下。若为肛门、会阴部手术或感染伤口，则应由外向内。已接触污染部位的消毒纱球，不可再返擦清洁处。

第四节 手术人员的准备

手术人员的无菌准备是避免病人伤口感染，确保手术成功的必要条件之一。位居手臂皮肤的细菌包括暂居和常驻两大类，暂居菌分布于皮肤表面，易被清除；常驻菌深居毛囊、汗腺及皮脂腺等处，不易清除，且可在手术过程中逐渐移至皮肤表面，故手臂洗刷、消毒后需穿无菌手术衣、戴无菌手套，防止细菌污染手术切口。

一、一般准备

手术人员应保持身体清洁，进入手术室时，先换穿手术室专用鞋和手术衣裤，自身衣服不得外露，除去身上的任一饰物。戴好手术帽、口罩，头发、口鼻不外露。剪短指甲，并去除甲缘下的积垢。手与手臂无皮肤病、破损或感染，无呼吸道感染，方可进入洗手间。

二、手臂的洗刷与消毒

手臂的洗刷与消毒是指通过机械性洗刷和化学消毒的方法，尽可能去除双手及前臂的暂居菌和部分常驻菌，简称为外科洗手。传统的常规外科洗手方法有肥皂水刷手法、碘伏刷手法、灭菌王刷手法。随着各种有效消毒剂的产生和推广，新的手臂消毒法亦随之产生。

1. 肥皂水刷手法

（1）清洁：按普通洗手方法将双手、前臂用肥皂和清水洗净。

（2）刷洗：用消毒毛刷蘸取消毒肥皂液刷洗双手及手臂，从指尖至肘上10cm。顺序是从指尖至手腕、从手腕至肘部、从肘部至肘上臂依次刷洗，左、右侧手臂交替进行。刷手时要注意甲缘、甲沟及指蹼等处的刷洗。刷完1遍，指尖朝上肘向下，用清水冲洗，然后更换消毒毛刷，同法进行第二、三遍刷洗，共约10分钟。

（3）擦干：每侧手臂用一块无菌小毛巾从指尖至上臂擦干，擦过肘部以上的毛巾不可再擦手部，以免污染。

（4）浸泡：将双手及前臂浸泡在75%乙醇桶内3~5分钟，浸泡范围至肘上6cm处。若乙醇过敏者，可改用0.1%苯扎溴铵溶液浸泡。

（5）待干：浸泡消毒后，保持拱手姿势待干，双手不得下垂，不能接触未经消毒的物品。

2. 碘伏刷手法

（1）按传统肥皂水刷手法刷洗双手、前臂至肘上10cm，约3分钟。清水冲净，用无菌巾擦干。

（2）用浸透0.5%碘伏的纱布，从一侧指尖向上涂擦至肘上6cm处，同法涂擦另一侧手臂，注意涂满，约3分钟。换纱布再擦1遍。

（3）保持拱手姿势，自然干燥。目前应用的消毒液品种还有很多，如活力碘、碘尔康等，使用方法基本相同。

3. 灭菌王刷手法

（1）按普通洗手法用肥皂或洗手液清洗双手及手臂，清水冲净。

（2）用消毒毛刷蘸灭菌王3~5mL，从指尖开始向上刷至肘上10cm，为时3分钟，流水冲净，用无菌巾擦干。

（3）用吸足灭菌王的纱布再擦1遍，至肘上6cm处，自然待干。

三、穿无菌手术衣

1. 穿开放式无菌手术衣

（1）从器械台上取折叠好的无菌手术衣，在较宽敞的地方双手持衣领打开手术衣。两手提住衣领两角，衣袖向前位将衣展开，使衣的内面朝向自己。注意勿使衣触碰到其他物品或地面。

（2）向上轻抛手术衣，双手顺势插入衣袖中，两臂平行前伸，不可高举过肩，也不可向两侧撒开，以免碰触污染。

（3）巡回护士在穿衣者背后抓住衣领内面，协助将袖口后拉，并系住衣领后带。

（4）穿衣者双手交叉，身体略向前倾，用手指夹起腰带递向后方，由巡回护士接住并系好腰带。

（5）穿好无菌手术衣后，双手保持在腰以上、胸前及视线范围内，并注意双手不能触摸衣服外面或其他物品（图5-8）。

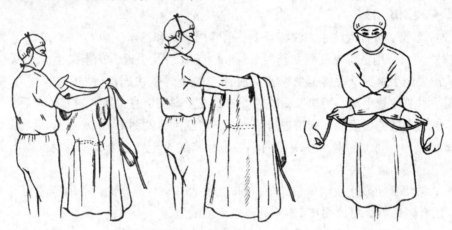

图5-8　穿开放式无菌手术衣

2. 穿遮背式无菌手术衣

（1）同开放式方法穿上无菌手术衣，双手向前伸出袖口外，巡回护士协助提拉并系好领口的一对系带及左页背部与右页内侧腋下的一对系带。

（2）按常规戴好无菌手套。

（3）解开腰间活结，将腰带递给已戴好无菌手套的手术人员或巡回护士用持物钳夹持腰带绕穿衣者1周后，交穿衣者自行系于腰间。

四、戴无菌手套

无菌手套有干、湿两种。戴干无菌手套的程序为先穿手术衣，后戴手套；此法又分闭合式和开放式两种。戴湿无菌手套的程序是先戴手套，后穿手术衣。目前临床多采用前种方法。

1. 闭合式

（1）穿上手术衣时，双手不要伸出袖口，在袖筒内将无菌手套包装打开平放于无菌台面上。

（2）左手隔着衣袖将左手手套的大拇指与袖筒内的左手大拇指对正，右手隔着衣袖将手套边反翻向左手背，左手五指张开伸进手套。同法戴右手手套。

2. 开放式

（1）从手套袋内取出滑石粉袋，轻轻擦于手背、手掌和指间，使之光滑（一次性无菌手套已涂有滑石粉，可省略此步骤）。

（2）掀开手套袋，捏住手套翻折部分（手套内面），取出手套，分清左、右侧。

（3）左手捏住并显露右侧手套口，将右手插入手套内，戴好手套，注意未戴手套的手不可触及手套外面（无菌面）。

（4）用已戴上手套的右手指插入左手手套口翻折部的内面（手套外面），帮助左手插入手套并戴好。

（5）分别将左、右手套的翻折部翻回，并盖住手术衣的袖口，注意已戴手套的手只能接触手套的外面（无菌面）。

（6）用无菌生理盐水冲净手套外面的滑石粉（图5-9）。

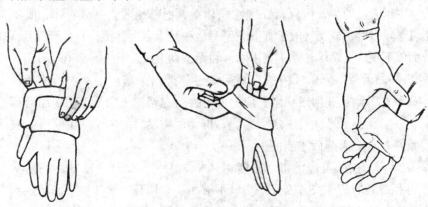

图5-9　开放式戴无菌手套法

五、连台手术更换手术衣及手套法

手术完毕，若需进行另一台手术，必须更换手术衣和手套。先由巡回护士解开腰带及领口系带，再由他人帮助或自行脱下手术衣，最后脱去手套。

1. 脱手术衣

（1）他人帮助脱手术衣法：手术人员双手抱肘，由巡回护士将手术衣从两侧肩部向肘部翻转，再向手的方向拉扯脱下手术衣，手套的腕部亦随之翻转于手上。

（2）自行脱手术衣法：左手抓住手术衣右肩并拉下，使衣袖翻向外，同法拉下手术衣左肩，脱下手术衣，使衣里外翻，保护手臂及手术衣裤不被手术衣外面污染。

2. 脱手套

（1）用戴手套的手抓取另一手的手套外面，翻转脱下。

（2）用已脱手套的拇指伸入另一手套的里面，翻转脱下。注意保护清洁的手不被手套外面污染。

无菌性手术完毕，手套未破，需连续施行另一台手术时可不重新洗手，仅需用75%乙醇泡手5分钟，或用0.5%碘伏擦手和前臂3分钟。干燥后再穿上无菌手术衣，戴上无菌手套。若前台手术为污染手术，接连施行下一台手术前应重新洗手。

第五节　手术室无菌操作技术

手术中的无菌操作是预防切口感染、保证病人安全的关键，也是影响手术成功的重要因素。所有参加手术的人员必须充分认识其重要性，严格遵守无菌技术原则，并贯穿手术的全过程。

一、手术中的无菌操作原则

1. 明确无菌范围 手术人员刷手后，手臂不可接触未经消毒的物品。穿好无菌手术衣、戴好无菌手套后，肩部以上、腰部以下和腋前线以后的部位都应视为有菌区，不能再用手触摸。手术人员的手臂应保持在腰水平以上，肘部内收，靠近身体，既不可高举过肩，也不可下垂过腰，或交叉放于腋下。手术台和无菌桌（器械台）的台面为无菌区，边缘处和台面以下视为有菌区，垂落至手术台和无菌桌边缘以下的物品不可再用。

2. 保持物品无菌 无菌区内所有物品都必须严格灭菌。手术衣、手套、无菌巾及布单等，如疑有污染、破损或潮湿，应立即更换。巡回护士取用无菌物品时须用无菌持物钳夹取，并与无菌区域保持一定距离。一份无菌物品只能用于一位病人，打开后即使未用也需重新包装、灭菌后才能使用。

3. 保护切口 皮肤虽经消毒，只能达到相对无菌。切开皮肤前，先粘贴无菌聚乙烯薄膜，再经薄膜切开皮肤，以保护切口不被污染。切开皮肤和皮下脂肪层后，切口边缘应以大纱布垫或手术巾遮盖并固定，仅显露手术野。凡与皮肤接触的刀片、器械和敷料不应再用。若延长切口或缝合前应再用75%乙醇消毒皮肤1次。手术因故暂停时，切口应用无菌巾覆盖。

4. 正确传递物品和调换位置 手术时不可在手术人员背后或头顶方向传递器械和手术用品，应由器械护士从器械升降台侧正面方向递给。手术人员须面向无菌区，并在规定区域内活动。同侧手术人员如需调换位置时，一人应先退后一步，背对背转身至另一位置，以防触及对方背部不洁区。

5. 减少空气污染 手术进行时不应开窗通风或用电风扇，室内空调机风口切勿吹向手术台，尽量减少人员走动，以免扬起尘埃、污染手术室内空气。手术过程中保持安静，不高声说话嬉笑，避免不必要的谈话。尽量避免咳嗽、打喷嚏。若有参观手术者，每个手术间参观人数不宜超过2人，参观者与手术区保持30~40cm以上的距离，也不可站得过高。

6. 沾染手术的隔离技术 进行呼吸道、胃肠道或宫颈等沾染手术时，切开空腔脏器前，先用无菌纱布垫保护周围组织，并随时吸净外流的内容物，被污染的器械和其他物品应放在污染器械盘内，避免与其他器械接触，污染的缝针和持针器应在等渗盐水中刷洗。完成全部沾染步骤后，用灭菌用水冲洗或更换无菌手套，尽量减少污染的机会。

二、无菌器械桌的准备

无菌器械桌用于手术中放置各种无菌物品及器械。要求结构简单、坚固、轻便且易于清洁消毒。无菌器械桌的准备由巡回护士和器械护士联合完成。

1. 巡回护士 将手术包、敷料包放于无菌器械桌上，用手打开第一层包布（双层），注意只能接触包布的外面，由里向外展开各角，手臂不可跨越无菌区。用无菌持物钳打开第二层包布，先对侧后近侧。

2. 器械护士 穿好无菌手术衣、戴好无菌手套后，用手打开第三层包布。铺在台面上的无菌巾共6层，无菌单应下垂至少30cm。将器械按使用先后分类，并从左向右摆于器械桌上（图5-10）。放置在无菌桌内的物品不能伸于桌缘以外。若无菌桌单被水或血浸湿，则认为已被污染，应加盖无菌巾或更换。若为备用无菌桌（连台手术），应用双层无菌巾盖好，有效期为4小时。

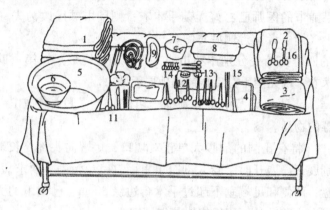

图5-10 无菌桌无菌物品的摆放

三、手术区铺单法

手术区皮肤消毒后，由第一助手和器械护士铺盖无菌手术布单，目的是建立无菌安全区。除显露手术切口所必需的最小皮肤区外，其余部位均予以遮盖，以避免和减少术中污染。铺单原则是除手术区外，手术区周围要求有4~6层无菌布单覆盖，外周至少两层。以腹部手术为例，一般铺以下三重巾/单（图5-11）。

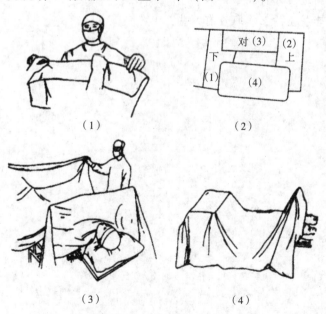

图5-11 腹部手术铺单法

1. 铺无菌巾　铺无菌巾又称铺切口巾，即用 4 块无菌巾遮盖切口周围。

（1）器械护士将无菌巾折边 1/3，第一、二、三块无菌巾的折边朝向第一助手，第四块无菌巾的折边朝向器械护士自己，按顺序传递给第一助手。

（2）第一助手接过折边的无菌巾，分别铺于切口下方、上方和对侧，最后铺自身侧。每块巾的内侧缘距切口线 3cm 以内，已铺好的无菌巾不可随意移动，若需移动只能自内向外移。如果铺巾的医师已穿好无菌手术衣，则铺巾顺序改为先（病人）足侧方向后头侧方向，再（铺巾者）近侧后对侧。

（3）手术巾的四个交角处分别用布巾钳夹住。铺巾完成后，第一助手应再次消毒手臂并穿无菌手术衣，戴无菌手套后再铺其他层无菌巾。

2. 铺手术中单　将两块无菌中单分别铺于切口的上、下方。铺巾者需注意避免自己的手触碰未消毒的物品。

3. 铺手术洞单　将有孔洞的剖腹大单正对切口，短端向头部，长端向下肢，先向上方再向下方分别展开。展开时手卷入剖腹单里面，以免污染。要求短端盖住麻醉架，长端盖住器械托盘，两侧和足端垂下超过手术台边缘 30cm。已铺下的无菌单只能由手术区向外拉，不可向内移动，可用组织钳予以固定。

案例讨论

病人，男性，48 岁，建筑工人。左下叶肺癌，HBsAg 阳性，拟于今日 14：00 在全麻下经胸行肺叶切除术。小李为器械护士，小张为巡回护士。

问题：

1. 张护士应如何为该病人安置体位？

2. 李护士如何进行外科洗手？

3. 张护士、李护士的工作职责有哪些？

第六章　手术前后病人的护理

学习目标

1. 掌握术前、术后的护理措施。
2. 熟悉围术期、围术期护理的概念；术前、术后的护理评估及健康教育。
3. 了解手术分类；术前、术后常见的护理诊断/问题。

第一节　概　述

手术是治疗外科疾病的重要手段。手术创伤、麻醉及疾病本身的刺激可引起人体生理功能的紊乱和不同程度的心理压力，从而削弱机体的防御能力和对手术的耐受力，直接影响手术预后，故围术期护理至关重要。本章主要介绍术前、术后病人的护理。

一、基本概念

围术期是指从确定手术治疗之日起，至与此次手术有关的治疗基本结束为止的一段时间。它包括手术前期、手术期和手术后期三个阶段。

围术期护理是指在围术期为病人提供全程、整体的护理，旨在加强术前至术后整个诊治期间病人的身心护理，以提高手术安全性，减少术后并发症，促进病人康复。围术期护理也包括三个阶段，每个阶段护理工作重点不同。

二、手术分类

1. 根据手术时限分　根据手术时限可分为急症手术、限期手术和择期手术。

（1）急症手术：病情危急，需在最短时间内迅速手术，以抢救病人生命，如外伤性肝破裂、脾破裂等。

（2）限期手术：手术时间可以选择，但有一定期限，不宜过久延迟，以免延误手术时机，应在限定的时间内充分作好术前准备，如各种恶性肿瘤的根治术等。

（3）择期手术：手术时间没有期限的限制，施行手术的迟早不影响治疗效果，可在充分的术前准备后进行手术，如腹股沟斜疝修补术等。

2. 根据手术目的分　根据手术目的可分为诊断性手术、根治性手术和姑息性手术。

（1）诊断性手术：目的是明确诊断，如剖胸探查术等。

（2）根治性手术：目的是彻底治愈，如乳房癌根治术等。

（3）姑息性手术：目的是减轻或缓解症状，适用于条件限制而不能行根治性手术者，如晚期胃窦癌行胃空肠吻合术等。

3. 根据手术无菌情况分 根据手术无菌情况可分为无菌手术、污染手术和感染手术。

（1）无菌手术：手术在无菌条件下进行，如甲状腺大部切除术。

（2）污染手术：手术的某个过程可能被细菌污染，如肠部分切除术。

（3）感染手术：手术部位已经有感染存在，如坏疽性阑尾炎切除术。

第二节 手术前病人的护理

完善的手术前准备是手术成功的重要步骤。手术前护理的重点是在全面评估的基础上，作好必需的术前准备，纠正病人现存的和潜在的生理、心理问题，加强健康指导，提高病人对手术及麻醉的耐受力，使手术的危险性降至最低限度。

【护理评估】

1. 健康史 主要了解与本次疾病有关或可能影响病人手术耐受力及预后的病史。

（1）一般情况：如年龄、性别、民族、职业环境、生活方式及饮食习惯等。

（2）现病史：自患病以来健康问题的发生、发展及应对过程。

（3）既往史：外伤手术史、过敏史及各系统伴随的相关疾病等。

（4）用药史：如抗菌药物、镇静药物、利尿药、降压药及皮质激素等的使用情况及不良反应。

（5）家族史：家族成员有无同类疾病、遗传病史。

（6）婚育史：女性病人的月经史、生育史及流产史等。

2. 身体状况

（1）主要器官和系统功能状况

1）心血管系统：①脉搏速率、节律和强度。②血压、脉压。③皮肤色泽、温度，有无水肿。④体表血管有无异常，有无颈静脉怒张和四肢浅静脉曲张。了解有无增加手术危险性的因素，如心绞痛、心力衰竭、高血压、贫血或低血容量等。

2）呼吸系统：①胸廓形状。②呼吸频率、节律、幅度和形态（胸式/腹式呼吸）。③呼吸运动是否对称。④有无咳嗽、咳痰、呼吸困难、发绀、哮鸣音及胸痛等。了解有无增加手术危险性的因素，如肺炎、肺结核、哮喘、支气管扩张、慢性梗阻性肺病或长期吸烟史等。

3）泌尿系统

①排尿情况：有无排尿困难、遗尿、尿频或尿失禁等。

②尿液情况：尿液的量、颜色、透明度及尿比重等。了解有无增加手术危险性的因

素，如肾功能不全、急性肾炎或肾积水等。

4）神经系统：有无头晕、头痛、眩晕、耳鸣、瞳孔不对等或步态不稳等。了解有无增加手术危险性的因素，如意识障碍、颅内压增高等。

5）血液系统：有无牙龈出血、皮下紫癜或外伤后出血不止等。了解有无增加手术危险性的因素，如门静脉高压症等。

6）其他

①肝脏疾病：如肝硬化、腹水或黄疸等。

②内分泌系统：如糖尿病、甲状腺功能亢进及肾上腺皮质功能不全。

③营养不良或水、电解质和酸碱平衡失调等。

（2）辅助检查：以判断病情及预后。各项辅助检查的正常值与意义参照《健康评估》相关内容。

1）实验室检查：如血、尿、粪三大常规和血生化检查结果。

2）影像学检查：如 X 线、B 超、CT 及 MRI 等检查结果。

3）内镜检查：如膀胱镜、肾镜、胆道镜等检查结果。

4）其他：如心电图、其他特殊检查的结果等。

（3）手术耐受力

1）耐受良好：全身情况较好，无重要内脏器官功能损害，疾病对全身影响较小，手术的安全性较大，术前只需常规准备。

2）耐受不良：全身情况不良，重要内脏器官功能损害较严重，疾病对全身影响明显，手术损害大，术前必须充分准备。

3. 心理和社会支持状况 手术对于病人而言既能解除疾患，又是创伤的经历，易产生不良的心理反应，如感到紧张、焦虑、恐惧、抑郁或情绪激动等，此可削弱病人对手术和麻醉的耐受力，影响切口愈合及手术效果。评估外科病人的常见心理反应，判断并识别其所处的心理状态，以利于及时提供有效的心理护理。同时还应了解家属对病人的关爱、理解与支持的程度以及家庭经济状况等。

【常见护理诊断/问题】

1. 焦虑/恐惧 与疾病诊断、接受麻醉和手术、担忧预后及医院环境陌生等有关。

2. 营养失调：低于机体需要量 与疾病消耗、营养摄入不足或机体分解代谢增强等有关。

3. 体液不足 与疾病所致体液大量丢失、液体摄入量不足或积聚于第三间隙等有关。

4. 睡眠形态紊乱 与疾病导致的不适、环境陌生和担忧预后等有关。

5. 知识缺乏 缺乏麻醉、手术及术前准备的知识。

【护理措施】

1. 心理护理 针对病人产生焦虑、恐惧、情绪不稳等心理反应的原因，予以正确引导和心理支持。护士应热情、主动地迎接病人入院，根据病人的具体情况，用通俗易懂的语言，解释疾病与手术治疗的必要性和重要性。介绍术前准备、术中配合及术后护理的注意事项，必要时可邀请病区中手术成功的同种病例介绍其接受治疗、护理的全过程及主动配合的经验与体会，帮助病人树立战胜疾病的信心。加强与病人之间的交流与沟通，让病人和家属充分感受到被尊重、被关爱，对医护人员产生信任感，建立良好的护患关系是缓解或消除病人和家属紧张、焦虑、恐惧的最佳方法。充分评估病人对疾病的认识程度、对手术和社会支持系统的期望值，及时发现引起情绪或心理变化的诱因，对症给予心理疏导。

2. 一般准备与护理

（1）饮食与休息：加强饮食指导，鼓励病人多摄入营养素丰富、易消化的食物，必要时给予肠内或肠外营养支持。消除引起不良睡眠的诱因，创造安静舒适的环境，促进病人的休息和睡眠。对睡眠形态明显紊乱者，遵医嘱给予镇静药物。

（2）输血、补液：对拟行大、中手术者，术前应作好血型和交叉配血试验，备好一定数量的全血、血细胞或血浆。对因大量呕吐或失血，导致水、电解质及酸碱平衡失调或休克者应及时纠正，可根据病情，通过口服或静脉途径合理输液和补充电解质。

（3）抗菌药物应用：及时处理已存在的感染灶，避免与其他感染者接触。抗菌药物预防性应用适用于：①涉及感染病灶或切口接近感染区域的手术；②胃肠道手术；③预计操作时间长、创面大的手术；④开放性创伤、创面已污染、清创时间长或难以彻底清创者；⑤涉及大血管的手术；⑥植入人工制品的手术；⑦器官移植术。

（4）适应性训练：①指导病人练习在床上使用便盆，以适应术后床上排尿、排便。②教会病人自行调整卧位和床上翻身的方法，以适应术后体位的变化。③教会病人正确深呼吸、咳嗽、咳痰方法并进行练习。④部分病人还应指导练习术中体位，如甲状腺手术者，术前给予肩部垫枕、头后仰的体位训练，以适应术中颈过伸的姿势。

（5）协助完成术前检查：遵医嘱完成术前各项检查，如实验室检查、影像学检查、内镜检查和特殊检查等，协助医师最大限度地改善心、肺、肾、肝等重要脏器的功能状况，提高病人手术耐受力。

（6）胃肠道准备

1）禁饮食：成人择期手术前禁食 8～12 小时、禁饮 4 小时，以防麻醉或术中呕吐引起窒息或吸入性肺炎；胃肠道手术者，术前 1～2 日进流质饮食。

2）留置胃管或洗胃：胃肠道手术者，术前常规放置胃管，以减少术后腹胀；幽门梗阻者，术前 3 日开始每晚用生理盐水洗胃，以减轻胃黏膜充血、水肿。

3）肠道准备：一般手术，督促病人术前晚排便，必要时给予开塞露或肥皂水灌肠，以减少并发感染的机会。肠道手术者，术前 3 日开始进行肠道准备，可口服新霉素、甲硝唑、导泻或灌肠等，以减少肠道细菌数量，利于吻合口的愈合。

（7）手术区皮肤准备：皮肤准备是预防切口感染的重要环节。

1）清洁皮肤：一般术前 1 日协助病人沐浴，洗头，修剪指甲，更换清洁衣服。腹部及腹腔镜手术者，应注意脐部清洁。若皮肤上有油脂或胶布粘贴的残迹，用松节油或

75%乙醇擦净。

2）备皮：即清除毛发。切口周围毛发不影响手术操作，可不必剃除，反之应全部剃除。备皮时间以术前 2 小时为宜，皮肤准备的时间若超过 24 小时，应重新准备。手术区皮肤准备范围包括切口周围至少 15cm 的区域，不同手术部位的皮肤准备范围各异。

①颅脑手术：剃去全部毛发以及颈项毛发，保留眉毛（图 6 - 1）。

②颈部手术：上自唇下，下至乳头水平线，两侧至斜方肌前缘（图 6 - 2）。

③胸部手术：上自锁骨上及肩上，下至脐水平，包括患侧上臂和腋下，胸背均超过中线 5cm 以上（图 6 - 3）。

④腹部手术：上腹部手术，上自乳头水平线，下至耻骨联合，两侧至腋后线；下腹部手术，上自剑突，下至大腿上 1/3 前内侧及会阴部，两侧至腋后线，剃除阴毛（图 6 - 4）。

⑤腹股沟手术：上自脐部水平，下至大腿上 1/3 内侧及会阴部，两侧至腋后线，剃除阴毛（图 6 - 5）。

⑥肾区手术：上自乳头连线，下至耻骨联合，前后均超过正中线（图 6 - 6）。

⑦会阴及肛周手术：上自髂前上棘，下至大腿上 1/3，包括会阴和臀部，剃除阴毛（图 6 - 7）。

⑧四肢手术：以切口为中心包括上、下方各 20cm 以上，一般超过远、近端关节或为整个肢体（图 6 - 8）。

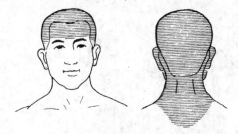
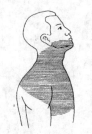
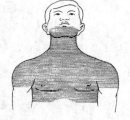

图 6 - 1　颅脑手术备皮范围　　　　　　图 6 - 2　颈部手术备皮范围

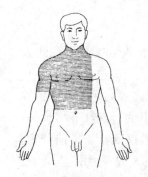
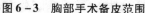
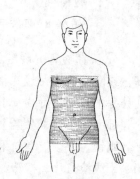
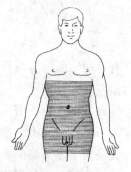

图 6 - 3　胸部手术备皮范围　　　　图 6 - 4　上、下腹部手术备皮范围

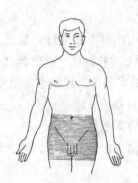
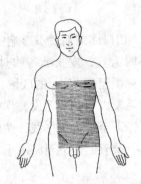
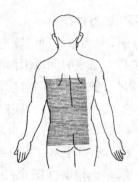

图6-5 腹股沟手术备皮范围　　　　图6-6 肾区手术备皮范围

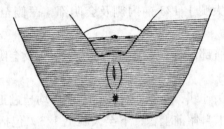

图6-7 会阴及肛门手术备皮范围

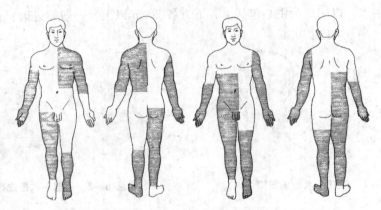

图6-8 四肢手术备皮范围

（8）术日晨的护理：①认真检查、确定各项准备工作的落实情况。②若发现病人有不明原因的体温升高，或女性病人月经来潮等情况，应延迟手术。③进入手术室前，指导病人排尽尿液；估计手术时间将持续4小时以上及行下腹部或盆腔内手术者，留置导尿管。④胃肠道及上腹部手术者，留置胃管。⑤嘱病人拭去指甲油、口红等化妆品；取下活动的义齿、发夹、眼镜、手表、首饰和其他贵重物品。⑥遵医嘱给予术前药物。⑦备好手术需要的病历、X线检查片、特殊药品及物品等，随同病人带入手术室。⑧与手术室接诊人员仔细核对病人、手术部位及名称等，做好交接。⑨根据麻醉方式和手术类型准备麻醉床，备好床旁用物，如输液架、吸氧装置、吸痰器、心电监护仪及抢救用物等。

3. 特殊准备与护理

（1）急症手术者：急症手术须争取时间，根据病情在做好急救处理的同时进行必要的术前准备，以赢得手术治疗和抢救的机会。

（2）营养不良：营养不良者抵抗力低下，易并发感染且对休克、失血的耐受性较差；低蛋白血症可引起组织水肿，影响术后切口愈合，术前应尽可能予以纠正。若血浆清蛋白值在 30～35g/L，首先应通过饮食补充能量和蛋白质；若低于 30g/L，则需静脉输注血浆或人体清蛋白制剂等纠正低蛋白血症。必要时给予肠内、肠外营养支持，以改善病人的营养状况，提高对手术的耐受力。

（3）高血压：血压在 160/100mmHg 以下者，不必做特殊准备；血压过高者，术前应选用合适的降压药物使血压平稳在一定水平，但并不要求降至正常后才手术。

（4）心脏病：急性心肌梗死病人发病后 6 个月内不宜择期手术；6 个月以上无心绞痛发作者，可在密切监护下施行手术。心力衰竭病人在心衰控制 3～4 周后再施行手术。严重心律失常病人经药物治疗使心律恢复正常后方可手术。

（5）呼吸功能障碍：①对有吸烟习惯者，术前两周停止吸烟。②肺气肿病人遵医嘱行雾化吸入治疗，改善通气功能，增加肺活量。③哮喘病人可给予地塞米松、氨茶碱等药物，以减轻支气管黏膜水肿。④急性呼吸道感染病人择期手术应推迟至治愈后 1～2 周再行手术，急症手术则需应用抗菌药物并避免吸入麻醉。⑤痰液黏稠者可予以雾化吸入，使痰液稀薄，以利于咳出。

（6）肝疾病：手术创伤和麻醉都将加重肝脏的负荷。术前做好各项肝功能检查，了解肝功能损害程度，损害程度愈重，手术耐受力愈差。肝功能严重受损或濒于失代偿者，如营养不良、腹水、黄疸等，除急症抢救外，一般不宜手术。术前给予高蛋白、高热量、易消化的饮食，以改善营养状况，提高对手术的耐受力。

（7）肾疾病：手术创伤、麻醉及某些药物都会加重肾脏负担。术前做好各项肾功能检查，了解肾功能情况。轻度、中度肾功能损害者经适当治疗后多能耐受手术；重度肾功能损害者需在有效的透析治疗后才能接受手术。

（8）糖尿病：糖尿病易并发感染，术前应积极控制血糖水平及其相关的并发症（如心血管和肾病变），可通过饮食控制和药物治疗将血糖水平控制在正常或轻度升高状态（5.6～11.2mmol/L）、尿糖为（＋～＋＋）。若病人系应用长效胰岛素或口服降血糖药物，术前均应改用胰岛素皮下注射，每 4～6 小时 1 次，使血糖和尿糖控制在上述水平。尽量缩短术前禁食时间，静脉输液时胰岛素与葡萄糖的比例按 1U：5g 给予，避免发生酮症酸中毒。

（9）出凝血功能障碍：术前常规检查出凝血时间、凝血酶原时间、血小板计数，必要时检测有关凝血因子。应特别注意严重肝硬化、脾功能亢进、血友病和原发性血小板减少性紫癜等病人的出凝血功能，必要时遵医嘱输注新鲜血或浓缩血小板，同时还应给予维生素 K 或卡巴克洛等药物，以改善出凝血功能。

4. 健康教育

（1）知识宣教：告知病人与疾病、麻醉、手术相关的知识，使之理解手术的必要性，掌握术前准备的具体内容与意义。

（2）提高手术耐受力：术前加强营养，注意休息和适当运动，提高抗感染能力；早晚刷牙，饭后漱口，保持口腔卫生；注意保暖，预防上呼吸道感染。

（3）预防并发症：指导病人进行术前适应性训练，如有效咳嗽、床上活动、床上使用便器等；有吸烟嗜好者，停止吸烟两周。

第三节 手术后病人的护理

手术创伤导致病人防御能力下降，术后禁食、切口疼痛和应激反应等均可加重病人的生理、心理负担，不仅影响创伤愈合和康复过程，而且可导致多种并发症的发生。手术后护理的重点是减少病人的痛苦与不适，防止并发症，尽快恢复生理功能，促进康复。

【护理评估】

1. 术中情况 了解麻醉类型、手术方式，手术过程是否顺利，术中出血、输血、补液、尿量及用药等情况，留置何种引流管及安放部位、作用等，以判断手术创伤大小及对机体的影响。

2. 身体状况

（1）生命体征：评估病人回到病室时的神志、体温、脉搏、呼吸、血压。

（2）切口情况：了解切口部位和敷料包扎情况。

（3）引流管：了解所置引流管的种类、数量、位置和作用，引流是否通畅，引流液的颜色、性状和量等。

（4）体液平衡：评估尿量、失血量及各种引流量；术后补液总量、种类与速度。

（5）营养状况：评估摄入营养素的途径、种类及数量，注意体重变化。

（6）肢体功能：了解肢体感知觉恢复情况及活动度、皮肤的温度、色泽等。

（7）辅助检查：了解血、尿常规、生化检查、血气分析等结果，尤其注意血清电解质水平的变化。

（8）术后不适及并发症：了解有无切口疼痛、恶心呕吐、腹胀、呃逆、尿潴留等术后不适，评估不适的种类和程度；评估有无术后出血、术后感染、切口裂开、深静脉血栓形成等并发症及其相关因素。

3. 心理和社会支持状况 手术后是病人心理反应比较集中、强烈的阶段。随着原发病的解除和安全渡过麻醉与手术，病人心理上会有一定程度的解脱感，但继之又会有新的心理变化。故应评估病人和家属对手术的认识与看法，了解病人术后的心理感受，进一步评估有无引起术后心理变化的原因：①担心不良的病理检查结果、预后差或危及生命。②失去部分肢体或身体外观改变，如截肢、乳房切除等。③术后出现切口疼痛、尿潴留等各种不适。④身体恢复缓慢，发生并发症。⑤担忧住院费用和继续治疗。

【常见护理诊断/问题】

1. 焦虑/恐惧　与术后不适、预后差及住院费用等有关。

2. 疼痛　与手术创伤、放置引流管有关。

3. 有体液不足的危险　与手术创伤、术后禁食及摄入不足有关。

4. 低效性呼吸形态　与术后卧床、切口疼痛、呼吸运动受限及使用镇静剂等有关。

5. 营养失调：低于机体需要量　与术后禁食、创伤后机体代谢率增高及分解代谢旺盛有关。

6. 活动无耐力　与手术创伤、机体负氮平衡有关。

7. 知识缺乏　缺乏术后康复、锻炼及保健的知识。

8. 潜在并发症　术后出血、切口感染、切口裂开、深静脉血栓形成等。

【护理措施】

1. 心理护理　加强对术后病人的巡视，进行耐心、细致的沟通与交流，鼓励病人说出内心的真实感受，帮助其分析引起焦虑等心理反应的原因，并给予针对性的心理支持。关心病人术后的康复过程，指导病人进行早期活动及功能锻炼，加强饮食指导，提高病人的自理能力。告知有关继续治疗和随访等方面的知识，提高病人对疾病的认知，从而逐步接受术后躯体的变化，调整好心态，积极地配合治疗与护理。

2. 一般护理

（1）安置病人：与麻醉师和手术室护士做好床边交接。搬动病人时动作宜轻稳，注意保护头部、手术部位及各引流管和输液管道。正确连接各引流装置，调节负压，检查静脉输液是否通畅。遵医嘱给予吸氧。注意保暖，避免贴身放置热水袋，以免烫伤。

（2）体位护理：根据麻醉类型、手术方式安置病人体位。

1）全麻未醒者：取平卧位，头偏向一侧，使口腔分泌物或呕吐物易于流出，避免误吸；麻醉清醒后，根据病情需要调整体位。

2）蛛网膜下腔阻滞：去枕平卧 6~8 小时，防止脑脊液外渗而致头痛。

3）硬膜外阻滞：平卧 6 小时后根据手术部位安置体位。

4）颅脑手术：无休克或昏迷者，可取 15°~30°头高脚低斜坡卧位。

5）颈、胸部手术：取高半坐卧位，以利于呼吸和引流。

6）腹部手术：取低半坐卧位或斜坡卧位，以减少腹壁张力。

7）脊柱或臀部手术：取俯卧或仰卧位。

8）休克：取休克体位，即头和躯干抬高 20°~30°，下肢抬高 15°~20°，以增加回心血量。

（3）病情观察

1）生命体征：中、小型手术病人，手术当日每小时测量 1 次血压、脉搏、呼吸，监测 6~8 小时或至生命体征平稳。大手术、全麻或危重病人，必须密切观察，每 15~30 分钟监测 1 次生命体征，至病情稳定后改为每小时测量 1 次或遵医嘱定时测量，并做好观察和记录。有条件者可使用床边心电监护仪连续监测。

2）中心静脉压：术中有大量出血、体液丢失者，术后早期应监测中心静脉压。

3）体液平衡：由于手术野的不显性液体丢失、手术创伤等，病人术后多需静脉输液直至恢复饮食。根据手术大小、器官功能状态及病情变化，及时调整补液量、种类和速度，以维持体液平衡。

4）其他：特殊监测项目应根据原发病及手术情况而定。

（4）切口护理：了解手术切口愈合过程的相关知识，便于做好切口观察和记录。密切观察切口有无渗血、渗液及感染征象；观察切口愈合情况，及时发现切口感染、切口裂开等异常。保持切口敷料清洁、干燥，注意观察术后切口包扎是否限制了胸、腹部呼吸运动或肢端血液循环。对烦躁、昏迷病人及不合作患儿，适当使用约束带，并防止敷料脱落。

1）手术切口分类

①清洁切口（Ⅰ类切口）：指Ⅰ期缝合的无菌切口，如甲状腺次全切除术等。

②可能污染的切口（Ⅱ类切口）：指手术时可能污染的Ⅰ期缝合切口，如胃大部切除术等，还包括皮肤不容易彻底消毒的部位、6 小时内的伤口经清创术缝合、新缝合的切口再度切开者。

③污染切口（Ⅲ类切口）：指邻近感染区或直接暴露于污染或感染物的切口，如阑尾穿孔后的阑尾切除术等。

2）切口愈合等级

①甲级愈合：指愈合良好，无不良反应。

②乙级愈合：指愈合处有炎症反应，如红肿、硬结、血肿、积液等，但未化脓。

③丙级愈合：指切口已化脓，需行切开引流等处理。

按照上述分类、分级方法记录切口的愈合，如Ⅰ/甲（即清洁切口甲级愈合）或Ⅱ/乙等。当切口处理不当时，Ⅰ类切口若也可能为"丙"级愈合；相反，Ⅲ类切口若处理恰当，亦可能得到甲级愈合。

3）缝线拆除时间：依据病人年龄、营养状况、切口部位及局部血液供应情况而定。一般而言，头、面、颈部切口在术后 4~5 日拆线，下腹部、会阴部为术后 6~7 日拆线，胸部、上腹部、背部和臀部为术后 7~9 日拆线，四肢为术后 10~12 日拆线，减张缝线为术后 14 日拆除。青少年可适当缩短拆线时间，年老体弱、营养不良或糖尿病者宜酌情延迟拆线时间。

（5）引流管护理：根据不同的需要，术中可能在切口、体腔和空腔脏器内放置各种类型的引流物。应区分各引流管的引流部位和作用，作好标记，并妥善固定。定期观察引流是否有效，引流管是否通畅，有无堵塞、扭曲、折叠或脱落，并记录引流液的颜色、性状和量。根据引流量和病情决定拔除时间，熟悉不同引流管的拔管指征，便于进行宣教。

①一般切口乳胶片引流在术后 1~2 日拔除。

②烟卷引流一般在术后 3 日拔除。

③作为预防性引流渗血的腹腔引流物，若引流液甚少，可于术后 1～2 日拔除；若作为预防性引流渗液用，需保留至所预防的并发症可能发生的时间后再拔除，一般为术后 5～7 日。

④胃肠减压管一般在肠功能恢复、肛门排气后，即可拔除。其他引流管视具体情况而定。

（6）饮食护理：术后饮食的恢复视手术和病人的具体情况而定。

1）腹部手术：尤其是胃肠道手术后，一般需禁食 1～2 日，待肠蠕动恢复、肛门排气后开始进少量流质，逐步递增至全量流质，至第 5～6 日进食半流质，第 7～9 日可过渡到软食，术后 10～12 日开始普食。

2）非腹部手术：局部麻醉者，若无不良反应，术后即可进食。椎管内麻醉者，若无恶心呕吐，术后 3～6 小时可根据需要适当进食；全身麻醉者，应待完全清醒、无恶心呕吐后方可进食，先给予流质饮食，以后视情况改为半流质或普食。若病人不能进食或进食不足时，应由静脉供给充足的水、电解质和营养素，必要时提供肠内、肠外营养支持，以免严重的负氮平衡影响机体修复。

（7）休息与活动

1）休息：创造安静、舒适的病区环境，保证病人有足够的休息和睡眠，以利早日康复。

2）活动：早期活动有助于增加肺活量，改善血液循环，预防深静脉血栓形成，促进肠功能恢复，减少尿潴留的发生。原则上病情稳定后，鼓励病人早期床上活动，指导病人做深呼吸运动、四肢主动活动、自行翻身和坐起、足趾和距小腿关节的伸屈运动等。大部分病人术后 24～48 小时内可试行下床活动。活动时固定好各种导管，并给予协助。

（8）其他：做好口腔护理、皮肤护理，保持口腔、皮肤清洁，预防感染。

3. 术后不适的护理

（1）切口疼痛

1）常见原因：麻醉作用消失后，病人可出现疼痛，在术后 24 小时内最剧烈，2～3 日后逐渐减轻。凡增加切口张力的动作，如咳嗽、翻身等都会加剧疼痛，剧烈疼痛可影响各器官的正常生理功能和休息，故需关心病人，并给予相应的处理和护理。

2）护理措施

①评估疼痛的程度，国际常用的疼痛评估法有视觉模拟评分法、口述评分法、数字评分法 3 种。

②观察疼痛的时间、部位、性质和规律。

③遵医嘱给予镇静、止痛药，如地西泮、布桂嗪（强痛定）、哌替啶等，以有效控制切口疼痛。

④大手术后 1～2 日内，可持续使用病人自控镇痛泵进行止痛。

⑤指导病人运用非药物措施，如听音乐、默念数字等分散注意力的方法减轻疼痛。

⑥将病人置于舒适体位，以利于减轻疼痛；指导病人在翻身、深呼吸、咳嗽时用手

按压切口部位，以减少对切口的张力性刺激。

（2）发热：发热是术后病人最常见的症状。由于手术创伤的反应，术后病人的体温可略升高，变化幅度在0.1℃~1℃，一般不超过38℃，称之为外科手术热，术后1~2日体温逐渐恢复正常。

1）常见原因：术后24小时内的体温过高（>39℃），常为代谢性或内分泌异常、低血压、输血反应和肺不张等，术后3~6日的发热或体温降至正常后再度发热应警惕继发感染的可能。

2）护理措施：①遵医嘱应用退热药物或物理降温。②及时检查切口部位有无红、肿、热、痛等感染征象。③监测体温变化及伴随症状。④结合病史进行胸部X线摄片、B超、切口分泌物涂片和培养、血培养、尿液检查等，寻找原因，并予以针对性治疗。

（3）恶心、呕吐

1）常见原因：最常见的原因是麻醉反应，待麻醉作用消失后，症状可自然停止。严重腹水、幽门痉挛及水、电解质、酸碱平衡失调等也可引起恶心、呕吐。

2）护理措施：①病人呕吐时，将其头偏向一侧，并及时清除呕吐物。②遵医嘱给予镇静、止吐药物，以减轻症状。③持续性呕吐者应查明原因，进行相应处理。

（4）腹胀

1）常见原因：术后早期腹胀常是由于胃肠道蠕动受抑制、肠腔内积气无法排出所致，肠功能恢复后可自行缓解。若术后数日仍未排气、腹胀明显或伴有肠梗阻症状，应做进一步检查和处理。

2）护理措施：①及时行胃肠减压、肛管排气或高渗溶液低压灌肠等。②遵医嘱肌内注射新斯的明，以促进肠蠕动。③经非手术治疗不能改善者，应做好再次手术的准备。

（5）尿潴留

1）常见原因：全身麻醉后排尿反射受抑制、切口疼痛引起后尿道括约肌反射性痉挛以及病人不习惯于床上使用便器等。

2）护理措施：①稳定病人情绪，采用诱导排尿法，如下腹部热敷、听流水声等。②遵医嘱应用卡巴胆碱等促使膀胱壁肌肉收缩，以使病人自行排尿。③上述措施无效时，考虑在严格无菌操作下导尿，1次放尿液不超过1000mL。尿潴留时间过长或导尿时尿液量超过500mL者，应留置导尿管1~2日。

（6）呃逆

1）常见原因：术后呃逆可能是神经中枢或膈肌直接受刺激所致，多为暂时性。

2）护理措施：①术后早期发生者，可压迫眶上缘，抽吸胃内积气、积液。②遵医嘱给予镇静或解痉药物。③上腹部术后病人若出现顽固性呃逆，应警惕膈下积液或感染的可能，行B超检查可明确病因。

4. 术后并发症的观察与护理

术后并发症分为两类，一类是各种手术都可能发生的并发症（本节主要介绍）；另一类是与手术方式相关的特殊并发症（将在相应章节中叙述）。

（1）术后出血

1）常见原因：术中止血不完善、创面渗血未完全控制、结扎线松脱、原先痉挛的小动脉断端舒张、凝血机制障碍等，可发生在手术切口、空腔脏器及体腔内。

2）护理措施：①密切观察病情变化，包括生命体征、尿量、切口敷料及引流液的颜色、性状和量。②少量出血，一般经更换切口敷料、加压包扎或应用全身性止血药即可止血。③出血量大时应加快输液速度，遵医嘱输血或血浆，迅速补充血容量，并做好再次手术止血准备。

（2）切口感染

1）常见原因：创口内留有无效腔、血肿、异物或局部组织血供不良，合并有贫血、糖尿病、营养不良或肥胖等。

2）护理措施：①严格执行无菌技术，手术操作细致，防止残留无效腔、血肿或异物等。②加强营养支持，提高抗感染能力。③遵医嘱合理使用抗感染药物。④保持伤口清洁、敷料干燥。⑤密切观察切口情况，若术后3～4日，病人自述切口疼痛加重或减轻后又加重，局部出现红、肿、压痛或有波动感；伴体温升高、脉率加快和白细胞计数升高，提示切口感染的可能。感染早期予以局部热敷或理疗，应用有效的抗感染药物，以促使炎症的消散吸收；明显感染或脓肿形成时，应拆除缝线，敞开切口，畅通引流，定期更换敷料，争取二期愈合。

（3）切口裂开

1）常见原因：营养不良、组织愈合能力低下、缝合不当、切口张力大、切口感染及腹内压突然增高，如剧烈咳嗽、呕吐或严重腹胀等。多见于腹部及肢体邻近关节部位，常发生于术后1周左右或拆除皮肤缝线后24小时内。

2）护理措施：①对年老体弱、营养状况差，估计切口愈合不良者，术前加强营养支持。②腹部手术者，手术时加用全层腹壁减张缝线，术后用腹带适当加压包扎切口，减轻局部张力，延迟拆线时间。③手术切口位于肢体或关节活动部位者，拆线后应避免大幅度动作。④及时处理和消除腹内压增高的各种因素。⑤注意观察切口情况，一旦发生切口全层或部分裂开，嘱病人立即平卧，并安慰和稳定其情绪，避免惊慌，告之勿咳嗽、勿进食进饮；用无菌生理盐水纱布覆盖切口，并用腹带轻轻包扎，及时通知医师，立即送手术室重新缝合；若有肠管脱出，切勿盲目回纳，以免造成腹腔感染。

（4）肺部感染

1）常见原因：术后呼吸运动受限、呼吸道分泌物积聚及排出不畅等是引起术后肺部感染的主要原因，常发生在胸、腹部大手术后，多见于老年人、长期吸烟和患有急、慢性呼吸道感染者。

2）护理措施：①术前锻炼深呼吸。②有吸烟嗜好者，术前两周停止吸烟。③术前积极治疗原有的支气管炎或慢性肺部感染。④保持病室温湿度适宜，维持每日摄入量在2000～3000mL。⑤术后卧床期间鼓励病人做深呼吸运动，协助其多翻身、拍背，促进气道内分泌物排出。⑥教会病人保护切口和进行有效咳嗽、咳痰的方法；痰液黏稠不易咳出者，予以雾化吸入稀释痰液。⑦胸、腹带包扎松紧适宜，避免限制呼吸的固定或绑扎。⑧遵医嘱合理应用抗感染药物，预防感染。

(5) 尿路感染

1) 常见原因：最基本的原因是尿潴留。感染常起自膀胱炎，上行感染可引起肾盂肾炎。长期留置导尿管或反复多次导尿亦可引起尿路感染。

2) 护理措施：①术前训练床上排尿。②指导病人术后自主排尿，防止尿潴留发生。③鼓励病人多饮水或静脉补液，保持尿量在 1500mL/d 以上。④出现尿潴留应及时处理。若残余尿量在 500mL 以上，严格遵守无菌操作原则，留置导尿管。⑤根据尿培养和药物敏感试验结果，选用有效抗菌药物控制感染。

(6) 深静脉血栓形成

1) 常见原因：①长期卧床、活动减少，导致下肢血流缓慢。②手术、外伤、反复穿刺置管或输注高渗性液体、刺激性药物等致血管内膜损伤。③血细胞凝集性增加，处于高凝状态。以下肢深静脉血栓形成多见。

2) 护理措施：①鼓励病人术后早期下床活动，卧床期间多做双下肢的屈伸活动，以促进静脉回流。②局部严禁按摩，以防血栓脱落引起栓塞，同时监测凝血功能。③抬高患肢、制动，局部 50% 硫酸镁湿敷。④遵医嘱静脉输入低分子右旋糖酐和复方丹参溶液，以降低血液黏滞度，改善微循环。⑤血栓形成 3 日内，首选尿激酶进行溶栓治疗，辅以肝素、华法林等抗凝治疗。

5. 健康教育

(1) 休息与活动：注意休息，劳逸结合。活动量从小到大，一般出院后 2~4 周可从事一般性工作和活动。

(2) 饮食指导：恢复期病人合理摄入均衡饮食，避免辛辣、油腻及刺激性强的食物；胃肠手术者应少量多餐。

(3) 用药指导：需要继续治疗者，遵医嘱按时、按量服药，不得擅自停药或改变剂量；定期复查肝、肾功能。

(4) 康复指导：根据不同手术、不同功能恢复的要求，指导病人掌握康复锻炼的方法，提高生活自理能力。

(5) 切口处理：切口已闭合者，拆线后用无菌纱布覆盖 1~2 日，以保护局部皮肤；若为开放性伤口，向病人和家属交待门诊换药的时间、次数；造口未闭合者，做好造口护理的指导工作。

(6) 出院指导：一般手术病人于术后 1~3 个月门诊随访 1 次，以了解机体康复过程及切口愈合情况。一旦出现发热、腹痛、腹胀、切口红肿等异常情况，及时就诊。

案例讨论

病人，女性，47 岁，纺织工人。门诊以急性阑尾炎收入院，拟行急症手术。查体：急性面容，恐惧，焦虑。T 37.1℃，P 90 次/分，R 20 次/分，BP 120/80mmHg。麦氏点压痛、反跳痛及肌紧张，腰大肌试验阳性。

问题：

1. 术前还需了解哪些辅助检查结果？
2. 该病人的备皮范围，应教会病人做哪些术前适应性锻炼？
3. 该病人术后可能出现哪些并发症？

第七章 外科营养支持病人的护理

第一节 概 述

机体良好的营养状况和正常代谢是维持生命活动的基础与保证。任何营养不良或代谢紊乱都可影响组织器官的功能，甚至导致器官功能衰竭。从 20 世纪 60 年代开始，营养支持的基础理论、营养制剂及应用技术不断发展，并已广泛应用于临床，效果突出，挽救了许多危重症病人的生命。目前，营养支持已成为外科应激病人有效的治疗手段之一。营养支持是指在饮食摄入不足或不能的情况下，通过肠内或肠外途径补充或提供维持人体必需的营养素。

【外科病人的代谢特点】

机体的能量来源包括糖原、蛋白质和脂肪。糖原的贮备有限，在饥饿状态下仅能供 12 小时之用；蛋白质为体内各器官、组织的重要组分，一旦消耗将影响脏器功能，故不能视作能量贮备；只有脂肪是饥饿时主要的能量来源。手术、创伤应激后的神经－内分泌变化使体内三大营养素处于分解代谢增强而合成代谢降低的状态。

1. 糖代谢紊乱 在严重的创伤、手术或感染等情况下，机体发生应激反应。一方面，应激反应导致机体内分泌紊乱，如糖皮质激素、儿茶酚胺、甲状腺素、胰高血糖素的分泌增加，糖异生明显加强，葡萄糖生成增加；另一方面，胰岛素分泌减少或相对不足，机体对胰岛素的反应性明显降低，致使胰岛素不能发挥正常生物学效应，而刺激组织对葡萄糖的摄取和利用。这种现象称为胰岛素抵抗，机体呈高血糖状态。在多器官功能障碍综合征（MODS）早期血糖可明显升高，高糖血症又可加重机体的应激反应，形成恶性循环。

2. 蛋白质分解代谢加速　蛋白质快速分解而合成降低是较大的手术或创伤后代谢反应的突出特点，表现为骨骼肌群进行性消耗，尿氮排出增加，机体呈现明显的负氮平衡。血中氨基酸谱发生变化，支链氨基酸（BCAA）的血浆水平正常或降低，芳香族氨基酸（AAA）和含硫氨基酸的浓度明显升高，BCAA/AAA 比值明显下降。研究发现，机体氮排出量达到 150~320g（占蛋白质的 8%~17%），可导致免疫功能受损，抵抗力下降，创伤愈合能力降低，并发症和死亡率上升。

3. 脂肪代谢紊乱　在手术、创伤等应激状态下，由于儿茶酚胺的作用，体内脂肪被动员供能。因脂肪分解加速，使血中游离脂肪酸、三酰甘油和甘油浓度增高，故常出现高三酰甘油血症。酮体的形成根据创伤的种类、部位和严重程度而有所变化。通常严重的创伤、感染和休克后，酮体合成降低或缺乏；轻度创伤或感染时，酮体生成略微增加，但往往低于非应激饥饿状态时的酮体水平。

大多数中小型手术病人都能经受术后轻度或中度的分解代谢期，可在术后短期内得以康复。但较大的手术和多发性创伤病人往往难以耐受明显增强的分解代谢。此类病人多置身于医院内多种易感因素和各种诊疗之中，如留置胃肠减压管、导尿管和引流管等，正常的防御机制可因此受到破坏，增加感染的危险性；大量消耗和摄入不足会进一步削弱机体的防御机制，诱发多器官功能障碍，增加并发症的发生率与死亡率，故对较大的手术、创伤、有营养不良倾向者，应及时提供合理的营养支持，以促进其早日康复。

【营养评定】

1. 健康史　评估病人的一般情况；处于慢性消耗性疾病、手术创伤及严重感染等应激状态，或因各种原因导致较长时间不能正常饮食。

2. 人体测量　人体测量包括身高、体重、体质指数、上臂肌围、皮褶厚度、腰围、臀围等指标的测量。上述参数的精确性常受测量方法、测量人员的技术或手法以及病人有无水肿等影响。

（1）体重：体重是营养评估中最简单、直接且可靠的指标。体重变化可从总体上反映机体的营养状况。短期内出现的体重变化可受钠水潴留或脱水等因素影响，故以病前 3~6 个月的体重为标准进行评定。实际体重仅为理想体重的 90% 以下时，提示营养不良。

（2）体质指数（BMI）：体质指数又称体重指数。$BMI = 体重（kg）/身高（m）^2$。中国肥胖问题工作组提出，中国成人 BMI 的正常参考值为 $18.5~24 kg/m^2$。BMI 是反映营养不良和肥胖症的可靠指标，BMI < 18.5 是营养不良的重要指标。

（3）三头肌皮褶厚度（TSF）：其可判断脂肪组织的贮备情况。正常参考值男性为 12.5mm，女性为 16.5mm。实测值在正常参考值的 90% 以上为正常。

（4）上臂肌围（AMC）：其可间接反映体内蛋白质储存水平，与血清清蛋白水平相关。研究发现，当血清清蛋白 < 2.8g% 时，87% 的病人出现 AMC 减小。正常参考值男性为 24.8cm，女性为 21.0cm。

因后两者缺乏中国人群正常参考值，加之测量误差较大且与临床结局无确定关系，故临床应用价值不高。

3. 实验室检测

（1）肌酐身高指数（CHI）：肌酐是肌蛋白质的代谢产物，尿中肌酐排泄量与体内骨骼肌量基本呈比例，可用于判断体内骨骼肌含量。测量方法为连续 3 日保留 24 小时尿液，取肌酐平均值并与相同性别及身高的标准肌酐值比较所得的百分比即为 CHI，评定标准 >90% 为正常。

（2）内脏蛋白测定：内脏蛋白测定是蛋白质营养状况测定中极其重要的方法之一，血浆蛋白水平能反映机体蛋白质营养状况，临床常用指标包括血清清蛋白、转铁蛋白、甲状腺结合前清蛋白和视黄醇结合蛋白。其中，血清清蛋白应用最广，半衰期为 20 日，故不能反映急性营养状况的改变，但对判断预后有价值，正常值为 35 ~ 45g/L。转铁蛋白是一种 β 球蛋白，半衰期为 8.8 日，能较快地反映内脏蛋白改变，正常值为 2.0 ~ 3.0g/L。

（3）免疫指标：细胞免疫功能在人体抗感染中起着十分重要的作用。机体营养不良时，常伴细胞免疫功能受损，导致术后感染率和死亡率上升。

1）总淋巴细胞计数（TLC）：是反映细胞免疫功能的一项简易参数，低于 $1.5 \times 10^9/L$ 常提示营养不良。

2）皮肤迟发性超敏反应（SDH）：接种 5 种抗原，观察皮肤迟发性超敏反应，可以了解免疫功能。机体细胞免疫能力与阳性反应程度呈正比。

将上述各项指标的检测结果与标准值比较，以判断病人的营养状态（表 7 - 1）。

表 7 - 1　营养状态的评定

评定指标	正常范围	营养不良		
		轻度	中度	重度
标准体重百分率（%）	>90	81 ~ 90	60 ~ 80	<60
体质指数（kg/m²）	18.5 ~ 24	17 ~ 18.4	16 ~ 16.9	<16
三头肌皮皱厚度（mm）	> 正常值的 90%	81 ~ 90	60 ~ 80	<60
上臂肌围（cm）	> 正常值的 90%	81 ~ 90	60 ~ 80	<60
肌酐身高指数（%）	> 正常值的 90%	81 ~ 90	60 ~ 80	<60
清蛋白（g/L）	>35	28 ~ 34	21 ~ 27	<21
转铁蛋白（g/L）	2.0 ~ 2.5	1.8 ~ 2.0	1.6 ~ 1.8	<1.6
前清蛋白（g/L）	0.18 ~ 0.45	0.14 ~ 0.16	0.10 ~ 0.14	<0.10
氮平衡（g）	0 ± 1	-5 ~ -10	-10 ~ -15	> -15
总淋巴细胞计数（×10⁹/L）	≥1.5	1.2 ~ 1.5	0.8 ~ 1.2	<0.8
迟发性皮肤超敏试验	≥ + +	+ ~ + +	- ~ +	-

【营养不良的类型】

当蛋白质和能量的供给不足以满足或维持人体正常生理功能的需要时，即可发生蛋

白质 – 能量营养不良。临床根据蛋白质或能量缺乏，可分为消瘦型营养不良、低蛋白型营养不良和混合型营养不良 3 种类型。

1. 消瘦型营养不良　为能量缺乏型，临床表现为消瘦，人体测量值较低，但内脏蛋白指标基本正常。

2. 低蛋白型营养不良　为蛋白质缺乏型，主要表现为血浆蛋白质水平降低和/或组织水肿，又称水肿型；因体重下降不明显，临床上常易被忽视。

3. 混合型营养不良　又称蛋白质 – 能量缺乏型营养不良，同时兼有上述两种类型的临床特征。

【营养支持的基本指征】

当病人出现下列情况之一时，应提供营养支持：①近期体重下降大于正常体重的 10%。②血浆清蛋白 < 30g/L。③连续 7 日以上不能正常进食。④已明确为营养不良。⑤可能产生营养不良或手术并发症的高危病人。

【能量与蛋白质的需求】

能量与蛋白质的需求取决于病情、病人的基础能量消耗、活动程度和治疗目标。基本需要量的估算：

1. 能量

（1）基础能量消耗（BEE）：常用 Harris – Benedict 公式（H – B 公式）计算。

男性：$BEE（kcal）= 66.5 + 13.7W + 5.0H - 6.8A$

女性：$BEE（kcal）= 66.51 + 9.56W + 1.85H - 4.68A$

注：W：体重（kg）；H：身高（cm）；A：年龄（岁）

（2）静息能量消耗（REE）：指机体进食后休息状态下的能量消耗，可利用仪器直接或间接测定。据研究结果显示，REE 比 H – B 公式的 BEE 值低约 10%，因此可用计算所得的 BEE 值减去 10%，即可获得 REE 值。

（3）实际能量消耗（AEE）：计算公式为 $AEE = BEE \times AF \times IF \times TF$。其中 AF 为活动系数，完全卧床时为 1.1，活动加卧床时为 1.2，正常活动时为 1.3；IF 为应激系数，中等手术为 1.1，脓毒血症为 1.3，腹膜炎为 1.4；TF 为体温系数，正常体温为 1.0，体温每升高 1℃，系数增加 0.1。

（4）简易估算：一般为 25 ~ 40kcal/（kg·d），可根据病情和治疗目标增减。

2. 蛋白质　一般为 1 ~ 1.5g/（kg·d），可根据病情和治疗目标增减。

第二节　肠内营养

肠内营养（EN）是指经口或喂养管，提供维持人体代谢所需营养素的一种方法。随着近年来对胃肠道结构与功能研究的深入，逐步认识到胃肠道在免疫防御中的重要地位。肠内营养符合机体自然的生理状况，有助于维持肠黏膜结构和屏障功能的完整性。

正因如此，"只要胃肠道有功能，就利用它"已成为共识。

【适应证】

凡具有上述营养支持指征，且胃肠道功能可耐受肠内营养制剂时，应首先考虑肠内营养。

1. 吞咽或咀嚼困难者，如食道手术、破伤风病人等。
2. 意识障碍或昏迷者，不能正常经口进食。
3. 消化道疾病稳定期，如消化道瘘、炎症性肠病、短肠综合征、胰腺炎等。
4. 高分解代谢状态，如严重感染、大面积烧伤、复杂大手术后、危重病人等。
5. 慢性消耗性疾病，如结核、肿瘤等。

【禁忌证】

肠梗阻；消化道活动性出血；腹腔或肠道感染；严重腹泻或吸收不良；休克。

【肠内营养的实施】

1. 营养制剂

（1）要素制剂：一种人工精制、营养素齐全、由无渣小分子物质组成的水溶性营养制剂。特点是营养全面，成分明确，不含乳糖，无需消化即可直接吸收；干粉制剂携带方便，易于保存。因其气味、口感均不佳，故以管饲为主。适用于胃肠功能较弱者。

（2）非要素制剂：一种以酪蛋白、大豆蛋白或蛋白质水解物为氮源，渗透压接近于等渗的营养制剂。口感较好，口服或管饲均可。主要适用于胃肠功能较好者，包括混合奶、匀浆制剂等。

（3）组件制剂：指仅以某种或某类营养素为主的制剂，又称不完全制剂，包括糖类组件、蛋白质组件、脂肪组件、维生素和矿物质组件等。

（4）特殊治疗专用型制剂：为某些疾病或特殊人群制备的营养液，如肝功能衰竭专用制剂、肾功能衰竭专用制剂、创伤专用制剂和婴儿专用制剂等。

2. 给予途径 肠内营养的途径包括经口和管饲两种。根据病人的耐受程度、营养制剂的类型和营养支持时间的长短等加以选择。

（1）经口营养：指经口将营养制剂送入病人体内以满足机体营养需要的方法。这是最符合人体正常生理过程的营养供给方式。适用于能经口进食、胃肠功能尚存、需要补充营养的病人。

（2）管饲营养：指通过喂养管向胃或空肠输送营养物质的营养支持方式。

1）经鼻胃管或胃造口：适用于胃肠功能良好的病人，一般使用匀浆膳或匀浆制剂。鼻胃管多用于短期（1月内）营养支持者；胃造口适用于需长期营养支持者。

2）经鼻肠管或空肠造口：适用于胃功能不良、误吸危险性较大者。鼻肠管多用于短期（1月内）营养支持者；空肠造口适用于需长期营养支持者，可同时进行胃、十二指肠减压或经口进食。

3. 给予方式

（1）按时分次给予：将配好的肠内营养液用注射器分次缓慢注入，每次 100 ~ 300mL，在 10 ~ 20 分钟内注完。此方式易引起胃肠道反应。适用于喂养管尖端位于胃内及胃肠功能良好者。

（2）间隙重力滴注：将营养液置于专门容器内，经输注管与喂养管相连，借助重力缓慢滴注。每次滴注在 2 ~ 3 小时内完成，间隔 2 ~ 3 小时。大多数病人可以耐受。

（3）连续输注：装置与间隙重力滴注相同。在 12 ~ 24 小时内持续均匀滴注。适用于病情危重、胃肠道功能不良和耐受性较差、经十二指肠或空肠造口管饲者。

【护理评估】

1. 健康史　了解病人的一般情况，如年龄、性别、饮食习惯和食欲、有无禁食及禁食的天数；近期或既往有无消化系统手术史、大面积烧伤、严重感染或结核、癌症等慢性消耗性疾病。

2. 身体状况

（1）局部：有无恶心、呕吐、腹痛、腹胀、腹泻等症状；有无压痛、反跳痛及肌紧张等腹膜炎体征。

（2）全身：评估病人的生命体征及营养状况；有无休克、脱水或水肿等征象。

（3）辅助检查：了解人体测量指标、实验室指标，以判断有无营养支持的指征。

3. 心理和社会支持状况　了解病人和家属对营养支持重要性和必要性的认知程度、接受程度，家庭对营养支持费用的承受能力。

【常见护理诊断/问题】

1. 有误吸的危险　与喂养管移位、胃排空障碍及病人的意识和体位等有关。

2. 有皮肤完整性受损的危险　与留置喂养管有关。

3. 腹泻　与肠内营养液的浓度、温度、输注速度和病人耐受性等有关。

4. 潜在并发症　吸入性肺炎、急性腹膜炎、肠道感染。

【护理措施】

1. 预防误吸

（1）管道护理：①妥善固定喂养管：经鼻置管者应妥善固定于面颊部；造口置管者采用缝线固定于腹壁；加强护理，避免喂养管受压、扭曲或脱出。②每次输注前均应确认导管位置是否恰当。③保持喂养管通畅：每次输注前后、连续输注过程中每间隔 4 小时、特殊用药前后，均以温开水 30mL 冲洗管道，防止营养液残留堵塞管腔。

（2）取合适体位：经鼻胃管或胃造瘘管输注营养液的病人，取 30° ~ 45° 半卧位，以利于营养液进入十二指肠，防止反流和误吸。经鼻肠管或空肠造瘘管滴注者，可取随意卧位。

（3）及时评估胃内残留量：每次输注肠内营养液前及期间（每间隔 4 小时）抽吸

并评估胃内残留量，若超过 150mL，应减慢或暂停输注，必要时遵医嘱应用胃动力药物，以防胃潴留引起反流和误吸。

（4）加强观察：若病人突然出现呛咳、呼吸急促或咳出含营养液的痰液时，应警惕误吸的可能。鼓励和刺激病人咳嗽，以排出吸入物、分泌物，必要时经鼻导管或气管镜清除误吸物。

2. 避免黏膜和皮肤损伤 长期留置鼻胃管或鼻肠管者，可每日用油膏涂拭润滑鼻腔黏膜，防止因鼻咽部黏膜长时间受压而产生溃疡。胃、空肠造瘘者，保持造瘘口周围皮肤清洁、干燥。

3. 维持正常的排便形态 5%～30%肠内营养治疗者可发生腹泻，主要与输注营养液的浓度和渗透压高、温度低、速度快及营养液被污染等有关。

（1）控制营养液的浓度：先从低浓度开始滴注营养液，再根据病人胃肠道适应程度逐步递增，经胃管给予者初用时可稀释成 20%～24% 的浓度，经空肠管给予者初用时可稀释成 25%～50% 的浓度，以避免营养液浓度和渗透压过高引起胃肠道不适、腹胀和腹泻。

（2）控制输注速度和量：①经胃管给予者，初用时滴速约 50mL/h，500～1000mL/d，3～4 日内逐渐增加滴速至 100mL/h，且达到全量。②经空肠管给予者，初用时滴速为 25～50mL/h，500～1000mL/d，5～7 日达到病人能耐受和需要的最大输注量。用肠内营养专用输液泵控制滴速为佳。

（3）保持适宜的输注温度：输注时营养液的温度以 38℃～40℃ 为宜，室温较低时可使用恒温加热器。

（4）避免营养液污染：配制营养液时严格遵守无菌操作原则；现配现用，每次仅配制 24 小时用量；备用时置于 4℃冰箱保存，24 小时内用完；每日更换输注管道、袋或瓶。

（5）支持治疗：伴低蛋白血症者，遵医嘱给予人体清蛋白或血浆，以减轻肠黏膜水肿导致的腹泻。

4. 定期监测与评价 记录液体出入量，监测电解质变化，防止水、电解质及酸碱平衡失调；动态监测血糖或尿糖，以及时发现高血糖、高渗性非酮性昏迷；定期检测内脏蛋白、肝肾功能，留尿测定氮平衡，进行人体测量，以评价肠内营养支持效果。

5. 并发症的观察与护理

（1）吸入性肺炎：多见于经鼻胃管行肠内营养发生误吸者（护理措施参照本节相关内容）。

（2）急性腹膜炎：多见于经空肠造口置管行肠内营养者。

1）加强观察：若病人突然出现腹痛、造口管周围渗出或腹腔引流管引流出类似营养液的液体，应怀疑喂养管移位、营养液进入游离腹腔。立即停止输注，并通知医师，尽可能协助清除或引流出渗漏的营养液。

2）遵医嘱合理应用抗菌药物，避免继发性感染或腹腔脓肿。

（3）肠道感染：避免营养液污染、变质。在配制营养液时，注意无菌操作；配制的营养液暂时不用时应放冰箱保存，以免变质引起肠道感染。

【健康教育】

1. 知识宣教　告知病人肠内营养的重要性与必要性，提高遵医行为，降低自行拔管的风险。

2. 饮食指导　告知病人术后恢复经口饮食是循序渐进的过程；在康复过程中应保持均衡饮食，保证足够的能量、蛋白质和维生素等摄入。

3. 出院指导　指导携带喂养管出院的病人和家属掌握居家喂养与自我护理。一旦出现腹痛、腹泻、造口管周围渗液等异常情况，应及时就诊。

第三节　肠外营养

肠外营养（PN）系指通过静脉途径提供人体代谢所需的营养素。1968 年，美国的外科医师 Dudrick 和 Wilmore 等始创静脉高营养治疗方法。在此后的 30 余年中，有关临床营养的概念和方法不断更新与发展，早年定义的静脉高营养已被更科学、更合理的肠外营养一词替代。当病人被禁食，所需营养素均经静脉途径提供时，称为全胃肠外营养（TPN）。

【适应证】

凡有营养支持的基本指征且不能或不宜接受肠内营养支持的病人。

1. 不能从胃肠道进食者，如短肠综合征、重度急性胰腺炎等。

2. 处于高分解代谢状态者，如严重感染、灼伤、创伤或大手术前后。

3. 消化不良或消化道需要休息，如肠道炎性疾病、长期腹泻等。

4. 需要改善营养状况者，如营养不良者的术前应用、化疗和放疗期间胃肠道反应严重者、肝肾衰竭者等。

5. 慢性消耗性疾病，如结核、肿瘤等。

【禁忌证】

严重水、电解质及酸碱平衡失调；出凝血功能紊乱；休克。

【肠外营养的实施】

1. 营养制剂

（1）葡萄糖：葡萄糖是肠外营养主要的能量物质，成人常用量为 4~5g/（kg·d），供给机体非蛋白质热量需要的 50%~70%。常用制剂为 25% 和 50% 的葡萄糖溶液。当供给过多或输入过快时，部分葡萄糖可转化为脂肪沉积于肝脏，导致脂肪肝；故葡萄糖的供给量不宜超过 300~400g/d。

（2）脂肪乳剂：脂肪乳剂是肠外营养的另一种重要能源，成人常用量为 1~2g/

（kg·d），供给机体非蛋白质热量需要的 20% ~ 30%。常用制剂为 10%、20% 和 30% 的脂肪乳剂。临床应用的意义在于提供能量和必需脂肪酸，维持细胞膜结构和人体脂肪组织的恒定。脂肪乳剂分为长链甘油三酯（LCT）和中链甘油三酯（MCT）两种。LCT内包含人体必需的脂肪酸（亚油酸、亚麻酸和花生四烯酸），临床应用较普遍。

（3）复方氨基酸溶液：复方氨基酸溶液是肠外营养的唯一氮源，成人常用量为 0.8 ~ 1.0g/（kg·d）。其营养价值在于供给机体合成蛋白质及其他生物活性物质的氮源。复方氨基酸溶液分为平衡型和特殊型两类。平衡氨基酸溶液含 8 种必需氨基酸和 8 ~ 12 种非必需氢基酸，其组成比例符合正常机体代谢的需要，适用于大多数病人。特殊氨基酸溶液通常是针对某一疾病的代谢特点而设计的配方，兼有营养和治疗双重作用，如含支链氨基酸较多地适用于肝昏迷病人，含必需氨基酸较多地适用于肾衰竭病人。

（4）电解质：肠外营养时需补充钾、钠、氯、钙、镁和磷，常用制剂为 10% 氯化钾、10% 氯化钠、10% 葡萄糖酸钙、25% 硫酸镁等，有机磷制剂为甘油磷酸钠注射液，含磷 1mmoL/mL。

（5）维生素：常用制剂有水溶性维生素和脂溶性维生素两种，均为复方制剂。前者包括维生素 B 族、维生素 C 和生物素等。这些物质体内无储备，肠外营养时应每日给予。后者包括维生素 A、维生素 D、维生素 E、维生素 K 等，体内有一定储备，禁食时间超过 2 ~ 3 周才需补充。

（6）微量元素：常用复方制剂，含有人体所需锌、铬、铜、铁、锰、钼、硒、氟、碘 9 种微量元素，有参与酶、激素、核酸、维生素的组成和三大营养物质代谢、上皮生长、创伤愈合等重要作用。短期禁食者可不予补充，全胃肠外营养超过两周时静脉给予。

2. 给予途径　肠外营养的途径包括周围静脉和中心静脉两种。其选择需视病情、营养支持时间、营养液组成、输液量和护理条件等而定。

（1）经周围静脉肠外营养支持（PPN）：适用于 PN 时间 < 两周、部分补充营养素的病人。PPN 技术操作较简单，并发症较少。

（2）经中心静脉肠外营养支持（CPN）：适用于 PN 时间 > 10 日、营养素需要量较多及营养液渗透压较高的病人。CPN 需要有严格的技术与物质条件，并发症较多。

3. 给予方式

（1）全营养混合液（TNA）：是将肠外营养的各营养素配制于密封的无菌 3L 输液袋中，又称全合一营养液（AIO），是目前进行 TPN 治疗的一种非常成功的方法。TNA的优点：①全部营养物质可均匀地输入体内，有利于更好地代谢和利用，增加节氮效果。②简化输液过程，节省护理时间。③降低代谢性并发症的发生率。④减少污染和发生气栓的机会。⑤该营养液既可经中心静脉输注又可经周围静脉输注。

（2）单瓶输注：在不具备 TNA 输注条件的情况下，可采用单瓶输注方式。因各营养素非同步输入，故不利于所供营养素的有效利用。

【护理评估】

1. 健康史　了解病人的一般情况，如年龄、性别、职业、生活方式；评估病人近期的饮食情况，如有无明显厌食，饮食种类和进食量；有无额外丢失和急、慢性消耗性疾病；有无肝胆系统或其他代谢性疾病；有无水、电解质代谢紊乱等内环境失衡现象。

2. 身体状况

（1）局部：评估周围静脉显露是否良好，颈部和锁骨上区皮肤有无破损，有无气管切开或其他影响静脉穿刺（置管）的因素。

（2）全身：评估病人的生命体征及营养状况；有无脱水、休克等征象。

（3）辅助检查：了解体重、血电解质、血生化和细胞免疫功能等检查结果，以评估病人的营养状况及其对肠外营养的耐受程度。

3. 心理和社会支持状况　了解病人和家属对营养支持重要性和必要性的认知程度、接受程度，家庭经济承受能力及社会支持状况。

【常见护理诊断/问题】

1. 有体液失衡的危险　与脱水、输注速度等有关。

2. 潜在并发症　气胸、血管或胸导管损伤、空气栓塞、导管移位、感染、糖或脂肪代谢紊乱、血栓性浅静脉炎等。

【护理措施】

1. 维持体液平衡　合理安排输液顺序和控制输注速度。①根据病人24小时液体出入量，合理补液。②根据病人年龄、病情、药物性质等调节输注速度，TNA输注不超过200mL/h，以利于充分利用。③若存在明显的水、电解质失衡，应待其纠正后再输入TNA液。

2. 定期监测与评价　肠外营养最初3日每日监测血清电解质、血糖水平，待情况稳定后改为每周测定1~2次；血清清蛋白、转铁蛋白、前清蛋白、淋巴细胞计数等营养指标及肝肾功能测定每1~2周1次，每周称体重，有条件时进行氮平衡测定，以评价肠外营养支持效果。

3. 并发症的观察与护理

（1）置管相关的并发症：与中心静脉插管或留置有关，包括气胸、血管或胸导管损伤、空气栓塞、导管移位等。置管并发症重在预防：①遵循静脉治疗临床实践指南规范，掌握静脉导管留置操作技术。②加强静脉导管护理：妥善固定，防止导管移位，确保输注装置、接头紧密连接。

（2）代谢性并发症

1）糖代谢紊乱

①高血糖：较常见。主要原因是输入葡萄糖总量过多或速度过快，超过机体代谢能力。病人可出现血糖异常升高，渗透性利尿，脱水，电解质紊乱，昏迷，甚至危及生

命。应加强血糖监测，一旦出现高血糖表现，立即报告医师，并遵医嘱给予以下处理：立即停止输注葡萄糖溶液或含有大量糖的营养液；输入低渗或等渗盐水以纠正高渗环境，加用适量胰岛素以降低血糖。

②低血糖：很少见。主要原因是外源性胰岛素用量过大或突然停止输注高浓度葡萄糖溶液。主要表现为脉速，面色苍白，四肢湿冷，甚至低血糖休克。一旦出现，遵医嘱静脉推注或输注葡萄糖溶液。

2）脂肪代谢紊乱：脂肪乳剂输入速度过快或总量过多并超过人体代谢能力时，病人可发生高脂血症或脂肪超载综合征。后者表现为发热、急性消化道溃疡、血小板减少、肝脾大、骨骼肌肉疼痛等。一旦发现类似症状，立即停输脂肪乳剂。

（3）感染性并发症：主要是导管性脓毒血症，与营养液被污染、置管时间过长及穿刺时无菌技术操作不严等有关。一旦出现寒战、高热等症状，提示导管性脓毒血症的可能。立即停止输液，取血和营养液做培养；更换输液袋和输液管，必要时拔出中心静脉导管，改为周围静脉输注。导管性脓毒血症以预防为主，如在层流环境下配制肠外营养液，保持 TNA 输注系统的密闭，每日消毒置管处皮肤，并更换无菌敷料，置管时严格无菌技术操作等。

（4）血栓性浅静脉炎：多发生于经周围静脉输注营养液时，常因营养液浓度和渗透压较高、置管时间过长所致，主要表现为输注部位的静脉呈条索状变硬、肿胀、触痛等。因此，经周围静脉输注营养液时应经常更换输液部位，长时间肠外营养应经中心静脉输注。

【健康教育】

1. 知识宣教　告知病人和家属合理输注营养液的重要性与必要性，不能擅自调整输注速度；告知保护静脉导管的方法，避免翻身、活动、更衣时导管脱出。

2. 饮食指导　在病人胃肠功能恢复或允许进食的情况下，鼓励病人尽早经口饮食或行肠内营养支持，以降低和防止肠外营养并发症的发生。

3. 出院指导　合理制订饮食计划，指导病人均衡膳食，定期到医院复诊。

案例讨论

病人，男性，62 岁，退休干部。胃癌根治术后两日，经鼻肠管滴注肠内营养液 700mL 后，病人主诉腹胀明显，要求停用该营养制剂，拔除营养管。

问题：

1. 引起该病人腹胀的原因有哪些？

2. 如何处理该病人目前的情况？

第八章　外科感染病人的护理

　　1. 掌握破伤风的临床表现、治疗原则和护理措施；浅部软组织化脓性感染和全身性感染的护理措施。

　　2. 熟悉破伤风的病因、预防措施及健康教育；浅部软组织化脓性感染和全身性感染的临床表现、治疗原则；外科感染的治疗原则。

　　3. 了解破伤风的病理生理、护理评估及护理诊断/问题；浅部软组织化脓性感染和全身性感染的病因病理；外科感染的分类、病因及病理生理。

第一节　概　述

　　感染是由病原微生物侵入人体，并在体内生长繁殖所导致的局部或全身性炎症反应。外科感染是指需要外科手术治疗的感染，包括创伤、烧伤、手术和器械检查等并发的感染。外科感染的特点：①多数为几种细菌引起的混合感染，少数在感染早期为单一细菌所致，以后发展为几种细菌的混合感染。②大部分感染病人有明显的局部症状和体征。③感染常集中于局部，发展后可导致化脓、坏死等，使局部组织遭到破坏，最终形成瘢痕组织而影响局部功能。

【分类】

　　外科感染的致病菌种类较多，可侵及人体不同部位的组织器官，引起多种病变。临床根据致病菌种类、病变性质、病程及发生情况进行分类。

　　1. 根据致病菌种类和病变性质分　根据致病菌种类和病变性质可分为非特异性感染和特异性感染。

　　(1) 非特异性感染：也称化脓性感染或一般性感染，外科感染大多数属于此类。常见的有疖、痈、丹毒、手部感染和急性淋巴结炎等。多由金黄色葡萄球菌、溶血性链球菌、大肠杆菌、变形杆菌和绿脓杆菌等非特异性致病菌引起。感染可由单一病菌引起，也可由几种病菌共同致病引起混合感染。

　　(2) 特异性感染：是由结核杆菌、破伤风杆菌、产气荚膜杆菌、炭疽杆菌等特异性致病菌引起的感染。特点是一种致病菌仅引起一种特定性的感染，由不同菌引起的感染的病程演变和防治措施各具特点。

2. 根据病程分 根据病程可分为急性感染、慢性感染和亚急性感染。

（1）急性感染：病程在 3 周以内，病变以急性炎症为主。大多数非特异性感染属于此类。

（2）慢性感染：病程超过两个月的外科感染。部分急性感染迁延不愈可转为慢性感染。

（3）亚急性感染：病程介于急性感染与慢性感染之间的感染。除由急性感染迁延形成外，还常因致病菌有较强的耐药性或宿主抵抗力较弱而致。

3. 其他分类

（1）根据病原体入侵时间分：可分为原发性感染和继发性感染。

（2）根据病原体来源分：可分为内源性感染和外源性感染。

（3）根据发生感染的条件分：可分为条件性感染和医院内感染。条件性感染通常条件下为非致病菌或致病力低的病菌，是由于数量多和毒力增大或机体免疫力下降而引起的感染，又称机会性感染。医院内感染即在医院内因致病菌侵入人体引起的感染。

【病因】

1. 病菌的致病因素

（1）黏附因子：致病菌侵入人体后产生的黏附因子有利于其附着于人体组织细胞并入侵。有些病菌具有荚膜或微荚膜，能抗拒吞噬细胞的吞噬或杀菌作用而在组织内生存繁殖，并导致组织细胞损伤。

（2）病菌毒素：多种病菌可释放胞外酶、外毒素和内毒素，统称病菌毒素。这些毒素可导致感染扩散、组织结构破坏、细胞功能受损和代谢障碍，是引起临床症状与体征的重要因素。

（3）病菌数量与增殖速度：侵入人体组织的病菌数量越多，增殖速度越快，导致感染的概率越高。

2. 机体的易感因素

（1）局部因素：如皮肤或黏膜破损、血管或体腔内的留置导管处理不当、管腔阻塞、异物与坏死组织的存在、局部组织血供障碍或水肿、积液等可能引起感染。

（2）全身因素：凡能引起的全身抗感染能力下降的因素均可能引发感染：如严重创伤或休克；糖尿病、肝硬化等慢性消耗性疾病；严重营养不良、贫血、低蛋白血症等；长期使用免疫抑制剂或大剂量肾上腺皮质激素、长期接受化疗和放疗；先天性或获得性免疫缺陷综合征。

感染还与致病菌的耐药性有关，在应用广谱抗生素或联合应用抗生素治疗感染的过程中，原有的致病菌被抑制，但耐药菌株（如金黄色葡萄球菌）大量繁殖可引起二重感染，又称菌群交替症。

【病理生理】

1. 炎症反应　致病菌侵入组织并生长繁殖，产生多种酶与毒素，并激活凝血、补体、激肽系统以及血小板和巨噬细胞等，产生大量的炎症介质，引起血管扩张与通透性增加；白细胞和吞噬细胞进入感染部位发挥吞噬作用，单核-巨噬细胞通过释放促炎细胞因子协助炎症反应及吞噬过程。炎症反应能使入侵微生物局限化，最终被清除，同时引发效应症状，即局部出现红、肿、热、痛等特征性表现。部分炎性介质、细胞因子和病菌毒素等亦可进入血流，引起全身炎症反应。

2. 感染的转归　感染的病程演变与结局取决于致病菌的种类、数量、毒性、机体抵抗力、感染部位以及治疗护理措施是否恰当等。

（1）炎症局限：在人体抵抗力较强、治疗及时有效的情况下，炎症可消退、局限或形成局部脓肿。

（2）炎症扩散：当致病菌数量多、毒性大或（和）机体抵抗力低下时，感染迅速扩散，引起菌血症或脓毒症等，严重者可危及生命。

（3）转为慢性感染：在机体抵抗力与病菌毒力相持的情况下，感染灶可被局限，但其内在的致病菌在机体抵抗力下降时可再次大量繁殖，慢性感染可急性发作。

【临床表现】

1. 局部表现　急性炎症局部有红、肿、热、痛和功能障碍的典型表现。体表或较表浅的化脓性感染均有局部疼痛和触痛，皮肤出现肿胀、发红、温度升高，还可出现肿块或硬结。体表脓肿形成后，触之有波动感。深部组织感染者局部症状不明显。

2. 全身表现　因感染程度不同而表现各异。轻者可无全身症状；感染重者常有发热、呼吸、心跳加快，头痛乏力，食欲减退等表现；严重感染导致脓毒症时，可并发感染性休克和多器官功能障碍或衰竭。

3. 器官系统功能障碍　感染侵及某一器官时，可出现该器官受损的相应症状，如胆道感染或肝脓肿时可出现腹痛和黄疸等。

4. 特殊表现　特异性感染的病人可出现特殊的临床表现，如破伤风可表现为强直性肌痉挛，气性坏疽和其他产气菌感染时局部可出现皮下捻发音等。

【辅助检查】

1. 实验室检查

（1）血常规检查：可显示白细胞计数和中性粒细胞比例升高。若白细胞计数高于 $12 \times 10^9/L$ 或低于 $4 \times 10^9/L$ 或发现未成熟白细胞，常提示感染严重。

（2）血生化检查：有助于明确病人的营养状况和各脏器功能状态。

（3）血、尿、痰、分泌物、渗出液、脓液或穿刺液作涂片、细菌培养及药物敏感试验，可明确致病菌。

2. 影像学检查

（1）X 线检查：适用于检测胸腹部或骨关节病变等。

（2）B 超检查：可用于探测肝、胆、胰、肾等部位的化脓性病灶及胸腔、腹腔、关节腔内有无积液。

（3）CT、MRI 检查：可发现体内脓肿、炎症等病变。

【治疗原则】

消除病因，控制病菌生长，增强机体防御能力，促进组织修复。局部治疗与全身治疗并重。

1. 局部治疗

（1）非手术治疗

1）局部制动：避免受压，抬高患肢，必要时加以固定，以免感染扩散。

2）局部用药：浅表的急性感染在未形成脓肿时，可选用鱼石脂软膏、金黄膏等进行局部敷贴；组织肿胀明显者，可给予 50% 硫酸镁湿热敷，以促进局部血液循环，加速肿胀消退和感染局限。

3）物理疗法：炎症早期可予以局部热敷、超短波或红外线辐射等物理疗法，以改善局部血液循环，促进炎症吸收、消退或局限。

（2）手术治疗：脓肿形成后应及时切开引流。深部脓肿可在 B 超、CT 引导下穿刺引流。手术去除引起感染的病因，或处理严重感染的病灶。

2. 全身治疗

（1）应用抗菌药物：较轻或局限性的感染可不使用或仅口服抗菌药物；较重或有扩散趋势的感染需全身用药。早期可根据感染部位、临床表现和脓液性状等估计病原菌种类，选用适当的抗菌药物。获得细菌培养和药物敏感试验结果后，选用敏感的抗菌药物。

（2）支持疗法：①保证病人充足的休息与睡眠，保持良好的免疫防御能力。②给予高热量、高蛋白和高维生素饮食，维持体液平衡，必要时提供肠内、肠外营养支持。③加强对脏器功能的支持与监护。④严重贫血、低蛋白血症或白细胞减少者，适当输血或补充血液成分。

（3）对症治疗：体温过高者，予以物理降温或药物降温；疼痛剧烈者，遵医嘱应用镇痛药。

知识链接

中医药治疗

1. 内治法　早期以清热解毒为主，佐以扶正托毒。根据辨证论治原则，给予五味消毒饮、透脓散加减内服；后者出现虚证者，可选用四君子汤等酌情补益调理。

2. 外治法 ①肿疡期：宜箍毒消肿，可选用金黄膏外敷。②脓疡期：宜切开排脓。③溃疡期：宜提脓祛腐，用含丹药线引流，并根据情况配合使用垫棉法或扩创法；腐脱脓尽用生肌散生肌收口。

第二节 浅部软组织化脓性感染

一、疖

疖俗称疔疮，是单个毛囊及其所属皮脂腺的急性化脓性感染，常扩散至周围组织。常见致病菌是金黄色葡萄球菌。

【病因病理】

疖的发生与皮肤不洁、局部摩擦、擦伤、环境温度较高或人体抗感染能力低下有关。好发于毛囊和皮脂腺丰富的部位，如头、面、颈项、背部等。若身体不同部位同时发生几处疖，或者在一段时间内反复发生疖，称为疖病。常见于免疫力较低的小儿或糖尿病病人。

【临床表现】

疖初期，局部皮肤出现红、肿、痛的小硬结，后逐渐肿大；化脓后结节中央组织坏死、软化，肿痛范围扩大，中心处呈现黄白色脓栓，触之稍有波动；脓栓脱落后破溃流脓，炎症逐渐消退而愈合。部分疖无脓栓，自溃稍迟。

面疖常较严重，红肿范围较大。鼻、上唇及其周围（危险三角区）的疖被挤压时，致病菌可经内眦静脉、眼静脉进入颅内海绵状静脉窦，引起颅内化脓性海绵状静脉窦炎，颜面部出现进行性肿胀，病人可有寒战、高热、头痛、呕吐甚至昏迷等症状，病情严重，可危及生命。

【治疗原则】

1. 促使炎症消退 早期未破溃的炎性结节可采用热敷或超短波、红外线等理疗措施，亦可外敷金黄散、鱼石脂软膏或玉露散等。

2. 排脓 已出现脓头者，可在其顶部点涂苯酚（石炭酸），或用针头、刀尖将脓栓剔除，以加速脓栓脱落、脓液流出，促进局部病灶愈合，禁忌挤压。脓肿有波动感时，及时切开引流。

3. 全身治疗 对于全身反应严重的疖病者，可应用抗生素，注意休息，补充维生素，适当加强营养。

【常见护理诊断/问题】

1. 有感染扩散的危险 与局部和全身抵抗力低下有关。

2. 知识缺乏 缺乏预防感染的知识。

3. 潜在并发症 颅内化脓性海绵状静脉窦炎。

【护理措施】

1. 控制感染

①保持疖周围皮肤清洁，注意个人卫生，勤洗澡，及时更换衣服。

②促进局部血循环：疖初期，遵医嘱给予中药或西药外敷、热敷或理疗，促进炎症消退。

③促进创口愈合：做排脓或脓肿切开引流者，保持创口清洁，敷料干燥，促进创口愈合。

④应用抗生素：对于疖病者，遵医嘱及时、有效、合理地应用抗生素。

⑤注意休息，加强营养，宜选择高蛋白、高热能、高维生素的饮食，提高机体免疫力。

2. 预防并发症 避免挤压未成熟的疖，尤其是"危险三角区"的疖，以避免感染扩散引起颅内化脓性海绵状静脉窦炎。注意病人有无寒战、发热、头痛、呕吐及意识障碍等颅内化脓性感染征象，若发现异常，应及时报告医师，并协助处理。

二、痈

痈是指相邻的多个毛囊及其周围组织的急性化脓性感染，也可由多个疖融合而成。中医称为"疽"，颈后痈俗称为"对口疮"，背部痈为"搭背"。致病菌大多是金黄色葡萄球菌。

【病因病理】

痈的发生与皮肤不洁、擦伤、人体抵抗力低下等有关。多见于免疫力差的老年人和糖尿病病人。好发于皮肤较厚的颈部和背部。感染常从毛囊底部开始，沿阻力较小的皮下组织蔓延，再沿深筋膜向外周扩散，并上传至毛囊群而形成具有多个"脓头"的痈。由于多个毛囊同时感染，故炎症浸润范围广，病变可累及深层结缔组织，使表面皮肤血运障碍甚至坏死。脓肿自行破溃大多较慢，全身反应较重，常形成混合性感染，甚至发生脓毒症。

【临床表现】

1. 局部表现 初起为小片皮肤肿硬、色暗红，界限不清，表面有数个凸出点或脓点，疼痛较轻。随感染的发展，皮肤肿硬范围增大，脓点增大、增多，中央部为紫褐色凹陷，破溃后呈蜂窝状，如同"火山口"状，内含坏死组织和脓液。痈可向周围和深部组织发展，伴区域淋巴结肿大。

2. 全身表现 病人多伴寒战、发热、食欲减退、疲乏无力和全身不适等症状。严重者可因脓毒症或全身化脓性感染而危及生命。

【治疗原则】

1. 局部处理 早期可用50%硫酸镁或75%乙醇湿敷，或蒲公英等鲜草捣烂外敷，促进炎症消退，减轻疼痛。有破溃者，应及时切开引流。可采用"＋"或"＋＋"形切口，尽量清除坏死组织，伤口内填塞碘仿纱布止血。术后每日更换敷料，伤口内用生肌散，以促进肉芽组织生长。较大的创面在肉芽组织长出后，再行植皮术以加快组织修复。

2. 全身治疗 遵医嘱及时、足量、有效地应用广谱抗生素，以控制脓毒症；注意休息，加强营养。

【常见护理诊断/问题】

1. 体温过高 与感染有关。

2. 疼痛 与炎症刺激有关。

3. 潜在并发症 脓毒症。

【护理措施】

1. 控制感染 参见本节疖的相关内容。

2. 预防脓毒症 观察病情变化，注意病人有无突发寒战、高热、头痛、头晕、呼吸急促、脉搏加快和意识障碍等表现；注意有无血白细胞计数升高、血液细菌培养阳性等感染征象。若发现异常，及时报告医师，并积极配合救治。

三、急性蜂窝织炎

急性蜂窝织炎是指发生在皮下、筋膜下、肌间隙或深部疏松结缔组织的急性感染。致病菌多为乙型溶血性链球菌，其次为金黄色葡萄球菌、大肠杆菌或其他类型链球菌，亦可为厌氧菌。

【病因病理】

常因皮肤、黏膜损伤或皮下疏松结缔组织受细菌感染而引起。由于致病菌能释放毒性较强的溶血素、透明质酸酶和链激酶等，加之受侵组织较疏松，感染扩展迅速，不易局限，且与周围正常组织无明显界限，常累及附近淋巴结，可致明显的毒血症。

【临床表现】

1. 一般性皮下蜂窝织炎 表现为局部皮肤和组织红肿、剧痛，向四周蔓延，边界不清，中央部位常出现缺血性坏死。病变位于较疏松的组织时，疼痛较轻；深部感染者，局部表现多不明显，但有局部组织肿胀和深压痛，全身症状明显。

2. 产气性皮下蜂窝织炎 主要致病菌为厌氧菌，好发于会阴部或下腹部伤口处。早期表现类似一般皮下蜂窝织炎，病情加重时表现为进行性的皮肤、皮下组织和深筋膜坏死，脓液恶臭，局部有捻发音，全身症状严重。

3. 颌下急性蜂窝织炎 炎症迅速波及咽喉部，可引起喉头水肿而压迫气管，导致呼吸困难，甚至窒息。

4. 新生儿皮下坏疽 多发生在背部、臀部等经常受压的部位。

【治疗原则】

1. 局部处理 早期一般性皮下蜂窝织炎，可用50%硫酸镁湿敷或敷以金黄膏、鱼石脂膏等，若形成脓肿切开引流；颌下急性蜂窝织炎，及时切开减压，避免窒息；其他各型蜂窝织炎，可在病变处做多个小切口，用浸有药液的湿纱条引流；产气性皮下蜂窝织炎，伤口可用3%过氧化氢冲洗、湿敷。

2. 全身治疗 注意休息，加强营养，必要时给予止痛、退热药物。遵医嘱应用广谱抗生素或磺胺药，合并厌氧菌感染者加用甲硝唑。

【常见护理诊断/问题】

1. 体温过高 与感染有关。

2. 疼痛 与炎症刺激有关。

3. 潜在并发症 窒息。

【护理措施】

1. 控制感染 参见本节疖的相关内容。

2. 预防窒息 特殊部位，如口底、颌下、颈部等的蜂窝织炎可能影响病人呼吸。应注意观察病人有无呼吸费力、呼吸困难甚至窒息等症状，应及时发现，紧急处理；警惕突发喉头痉挛，做好气管插管等急救准备。

四、急性淋巴管炎和淋巴结炎

急性淋巴管炎指致病菌经破损的皮肤、黏膜，或其他感染病灶侵入淋巴管，引起淋巴管及其周围组织的急性炎症。急性淋巴管炎波及所属区域淋巴结时，即为急性淋巴结炎。致病菌常为乙型溶血性链球菌、金黄色葡萄球菌等。

【病因病理】

致病菌可来源于口咽部炎症、足癣、皮肤损伤以及各种皮肤、皮下化脓性感染灶。淋巴管炎可引起管内淋巴回流障碍，并使感染向周围组织扩散。急性淋巴结炎加重时可向周围组织扩散，细胞组织崩解液化、集聚成为脓肿。感染的代谢产物可引起全身性炎症反应。

【临床表现】

1. 急性淋巴管炎

（1）网状淋巴管炎：又称丹毒，好发于下肢和面部。起病急，皮肤表现为鲜红色片状红疹，中央较淡，边界清楚并略隆起。红肿范围扩散较快，中央红色可随之消退而转为棕黄色。局部有烧灼样疼痛，红肿区可有水泡，常伴周围淋巴结肿大、疼痛，感染加重可导致全身脓毒症。下肢丹毒反复发作可引起淋巴水肿，甚至发展成"象皮肿"。

（2）管状淋巴管炎：常见于四肢，以下肢最多见，常因足癣所致。以皮下浅筋膜为界可分浅、深两种。皮下浅层急性淋巴管炎在病灶表面出现一条或多条红线，中医称"红丝疔"，触之硬而有压痛。深层急性淋巴管炎无表面红线，但患肢肿胀，局部有条形触痛区。

2. 急性淋巴结炎 初期局部淋巴结肿大、疼痛和触痛，与周围软组织分界清楚，表面皮肤正常。轻者多能自愈；感染加重时有多个淋巴结肿大，可融合形成肿块，疼痛剧烈，触痛加剧，表面皮肤发红、发热；脓肿形成时有波动感，少数可破溃流脓。

【治疗原则】

积极治疗原发感染病灶。应用抗生素，注意休息，抬高患肢，以促进炎症消退。急性淋巴管炎局部外敷黄金散、玉露散或用呋喃西林溶液湿敷。急性淋巴结炎形成脓肿后应穿刺抽脓或切开减压引流。

常见护理诊断/问题和护理措施参见本节疖和痈的相关内容。

第三节 全身性感染

全身性感染是指致病菌侵入人体血液循环，并在体内生长繁殖或产生毒素而引起的严重的全身性感染或中毒症状，通常指脓毒症和菌血症。

脓毒症是指伴有全身性炎症反应，如体温、循环、呼吸、神志等明显改变的外科感染的统称。在此基础上，血培养检出致病菌者，称为菌血症。

【病因】

全身性感染通常为继发性。引起全身性感染的主要原因是致病菌数量多、毒力强和（或）机体抵抗力低下。常继发于严重创伤后的感染、各种化脓性感染、体内长期置管、不合理地应用抗生素和激素等。常见致病菌包括：

1. 革兰阴性杆菌 最常见，主要有大肠杆菌、绿脓杆菌、变形杆菌等。

2. 革兰阳性球菌 常见的有金黄色葡萄球菌、溶血性链球菌、肠球菌等。

3. 无芽孢厌氧菌 常见的有拟杆菌、梭状杆菌、厌氧葡萄球菌和厌氧链球菌。

4. 真菌 常见的有白色念珠菌、曲霉菌、毛霉菌和新型隐球菌等。

【临床表现】

主要表现为原发感染病灶、全身炎症反应和器官灌注不足三个方面。其共性临床表现是：①骤起寒战，继之高热，可高达40℃～41℃，或体温不升。②头痛，头晕，恶心，呕吐，腹胀，面色苍白或潮红，出冷汗。③烦躁或神志淡漠，谵妄甚至昏迷。④心率加快，脉搏细速，呼吸急促或困难。⑤代谢紊乱和不同程度的代谢性酸中毒。⑥严重者出现感染性休克、多器官功能障碍或衰竭、肝脾大、黄疸、皮下出血或瘀斑等。

【辅助检查】

1. 实验室检查

（1）血常规检查：白细胞计数显著升高或降低，中性粒细胞核左移，幼稚型粒细胞增多，出现中毒颗粒。大多数病人有贫血征象，且呈进行性加重趋势。

（2）血生化检查：可显示不同程度的肝、肾功能受损征象，血脂和血糖水平也可发生异常。

（3）尿常规检查：可见蛋白、血细胞、酮体和管型等。

（4）细菌学检查：在病人寒战、高热时采血进行细菌或真菌培养，较易发现致病菌。

2. 影像学检查 X线、B超、CT、MRI等检查，有助于转移性脓肿的定位诊断，也有助于对原发感染灶的情况作出判断。

【治疗原则】

采用综合治疗措施，重点是处理原发感染灶。

1. 处理原发感染灶 包括彻底清除坏死组织和异物、消灭死腔、充分引流脓肿，尽早去除与感染相关的因素。对暂时不明确原发感染灶者，应全面检查。

2. 应用抗菌药物 ①在未获得细菌培养结果之前，根据原发感染灶的性质，尽早、足量、有效地联合应用两种以上的抗菌药物。②根据细菌培养及药物敏感试验结果，予以调整。③对真菌性脓毒症应停用广谱抗菌药物，改用针对性强的抗菌药物，并全身应用抗真菌药物。

3. 支持疗法 提供高热量、高蛋白、高维生素、易消化的饮食，必要时提供肠内、肠外营养支持；补充血容量，输注新鲜血，纠正低蛋白血症；控制高热，纠正水、电解质及酸碱平衡失调；积极治疗原有的全身性疾病。

【常见护理诊断/问题】

1. 体温过高 与病菌感染有关。

2. 营养失调：低于机体需要量 与机体分解代谢增强有关。

3. 潜在并发症 感染性休克、水电解质代谢紊乱等。

【护理措施】

1. 控制感染，维持正常体温

（1）密切观察：注意体温、脉搏变化及原发感染灶的处理效果；在病人寒战、高热发作时，正确采集血标本进行细菌或真菌培养。

（2）应用抗菌药物：遵医嘱及时、准确、联合应用抗菌药物，观察药物疗效及不良反应。

（3）维持正常体温：高热者给予物理降温或药物降温，并评估降温效果；遵医嘱及时补充液体和电解质。

（4）加强静脉留置导管的护理：严格无菌操作，每日常规消毒、清洁静脉留置导管入口部位，及时更换敷料，以免并发导管性感染。

2. 营养支持　给予高热量、高蛋白、高维生素、易消化的饮食，鼓励病人多饮水。进食不足者，提供肠内、肠外营养支持，必要时遵医嘱输注清蛋白、血浆或新鲜全血等。

3. 并发症的观察与护理

（1）感染性休克：密切观察病情变化，若发现病人意识障碍、体温升高或降低、心率加快、脉搏细速、呼吸急促、面色苍白或发绀、尿量减少、白细胞计数明显升高等感染性休克表现，应立即报告医师，并积极配合抢救。

（2）水、电解质代谢紊乱：注意观察有无口渴、皮肤弹性降低、尿量减少或红细胞比容增高等缺水表现。对高热和大量出汗者，遵医嘱及时补充液体和电解质，定时监测血电解质水平的变化。若发现异常情况，及时报告医师，并协助处理。

第四节　特异性感染

特异性感染是由特异性致病菌引起的感染，本节重点介绍破伤风的相关知识。

破伤风是由破伤风杆菌侵入人体所致的一种特异性感染，是由细菌外毒素引发的以局部和全身性肌强直、痉挛和抽搐为特征的一种毒血症。常继发于各种创伤后，亦可发生于不洁条件下分娩的产妇和新生儿。

【病因】

破伤风杆菌为革兰阳性厌氧芽孢杆菌，其广泛存在于泥土、人畜粪便和尘埃中。破伤风杆菌及其毒素不能侵入正常皮肤和黏膜，但一旦发生开放性的损伤，甚至细小的木刺或锈钉刺伤，都可能感染破伤风。尤其是伤口深而窄、局部缺血、异物残留、填塞过紧、引流不畅或同时混有其他需氧菌感染等导致伤口缺氧，更利于破伤风的发生。

【病理生理】

破伤风杆菌的主要致病因素为外毒素，即痉挛毒素和溶血毒素。痉挛毒素与神经组织有特殊的亲和力，可经血液循环和淋巴系统至脊髓前角细胞或脑干运动神经核，与中间联络神经细胞的突触相结合，抑制突触释放抑制性传递介质，使 α 运动神经系统因失去抑制而兴奋性增强，引起随意肌紧张性收缩与痉挛；同时还可阻断脊髓对交感神经的抑制而致血压升高、心率增快、大汗等。溶血毒素则可引起局部组织坏死和心肌损害。

【临床表现】

1. 临床分期　根据临床表现分为三期，即潜伏期、前驱期和发作期。

（1）潜伏期：一般为 7 ~ 8 日，最短 24 小时，最长可达数月。潜伏期越短，预后越差。新生儿破伤风常在断脐带后 7 日左右发病，俗称"七日风"。

（2）前驱期：表现为乏力、头晕、头痛、咀嚼无力、咬肌酸胀、烦躁不安、打哈欠等，常持续 12 ~ 24 小时。

（3）发作期：典型症状是在肌肉紧张性收缩（肌强直、发硬）的基础上，呈阵发性强烈痉挛。通常最先受影响的肌群是咀嚼肌，以后依次为面部表情肌、颈、背、腹、四肢肌和膈肌。病人相继出现咀嚼不便、张口困难，甚至牙关紧闭；病情进一步加重可出现苦笑面容、颈项强直、角弓反张。膈肌痉挛可导致面唇青紫，呼吸困难，甚至呼吸暂停，以致危及生命。在肌肉持续紧张收缩的基础上，任何轻微的刺激，如光线、声响、接触、饮水等均可诱发全身肌群强烈的阵发性痉挛。发作时病人口吐白沫，大汗淋漓，呼吸急促，口唇发绀，流涎，牙关紧闭，磨牙，头颈频频后仰，手足抽搐不止。每次发作持续数秒或数分钟不等，间歇时间长短不一。发作时神志清楚，表情痛苦。发作频繁者，提示病情严重。

2. 并发症　并发症是导致破伤风病人死亡的主要原因，如窒息、心力衰竭或肺部感染。

强烈肌痉挛可致肌断裂，甚至骨折。膀胱括约肌痉挛可引起尿潴留。持续呼吸肌群和膈肌痉挛可致呼吸骤停，甚至窒息。肌痉挛和大量出汗可导致水、电解质及酸碱平衡失调，严重者可发生心力衰竭。

病程一般为 3 ~ 4 周。自第 2 周起症状逐渐缓解，肌紧张和反射亢进可持续一段时间。部分病人在恢复期间可出现一些精神症状，如幻觉、言语或行为错乱等，多能自行恢复。

【辅助检查】

伤口渗出物做涂片检查可发现破伤风杆菌。

【治疗原则】

1. 清除毒素来源　彻底清除坏死组织和异物，敞开伤口，充分引流，局部可用 3% 过氧化氢溶液或 1：5000 高锰酸钾溶液冲洗。对伤口已愈合者，须仔细检查痂下有无窦道或死腔。

2. 中和游离毒素

（1）注射破伤风抗毒素（TAT）：早期使用 TAT，一般用量为 2 万 ~ 5 万单位，肌内注射或加入 5% 葡萄糖溶液 500 ~ 1000mL 缓慢静脉滴注。剂量不宜过大，用药前须做皮内过敏试验，以免引起过敏反应或血清病。

（2）注射破伤风人体免疫球蛋白（TIG）：早期应用有效，常用剂量为 3000 ~ 6000U，肌内注射，一般只用 1 次。

3. 控制和解除痉挛 控制和解除痉挛是治疗的重要环节。目的是使病人镇静，降低其对外界刺激的敏感性，控制或减轻痉挛。可根据病情交替使用镇静、解痉药物，如 10% 水合氯醛 20 ~ 40mL，保留灌肠；或苯巴比妥钠 0.1 ~ 0.2g，肌内注射；或地西泮 10mg，肌内注射或静脉滴注，每日 2 ~ 3 次。病情严重者，可予以冬眠 1 号合剂（氯丙嗪、异丙嗪各 50mg，哌替啶 100mg，加入 5% 葡萄糖 250mL）缓慢静注，注意低血压者禁用。痉挛发作频繁且不易控制者，可用 2.5% 硫喷妥钠 0.25 ~ 0.5g 缓慢静注，但需警惕发生喉头痉挛和呼吸抑制。新生儿破伤风要慎用镇静、解痉药物，应酌情使用洛贝林、尼可刹米等。

4. 防治并发症 防治并发症是降低破伤风病人死亡率的重要措施。

（1）保持呼吸道通畅，预防窒息、肺不张、肺部感染等；抽搐频繁不易控制者，应尽早行气管切开术，必要时行人工辅助呼吸。

（2）遵医嘱补充水和电解质，必要时予以 TPN 营养支持，防止水、电解质失衡和营养不良。

（3）合理使用青霉素和甲硝唑，预防感染。

【预防措施】

创伤后及时、彻底清理伤口，改善局部血循环是预防的关键。此外，人工免疫可使人体产生较稳定的免疫力，包括主动免疫和被动免疫两种方法。

1. 主动免疫 目前尚难推广。以安全、可靠的破伤风类毒素为抗原，注射人体后产生抗体，从而获得主动免疫。小儿对本病的主动免疫可与百日咳、白喉等疫苗联合应用而获得，合称"百白破"疫苗。

2. 被动免疫 未接受过主动免疫者，伤后尽早皮下注射破伤风抗毒素（TAT）1500 ~ 3000U。但其作用短暂，有效期仅 10 日左右，故对深部创伤、有潜在厌氧菌感染可能的病人，1 周后追加注射 1 次 TAT。TAT 过敏试验阳性者，应按脱敏法注射，即将 1mL 抗毒素分成 0.1mL、0.2mL、0.3mL 和 0.4mL，用生理盐水分别稀释至 1mL，按自小到大的剂量分次肌内注射，每次间隔半小时，直至全量注完。每次注射后须观察病人有无面色苍白、皮疹、皮肤瘙痒、打喷嚏、关节疼痛和血压下降等症状；一旦发生，应立即停止注射 TAT，同时皮下注射肾上腺素 1mg 或肌内注射麻黄碱 50mg（成人剂量）。

【护理评估】

1. 健康史 评估病人的一般情况；询问有关开放性损伤病史，如木刺、锈钉刺伤等；了解伤口的深度、开口大小、是否清创及预防接种史；有无肌痉挛及其发作的持续时间、间隔时间、严重程度等。

2. 身体状况

（1）局部：评估病人身体各部位有无刺伤、扎伤或骨折等，损伤的部位、范围、深度和有无红肿、污染等。若为新生儿，注意其脐带残端有无红肿等感染征象。

（2）全身：评估病人的肌痉挛和呼吸状况；有无呼吸困难、窒息、尿潴留等并发症。

（3）辅助检查：了解实验室、影像学及伤口渗出物涂片的检查结果，以判断病情及预后。

3. 心理和社会支持状况 了解病人有无因隔离性治疗措施而产生孤独和无助感；评估病人和家属对疾病知识的认知程度，家庭对治疗费用的承受能力及社会支持状况。

【常见护理诊断/问题】

1. 有窒息的危险 与持续性喉头和呼吸肌痉挛、误吸、痰液堵塞气道有关。
2. 有体液不足的危险 与痉挛性消耗、大量出汗有关。
3. 营养失调：低于机体需要量 与肌痉挛消耗、摄入障碍有关。
4. 尿潴留 与膀胱括约肌痉挛有关。
5. 潜在并发症 受伤、尿潴留等。

【护理措施】

1. 一般护理

（1）休养环境：将病人置于单人隔离病室，温湿度适宜，保持安静、遮光。避免各类干扰，减少探视；医护人员说话、走路要低声、轻巧；使用器具时避免发出噪音。治疗、护理等各项操作尽量集中，可在使用镇静剂后 30 分钟内完成，以免刺激病人引起抽搐。

（2）用药护理：遵医嘱准确、及时使用 TAT、TIG、镇静解痉药、肌松剂、抗生素、降温药等，观察并记录用药后的效果。

（3）消毒隔离：破伤风杆菌具有传染性，应严格执行接触隔离措施。医护人员接触病人时应穿隔离衣，戴帽子、口罩和手套。所有器械、敷料均须专用，使用后予以灭菌处理，用后的敷料须焚烧。病人的生活用品、排泄物均应严格消毒，防止交叉感染。

2. 保持呼吸道通畅 床旁常规备好气管切开包、氧气吸入装置、急救药品和物品，保证急救所需。对频繁抽搐不易控制、无法咳痰或有窒息危险者，应尽早行气管切开，以便改善通气，清除呼吸道分泌物，必要时进行人工辅助呼吸。气管切开者应注意做好呼吸道护理。协助病人翻身、叩背，以利排痰。频繁抽搐者，禁止经口进食，以防误吸。

3. 维持体液平衡 保持静脉通路通畅，遵医嘱补液，纠正水、电解质失衡。每次抽搐发作后应检查静脉通路，防止因抽搐致输液管堵塞、脱落而影响治疗。

4. 加强营养　能经口进食者，给予高热量、高蛋白、高维生素的饮食，少量多餐，以免引起呛咳、误吸。病情严重不能经口进食者，予以鼻饲或静脉输液，必要时提供TPN，以改善病人的营养状况。

5. 密切观察病情　设专人护理，动态监测生命体征的变化；抽搐发作时，观察并记录抽搐发作的次数、症状、持续时间和间隔时间；注意病人意识、尿量的变化，加强心肺功能监护，警惕并发症的发生。

6. 保护病人，防止受伤　病人发生抽搐时，应用合适的牙垫，防止舌咬伤。使用带护栏的病床，必要时加用约束带固定病人，防止抽搐发作时坠床或自我伤害。关节部位放置软垫保护，防止肌腱断裂或骨折。

【健康教育】

1. 疾病知识宣教　宣传破伤风的预防知识，加强自我保护意识，避免创伤；普及科学接生，防止发生新生儿及产妇破伤风。

2. 就诊指导　出现下列情况应及时到医院就诊，注射TAT：①任何深而窄的外伤切口，如木刺、铁钉刺伤等。②伤口虽浅，但沾染人、畜粪便者。③医院外的急产或流产，未经消毒处理者。④陈旧性异物摘除术前。

3. 主动免疫　儿童应定期注射破伤风类毒素或"百白破"三联疫苗，以获得主动免疫。

> 知识链接

气性坏疽

气性坏疽是指由梭状芽孢杆菌引起的一种以肌坏死或肌炎为特征的急性特异性感染。本病是火器伤中最为严重、发展最快的并发症之一，如不及时诊治，可丧失肢体或危及生命，死亡率可达20%~50%。防治措施包括早期彻底清创，敞开伤口，预防其发生；一旦发生，应早期诊断，及时治疗，避免残废或死亡。

案例讨论

病人，男性，40岁，工人。右手拇指被铁钉扎伤6日，伤口未进行处理。晨起出现头痛、头晕、咀嚼无力、咬肌酸胀等症状，住院治疗。查体：T 38.2℃，P 88次/分，R 20次/分，BP 120/80mmHg。症见右手拇指黑紫肿胀、张口困难、牙关紧闭、弯肘、半握拳等。实验室检查：血钙2.6mmol/L，白细胞计数 12×10^9/L，中性粒细胞比例85%。

问题：

1. 此病人最可能的医疗诊断是什么？
2. 目前主要的治疗原则有哪些？
3. 健康教育的内容有哪些？

第九章　损伤病人的护理

📖 学习目标

　　1. 掌握损伤的概念；创伤和烧伤的临床表现、护理措施。

　　2. 熟悉创伤和烧伤的概念、治疗原则及健康教育。

　　3. 了解创伤和烧伤的病理生理、辅助检查、护理评估及护理诊断/问题。

　　损伤是指各种致伤因素作用于机体所造成的组织结构完整性破坏或功能障碍及其所引起的局部和全身反应。损伤有广义和狭义之分，广义的损伤由机械性、物理性、化学性、生物性等因素引起；狭义的损伤又称创伤，由机械性因素所致。

第一节　创伤病人的护理

　　创伤是指机械性致伤因素作用于机体所造成的组织结构完整性破坏或功能障碍，是临床最常见的一种损伤。

【分类】

　　1. 根据损伤部位分　根据损伤部位可分为颅脑损伤、颈部损伤、胸部损伤、腹部损伤、骨盆损伤和四肢损伤等。

　　2. 根据损伤组织分　根据损伤组织可分为软组织损伤、内脏器官损伤或骨骼损伤等。

　　3. 根据皮肤完整性分　根据皮肤完整性可分为闭合性损伤和开放性损伤。

　　(1) 闭合性损伤：闭合性损伤是指损伤部位皮肤黏膜保持完整，多为钝性暴力引起。常见的有挫伤、扭伤、挤压伤、震荡伤、关节脱位、闭合性骨折和内脏伤等。

　　(2) 开放性损伤：开放性损伤是指损伤后皮肤黏膜有破损，有伤口和出血，深部组织或器官与外界相通。常见的有擦伤、刺伤、挫裂伤、切割伤、撕脱伤和火器伤等。

　　4. 根据伤情轻重分　根据伤情轻重可分为轻度损伤、中度损伤和重度损伤。

　　(1) 轻度损伤：伤及局部软组织，只需局部处理或小手术治疗，无生命危险。

　　(2) 中度损伤：伤及广泛软组织，可伴腹腔脏器损伤、上下肢骨折等复合伤，需手术治疗，但一般无生命危险。

（3）重度损伤：指危及生命或治愈后留有严重残疾的损伤。

【病理生理】

机体在致伤因素的作用下，迅速产生各种局部和全身性防御反应，以维持内环境的稳定。

1. 局部反应 主要表现为局部创伤性炎性反应，其病理过程与一般炎症相同。损伤后局部组织细胞破坏，释放出多种炎性介质，使血管通透性增加，血浆成分外渗，引起组织肿胀；多种补体碎片、白细胞趋化因子等使白细胞系列迅速集聚于伤处，发挥吞噬和清除致病菌或异物的作用，后者加剧局部炎症反应，出现红、肿、热、痛症状。一般 3～5 日后逐渐消退。

2. 全身反应 是致伤因素作用于机体后引起的一系列神经内分泌活动增强，并由此而引起组织的各种功能和代谢改变的过程，是一种非特异性应激反应。

（1）发热反应：严重损伤时，机体释放大量的炎性介质和细胞因子，作用于下丘脑体温调节中枢致机体发热。

（2）神经内分泌系统反应：损伤后因疼痛、精神紧张、失血等创伤刺激，下丘脑－垂体－肾上腺皮质轴和交感神经－肾上腺髓质轴分泌大量的儿茶酚胺、肾上腺皮质激素和高血糖素等；同时肾素－血管紧张素－醛固酮系统被激活，以保证重要脏器的灌注和对抗致伤因素的损害作用。

（3）代谢反应：损伤后在神经内分泌系统的作用下，机体分解代谢增强，基础代谢率增高，糖、蛋白质、脂肪分解加速，糖异生增加，水、电解质和酸碱平衡紊乱。

（4）免疫反应：严重损伤可致机体免疫防御能力下降，导致机体对感染的易感性增加。

3. 损伤修复

（1）组织修复方式：理想的修复是组织缺损完全由原来性质的细胞修复，并完全恢复原组织的结构和功能，称完全恢复。由于人体各种组织细胞固有的再生增殖能力不同，大多数组织损伤后由其他性质的细胞（多为成纤维细胞）增生替代修复，称不完全修复。

（2）创伤修复过程：基本分为 3 个阶段。

1）炎性反应阶段：伤后立即发生，常持续 3～5 日。早期伤口由血凝块充填；进入炎症反应期后，渗出的血浆经酶转化成血浆纤维蛋白，取代血凝块充填伤口并构成网架。此期主要达到止血和封闭创面的目的。

2）肉芽形成阶段：成纤维细胞、内皮细胞等增殖、分化、迁移，分别合成、分泌胶原等组织基质和逐渐形成新生毛细血管，并共同构成肉芽组织，充填伤口，形成瘢痕愈合。

3）组织塑形阶段：主要是胶原纤维交联和强度的增加，多余的胶原纤维被降解和吸收，过度丰富的毛细血管网逐渐消退，伤口的黏蛋白和水分减少等；最终使受伤部位外观与功能得以改善。

（3）创伤愈合类型

1）一期愈合：又称原发愈合。组织修复以原来细胞为主，仅含少量纤维组织，局部无感染，创缘整齐、密切、呈线状，组织结构和功能修复良好。多见于创伤程度轻、范围小、无感染的伤口或创面。

2）二期愈合：又称瘢痕愈合。组织修复以纤维组织为主，组织缺损多，创缘不齐，瘢痕明显，愈合后对局部结构和功能有不同程度的影响。多见于创伤程度重、范围大、坏死组织多及伴有感染的伤口。

（4）影响创伤愈合的因素

1）局部因素：伤口感染是最常见的影响因素。其他如创伤范围大、异物存留、伤口引流不畅、包扎过紧和局部血液循环障碍等也不利于伤口愈合。

2）全身因素：主要影响因素有年纪大、营养不良、大量使用细胞增生抑制剂（如皮质类固醇等）及合并糖尿病、结核、肿瘤等慢性疾病，常致伤口愈合延迟。

【临床表现】

因创伤的原因、部位、程度等不同，临床表现各异。本节仅介绍常见创伤的共性表现，内脏损伤表现在相关章节介绍。

1. 局部表现

（1）疼痛：创伤后疼痛程度不一。疼痛在活动时加剧，制动后减轻，常在伤后 2 ~ 3 日后逐渐缓解。若疼痛持续或加重可并发感染。

（2）肿胀：因受伤局部出血和液体渗出所致。常伴发红、青紫、瘀斑、血肿或肿胀。严重肿胀可致局部组织或远端肢体血供障碍。

（3）功能障碍：局部疼痛、肿胀常使病人活动受限；神经、肌肉和骨骼损伤时可出现功能障碍。

（4）创口和出血：是开放性损伤特有的征象。擦伤的创口多较浅；刺伤的创口小而深；切割伤的创口较整齐；撕裂伤的创口多不规则；出血量随创伤部位和程度而异，若有小动脉破裂，可喷射出血。

2. 全身表现

（1）发热：中、重度创伤病人常有发热，一般不超过 38.5℃。中枢性高热，体温可达 40℃，发热时伴脉搏、呼吸加快。

（2）全身炎症反应综合征：创伤后由于交感神经 - 肾上腺髓质系统兴奋、儿茶酚胺及其他炎性介质的大量释放、疼痛、精神紧张和血容量减少等因素可引起体温、心血管、呼吸和血细胞等方面的异常。主要表现为体温 >38℃ 或 <36℃；心率 >90 次/分；呼吸 >20 次/分或过度通气，$PaCO_2$ < 32mmHg；血白细胞计数 >12×10^9/L 或 <4×10^9/L，或未成熟细胞 >0.1%。

【辅助检查】

1. 实验室检查

（1）血常规和红细胞比容：可判断失血、血液浓缩或感染情况。

（2）尿常规：有助于判断有无泌尿系统损伤。

（3）血生化检查：疑有肾损伤的病人，可进行肾功能检查；疑有胰腺损伤时，可检测血淀粉酶；血电解质和血气分析有助于了解有无水、电解质及酸碱平衡紊乱。

2. 影像学检查

（1）X 线透视或摄片：可明确有无骨折、脱位、金属异物存留和胸腹腔内游离气体等。

（2）B 超检查：可明确有无肝、脾、肾、胰腺等实质性器官的损伤和有无腔内积液、积血等。

（3）CT、MRI 检查：主要用于诊断颅脑损伤、腹部实质性器官及腹膜后的损伤。

3. 诊断性穿刺和置管检查 有助于判断内脏器官有无破裂、出血，如胸腔穿刺可明确气胸或血胸等；腹腔穿刺或灌洗可证实内脏破裂、出血；导尿管灌注试验可诊断尿道断裂或膀胱损伤；监测中心静脉压可辅助判断血容量和心功能状况等。

【治疗原则】

伤情较复杂时应优先抢救生命，待生命体征稳定后再实施其他治疗措施。

1. 全身处理

（1）维持呼吸和循环功能：保持呼吸道通畅，给予氧气吸入，必要时行气管插管或气管切开，机械辅助通气；快速补液、输血，尽快恢复有效循环血量，防治休克。

（2）支持治疗：保护重要脏器功能，给予肠内、肠外营养支持，纠正水、电解质及酸碱平衡失调。

（3）镇静止痛：正确包扎、复位、固定及适当制动，以减轻或缓解疼痛；疼痛剧烈且诊断明确者，遵医嘱给予镇痛剂。

（4）防治感染：开放性创伤在伤后 12 小时内注射破伤风抗毒素，并及时、合理地使用抗菌药物。

2. 局部处理

（1）开放性创伤：大多数开放性损伤需手术处理，以修复断裂的组织。应根据伤口类型和有无污染作相应的处理。

1）清洁伤口：多指无菌手术切口，可以直接缝合。

2）污染伤口：指有细菌污染但尚未构成感染的伤口。其主要处理方法是清创术，使之尽量转化为清洁伤口，再行直接缝合或延期缝合。

清创术

清创术是指在一定时间内利用局部浸润或全身麻醉方法，通过对一般性污染伤口的处理使之转变为清洁伤口并争取Ⅰ期愈合的手术。其具体步骤为清洗去污，麻醉清创，缝合引流，包扎固定。清创时间越早越好，伤后6~8小时为最佳时间，此时清创一般可达到Ⅰ期愈合。若污染较重或超过8小时才处理，清创后伤口放置引流条，并行延期愈合。

3）感染伤口：指发生感染的伤口。这类伤口要先引流，再行敷料交换，又称换药，是处理感染性伤口的基本措施。其目的是清除伤口的分泌物、坏死组织或异物，保持引流通畅，控制感染，促进肉芽生长和伤口愈合。

（2）闭合性创伤

1）单纯性软组织损伤者，局部制动，抬高患肢；早期局部冷敷，12小时后改用热敷；局部血肿形成时可加压包扎。

2）闭合性骨折，如骨折和脱位者，需进行复位、固定。

3）合并重要脏器、组织损伤者，须行手术探查。

【护理评估】

1. 健康史 评估病人的年龄、职业、生活习惯及营养状况；了解受伤原因、时间、地点、部位以及伤后表现、现场救治、转运途中伤情变化等；既往有无高血压、糖尿病等慢性疾病，有无手术史和药物过敏史。

2. 身体状况

（1）局部：检查受伤部位有无伤口、出血；有无瘀斑、血肿、异物及功能障碍；有无合并伤及其他脏器损伤等。

（2）全身：观察病人的意识、生命体征及尿量等变化，有无出现休克、感染、挤压综合征等并发症。

（3）辅助检查：了解血常规、血生化、X线、B超、CT、MRI等检查结果，以判断伤情。

3. 心理和社会支持状况 了解病人突然遭受创伤后的心理变化和心理承受能力；评估病人和家属对治疗方法的认知程度，家庭对治疗费用的承受能力及社会支持状况。

【常见护理诊断/问题】

1. 疼痛 与创伤、局部炎症反应或伤口感染有关。

2. 体液不足 与严重损伤、失血过多有关。

3. 组织完整性受损 与组织器官受损、结构破坏有关。

4. 潜在并发症 休克、感染、挤压综合征等。

【护理措施】

1. 急救护理

（1）抢救生命：在现场经简单评估后，找出危及生命的紧迫问题，立即就地救护。必须优先抢救窒息、大出血、张力性气胸和休克等危急伤员。救护措施包括：

①保持呼吸道通畅：清理口腔、鼻腔分泌物或异物，必要时行气管插管或气管切开，给予氧气吸入。

②心肺复苏：一经确诊为心跳、呼吸骤停，立即进行人工心肺复苏。

③止血及封闭伤口：采用手指压迫、加压包扎、扎止血带等方法，迅速控制伤口大出血；胸部开放性损伤应立即封闭；保护伤口或脱出的内脏器官。

④恢复循环血量：有条件时，现场立即开放静脉通路，快速补液。

⑤监测生命体征：现场救护过程中，密切注意病人意识、生命体征的变化。

（2）包扎：颅脑、胸部、腹部伤应用无菌敷料或干净布料包扎，如有腹腔内脏脱出，应先用干净器皿保护后再包扎，切勿还纳，以防污染。

（3）固定：肢体骨折或脱位可使用夹板、就地取材或利用自身肢体、躯干进行固定，以减轻疼痛，防止再损伤，便于搬运，注意观察患肢远端血运情况。

（4）迅速、安全、平稳地转送伤员，进一步救治。

2. 维持有效循环血量　迅速建立 2～3 条静脉输液通道，遵医嘱给予补液、输血或应用血管活性药物等，以尽快恢复有效循环血量，并维持循环的稳定。密切监测呼吸、血压、脉搏、中心静脉压和尿量等，并认真做好记录。若经积极抗休克仍不能有效维持血压时，须在抗休克同时做好手术准备。

3. 疼痛护理　肢体受伤时应抬高患肢，以促进静脉回流，减轻肿胀和疼痛；骨与关节损伤时加以固定和制动，以减轻疼痛刺激；疼痛剧烈者，遵医嘱应用镇痛剂，并注意观察药物疗效及不良反应。

4. 伤口护理

（1）开放性损伤：伤肢抬高制动；注意观察伤口有无出血、渗液、感染征象及肢端血运情况；定时更换伤口敷料；遵医嘱应用抗菌药物及破伤风抗毒素。

（2）闭合性损伤：软组织损伤（如扭伤等）可抬高或平放受伤肢体；12 小时内予以局部冷敷和加压包扎，以减少局部组织的出血和肿胀；12 小时后改用热敷，以促进血肿和炎症的吸收。指导病人进行理疗、按摩和功能锻炼。

5. 心理支持　大多数创伤是意外突发，创伤后病人常出现恐惧、紧张、焦虑等不良心理反应，护士应给予针对性的心理支持，疏导、安慰病人，并及时通知家属来人陪伴。同时，还应向病人和家属尽量解释创伤后的各项诊疗知识，消除他们的思想顾虑，积极配合治疗与护理。

6. 并发症的观察与护理

（1）感染

①伤口感染：多见于开放性损伤者，表现为体温升高、脉速；伤口红、肿、热明

显；已减轻的疼痛加重；有脓性分泌物；血象增高；等等。

②胸腹腔内感染：常见于闭合性损伤累及消化道、呼吸道或泌尿道时，除具有感染的共性表现外，还伴相应组织或脏器的症状与体征。

③特异性感染：如破伤风、气性坏疽等。

针对不同性质的感染，给予相应的治疗与护理。

（2）挤压综合征：凡肢体受到重物长时间挤压导致局部肌肉缺血、缺氧改变，继而引起肌红蛋白血症、肌红蛋白尿、高血钾和急性肾衰竭为特点的全身性改变，称为挤压综合征。当局部压力解除后，病人出现肢体肿胀、压痛、主动活动及被动牵拉活动引起疼痛、皮温下降、感觉异常、弹性减退，24 小时内出现茶褐色尿或血尿等改变，提示挤压综合征的可能，应及时告知医师，并协助切开减压，清除坏死组织；早期禁止抬高患肢及对患肢进行按摩和热敷；遵医嘱应用 5% 碳酸氢钠和利尿剂，防止肌红蛋白阻塞肾小管；做好腹膜透析或血液透析的相应护理。

【健康教育】

1. 安全知识宣教　普及安全知识，加强安全防护意识，避免创伤；掌握一些初步的急救措施。

2. 康复指导　伤后恢复期加强功能锻炼，促进机体功能恢复，预防肌肉萎缩和关节僵直等并发症。

3. 就诊指导　一旦受伤，无论是开放性创伤还是闭合性创伤，均应及时就诊；开放性损伤尽早进行清创术，并注射破伤风抗毒素。

第二节　烧伤病人的护理

烧伤泛指由热力、光源、电流、化学物质及放射线等因素所引起组织损伤的统称。通常意义的烧伤多指单纯因热力，如火焰、热液、热蒸气、热金属物体等所致的组织损伤。本节主要介绍热力烧伤的相关内容。

【病理生理】

根据烧伤的病理生理特点，病程大致可分为三期，各期常相互重叠。

1. 急性体液渗出期　此期又称休克期。烧伤后最早的反应是体液渗出，2~3 小时最快，8 小时达高峰，随后逐渐减缓，48 小时趋于稳定并开始回吸收。此期由于体液的大量渗出和各类炎症介质的释放，容易导致低血容量性休克。

2. 感染期　烧伤后皮肤生理屏障被破坏，渗出液回吸收，全身免疫功能低下，对病原菌的易感性增加，可并发局部和全身性感染。即使浅度烧伤，若处理不当，也可发生创周炎症（如蜂窝织炎等）。深度烧伤形成的凝固性坏死和焦痂至伤后 2~3 周进入溶解期，若处理不当，可形成烧伤创面脓毒症，严重者可导致死亡。

3. 修复期　烧伤早期出现炎症反应的同时组织修复开始。浅度烧伤多能自行修复，无瘢痕；深Ⅱ度烧伤靠残存的上皮岛融合修复，3~4周愈合，留有瘢痕；Ⅲ度烧伤创面的纤维化修复是不可避免的，将形成瘢痕或挛缩，导致肢体畸形和功能障碍。

【临床表现】

1. 症状

（1）疼痛：烧伤后病人常出现局部剧烈疼痛。

（2）休克：严重烧伤病人可出现面色苍白、呼吸急促、脉搏细数、脉压减少、皮肤湿冷、尿量减少等低血容量性休克的症状。

（3）发热：大面积烧伤病人可出现体温升高等反应。

2. 体征

（1）局部体征：根据烧伤深度分为Ⅰ度、浅Ⅱ度、深Ⅱ度和Ⅲ度烧伤（表9-1）。

表9-1　烧伤局部临床特点

烧伤深度		损伤组织层次	感 觉	局部临床表现	愈合时间及预后
（红斑性）	Ⅰ度	表皮浅层	感觉敏感、灼痛	无水疱、皮肤完整，有红斑，局部温度稍高	3~5日脱屑愈合，不留瘢痕
Ⅱ度（水疱性）	浅Ⅱ度	表皮全层和真皮浅层	感觉过敏、剧痛	大水疱、疱壁薄、易剥脱，创底潮湿、鲜红、水肿，渗液多	如无感染，两周内愈合，短期色素沉着，不留瘢痕
	深Ⅱ度	表皮至真皮深层，有皮肤附件残留	感觉稍迟钝、拔毛痛	小水疱，疱壁厚、不易剥脱，创底微红或红白相间，水肿明显，渗出少	如无感染，3~4周愈合，有轻度瘢痕和色素沉着
（焦痂性）	Ⅲ度	皮肤全层或达皮下组织、肌肉、骨骼	感觉迟钝、痛觉消失	无水疱，创面呈皮革样，颜色蜡黄或焦黄，甚至炭化呈焦痂，创底可见树枝状栓塞的血管	3~5周焦痂脱落，呈肉芽创面，难愈合，愈合后留有瘢痕或畸形

（2）吸入性烧伤：多见于头面部烧伤病人，面、颈、口鼻周围常有深度烧伤创面，鼻毛烧伤，口鼻有黑色分泌物；有呼吸道刺激症状，咳出炭末样痰，声音嘶哑，呼吸困难，肺部可闻及哮鸣音；严重者常死于窒息。

【伤情判断】

1. 烧伤面积的估计　烧伤面积以相对体表面积的百分率表示。估计方法很多，目前国内多采用中国新九分法和手掌法。

（1）中国新九分法：根据实测人体体表面积而获得的估计方法，适用于较大面积烧伤的评估。该法是将人体体表总面积划分为11个9%的等份，另加1%。其中头颈部为9%（1个9%），双上肢为18%（2个9%），躯干（包括会阴）为27%（3个9%），双下肢（包括臀部）为46%（5个9%+1%，图9-1、表9-2）。

儿童头大、下肢短，估计烧伤面积时应予注意，可按下列简易公式计算：头颈部面

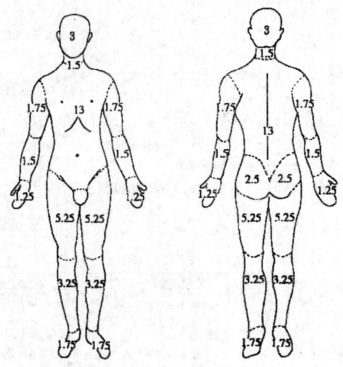

图 9 – 1　成人体表各部位表面积的估计（%）

积 = ［9 +（12 – 年龄）］% ；双下肢面积 = ［46 –（12 – 年龄）］%（表 9 –2）。

表 9 – 2　中国新九分法

部位		占成人体表面积（%）		占儿童体表面积（%）
头 颈	头 部	3		
	面 部	3	9 ×1 = 9	9 +（12 – 年龄）
	颈 部	3		
双上肢	双 手	5		
	双前臂	6	9 ×2 = 18	9 ×2
	双上臂	7		
躯 干	躯干前	13		
	躯干后	13	9 ×3 = 27	9 ×3
	会 阴	1		
双下肢	双 臀	5		
	双 足	7	9 ×5 + 1 = 46	46 –（12 – 年龄）
	双小腿	13		
	双大腿	21		

成年女性的双臀和双足各占 6%。

（2）手掌法：不论性别、年龄，若将五指并拢、单掌的手掌面积占体表面积的 1%

（图9-2）。此法简易，常用于小面积烧伤的估计，也可辅助九分法评估烧伤面积。

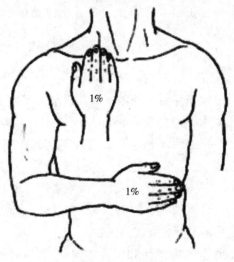

图9-2 手掌法

2. 烧伤深度的识别 目前普遍采用的是三度四分法，即Ⅰ度、浅Ⅱ度、深Ⅱ度和Ⅲ度（图9-3）。Ⅰ度、浅Ⅱ度烧伤为浅度烧伤，深Ⅱ度和Ⅲ度烧伤则为深度烧伤。

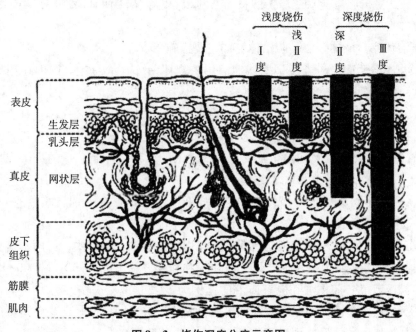

图9-3 烧伤深度分度示意图

3. 烧伤严重程度判断

（1）轻度烧伤：Ⅱ度烧伤总面积在9%以下。

（2）中度烧伤：Ⅱ度烧伤面积在10%~29%之间，或Ⅲ度烧伤面积不足10%。

（3）重度烧伤：烧伤总面积30%~49%，或Ⅲ度烧伤面积10%~19%；或总面积、

Ⅲ度烧伤面积虽未达到上述范围，但已合并休克、吸入性烧伤或有较重复合伤者。

（4）特重烧伤：烧伤总面积在50%以上；或Ⅲ度烧伤面积在20%以上；或存在严重的吸入性烧伤、复合伤等。

【治疗原则】

1. 现场急救 目的是尽快消除致伤原因，脱离现场，实施生命救治。

（1）迅速脱离致热源：烧伤现场急救最重要的是灭火，救人，迅速脱离致热源。火焰烧伤，应尽快脱离火场，就地翻滚或跳入水池灭火，切忌奔跑或用双手扑打火焰；电击伤，应立即切断电源；酸、碱等化学烧伤，先擦净皮肤上的化学物质，再用大量清水冲洗。

（2）保持呼吸道通畅：火焰、烟雾可致吸入性损伤，引起呼吸困难、呼吸窘迫，应仔细观察烧伤征象，必要时可放置通气管，行气管插管或切开。合并一氧化碳中毒者，应移至通风处，并给予高流量氧气或纯氧吸入。

（3）保护创面：防止创面的再损伤和污染。剪开贴身衣服，不可强力撕脱，防止扯破被粘贴的创面皮肤；裸露的创面立即用无菌敷料、干净布类覆盖或行简单包扎后迅速就诊；协助病人调整体位，避免创面受压。

（4）其他救治：严重烧伤者，尽快建立静脉通道，给予补液治疗；口渴明显、烦躁不安者，适量口服淡盐水或烧伤饮料；鼓励和安慰病人，使其保持情绪稳定；疼痛剧烈者，酌情使用镇静止痛药物。

2. 防治休克 液体疗法是防治休克的主要措施。

（1）补液总量：根据烧伤早期体液渗出的规律估计补液总量。国内通用按烧伤面积和体重计算补液量。

1）伤后第1个24小时：每1%烧伤面积（Ⅱ度、Ⅲ度）每公斤体重补充胶体液和电解质液共1.5mL（小儿为2.0mL），另加每日生理需要量2000mL（小儿按年龄或体重计算）。补液遵循先快后慢、先晶后胶、交替输入的原则，补液总量的一半在伤后8小时内输入，剩余部分在16小时内输完。

2）伤后第2个24小时：胶体液和电解质液量为第1个24小时计算量的1/2，再加每日生理需要量。

3）伤后第3个24小时：视伤者病情变化而定。在抢救过程中，一时不能获得血浆时，可用低分子量的血浆代用品，以扩张血管和利尿，总用量不宜超过1000mL。

（2）补液种类：胶体液和电解质液的比例为1∶2，重度烧伤改为1∶1。电解质溶液首选平衡盐液，并适当补充碳酸氢钠溶液；胶体液首选同型血浆，紧急抢救时可用低分子量的血浆代用品，但总用量不宜超过1000mL，Ⅲ度烧伤病人适量输注全血；生理需要量一般用5%~10%葡萄糖液。

3. 处理创面 主要目的是清洁、保护创面；防治感染，及时封闭创面，促进愈合。

（1）初期清创：在抗休克后尽早清创，即清洗、消毒、清理创面。浅Ⅱ度创面的小水疱可不予处理，注意保护创面，避免再损伤；大水疱用无菌注射器抽吸，疱皮破裂时应剪除。深Ⅱ度创面的水疱皮和Ⅲ度创面的坏死表皮应及时清除。再根据烧伤的部位、面积等选择包扎疗法、暴露疗法。

（2）包扎疗法：适用于面积较小或四肢的浅Ⅱ度烧伤。清创后用油纱布覆盖创面，再用多层吸水性强的消毒纱布包裹，包扎厚度一般为2~3cm，包扎范围应超过创面边缘5cm。包扎松紧适宜，压力均匀，注意外露指（趾）末端，关节置于功能位。

（3）暴露疗法：适用于头面部、会阴部和大面积烧伤者。将病人暴露在清洁、干燥、温暖的空气中，使创面的渗液及坏死组织干燥结痂，以暂时保护创面，局部涂敷1%磺胺嘧啶银霜或溶液、碘伏等。

（4）手术治疗：对深度烧伤创面，及早手术治疗。

①切痂：切除烧伤组织达深筋膜平面。

②削痂：削除坏死组织至健康组织平面。

③植皮：新鲜创面可做自体游离皮片移植、皮瓣移植等，以修复皮肤与组织的严重缺损，减轻功能障碍。

4. 防治感染　导致烧伤创面感染的常见菌种为绿脓杆菌、金黄色葡萄球菌、大肠杆菌、白色葡萄球菌、真菌等。防治措施：

（1）及时、积极地纠正休克。

（2）正确处理烧伤创面：这是防治全身性感染的关键措施，尤其是深度烧伤创面，应尽早切痂、削痂和植皮。

（3）应用抗感染药物：遵医嘱，合理应用抗感染药物和破伤风，防治感染。

（4）营养支持：根据病情，给予肠内或肠外营养。

【护理评估】

1. 健康史　评估病人的年龄、职业、婚姻、生活方式和营养状况；了解烧伤的原因、部位、现场情况以及伤后表现、现场救治等；既往有无呼吸道慢性病史，有无手术史和药物过敏史。

2. 身体状况

（1）局部：检查烧伤部位有无红肿、水疱、焦痂等，有无吸入性烧伤的表现。

（2）全身：观察病人的意识、生命体征变化，有无血容量不足的表现，有无全身感染的征象。

（3）辅助检查：了解血常规、血生化、B超、CT等检查结果，以估计伤情及预后。

3. 心理和社会支持状况　了解病人突然遭受烧伤后的心理变化和心理承受能力；评估病人和家属对治疗方法的认知程度与期望程度，家属对病人关爱、理解及照顾程度。

【常见护理诊断/问题】

1. 有窒息的危险　与头面部、呼吸道或胸部等部位烧伤有关。

2. 体液不足　与烧伤创面渗出液过多、血容量减少有关。

3. 皮肤完整性受损　与烧伤导致组织破坏有关。

4. 悲伤　与烧伤后毁容、肢残及功能障碍有关。

5. 潜在并发症 感染、应激性溃疡等。

【护理措施】

1. 吸入性烧伤的护理

（1）保持呼吸道通畅：及时清除口鼻和呼吸道分泌物，鼓励病人深呼吸、用力咳嗽及咳痰；对气道内分泌物多或呼吸道黏膜水肿、坏死组织脱落者，应及时经口鼻或气管插管或气管切开予以吸净。

（2）密切观察呼吸情况：若病人出现刺激性咳嗽、咳黑痰、呼吸困难、呼吸加快、血氧饱和度下降、血氧分压下降等表现，应积极做好气管切开或气管插管的准备，并加强术后护理。

（3）吸氧：中、重度吸入性烧伤病人多有不同程度缺氧，一般用鼻导管或面罩给氧，氧浓度40%左右，氧流量4~5L/min。合并一氧化碳中毒者，可经鼻导管予以高浓度氧或纯氧吸入，有条件时可采用高压氧治疗。

2. 休克期护理 迅速建立2~3条能快速输液的静脉通路，保证各种液体及时输入，尽早恢复有效循环血量；遵循"先晶后胶、先盐后糖、先快后慢"的输液原则，合理安排输液种类和速度；根据血压、中心静脉压、尿量、心率、末梢循环及精神状态等判断液体复苏的效果。

3. 创面护理

（1）包扎疗法护理：抬高患肢，保持各关节功能位；注意观察肢体远端感觉、血运情况；保持创面敷料清洁、干燥，若有渗液浸湿、污染或异味，及时更换敷料；定时翻身，防止发生压疮；夏天预防中暑。

（2）暴露疗法护理：安排隔离病室，保持病室清洁，室温维持在30℃~32℃，相对湿度40%左右；严格消毒隔离制度，注意保持床单位清洁、干燥，避免大小便污染；保持创面干燥，如有渗液，及时用消毒棉球吸净，严格无菌操作；适当约束肢体，防止抓伤；定时翻身或使用翻身床，避免创面长时间受压而影响愈合。

（3）特殊烧伤部位的护理

1）眼部烧伤：及时用无菌棉签清除眼部分泌物，局部涂烧伤膏或用烧伤膏纱布覆盖加以保护，保持局部湿润，防止并发结膜炎或角膜炎。

2）耳部烧伤：及时清理耳道流出的分泌物，在外耳道入口处放置无菌干棉球并经常更换；耳周部烧伤应用无菌纱布铺垫，尽量避免侧卧，以免耳廓受压，防止并发中耳炎或耳软骨炎。

3）鼻烧伤：及时清理鼻腔内分泌物及痂皮，鼻黏膜表面涂烧伤膏，以保持局部湿润，避免出血；合并感染者，可给予抗生素药液滴鼻。

4）会阴部烧伤：多采用暴露疗法。保持创面清洁、干燥；在严格无菌操作下留置导尿管，并每日用0.02%呋喃西林冲洗膀胱、0.1%苯扎溴铵溶液冲洗会阴，预防尿路及会阴部感染。

4. 心理护理 烧伤病人的心理压力尤为严重，特别担心容貌、身体、形象的改变影响生活、工作和社交。护士应鼓励病人说出对意外、烧伤及手术等内心的真实感受，尽量稳定其情绪，耐心解释烧伤病情及创面愈合的基本过程，尽早使病人有勇气正视或触及自身的创面，增强其独立性及参与力所能及的自我护理，以早日重返社会。

5. 并发症的观察与护理

（1）**感染**：若病人出现寒战、高热和脉搏加快，创面出现脓性分泌物、坏死和异味，外周血白细胞计数和中性粒细胞比例明显升高，应警惕发生感染的可能。

护理措施：严格消毒隔离制度，病人宜安置在设有层流装置的单人病房；密切观察病情，以早期发现和处理烧伤创面感染灶和脓毒症；做好口腔和会阴部护理，防止创面污染；加强各种引流管的护理，严格无菌操作；定期做室内环境、创面、血液及各种排泄物、分泌液的细菌培养和药物敏感试验；合理应用广谱、高效的抗感染药物和抗霉菌药物；加强营养支持，提高机体免疫力。

（2）**应激性溃疡**：指继发于严重烧伤、休克、多器官功能衰竭等严重应激反应的胃、十二指肠黏膜急性溃疡和黏膜糜烂出血。若烧伤病人呕吐咖啡色物或呕血、排柏油样大便或胃肠减压管内引流出咖啡色液体或新鲜血，提示发生应激性溃疡的可能，应立即报告医生，并协助处理。

护理措施：协助病人取平卧，将头偏向一侧，防止误吸；留置胃肠减压管，及时吸出胃内容物，经胃管注入冰生理盐水洗胃；遵医嘱静脉滴注雷尼替丁或奥美拉唑、生长抑素、前列腺素等以抑制胃酸分泌，保护胃黏膜，同时给予止血药；对经药物治疗无效或合并穿孔者，尽快作好急症手术准备。

【健康教育】

1. **安全知识宣教**　普及防火、灭火及自救等安全知识，提高防护意识，避免烧伤。

2. **康复指导**　烧伤早期，应采取舒适体位并维持各部位的功能位置；避免对瘢痕性创面的机械性刺激，如搔抓和局部摩擦等；伤口愈合后应尽早下床活动，逐渐进行肢体及关节的活动锻炼，最大限度地恢复机体生理功能。

3. **自理能力指导**　指导生活自理能力训练，鼓励病人参与一定的家庭和社会活动，树立重返工作岗位的信心，早日重返社会。

知识链接

常见的动物咬伤

1. 犬咬伤　随着家养宠物数量的增多，犬咬伤的发生率相应增加。被犬咬伤后，其唾液中携带的致病病毒可引发狂犬病。

狂犬病又称恐水症，是由狂犬病病毒引起的一种人畜共患的中枢神经系统急性传染病。潜伏期短者 10 日，多数为 1~2 个月。发病初起伤口周围麻木、疼痛，继之出现发热、烦躁、恐水、怕风、咽喉痉挛，最后导致肌瘫痪、昏迷、循环衰竭而死亡。咬伤后迅速彻底清洗伤口极为重要，须于伤后当日、3 日、7 日、14 日、28 日各注射 1 次狂犬疫苗。

2. 毒蛇咬伤 毒蛇咬伤以南方多见，多发生于夏、秋两季。毒蛇咬伤后伤口局部常有一对较深的齿痕，蛇毒（神经毒素、血液毒素或混合毒素）注入体内，可引起严重全身中毒症状，甚至危及生命。毒蛇咬伤后应迅速绑扎伤口上方，立即行伤口冲洗、清创及周围封闭，同时应用解蛇毒中成药、抗蛇毒血清、破伤风抗毒素和抗菌药物。

案例讨论

病人，女性，40岁，体重60kg。中午不慎被沸水烫伤，急诊住院治疗。查体：表情痛苦，T 36.7℃，P 100 次/分，R 22 次/分，BP 110/80mmHg。双下肢（包括会阴部）及前胸约4个掌面积烧伤，呈小水疱，基底红白相间，皮温稍低，肿胀明显。

问题：

1. 作为现场目击者应采取哪些救护措施？
2. 此病人的烧伤面积、深度及严重程度。
3. 试制订该病人的补液方案。

第十章　肿瘤病人的护理

📖 学习目标

1. 掌握肿瘤的概念；恶性肿瘤的临床表现、护理措施。
2. 熟悉恶性肿瘤的治疗原则、预防措施及健康教育。
3. 了解肿瘤的分类；恶性肿瘤的病因、病理生理、辅助检查、护理评估及护理诊断/问题；常见的体表良性肿瘤。

第一节　概　述

肿瘤是人体正常细胞在不同的始动与促进因素长期作用下，发生过度增生与异常分化所形成的新生物。新生物一旦形成，不受人体正常生理机制的调节，也不因病因消除而停止增生，反而破坏正常组织与器官，对人体危害极大。

【分类】

根据肿瘤的形态学和生物学行为，可分为良性肿瘤、恶性肿瘤和交界性肿瘤。

1. **良性肿瘤**　一般称为"瘤"。良性肿瘤通常有包膜，或边界清楚，呈膨胀性生长，且速度缓慢，色泽和质地接近相应的正常组织。瘤细胞分化成熟，组织和细胞形态变异较小，少有核分裂象。无浸润和转移能力。彻底切除后少有复发，对机体危害较小。

2. **恶性肿瘤**　来自上皮组织者称为"癌"，来源于间叶组织者称为"肉瘤"，胚胎性肿瘤常称为母细胞瘤。恶性肿瘤通常无包膜或边界不清，向周围组织浸润生长，且速度快；瘤细胞分化不成熟，有不同程度的异型性，对机体危害大；病人常因转移、复发而导致死亡。

3. **交界性肿瘤**　交界性肿瘤是指组织形态和生物学行为介于良性和恶性之间的肿瘤。

第二节 恶性肿瘤病人的护理

恶性肿瘤是机体在各种致瘤因素长期作用下，某一正常的组织细胞发生异常分化和过度无限增生的结果。随着疾病谱的改变，恶性肿瘤已成为我国目前常见的死亡原因之一。我国最常见的恶性肿瘤在城市依次为肺癌、胃癌、肝癌、肠癌、乳腺癌，在农村为胃癌、肝癌、肺癌、食管癌、肠癌。

【病因】

肿瘤的病因尚未完全明确。目前认为，肿瘤是环境与基因相互作用引起的，是多因素协同作用的结果。

1. 环境因素

（1）化学因素：化学致癌物质很多，包括环境污染，有些食物和药物。如烷化剂（有机农药、硫芥等）可致肺癌和造血器官肿瘤；多环芳香烃类化合物（3，4苯并芘）与皮肤癌、肺癌有关；亚硝胺类与食管癌、胃癌和肝癌的发生有关；黄曲霉素污染食物可致肝癌、胃癌等。

（2）物理因素：如电离辐射可致皮肤癌、白血病；紫外线过度照射可引起皮肤癌；长期进食过热、过硬的食物可诱发食管癌。

（3）生物因素：主要是病毒，如EB病毒与鼻咽癌、伯基特淋巴瘤相关；乙型肝炎病毒与肝癌有关；幽门螺杆菌感染与胃癌的发生有关。

2. 机体因素

（1）遗传因素：越来越多的证据表明，肿瘤与遗传因素有密切关系，如食管癌、胃癌、肝癌、鼻咽癌、乳腺癌等有家族史倾向。

（2）内分泌因素：某些激素与肿瘤发生有关，较为明确的是雌激素、催乳素与乳腺癌发生有关；雌激素与子宫内膜癌有关；生长激素可以刺激肿瘤的发展。

（3）免疫因素：先天或后天免疫缺陷者易发生恶性肿瘤，如艾滋病病人易患恶性肿瘤；器官移植后长期使用免疫抑制剂者，肿瘤发生率明显升高。

（4）心理、社会因素：人的性格、情绪、工作压力及环境变化等，可影响人体内分泌和免疫功能的变化而诱发肿瘤。

【病理生理】

1. 恶性肿瘤的发生发展 可分为癌前期、原位癌和浸润癌三个阶段。从病理形态上看，癌前期表现为上皮增生明显，伴有不典型增生。原位癌是指癌变细胞局限于上皮层、未突破基膜的早期癌。浸润癌指原位癌突破基膜向周围组织浸润、发展，破坏周围组织的正常结构。

2. 肿瘤细胞的分化 恶性肿瘤细胞可分为高分化、中分化和低分化（或未分化）3类，或称Ⅰ级、Ⅱ级、Ⅲ级。高分化细胞形态接近正常，恶性程度低，预后好；未分化细胞核分裂较多，恶性程度高，预后差；中分化细胞的恶性程度和预后介于两者之间。

3. 转移方式

（1）直接蔓延：肿瘤细胞向与原发灶相连续的组织扩散生长，如直肠癌侵及骨盆壁。

（2）淋巴道转移：多数先转移至邻近区域淋巴结，也可出现"跳跃式"越级转移；还可发生皮肤淋巴管转移。

（3）血道转移：肿瘤细胞侵入血管，随血流转移到远处部位，如腹内肿瘤可经门脉系统转移到肝。

（4）种植性转移：肿瘤细胞脱落后在体腔或空腔内脏器官内发生的转移，最多见的为胃癌种植转移至盆腔。

4. 肿瘤分期 有助于合理制订治疗方案，正确评价治疗效果，判断预后。国际抗癌联盟提出了 TNM 分期法，其中 T 指原发肿瘤，N 为淋巴结，M 为远处转移；再根据肿块大小、浸润深度在字母右下方以数字 0~4 表示肿瘤的发展程度。0 代表无，1 代表小，4 代表大，无法判断肿瘤体积以 T_x 表示。无远处转移为 M_0，有远处转移为 M_1。根据 TNM 的不同组合，临床再将肿瘤分为 I 期、II 期、III 期、IV 期，各类肿瘤的 TNM 分类具体标准由各专业委员会协定。

【临床表现】

取决于肿瘤的性质、发生组织、所在部位以及发展程度，一般早期多无明显症状。尽管不同类型肿瘤表现不一，但有其共同特点。

1. 局部表现

（1）肿块：常是体表或浅在肿瘤的首要症状。由于肿瘤性质不同，肿块具有不同的硬度、活动度及有无包膜。位于深部或内脏的肿块不易触及，但可出现毗邻组织受压或空腔内脏器官梗阻等症状。

（2）疼痛：肿块的膨胀性生长、破溃或感染等使末梢神经或神经干受到刺激或压迫，出现局部刺痛、隐痛、烧灼痛或放射痛，夜间更为明显。空腔内脏器官肿瘤可致痉挛而产生绞痛。

（3）溃疡：恶性肿瘤可因生长迅速、血供不足而继发坏死，或因继发感染而发生溃烂，可有恶臭和血性分泌物。

（4）出血：恶性肿瘤破溃或侵犯血管，可有出血症状。上消化道肿瘤可有呕血或黑便；下消化道肿瘤可见血便或黏液血便；肺癌可发生咯血或血痰；子宫颈癌可有血性白带或阴道出血等。

（5）梗阻：肿瘤可导致空腔脏器阻塞，随部位不同而出现不同症状，如胃癌伴幽门梗阻可致呕吐、肠肿瘤可致肠梗阻等。

（6）浸润与转移症状：可出现区域淋巴结肿大、局部静脉曲张、肢体水肿。若发生骨转移可有疼痛、硬结或病理性骨折等表现。

2. 全身表现 早期多无明显症状，或仅有非特异性表现，如消瘦、乏力、贫血、体重下降等；直至肿瘤晚期，病人出现全身衰竭，呈现恶病质。

【辅助检查】

1. 实验室检查 血、尿及大便常规检查，常可提供诊断线索；血生化检查，由于特异性不强，多用于辅助诊断；具有特异性与灵敏性的免疫学检测指标，对于恶性肿瘤的筛查、诊断及预后判断均有重要意义，常用有癌胚抗原（CEA）、胚胎抗原（AFP）、肿瘤相关抗原等。

2. 影像学检查 X线、B超、CT、MRI及放射性核素等各种检查方法，可明确有无肿块及其所在部位、形态、大小等，有助于肿瘤的诊断及其性质的判断。

3. 内镜检查 可直接观察空腔脏器、纵隔、胸腔及腹腔等部位病变，同时可取细胞或组织行病理学检查，对肿瘤的诊断具有重要价值。

4. 病理学检查 包括细胞学和组织学两部分，是目前确定肿瘤最直接而可靠的依据。

【治疗原则】

肿瘤治疗多采用综合治疗方法，包括手术治疗、化学药物治疗、放射治疗、生物治疗和中医药治疗等。

1. 手术治疗 目前手术切除实体肿瘤仍然是最有效的治疗方法。根据手术目的不同而分为不同种类。

（1）根治性手术：切除原发癌所在器官的部分和全部，连同周围的正常的组织和区域淋巴结。

（2）姑息性手术：目的是通过手术解除或减轻症状，如晚期大肠癌伴肠梗阻时行肠造口术。

（3）诊断性手术：指经不同方式，如活检或探查术获取肿瘤组织标本进行病理学检查，明确诊断后再进行相应的治疗。

（4）预防性手术：指切除癌前期病变的治疗，如大肠肿瘤性息肉、黏膜白斑等。

（5）其他：如激光手术切割或激光气化治疗，快速简便，损伤、出血较少，多用于头面部肿瘤病人。

2. 非手术治疗

（1）化学药物治疗：简称化疗，是一种应用特殊化学药物杀灭恶性肿瘤细胞或组织的治疗方法，是一种辅助疗法。对于中晚期肿瘤病人往往是综合治疗中的重要手段。因药物缺乏特异性，在杀伤肿瘤细胞的同时也杀伤了机体正常细胞，对机体毒性作用较大。

（2）放射治疗：简称放疗，是利用放射线（如X线、γ射线等）的电离辐射作用，破坏或杀灭肿瘤细胞，从而达到治疗目的的一种方法，是治疗恶性肿瘤的主要手段之一。

（3）生物治疗：是应用生物学方法改善个体对肿瘤的应答反应及直接效应，包括基因治疗和免疫治疗两大类。

（4）内分泌治疗：某些肿瘤的发生和发展与体内激素水平密切相关，可进行内分泌治疗，如内分泌去势治疗等。

（5）中医药治疗：运用中医扶正祛邪、化瘀散结、清热解毒、通筋活络等原理，以中药补益气血、调理脏腑，配合手术及化疗、放疗，促进肿瘤病人的康复。

【预防】

恶性肿瘤是由环境、营养、饮食、遗传、病毒感染和生活方式等多种因素相互作用而引起的疾病。国际抗癌联盟认为，1/3 恶性肿瘤可以得到预防，1/3 恶性肿瘤若能早期诊断可以治愈，1/3 恶性肿瘤可以改善症状，延长生命，并据此提出了恶性肿瘤的三级预防。

1. 一级预防　一级预防为病因预防。目的是消除或减少可能致癌的因素，降低发病率。约80%以上的恶性肿瘤由环境因素所致，故实现一级预防的措施在于保护环境，控制大气、水源、土壤等污染；改变不良的饮食习惯、生活方式，戒烟禁酒，多食新鲜果蔬，忌食高盐、霉变食物；减少职业性暴露于致癌物中；接种疫苗等。

2. 二级预防　二级预防是指早期发现，早期诊断，早期治疗，以提高生存率，降低死亡率。主要手段是对无症状的自然人群进行以早期发现恶性肿瘤为目的的普查工作。一般以某种肿瘤的高发区和高危人群为对象进行选择性筛查，以改善检出肿瘤病人的预后。

3. 三级预防　三级预防是指治疗后的康复，包括提高患者生存质量，减轻痛苦，延长生命，重在对症治疗。

近年来开展的化学预防和免疫预防为癌症预防开拓了新领域。

【护理评估】

1. 术前评估

（1）健康史

1）一般情况：包括年龄、性别、职业和婚姻状况；女性病人月经史、生育史、哺乳史。

2）病因与诱因：有无不良的饮食习惯、生活方式，如吸烟、饮酒等；与职业因素有关的接触史与暴露史；有无经历重大精神刺激、剧烈情绪波动；家族中有无肿瘤病人。

3）发病情况：有无肿块及肿块发展速度，是否伴随疼痛、出血、梗阻等症状。

4）既往史：有无其他部位肿瘤病史、麻醉史、手术史；有无用药史、过敏史；有无其他系统伴随疾病。

（2）身体状况

1）局部：肿块的部位、大小、质地、边界及活动度；有无疼痛，疼痛的性质与程度；肿瘤有无坏死、溃疡、出血等继发症状；颈部、锁骨上、腹股沟区有无淋巴结肿大。

2）全身：有无肿瘤引起的相应器官功能改变和全身性表现；有无消瘦、乏力、低热、贫血、恶病质等症状。

3）辅助检查：了解实验室检查结果，B 超、X 线、CT 和 MRI 等检查有无占位性病变，以评估内脏器官功能损害程度、营养状况以及各种治疗的耐受情况。

2. 术后评估 麻醉类型、手术方式、肿瘤的临床分期及预后，术后康复及心理变化等情况。

3. 化疗后评估 评估病人是否出现化疗药物的毒副反应。常见的有脱发、恶心、呕吐、静脉炎、静脉栓塞、感染、出血、药物外渗引起皮肤软组织损伤以及心、肝、肺、肾等器官功能损害及神经系统毒性。

4. 放疗后评估 评估病人是否出现放疗的毒副反应，如骨髓抑制、皮肤黏膜改变和胃肠道反应等。

5. 心理和社会支持状况

（1）认知程度：肿瘤病人对疾病诱因、常见症状、麻醉类型、手术方式及可能导致的并发症、放疗、化疗、疾病预后及康复知识的认知程度与配合程度。

（2）心理反应：评估病人的心理状况，包括对肿瘤诊断的心理承受能力，对治疗效果、预后等心理反应。

（3）经济和社会支持状况：评估家庭对病人手术、化疗、放疗的经济承受能力；家属对疾病及其治疗方法、预后的认知程度及心理承受能力；家属对病人关爱、理解和支持的程度。

【常见护理诊断/问题】

1. 焦虑/恐惧 与肿瘤诊断、畏惧手术及担忧预后有关。

2. 疼痛 与肿瘤生长侵及神经、手术创伤有关。

3. 营养失调：低于机体需要量 与肿瘤消耗、摄入不足有关。

4. 潜在并发症 静脉炎、静脉栓塞、感染、出血等。

【护理措施】

1. 心理护理 恶性肿瘤的诊断，无论对病人还是家庭都是沉重的打击。护士应根据病人的心理反应进行针对性的心理疏导，消除负性情绪的影响，树立战胜疾病的信心。

（1）震惊否认期：病人初知病情后，眼神呆滞，不言不语，知觉淡漠甚至晕厥，继之极力否认，怀疑诊断的可靠性，甚至辗转多家医院就诊、咨询。此系病人面对疾病应激产生的保护性心理反应，可缓解其焦虑与恐惧的程度，但易延误治疗。此期护士应鼓励病人家属给予其情感上的支持、生活上的照顾，使之有安全感。

（2）愤怒期：当病人接受疾病现实后，随之会产生恐慌、哭泣，继而愤怒、烦躁、不满，常迁怒于亲属和医务人员，甚至百般挑剔，无理取闹，直至出现冲动性行为。此虽属适应性心理反应，但若长期存在，必将导致心理障碍。此期护士应通过交谈和沟通，尽量鼓励病人表达自己的内心感受和想法，纠正其认知错误，并介绍成功治疗的经验，教育和引导病人正视现实。

（3）磋商期：病人开始步入"讨价还价"阶段，常心存幻想，遍访名医，寻求偏方，祈求生命的延长。此时，幻想虽可产生负面影响，但在某种程度上可支持病人，使其重新树立与疾病抗争的信念。此期病人具有良好的遵医行为。因此，应维护病人的自尊，尊重其隐私，兼顾身心需求，提供心理支持。

（4）抑郁期：当治疗效果不理想、病情恶化、疼痛难忍、肿瘤复发时，病人往往感到绝望无助，对治疗失去信心，表现为悲伤抑郁，沉默寡言，黯然泣下，不听劝告，不遵医嘱，甚至有自杀倾向。此期护士应给予病人更多关爱与抚慰，诱导其发泄不满，鼓励家人陪伴，尽量满足病人的各种需求。

（5）接受期：病人经过激烈的内心挣扎，接受事实，心境变得平和，不再自暴自弃，并能积极配合治疗与护理。晚期病人常处于消极被动的应付状态，不再关注自我的角色，专注于自身症状和体征，处于平静、无望的心理状态。此期护士应加强与病人沟通，尊重其意愿，满足其需求，尽可能提高其生活质量。

2. 疼痛护理　为病人提供舒适、安静的环境，鼓励病人参与娱乐活动分散注意力，如松弛疗法、音乐疗法等。晚期肿瘤疼痛难以控制者，可按三级阶梯镇痛方案处理。

一级镇痛法：适用于疼痛较轻者，可用阿司匹林等非阿片类解热消炎镇痛药。

二级镇痛法：适用于中度持续性疼痛者，采用可待因等弱阿片类药物。

三级镇痛法：适用于强烈持续疼痛者，应用强阿片类药物，如吗啡、哌替啶等。

癌性疼痛的给药原则：口服，按时，按阶梯，个体化给药。药物剂量根据病人的疼痛程度和需要由小到大，直至疼痛消失为止，不应对药物限制过严，导致用药不足。

3. 营养支持

（1）术前：肿瘤病人多伴有贫血、消瘦、食欲不振等营养不良状况，易致术后感染性并发症，故须重视术前的营养支持，以提高其对手术的耐受力。创造良好的进餐环境，鼓励病人进食高蛋白、高热量、高维生素、易消化的食物；伴疼痛或恶心不适者，餐前可适当用药物控制症状；对经口摄入不足者，提供肠内、肠外营养支持，以改善营养状况。

（2）术后：病人肠蠕动尚未恢复前，可经肠外途径供给所需能量和营养素，以利于创伤康复；能经口进食者，给予易消化且营养丰富的饮食；康复期病人少量多餐、循序渐进地恢复到正常饮食。

（3）化疗和放疗：给予病人正确的饮食指导，提高饮食的营养价值，保证营养供给。鼓励病人摄入高蛋白、低脂肪、易消化的清淡食物，多饮水。注意调整食物的色香味，少量多餐。忌辛辣、油腻等刺激性食物，戒烟禁酒。保持口腔清洁，增进食欲。严重呕吐、腹泻者，遵医嘱静脉补液，必要时提供肠内、肠外营养支持。

4. 并发症的观察与护理

（1）化疗：大多数化疗药物在抑制或杀伤肿瘤细胞的同时，对机体正常组织，特别是代谢增殖旺盛的器官组织或细胞有不同程度的损害，并在出现疗效的同时，常伴不同程度的毒性反应。

1）静脉炎、静脉栓塞：根据药性选用适宜的溶媒稀释，现配现用；选择合适的给药途径和方法，现多经深静脉给药，以减少对血管壁的刺激；合理安排给药顺序，若从周围静脉给药，应有计划地由远端开始合理选择静脉并注意保护，妥善固定针头以防滑脱、药液外渗导致局部组织坏死。若怀疑药物外渗，应立即停止输液，并给予针对性的处理。

2）感染：每周检查血常规 1 次，白细胞低于 $3.5 \times 10^9/L$ 者遵医嘱停药或减量；血小板低于 $80 \times 10^9/L$、白细胞低于 $1.0 \times 10^9/L$，做好保护性隔离，给予必要的支持治疗，如中药调理、成分输血等，必要时遵医嘱应用升血细胞类药。加强病室空气消毒，减少探视，预防医源性感染。

3）出血：观察病人血常规变化，骨髓严重抑制者，注意有无齿龈出血、皮肤瘀斑、血尿、血便等全身出血倾向；监测血小板计数，低于 $50 \times 10^9/L$ 时避免外出，低于 $20 \times 10^9/L$ 时要绝对卧床休息，限制活动。协助做好生活护理，注意安全，避免受伤，同时监测病人神志和生命体征的变化；尽量避免肌内注射和用硬毛牙刷刷牙。

4）脏器功能障碍：了解化疗方案，熟悉化疗药物剂量、作用途径、给药方法及毒副作用，做到按时、准确用药。化疗药物宜现配现用，不可久置。推注过程中注意控制速度，并密切注意病人的反应。化疗过程中密切观察病情变化，监测肝肾功能，了解病人的不适主诉，准确记录出入水量，鼓励多饮水，碱化尿液，以减少或减轻化疗所致的毒副作用。

5）其他：保持病室整洁，创造舒适的休养环境，减少不良刺激。协助脱发病人选购合适的发套，避免因外观改变所致的负性情绪。

（2）放疗：放疗是一种无选择性的损伤性治疗，即治疗过程对肿瘤和正常组织器官产生同样的破坏作用。

1）皮肤、黏膜损伤：保持皮肤清洁、干燥，穿着柔软的棉质衣服，勤换洗；照射野皮肤忌摩擦、理化刺激，洗澡禁用肥皂、粗毛巾搓擦，局部用软毛巾吸干；局部皮肤有红斑瘙痒时，禁搔抓，禁用酒精、碘酒等涂擦，防止发生蜂窝织炎；照射野皮肤出现脱皮现象时，禁用手撕脱，让其自然脱落，一旦撕破难以愈合；外出避免阳光直射；放疗期间可使用滴鼻剂和漱口液，加强局部黏膜清洁。

2）感染：严格执行无菌操作，防止交叉感染；指导并督促病人注意个人卫生，如口腔清洁等；鼓励病人多进食，增加营养，提高免疫力。每周检查血常规 1 次，监测病人有无感染症状和体征，若白细胞低于 $1.0 \times 10^9/L$，做好保护性隔离。

3）脏器功能障碍：肿瘤所在器官或照射野内的正常组织受射线影响可发生一系列反应，如胸部照射后形成放射性肺纤维变，膀胱照射后可出现血尿，胃肠道受损后出血、溃疡和形成放射性肠炎等。因此，放疗期间应加强对照射器官功能状态的观察，对症护理，有严重不良反应时，应及时报告医师，暂停放疗。

5. 围术期护理 参见第六章和各种恶性肿瘤的相关内容。

【健康教育】

1. 保持心情舒畅　各种精神刺激、情绪波动可促进肿瘤的发生和发展。鼓励病人保持良好心态，勇敢面对，避免不良情绪的刺激。

2. 加强营养　术后、放疗、化疗以及康复期病人应均衡膳食，摄入高蛋白、高热量、富含膳食纤维的各类营养素，多食新鲜果蔬，饮食宜清淡、易消化。

3. 运动与功能锻炼　指导病人适时、适量运动，以利于调整机体内在功能，增强抗病能力，减少各类并发症。对于因术后器官、肢体残缺而引起生活不便者，应早期协助和鼓励其进行功能锻炼，使其具备基本的自理能力和必要的劳动能力，减少对他人的依赖。

4. 继续治疗　鼓励病人积极配合治疗，有针对性地提供化疗、放疗等方面的信息资料，提高其对各种治疗反应的识别和自我照顾能力；督促病人按时用药和接受各项后续治疗，以缓解临床症状，减少并发症，降低复发率。

5. 加强随访　肿瘤病人应终身随访。手术治疗后最初 3 年内至少每 3 个月随访 1 次，继之每半年随访 1 次，5 年后每年随访 1 次。随访可早期发现复发或转移征象。各类肿瘤的恶性程度不一，通常用 3 年、5 年、10 年的生存率表示某病种的临床疗效。

第三节　良性肿瘤病人的护理

良性肿瘤可发生于全身不同器官和组织，因肿瘤的来源和发生部位不同，其病理生理变化和临床表现各异。临床常分为各脏器良性肿瘤和体表良性肿瘤；前者因所在器官不同而存在不同的临床特点和处理原则，本节仅叙述体表良性肿瘤。

【治疗原则】

体表良性肿瘤主要来源于皮肤、皮肤附件和皮下组织等浅表软组织，需与真性肿瘤相鉴别。

1. 皮肤乳头状瘤　由表皮乳头样结构的上皮增生所致，同时向表皮下乳头状延伸，有蒂，单发或多发，表面常角化。好发于躯干、四肢和会阴，易恶变。手术切除为首选治疗方法。

2. 黑痣　为良性色素斑块，分为皮内痣、交界痣和混合痣。皮内痣可高出皮肤，表面光滑，有汗毛，很少恶变。交界痣位于基底细胞层，向表皮下延伸，呈扁平状，色素较深，好发于手、足，易恶变。混合痣为皮内痣与交界痣同时出现，当色素加深、变大或瘙痒、疼痛时，可能恶变，应及时完整切除。

3. 纤维瘤　指位于皮肤及皮下的纤维组织肿瘤。呈单个结节状，边界清，质硬，生长缓慢，活动度大，极少恶变。可手术切除。

4. 脂肪瘤　为脂肪样组织的瘤状物。多数单发，也可多发。边界清，质地软，无痛，生长缓慢。女性多见，好发于躯干、四肢。位于深部者可恶变，应及时手术切除。

5. 神经纤维瘤 来源于神经鞘膜的纤维组织及鞘细胞。常位于四肢屈侧较大的神经干上，多发，对称，大多无症状。手术切除时避免损伤神经干。

6. 血管瘤 多为先天性，生长缓慢，根据结构可分为毛细血管瘤、海绵状血管瘤和蔓状血管瘤。

（1）毛细血管瘤：好发于颜面、肩、头皮和颈部，以女性多见。出生时即有皮肤红点或小红斑，渐增大、色加深并隆起。若增大速度快于婴儿发育，则为真性肿瘤。瘤体界线分明，压之可稍有退色，释手后恢复红色。多数为错构瘤，1年内可停止生长或消退。早期瘤体较小时，手术切除或液氮冷冻临床疗效均良好。

（2）海绵状血管瘤：由小静脉和脂肪组织构成。多位于皮下组织、肌内，少数在骨或内脏。皮肤色泽正常或呈青紫色。肿块质软，边界不太清，可有触痛和钙化结节，应及早手术切除，以免增大而影响局部组织功能。

（3）蔓状血管瘤：由较粗的迂曲血管构成，范围较大。大多来自静脉，也可来自动脉或动静脉瘘。好发于皮下和肌组织，还可侵及骨组织。外观常见蜿蜒的血管，有明显的压缩性和膨胀性，或可闻及血管杂音或触及硬结。应争取手术切除。

7. 囊性肿瘤及囊肿 均应手术切除。

（1）皮样囊肿：为囊性畸胎瘤。好发于眉梢或颅骨缝，呈圆珠状，质硬，可与颅内交通呈哑铃状。

（2）皮脂囊肿：非真性肿瘤，为皮脂腺排泄受阻所形成的囊肿，囊内为油脂样"豆渣物"，易继发感染而伴奇臭。以头面部及背部多见。

（3）表皮样囊肿：由外伤所致表皮移位于皮下而生成的囊肿。常见于臀、肘等易受伤或摩擦部位。

（4）腱鞘或滑液囊肿：非真性肿瘤，由浅表滑囊经慢性劳损而发生黏液样变。好发于手腕、足背肌腱或关节附近，屈曲关节时有坚硬感。可加压挤破或抽出囊液，但易复发，手术治疗较为彻底。

【护理措施】

参见本章第二节相关内容。

案例讨论

病人，男性，65岁，退休干部。消化性溃疡病史10年余，近3月出现上腹隐痛、反酸、嗳气、食欲减退、消瘦、乏力等表现。入院查体：贫血貌，精神欠佳，T 36.2℃，P 72次/分，R 20次/分，BP 110/70mmHg，左锁骨上淋巴结肿大，腹部可触及2cm×2cm×1.5cm大小的肿块，质硬，边缘不规则。

问题：

1. 该病人最可能的医疗诊断是什么？
2. 若要明确诊断，还应做哪些辅助检查？
3. 目前主要的护理诊断/问题有哪些？

第十一章 器官移植病人的护理

学习目标

1. 掌握器官移植的护理措施。

2. 熟悉器官移植的概念、术前准备及健康教育；肾移植和肝移植的适应证、手术方式。

3. 了解器官移植的分类、护理评估及护理诊断/问题。

第一节 概 述

器官移植是指通过手术的方法将某一个体的活性器官移植到另一个体的体内，继续发挥原有的功能。移植的器官称为移植物，提供移植物的个体称为供体，接受移植物的个体称为受体。

【分类】

1. 根据供体和受体间的遗传关系分 根据供体和受体间的遗传关系可分为自体移植、同质移植、同种异体移植和同种异种移植。

（1）自体移植：指供体、受体为同一个体，移植后无排斥反应，如自体皮肤移植。

（2）同质移植：指基因相同的不同个体之间的移植，移植后无排斥反应，如同卵双生同胞之间的移植。

（3）同种异体移植：供体、受体属于同一个种族之间的移植，移植后会发生排斥反应，如人与人之间的器官移植，是目前临床应用最广泛的移植方式。

（4）异种移植：供体、受体不属于一个种族之间的移植，移植后会引起强烈的排斥反应。目前处于动物实验研究阶段。

2. 根据移植物植入体内的部位分 根据移植物植入体内的部位可分为原位移植、异位移植或辅助移植和原位旁移植。

（1）原位移植：移植物植入到受体原器官的解剖位置。

（2）异位移植或辅助移植：移植物植入到受体原器官解剖位置以外的部位。

（3）原位旁移植：移植物植入到受体原器官的解剖位置旁。

3. 根据移植物的活力分 根据移植物的活力可分为活体移植和结构移植或支架移植。

（1）活体移植：移植物在移植中保持着活力，在移植后即恢复其原来的功能。

（2）结构移植或支架移植：移植物在移植时已丧失活力（如骨、软骨、血管、筋膜等），移植后提供支持性基质和机械解剖结构，移植后无排斥反应。

4. 根据移植器官的数量分 根据移植器官的数量可分为单一或单独移植、联合移植和多器官移植。

（1）单一或单独移植：每次只移植1个器官，如心脏、肾、肝等。

（2）联合移植：两个器官同时移植到1个个体的体内，如肝肾、心肺联合移植等。

（3）多器官移植：同时移植3个或以上的器官到1个个体的体内。

第二节 器官移植术前的准备

一、供体的选择

1. 免疫学检测 为了预防超急性排斥反应，提高移植效果，选择与受体组织相容性抗原无差异或差异小的供体作为移植物。临床常用的检测方法：

（1）ABO 血型相容试验：同种异体间移植血型相同或至少符合输血的原则。

（2）HLA 配型：国际标准有 HLA – A、B、C 及 HLA – DR、DP 和 DQ 共 6 个位点的配型相容度好。

（3）淋巴细胞毒交叉配合试验：是检测受体血清中针对供体特异性抗体反应性的最直接方法。肾、心移植要求淋巴细胞毒交叉配合试验必须 <10% 或阴性。

（4）混合淋巴液培养：是一种较可靠的组织配型试验，转化率不宜超过 30%。

（5）群体反应性抗查体测（PRA）：PRA 高的病人交叉配型阳性率高，提示不容易找到合适的供体。

2. 非免疫学检测

（1）移植器官功能正常，供体无血液病、结核病、恶性肿瘤、严重全身性感染和人类免疫缺陷病毒（HIV）感染等疾病。

（2）供体年龄以不超过 50 岁为佳。

（3）活体移植以同卵孪生间为最佳。

二、受体的准备

1. 心理准备 护士应向病人和家属讲解器官移植的相关知识，消除思想顾虑，以良好的心理状态接受手术。

2. 完善相关检查 除一般手术常规检查外，还应根据不同的移植器官进行相关检查。

3. 预防感染 病室和医务人员要做好消毒隔离措施；遵医嘱预防性应用抗菌药物。

4. 免疫抑制剂的应用　手术前或术中即开始用药，具体药物及其剂量、用法、给药时间可根据移植器官的种类和受体情况而定。

三、器官的保存

1. 保存原则　安全、有效的器官保存是移植成功的先决条件，目的是保持移植器官的最大活力。离体缺血器官在35℃～37℃的常温下（称为热缺血）短时间内即趋于失去活力。

2. 保存方法　目前临床上大多采用单纯低温保存法，即通过冷灌洗使器官迅速均匀降温后，浸没于1℃～4℃的冷保存液中，直至移植。

3. 器官保存液　目前常用的器官保存液分为3类，即仿细胞内液型、仿细胞外液型和非细胞内液非细胞外液型。UW、Hartmann、HTK等器官保存液在临床最为常用。

4. 器官灌洗液　目前多采用细胞外液型液体，如乳酸林格液；多器官快速原位联合灌洗多采用保存液进行灌洗。

5. 器官的保存时限　UW保存液理论上保存肝脏可达30小时以上，但临床上一般将心、肝、胰腺、肾保存时限分别定为5小时、12小时、20小时和24小时内。

四、排斥反应

排斥反应是指受体对移植器官抗原的特异性免疫应答反应。根据其发生时间、免疫机制和组织形态学的不同，分为超急性排斥反应、延迟性超急性排斥反应、急性排斥反应和慢性排斥反应。

1. 超急性排斥反应　超急性排斥反应是以抗体介导为主的体液免疫反应，主要由受体体内存在针对供体特异性抗原的预存抗体引起的免疫应答。多发生在移植器官恢复血流后数分钟至数小时内。常见于供、受体ABO血型不合、再次移植、反复输血、多次妊娠及长期血液透析的受体。一旦发生，只有尽快摘除移植物，进行再次移植。

2. 延迟性超急性排斥反应　延迟性超急性排斥反应又称加速血管排斥反应或血管排斥反应，常发生在移植后3～5日内。一旦发生，可用激素冲击治疗结合血浆置换，有可能逆转。

3. 急性排斥反应　急性排斥反应最常见，多发生在移植术后5日至6个月内。主要由T、B淋巴细胞介导，以特异性细胞免疫为主，并有体液免疫参与的免疫应答。诊断明确后应尽早治疗，90%～95%可以逆转。

4. 慢性排斥反应　慢性排斥反应可发生在移植术后数月甚至数年，以移植物慢性缺血并纤维化萎缩为病理特征。一旦发生，再次移植是唯一有效的治疗方法。

第三节　器官移植

一、肾移植

肾移植是治疗终末期肾病最主要的手段。在临床各类器官移植中，肾移植开展较早，目前全球已有 80 多万人次接受了肾移植，且以每年 3 万余例的速度递增。

【适应证】

肾移植适用于经其他治疗无效、须行透析治疗才能维持生命的终末期肾疾病病人，如慢性肾盂肾炎、慢性肾小球肾炎、糖尿病肾病、多囊肾等疾病所致不可逆的慢性肾衰竭。

【手术方式】

肾移植手术基本采用异位移植，即髂窝内或腹膜后移植，以前者多见。将供肾动脉与受体的髂内或髂外动脉吻合，供肾静脉与受体的髂外静脉吻合，供肾输尿管与受体的膀胱吻合。一般情况下无需切除受体的病肾，但在某些特殊情况下则必须切除，如病肾为肾肿瘤、多发性肾结石合并感染等。

二、肝移植

肝移植已成为国际公认的治疗各种终末期肝病的最有效手段。据 2011 年全球移植中心统计，至 2010 年年底，肝移植总数已超过 19 万例，且以每年 1 万余例的速度递增。

【适应证】

1. **终末期良性肝病变**　如肝炎后肝硬化、乙醇性肝硬化和急、慢性肝功能衰竭等。
2. **肝脏良恶性肿瘤**　如多发性肝腺瘤病、合并肝硬化的肝细胞癌等。
3. **终末期胆道疾病**　如先天性胆道闭锁、胆汁性肝硬化等。
4. **代谢障碍性疾病**　如 α 抗胰蛋白酶缺乏病、肝糖原累积综合征等。

【手术方式】

目前临床上开展肝移植术式很多，但最常用的术式是经典原位肝移植、改良背驮式肝移植和活体部分肝移植。

1. **经典原位肝移植**　指切除病肝时连同肝后下腔静脉一并切除，供肝植入时依次吻合肝上、下腔静脉及门静脉、肝动脉和胆管。
2. **改良背驮式肝移植**　指保留受体肝后下腔静脉，将受体肝静脉与供肝上、下腔静脉吻合，而供肝下腔静脉则予结扎。
3. **活体部分肝移植**　是一种来自活体供肝的减体积式肝移植，供体多为受体的亲属，但必须以保持供体的生命安全及肝的管道结构为前提。

三、器官移植的护理

(一)术前护理

【护理评估】

1. 健康史 评估病人的一般情况;了解肝、肾疾病的发生、发展及治疗情况;既往有无高血压、糖尿病等病史;有无手术史、药物过敏史;家族中有无肝癌、肾脏肿瘤病人等。

2. 身体状况

(1)局部:肝区、肾区有无疼痛、压痛及疼痛的性质、范围、程度;皮肤、巩膜有无黄染或出血点。

(2)全身:了解肝、肾功能代偿的情况;有无贫血、消瘦等营养不良表现;有无黄疸、腹水、下肢水肿等体征;有无其他并发症或伴随症状。

(3)辅助检查:了解术前常规检查、免疫学检查结果等,以判断病情及预后。

3. 心理和社会支持状况 了解病人有无因器官移植手术而产生焦虑、恐惧等不良心理反应;评估病人和家属对肝、肾移植相关知识的认知程度,家庭经济承受能力与社会支持状况。

【常见护理诊断/问题】

1. 焦虑/恐惧 与担忧手术、害怕死亡有关。

2. 营养不良:低于机体需要量 与疾病消耗、饮食限制有关。

3. 知识缺乏 缺乏器官移植、术前准备的相关知识。

【护理措施】

1. 心理护理 器官移植,无论对病人还是家属都会造成巨大的心理和经济负担。护士应鼓励病人说出自己的内心感受,疏导、安慰病人,并尽量讲解器官移植的相关知识,消除思想顾虑,减轻对移植的恐惧与不安,增强对移植手术的信心。

2. 营养支持 根据病情指导和鼓励病人进食,宜选择高蛋白、高热量、高维生素和易消化的食物。必要时给予肠内、肠外营养支持,以改善病人营养状况,提高手术耐受力。

3. 完善术前准备 除术前常规准备外,还应做好以下相关准备:

(1)协助医生完成相关生化和免疫学检测。

(2)遵医嘱应用抗菌药物、免疫抑制剂及其他药物。

(3)肠道准备:术前 1 日进流质饮食,术前 1 日晚灌肠 1 次;肝移植病人术前 1 周还需口服驱虫剂,术前 3 日口服肠道不吸收抗菌药物。

(4)肾移植病人术前 1 日加强血液透析治疗 1 次。

4. 病室准备 病室光线、照明充足，通风良好，温湿度适宜。每日用消毒液擦拭病室地面和物体表面，定期进行空气消毒，确保病室符合器官移植病房的感染控制规范要求。病室内除一般配备外，还应配备急救器械、药品及物品等。

（二）术后护理

【护理评估】

1. 手术情况 了解麻醉方式，术中血管吻合、出血、补液、输血及尿量情况，移植器官的部位、引流管放置情况等。

2. 身体状况 评估意识状态、生命体征及肝、肾功能状况；观察切口愈合及引流情况；有无出血、感染、急性排斥反应等并发症的发生。

3. 心理和社会支持状况 了解病人有无因移植手术而导致的各种不良心理反应；病人和家属对移植术后康复知识的认知程度；家庭经济承受能力等。

【常见护理诊断/问题】

1. 低效性呼吸形态 与手术时间长、创伤大及气管插管有关。

2. 有体液不足的危险 与手术复杂、创伤大及禁食有关。

3. 潜在并发症 出血、感染、急性排斥反应等。

【护理措施】

1. 一般护理

（1）严格消毒隔离：术后常规持续隔离 10 日以上，消毒隔离参见《护理学基础》相关内容。

（2）静脉输液护理：根据病情确定输液种类，合理安排输液顺序与速度；保持静脉通路通畅；遵循"量出为入"原则，并准确记录液体出入量；肾移植病人不宜选择术侧下肢进行静脉输液。

（3）饮食护理：待病人肠功能恢复后，可给予少量流质饮食，逐渐过渡到普通饮食。肝移植病人宜给予高蛋白、高热量、高纤维素、低脂的饮食；肾移植病人宜予以低蛋白、低盐、低脂的饮食；禁用提高免疫功能的食物，如人参、红枣、木耳、香菇等，以免降低免疫抑制剂的作用。

2. 病情观察

（1）监测生命体征：动态监测体温、脉搏、呼吸、血压及血氧饱和度等变化，术后早期 15～30 分钟测量 1 次，病情平稳后改为每小时测量 1 次。

（2）监测肝、肾功能：定期检测肝、肾功能各项生化指标，了解移植肝、肾的功能状况；注意保护肝、肾功能，慎用肝毒性、肾毒性药物。

（3）切口护理：保持切口敷料的清洁、干燥；注意观察切口有无渗血、渗液、肿胀及疼痛等异常情况。

（4）引流管护理：妥善固定各引流管，避免受压、扭曲和折叠，保持引流通畅，观察并记录引流液的颜色、性状和量；更换引流袋时，应严格无菌操作。

3. 并发症的观察与护理

（1）出血：包括伤口出血和移植肝、肾血管的出血。术后密切监测生命体征、腹部体征的变化，密切观察引流液的颜色、性状和量，一旦发现出血征象，应立即通知医师，并配合紧急处理。

（2）感染：是导致移植病人死亡的主要原因之一，常发生在切口、肺部、尿路、皮肤和口腔等部位。术后应加强基础护理及消毒隔离措施；提供有效的营养支持，遵医嘱应用敏感的抗菌药物；妥善固定各引流管，保持引流通畅；若出现高热、白细胞计数升高等感染征象，应及时通知医师，并协助处理。

（3）急性排斥反应：是器官移植术后常见的并发症之一。密切观察病人的生命体征、肝肾功能及其移植区局部情况；遵医嘱正确、及时执行抗排斥的冲击治疗，并观察疗效与不良反应；抗排斥治疗后，若体温下降至正常、体重稳定、全身症状缓解或消失及移植肝、肾功能各项检查指标正常，往往提示排斥逆转。

（三）健康教育

1. 生活指导　加强饮食和口腔卫生，保持外阴清洁，勤更换内衣裤；注意保暖，防止受凉感冒；尽量少去公共场所，术后 1 个月内外出时需戴口罩。

2. 休息与运动　注意休息，合理安排作息时间。运动强度、幅度以循序渐进为宜。移植肾多置于髂窝内，周围无脂肪组织保护，应注意加强保护。

3. 用药指导　需终生服药。指导病人掌握用药的方法、剂量、注意事项和不良反应等，切勿擅自停药或改变剂量。

4. 定期复诊　出院后第 1 个月内每周复查 1 次，第 2 个月每 2 周复查 1 次，术后半年每月复查 1 次；加强自我监测，一旦出现低热、黄疸、下肢水肿等异常情况，应及时就诊。

案例讨论

病人，女性，45 岁，农民。肾移植术后 7 日，晨起查体：贫血貌，精神萎靡，T 38.2℃，P 94 次/分，R 20 次/分，BP 150/90mmHg。肾移植区轻压痛，无反跳痛。血常规检查：白细胞计数 17×10^9/L，中性粒细胞比例 82%。

问题：

1. 该病人最可能出现的并发症是什么？

2. 该病人最适宜的治疗措施有哪些？

3. 健康教育的内容有哪些？

第十二章　甲状腺疾病病人的护理

🎒 学习目标

1. 掌握甲状腺功能亢进的概念、临床表现及护理措施；甲状腺癌的护理措施。

2. 熟悉甲状腺功能亢进的治疗原则、护理诊断/问题及健康教育；甲状腺癌的临床表现、治疗原则、护理诊断/问题及健康教育。

3. 了解甲状腺的解剖生理；甲状腺功能亢进和甲状腺癌的病因病理、辅助检查及护理评估。

甲状腺位于甲状软骨下方、气管两旁，分左、右两叶，中间以峡部相连。成人甲状腺重约30g，正常情况下，颈部检查不容易看到或摸到。甲状腺血液供应丰富，主要由两侧的甲状腺上、下动脉供应。甲状腺有3条主要静脉，即甲状腺上静脉、中静脉、下静脉。甲状腺的淋巴液汇入沿颈内静脉排列的颈深淋巴结。甲状腺的神经支配主要有喉上神经和喉返神经。喉上神经外支贴近甲状腺上动脉走行，支配环甲肌，使声带紧张；内支分布于喉黏膜。喉返神经穿行于甲状腺下动脉的分支之间，支配声带运动（图12-1）。在甲状腺两叶的背面，一般附有4个甲状旁腺。甲状腺的主要生理功能是合成、储存和分泌甲状腺素。

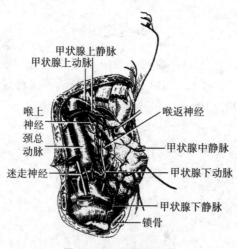

图12-1　甲状腺解剖

第一节　甲状腺肿瘤

一、甲状腺腺瘤

甲状腺腺瘤是最常见的甲状腺良性肿瘤，病理上可分为滤泡状腺瘤和乳头状囊性腺瘤两种。前者多见，周围有完整的包膜；后者少见，且不易与乳头状腺癌区分。以40岁以下女性多见。

【临床表现】

多数病人无不适症状，常在查体时发现。颈部出现圆形或椭圆形结节，多为单发，表面光滑，边界清楚，无压痛，随吞咽动作上下移动，腺瘤生长缓慢。若乳头状囊性腺瘤因囊壁血管破裂而发生囊内出血时，肿块体积可在短时间内迅速增大，局部出现胀痛。

【辅助检查】

1. B超检查　明确肿块位置、大小、数目及周围组织关系。若伴囊内出血，提示存在囊性病变。

2. 放射性^{131}I或^{99m}T$_c$扫描　多呈温结节，如伴有囊内出血可为凉结节或冷结节，边缘多较清晰。

【治疗原则】

甲状腺腺瘤有癌变（约10%）和诱发甲状腺功能亢进（约20%）的可能，原则上应早期行患侧甲状腺大部或部分（腺瘤小）切除术，切下标本必须立即行病理学检查，以判断有无癌变。

二、甲状腺癌

甲状腺癌是最常见的甲状腺恶性肿瘤，约占全身恶性肿瘤的1%，女性发病率高于男性。

【病因病理】

甲状腺癌的病因至今尚未明确。其发生与多种因素有关，如放射性损害、TSH的刺激、遗传因素等。除髓样癌外，绝大部分甲状腺癌起源于滤泡上皮细胞。按病理类型分为4种。

1. 乳头状腺癌　约占成人甲状腺癌的60%和儿童甲状腺癌的全部，多见于20~40岁女性。低度恶性，肿瘤生长较缓慢，较早出现颈淋巴转移，但预后较好。

2. 滤泡状腺癌　约占20%，多见于50岁左右中年人。中度恶性，肿瘤生长较快，可经血行转移至肺、肝、骨和中枢神经系统，预后较乳头状腺癌差。

3. 未分化癌 约占15%，多见于70岁左右老年人。高度恶性，发展迅速，约50%病人早期便有颈淋巴转移，血行转移可至肺、骨，预后很差。

4. 髓样癌 仅占7%，常有家族史。中度恶性，较早出现颈淋巴转移和血行转移，预后略好于未分化癌。

知识链接

中医学对甲状腺癌的认识

甲状腺癌相当于中医学的"石瘿"范畴。早在唐代《外台秘要》中就有"凡水瘿、气瘿可差，石瘿不可治"的记载，说明当时对"石瘿"的预后严重性已有明确的认识。宋代《三因极一病证方论》记载："瘿多著于肩颈，坚硬不可移者，名曰石瘿。"本病多由情志内伤、肝脾气逆、痰湿内生、气滞血瘀、瘀血与痰湿凝结、上逆于颈部而成。

【临床表现】

发病初期多无明显症状。甲状腺内发现肿块，多为单发，质地硬而固定，表面高低不平，随吞咽动作移动较小。未分化癌上述症状发展迅速，并侵犯周围组织。因髓样癌组织可产生激素样活性物质，如5-羟色胺、降钙素等，病人可出现心悸、腹泻、颜面潮红和低血钙等症状。

晚期除伴有颈淋巴结肿大外，常因癌肿压迫喉返神经、气管或食管而出现声音嘶哑、呼吸困难、吞咽困难；若压迫颈交感神经节，可出现 Horner 综合征；若侵及颈丛浅支，可有耳、枕、肩等部位的疼痛；远处转移多见于扁骨（颅骨、胸骨、椎骨、盆骨）和肺。

【辅助检查】

1. 实验室检查 常规甲状腺功能测定；血清降钙素测定，有助于诊断髓样癌。

2. 影像学检查

（1）X线检查：颈部摄片，可了解有无气管移位、狭窄、肿块钙化；胸部及骨骼摄片，可了解有无肺和骨转移；若甲状腺部位发现细小的絮状钙化影，提示有恶性的可能。

（2）B超检查：可明确甲状腺肿块的位置、大小、数目及和周围组织关系。

3. 放射性^{131}I或$^{99m}T_c$扫描 多提示冷结节，边缘一般较模糊。

4. 穿刺细胞学检查 可诊断甲状腺结节的性质，正确率高达80%以上。

【治疗原则】

手术切除是各型甲状腺癌的基本治疗方式，并辅助内分泌治疗、放射性核素治疗和放射外照射治疗。

1. 手术治疗　手术切除范围和疗效与肿瘤的病理类型有关。一般多行患侧腺体连同峡部全切除，对侧腺体大部分切除，并根据病情行颈淋巴结清扫术或放射性碘治疗等。

2. 内分泌治疗　甲状腺癌行次全或全切除者应终身服用甲状腺素片，以预防甲状腺功能减退或抑制 TSH。一般剂量以控制 TSH 保持在低水平但不引起甲亢为宜。

3. 放射性核素治疗　术后^{131}I 治疗 主要适用于 45 岁以上乳头状腺癌和滤泡状腺癌、多发性病灶、局部浸润性肿瘤及有远处转移者。

4. 放射外照射治疗　主要用于未分化型甲状腺癌。

三、疾病护理

（一）术前护理

【护理评估】

1. 健康史　评估病人的一般资料，如年龄、性别等；了解病人的发病情况、病程；既往有无治疗史、手术史；有无家族史等。

2. 身体状况

（1）局部：肿块的大小、质地、形状、生长速度、肿块与吞咽运动的关系；颈部淋巴结有无肿大。

（2）全身：有无声音嘶哑、呼吸困难等压迫症状；有无骨和肺转移征象。

（3）辅助检查：了解 X 线、B 超、放射性^{131}I 或^{99m}T$_c$ 扫描等检查结果。

3. 心理和社会支持状况　评估病人和家属对疾病知识、手术治疗的认知程度；了解家庭对治疗费用的承受能力及社会支持状况。

【常见护理诊断/问题】

1. 焦虑/恐惧　与肿块性质不明、担心手术及预后有关。

2. 知识缺乏　缺乏术前准备的相关知识。

【护理措施】

1. 心理护理　护士应加强与病人之间的沟通，告知有关甲状腺肿瘤及手术方面的相关知识，说明手术的必要性及术前准备的意义，消除病人的思想顾虑，使其处于接受手术的最佳身心状态。

2. 术前准备　协助病人完成各项术前检查，如颈部 X 线、喉镜检查等；指导病人每天数次进行头颈过伸体位训练（将软枕垫于肩部，保持头低、颈过伸位），以适应术时体位。

（二）术后护理

【护理评估】

1. 手术情况 了解麻醉类型、手术方式及术中情况等，以判断预后。

2. 身体状况 观察病人生命体征及发音情况；切口愈合、引流管情况；有无呼吸困难和窒息、喉返神经损伤、喉上神经损伤、手足抽搐等并发症发生。

3. 心理和社会支持状况 了解病人有无焦虑、恐惧等负性心理；评估病人和家属对康复知识及功能锻炼的认知程度。

【常见护理诊断/问题】

1. 疼痛 与手术创伤有关。

2. 清理呼吸道无效 与切口疼痛、手术刺激咽喉部和气管有关。

3. 潜在并发症 呼吸困难和窒息、喉返神经损伤、喉上神经损伤、手足抽搐等。

【护理措施】

1. 一般护理

（1）体位：术后取平卧位，待病人血压平稳后改高半卧位。

（2）保持呼吸道通畅：鼓励并协助病人做深呼吸和有效咳嗽，痰液黏稠时给予超声雾化吸入。

（3）饮食护理：病人清醒后可给予少量温水或凉水，如无呛咳和误咽等不适，可给予流质饮食，此后逐步过渡到普食，加强营养支持，促进切口愈合。避免食物过热，以防手术部位血管扩张，加重切口渗血。

2. 病情观察

（1）监测生命体征：密切观察病人神志、体温、脉搏、血压等变化；了解有无声音嘶哑或音调降低，以判断有无神经损伤。

（2）切口护理：观察颈围有无增大，切口有无红肿、渗血、渗液等情况。

（3）引流管护理：术后常规放置引流管 24 ~ 48 小时，目的是便于观察有无切口内出血和及时引流切口内积血、积液，预防气管受压导致的呼吸困难。妥善固定引流管，防止受压、扭曲、滑脱；严格无菌技术操作；观察并记录引流液的颜色、性状和量，及时更换引流袋。

3. 康复训练 指导病人在变换体位、咳嗽时将手放于后颈部，减少震动；术后 2 ~ 4 日后，指导病人做点头、仰头、左右旋转等颈部全关节活动，以防伤口挛缩。

4. 并发症的观察与护理

（1）呼吸困难和窒息：是术后最危急的并发症，多发生在术后 48 小时内。

1）常见原因：切口内出血压迫气管、喉头水肿、气管塌陷、双侧喉返神经损伤。

2）临床表现：进行性呼吸困难、烦躁、紫绀，甚至窒息；可有颈部肿胀，切口渗鲜血等。

3）急救配合：对因血肿压迫所致呼吸困难或窒息者，须立即配合床旁剪开缝线，敞开伤口，迅速去除血肿，结扎出血的血管；对喉头水肿所致呼吸困难或窒息者，遵医嘱及时应用大剂量激素，如地塞米松 30mg 静脉滴入；若呼吸困难无好转，可行环甲膜穿刺或气管切开。

（2）喉返神经损伤：主要因手术时操作损伤所致；少数由于血肿压迫或瘢痕组织的牵拉引起。

1）单侧喉返神经损伤：大多数引起声音嘶哑，多为暂时性损伤，经 3～6 个月理疗或发音训练后可逐渐恢复。

2）双侧损伤：因声带麻痹而出现失音或呼吸困难，甚至窒息，需立即气管切开。

（3）喉上神经损伤：与喉返神经损伤的原因相同。

1）外支损伤：可使环甲肌瘫痪，引起声带松弛，声调降低。

2）内支损伤：可使喉部黏膜感觉丧失，出现饮水呛咳。多数病人经一段时间理疗后，可自行恢复。

（4）手足抽搐：多发生于术后 1～2 日。

1）主要原因：为手术时甲状旁腺被挫伤、误切或血液供应受累所致。

2）临床表现：大多数病人症状轻，仅表现为面部、口唇、手足部针刺感、麻木感或强直感；重者可出现面部肌肉、手足持续性痉挛，甚至出现喉肌和膈肌痉挛，引起窒息而死亡。

3）处理：给予高钙低磷食物；症状轻者口服钙剂，症状重者加服维生素 D_3，以促进钙在肠道内吸收；抽搐发作时，静脉注射 10% 葡萄糖酸钙或氯化钙 10～20mL。

4）预防：关键在于切除甲状腺时，必须注意保留腺体背面的甲状旁腺。

（三）健康教育

1. 饮食指导　少食萝卜、大豆、卷心菜、菠菜等，避免阻碍残余甲状腺功能的恢复。

2. 用药指导　甲状腺全切或大部切除者，应遵医嘱坚持服用甲状腺素制剂，不可随意调整剂量和擅自停药。

3. 康复训练　切口愈合后，即可进行肩关节和颈部功能训练；颈淋巴结清扫术者，因斜方肌不同程度受损，应随时保持患侧上肢高于健侧的体位，防止肩下垂。

4. 就诊指导　出院后，定期随访；若发现甲状腺结节、肿块或异常情况，应及时就诊。

第二节　甲状腺功能亢进

一、疾病概要

甲状腺功能亢进简称甲亢，是指由于各种原因导致血液中甲状腺素异常增多，出现以全身代谢亢进为主要特征的疾病总称。男、女均可发病，以女性多见。

【分类】

1. 原发性甲亢 最常见，病人多见于 20～40 岁，男女比例为 1∶4～1∶7。腺体多呈弥漫性肿大，两侧对称，且在甲状腺肿大的同时伴功能亢进症状；常伴眼球突出，亦称"突眼性甲状腺肿"。

2. 继发性甲亢 较少见，年龄多在 40 岁以上。腺体呈结节状肿大，两侧多不对称，容易发生心肌损害，无眼球突出症状。

3. 高功能腺瘤 少见，腺体内有单发的自主性高功能结节，结节周围的腺体呈萎缩性改变，放射性碘扫描显示为"热结节"。

【病因病理】

甲亢的病因迄今尚未明确。

1. 原发性甲亢 原发性甲亢是一种自身免疫性疾病。可能是长效甲状腺激素、甲状腺刺激免疫球蛋白抑制促甲状腺激素，并与促甲状腺激素受体结合，加强了甲状腺细胞功能，导致大量分泌甲状腺素。

2. 继发性甲亢和高功能腺瘤 可能是结节本身的自主性分泌紊乱，抑制垂体前叶分泌促甲状腺激素，以致结节周围的甲状腺组织功能被抑制。

甲亢的病理学改变为腺体内血管增多、扩张，淋巴细胞浸润；滤泡壁细胞多呈高柱状增生，并形成乳头状突起伸入滤泡腔，腔内胶质减少。

【临床表现】

甲亢的临床表现轻重不一，典型的三大主要症状是甲状腺激素分泌过多症候群、甲状腺肿大和突眼征。

1. 甲状腺激素分泌过多证候群

（1）病人消瘦，体重减轻，易疲乏，但食欲多亢进。

（2）交感神经功能亢进：表现为多言，性情急躁，易激动，失眠，双手颤动，怕热多汗，皮肤潮湿，疲乏无力。

（3）心血管功能改变：多数病人有心悸、胸部不适感；脉快有力，脉率常达 100 次/分以上，休息和睡眠时亦然。收缩压增高，舒张压降低，脉压增大。脉率增快和脉压增大常作为判断病情程度和治疗效果的重要指标。

（4）其他：部分病人可出现内分泌功能紊乱（如停经、阳痿等）和肠蠕动亢进等症状。极少数病人伴局限性胫前黏液水肿。

2. 甲状腺肿大 一般不引起压迫症状。多数病人有不同程度的弥漫性、对称性甲状腺肿大，肿大程度与甲亢轻重无明显关系。由于腺体的血管扩张和血流加速，触诊时有震颤，听诊时可有杂音，尤其在甲状腺上动脉进入上极处更为明显。

3. 突眼征 典型症状是双侧眼球凸出、眼裂增宽和瞳孔散大。突眼严重者，上下眼睑闭合困难，甚至不能盖住角膜；病人视力减退，怕光、复视，眼部胀痛、流泪。突眼的严重程度与甲亢病情的轻重无关。

【辅助检查】

1. 基础代谢率测定　清晨、空腹、静卧时测定脉率和脉压。

计算公式：基础代谢率% = （脉率 + 脉压） - 111。±10%为正常，+20%～+30%为轻度甲亢，+30%～+60%为中度甲亢，+60%以上为重度甲亢。

2. 血清 T_3、T_4 含量测定　甲亢时 T_3 值上升早而快，约是正常值的4倍；T_4 则较缓慢，仅是正常值的2.5倍。T_3 的测定是诊断甲亢的敏感指标。

3. 甲状腺摄^{131}I率测定　正常甲状腺24小时内摄取的^{131}I量为总摄入量的30%～40%，其余的60%～70%在48小时内随尿排出。如果2小时内甲状腺摄^{131}I量超过25%，或24小时内超过50%，且摄^{131}I高峰提前出现，都表示有甲亢，但并不反映甲亢的严重程度。

【治疗原则】

目前普遍采用3种疗法：抗甲状腺药物治疗、放射性碘治疗和手术治疗。

1. 手术治疗　甲状腺大部分切除术仍是目前治疗中度以上甲亢最常用而有效的方法，能使90%～95%的病人获得痊愈，手术死亡率低于1%。主要缺点是有一定并发症，有4%～5%的病人术后复发。

（1）手术适应证：①继发性甲亢和高功能腺瘤。②中度以上的原发性甲亢。③腺体较大，伴有压迫症状，或胸骨后甲状腺肿等类型甲亢。④抗甲状腺药物或^{131}I治疗后复发者。⑤妊娠早、中期。

（2）手术禁忌证：①青少年病人。②症状较轻的病人。③老年人或有严重器质性疾病不能耐受手术治疗的病人。

2. 非手术治疗

（1）药物治疗：是甲亢病人的首选治疗方法，多数病人经规律的药物治疗后获得较满意的效果。常用药有丙硫氧嘧啶（PTU）和甲巯咪唑（他巴唑）。

（2）^{131}I治疗：是目前治疗甲亢的重要方法之一，此法安全，简便，疗效较好。

二、疾病护理

（一）术前护理

【护理评估】

1. 健康史　了解病人的年龄、性别、工作环境等；近期有无感染、劳累、精神刺激或创伤等应激因素；既往有无甲状腺疾病的用药史、手术史；有否甲亢家族史。

2. 身体状况

（1）局部：甲状腺有无弥漫性、对称性肿大；肿块大小、质地、有无触痛；有无震颤或血管杂音等；有无突眼征。

（2）全身：有无怕热、多汗、基础代谢率增高等表现；有无食欲亢进、消瘦、腹泻等消化系统症状；有无心率失常、脉压增大、心动过速等心血管系统症状。

（3）辅助检查：了解基础代谢率，甲状腺摄^{131}I率，血清 T_3、T_4 含量，核素扫描，B 超等检查结果，以助判断病情。

3. 心理和社会支持状况　了解病人有无因内分泌紊乱而导致的情绪障碍；评估病人及亲属对疾病和手术治疗的认知程度；了解病人家庭的经济及社会支持系统状况等。

【常见护理诊断/问题】

1. 焦虑　与疾病本身和手术治疗有关。

2. 营养失调：低于机体需要量　与甲亢时基础代谢率显著增高有关。

3. 睡眠形态紊乱　与交感神经过度兴奋和焦虑有关。

4. 知识缺乏　缺乏术前药物准备及手术、麻醉的相关知识。

5. 有受伤的危险　与潜在的角膜溃疡、感染有关。

【护理措施】

1. 心理护理　护士应加强与病人之间的沟通，说明术前各项诊疗措施及护理操作的目的、意义，消除其思想顾虑与焦虑、紧张的情绪状况，理解病人，提供必要的情感支持。尽量限制来访客人，避免病人情绪激动。

2. 营养支持　给予病人高热量、高蛋白、高维生素、易消化的饮食，保证术前营养状态良好。避免饮用对中枢神经有兴奋作用的浓茶、咖啡等，戒烟酒。

3. 突眼的护理　对于严重突眼者，注意保护眼睛，可戴黑眼罩，睡前涂抗菌药物眼膏。必要时可用油纱布遮盖，避免角膜过度暴露，防止角膜干燥受损发生溃疡。

4. 药物准备　药物准备是术前准备的重要环节。通过给药降低基础代谢率，减轻甲状腺肿大和充血。

（1）碘剂：开始即服用碘剂，2～3 周后甲亢症状得到基本控制可行手术治疗。少数病人服用碘剂两周后，症状改善不明显可加服硫脲类药物，待甲亢症状基本控制，停用硫脲类药物，再继续单独服用碘剂 1～2 周后方可手术治疗。常用碘剂为复方碘化钾溶液。用法：每日 3 次，口服，第 1 日每次 3 滴，以后逐日每次增加 1 滴至每日每次 16 滴止，维持此剂量至手术。

（2）硫脲类药物加碘剂：先用硫脲类药物，待甲亢症状基本控制后停药，改服碘剂 1～2 周，再行手术。

（3）普萘洛尔单用或合用碘剂：对常规服用碘剂或合并应用硫脲类药物不能耐受或无效者，可用此方法作术前准备，以缩短术前准备时间。用法：每 6 小时口服 1 次，每次 20～60mg，一般 4～7 日当脉率降至正常水平时可行手术。由于普萘洛尔半衰期小于8小时，故末次服用要在术前1~2小时，术后继续口服4~7日。

碘剂作用：抑制蛋白水解酶，减少甲状腺球蛋白的分解，从而抑制甲状腺素的释放；还能减少甲状腺的血流量，使腺体缩小变硬。但碘剂只是抑制甲状腺素的释放，并不能抑制其合成，且抑制作用是暂时的，所以服用过久或一旦停服碘剂，可使贮存在甲状腺滤泡内的大量甲状腺素释放入血，甲亢症状将重新出现，甚至加重。因此，不需手术治疗者，禁用碘剂。

术前准备成功的标准：①病人情绪稳定，睡眠好转。②体重增加。③脉率＜90次/分。④脉压恢复正常，基础代谢率＜＋20%。

（二）术后护理

【护理评估】

1. 手术情况 了解麻醉方式、手术种类，术中情况、术后生命体征和切口、引流情况等。

2. 身体状况 评估血压、脉搏、体温、呼吸及发音情况；观察切口愈合、引流情况；是否出现甲状腺危象、呼吸困难和窒息、喉返神经损伤、喉上神经损伤和手足抽搐等并发症。

3. 心理和社会支持状况 了解病人因手术导致的各种不良心理反应；病人和家属对手术效果的满意度；对术后康复知识的认知程度；家属对病人的支持和关心程度等。

【常见护理诊断/问题】

1. 疼痛 与手术切口有关。

2. 清理呼吸道无效 与咽喉部及气管内分泌物过多和切口疼痛有关。

3. 有窒息的危险 与气管塌陷、切口积血有关。

4. 潜在并发症 甲状腺危象、呼吸困难和窒息、喉返神经损伤、喉上神经损伤和手足抽搐等。

【护理措施】

1. 一般护理 参见本章第二节相关内容。

2. 药物护理 术后继续服用复方碘化钾溶液，每日3次，从每次16滴开始，逐日每次减少1滴。或每次10滴，每日3次，服1周左右。术前服用普萘洛尔者继续服用4~7日。

3. 并发症的观察与护理

（1）甲状腺危象：是甲亢术后最严重的并发症，多发生在术后12~36小时内。其原因多与术前准备不充分，甲亢症状未能很好控制及手术应激有关。

主要表现：高热（＞39℃）、脉快（＞120次/分），大汗、烦躁不安、谵妄，甚至昏迷，常伴有呕吐、腹泻。若处理不及时或不当，病人可迅速死亡。

处理措施：①迅速建立静脉通道，以利于用药和补液。②降温：采取物理降温、冬眠药物等综合措施，保持病人体温在37℃左右。③镇静：常用苯巴比妥钠100mg，或冬眠合剂Ⅱ号半量肌内注射，6～8小时1次。④给氧：减轻组织缺氧。⑤药物治疗：遵医嘱用10%碘化钠5～10mL加入10%葡萄糖溶液500mL中静脉滴注，降低循环血液中甲状腺激素水平；氢化可的松200～400mg/d，分次静脉滴注，以拮抗应激反应；肾上腺素能阻滞剂，如利血平1～2mg肌内注射，或普萘洛尔5mg加入葡萄糖溶液100mL中静脉滴注，以降低周围组织对肾上腺素的反应；心力衰竭者，加用洋地黄制剂。

（2）其他并发症观察与处理：参见本章第二节相关内容。

（三）健康教育

1. 用药指导 向病人说明甲亢术后继续服药的重要性和方法，并督促执行。

2. 休息与运动 劳逸结合，适当休息和活动，以促进各器官功能的恢复。

3. 饮食指导 宜选择高热量、高蛋白质和富含维生素的食物，以利切口愈合和维持机体代谢的需求。

4. 定期复诊 出院后定期门诊复查甲状腺功能，一旦出现心悸、手足震颤、抽搐等症状，应及时就诊。

案例讨论

病人，女性，24岁，农民，甲状腺肿大3年余。性情急躁，失眠，心慌，怕热，食欲亢进但消瘦乏力，故来院就诊。查体：甲状腺弥漫性对称性肿大，质软，腺体上极杂音明显，双手细微震颤，P 110次/分，BP 140/85mmHg。双侧眼球轻微向外突出。诊断为甲状腺功能亢进，拟行甲状腺大部切除术。

问题：

1. 试分析该病人甲亢的类型？甲亢程度如何？

2. 若术前服用复方碘化钾溶液，请说明该药的作用机理和服用方法？

3. 试分析出术后最严重的并发症，发生原因及处理措施有哪些？

第十三章　乳房疾病病人的护理

 学习目标

　　1. 掌握急性乳腺炎、乳腺癌的临床表现、护理措施及健康教育。

　　2. 熟悉急性乳腺炎的病因、治疗原则及护理诊断/问题；乳腺肿瘤的治疗原则、护理诊断/问题。

　　3. 了解乳房的解剖和生理概要；急性乳腺炎的病理、辅助检查及护理评估；乳腺癌的病因、病理、辅助检查及护理评估。

　　乳房是两个半球形的性征器官，位于胸大肌浅表，前胸第2至第6肋骨水平，浅筋膜的浅、深层之间，外上方形成乳腺腋尾部伸向腋窝。乳头位于乳房中心，周围色素沉着区称为乳晕。乳腺有15～20个腺叶，每个腺叶分成很多腺小叶，腺小叶由小乳管和腺泡组成，是乳腺的基本单位。乳房淋巴网非常丰富，淋巴液有四条途径输出：①大部分淋巴液经胸大肌外缘淋巴管流至同侧腋窝淋巴结，再流向锁骨下淋巴结，继之达锁骨上淋巴结。②部分乳房内侧的淋巴液，通过肋间淋巴管流向胸骨旁淋巴结。③两侧乳房间皮下有交通淋巴网，一侧乳房淋巴液可流向对侧乳房。④乳房深部淋巴网可沿腹直肌鞘和肝镰状韧带的淋巴管流向肝脏。

　　乳腺的生理活动受垂体前叶激素、肾上腺皮质激素和性激素的影响，呈周期性改变。妊娠和哺乳期，乳腺明显增生，腺管伸长，腺泡分泌乳汁；哺乳期后，乳腺处于相对静止状态；绝经后，乳腺逐渐萎缩由脂肪组织代替。

第一节　急性乳腺炎

一、疾病概要

　　急性乳腺炎是乳腺的急性化脓性感染，多见于产后哺乳期妇女，尤以初产妇更为多见，常发生在产后3～4周。

【病因】

1. 乳汁淤积　乳汁淤积是最主要的病因。引起乳汁淤积的原因包括：①乳头发育不良（过小或凹陷），妨碍正常哺乳。②乳汁分泌过多或婴儿吸乳过少，导致乳汁不能完全排空。③乳管不通畅，影响乳汁排出。

2. 细菌入侵　致病菌多为金黄色葡萄球菌，少数为链球菌。乳头破损或皲裂是细菌沿淋巴管入侵感染的主要途径；婴儿患口腔炎或含乳头睡觉，使细菌直接侵入乳管，上行至腺小叶而致感染。

【病理】

乳房局部出现炎性肿块，一般数日后可形成单房或多房性脓肿。表浅脓肿可向外破溃，亦可穿入乳管自乳头排出脓汁；深部脓肿除可缓慢向外溃破外，也可向深部蔓延，穿至乳房与胸肌间的疏松组织中，形成乳房后脓肿（图13-1）。

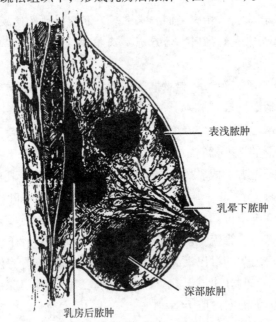

表浅脓肿

乳晕下脓肿

深部脓肿

乳房后脓肿

图 13-1　乳房脓肿的不同部位

【临床表现】

1. 局部表现　患侧乳房红肿、发热、胀痛，伴压痛性肿块；常伴患侧腋窝淋巴结肿大。

2. 全身表现　高热，寒战，脉快；严重感染者可并发脓毒症。

【辅助检查】

1. 实验室检查　血常规检查显示血白细胞计数和中性粒细胞比例均升高。

2. B超检查　可明确脓肿的部位、数量和大小。

3. 诊断性穿刺　抽出脓液即可确诊，脓液应做细菌培养和药物敏感试验。

【治疗原则】

脓肿形成前以抗感染治疗为主，脓肿形成后及时切开引流。

1. 非手术治疗 适用于急性期、脓肿尚未形成及多发性小脓肿者。

（1）一般治疗：患乳暂停哺乳，排空乳汁；局部热敷或理疗，促进血液循环，以利炎症消退。

（2）抗感染治疗：早期、足量应用广谱抗菌药物。首选青霉素类抗菌药物，或根据细菌培养和药物敏感试验结果选择。

（3）终止乳汁分泌：感染严重、脓肿切开或并发乳瘘者，终止乳汁分泌。常用方法：

1）己烯雌酚：口服，1次1~2mg，每日3次，共2~3日。

2）苯甲酸雌二醇：肌内注射，1次2mg，每日1次，至乳汁分泌停止。

3）中药炒麦芽：每日60g，水煎，分2次服，共2~3日。

2. 手术治疗 脓肿形成后及时切开引流。术中注意：①切口呈放射状，以免损伤乳管并发乳瘘；乳晕部脓肿，沿乳晕边缘做弧形切口；乳房深部脓肿或乳房后脓肿，沿乳房下缘做弓形切口。②分离多房脓肿的房间隔膜，以利引流。③引流条放在脓腔最低处，以保证引流通畅，必要时另加切口做对口引流。

> **知识链接**
>
> ### 急性乳腺炎的中医外治疗法
>
> **1. 初起** 乳汁淤滞，乳房肿痛，有结块。可用金黄散或玉露散外敷，或用鲜菊花叶、鲜蒲公英、仙人掌去刺捣烂外敷，或用六神丸研细末与适量凡士林调敷，亦可用50%芒硝溶液湿敷。
>
> **2. 成脓** 脓肿形成时，切开排脓，或用火针刺脓。
>
> **3. 溃后** 切开排脓后，用八二丹或九一丹提脓拔毒，并用药线插入切口引流，切口周围外敷金黄散。待脓净仅有黄稠滋水时，改用生肌散收口。若有袋脓现象，可在脓腔下方用垫棉法加压，使脓液不致潴留。若有脓汁从疮口溢出，可在患侧用垫棉法束紧，促进愈合；若成传囊乳痈者，可在疮口一侧用垫棉法加压，若无效可另做一切口以利引流。形成乳房窦道者，可先用七三丹药捻插入窦道以腐蚀管壁，至脓净改用生肌散、红油膏，直至愈合。

二、疾病护理

（一）术前护理

【护理评估】

1. 健康史 了解病人有无乳头发育不良；有无乳头破损、乳管不通畅等情况。

2. 身体状况

（1）局部：患侧乳房有无红肿、压痛性肿块；有无脓肿形成；腋窝淋巴结有无肿大。

（2）全身：有无寒战、高热、脉快等症状。

（3）辅助检查：了解白细胞计数和中性粒细胞比例有无升高；B 超检查有无脓肿。

3. 心理和社会支持状况 评估病人和家属对本病的了解程度，对手术切开引流的认知程度。

【常见护理诊断/问题】

1. 体温过高 与乳房炎症反应有关。

2. 疼痛 与乳房炎症和乳汁淤积有关。

3. 知识缺乏 缺乏正确哺乳及预防乳腺炎的相关知识。

【护理措施】

1. 一般护理 注意个人卫生，保持皮肤清洁；患侧乳房暂停哺乳，定时用吸乳器吸净乳汁；用宽松的乳罩托起乳房，以减轻疼痛和肿胀。

2. 饮食护理 给予高热量、高蛋白、高维生素、低脂肪、易消化饮食，忌油腻、辛辣、生冷食物；保证足够的水分摄入。

3. 病情观察 观察患乳红肿部位有无波动感；定时监测体温、脉搏，了解血白细胞计数及分类变化。

4. 用药护理 遵医嘱早期、足量地应用抗菌药物，以控制感染；局部肿痛明显可用金黄散外敷，或 25% 硫酸镁溶液湿热敷；高热者，及时给予物理或药物降温。

（二）术后护理

【护理评估】

1. 手术情况 评估切口引流的方式、引流的通畅程度和切口愈合情况。

2. 身体状况 评估寒战、高热、脉快等症状是否改善。

3. 心理和社会支持状况 评估病人是否担忧乳房切开引流后影响乳房外形，终止乳汁分泌后影响婴儿的喂养；了解病人和家属对术后康复知识的认知程度。

【常见护理诊断/问题】

1. 疼痛 与手术切口有关。

2. 皮肤完整性受损 与乳房切开引流有关。

【护理措施】

1. 一般护理 注意休息，加强营养；遵医嘱应用敏感的抗菌药物，以防治感染，必要时做血培养和药物敏感试验。

2. 病情观察 定时测量体温、脉搏、呼吸；监测血白细胞计数及分类变化。

3. 伤口护理 保持切口敷料清洁、干燥，定时更换；保持引流通畅，观察并记录脓液的颜色、性状、量及气味变化。

4. 心理护理 告知病人乳房切开引流后对乳房外形和功能影响不大，应积极配合治疗与护理，保持心情舒畅。

（三）健康教育

1. 卫生指导 妊娠期应经常清洗两侧乳头和乳晕，妊娠后期每日清洗 1 次，产后每次哺乳前、后均需清洗乳头，保持乳头和乳晕清洁；注意婴儿口腔卫生，及时治疗婴儿口腔炎。

2. 保健指导 乳头内陷者，在妊娠期应每日向外挤捏、提拉乳头；乳头、乳晕破损或皲裂时暂停哺乳，用吸乳器吸出乳汁哺育婴儿，局部清洗干净后涂抗菌药物软膏，待愈合后再行哺乳。

3. 哺乳指导 定时哺乳，每次哺乳尽量让婴儿吸净一侧乳房后再吸另一侧，若有乳汁淤积，及时用吸乳器或手法按摩排空乳汁；养成婴儿不含乳头睡眠的良好习惯。

第二节　乳腺肿瘤

一、良性肿瘤

临床常见的乳房良性肿瘤为乳房纤维腺瘤和乳管内乳头状瘤。

（一）乳房纤维腺瘤

乳房纤维腺瘤是乳腺小叶内纤维组织和腺上皮的混合瘤，是女性最常见的乳房良性肿瘤。好发年龄为 20 ~ 25 岁。

【病因】

本病发生的原因是小叶内纤维细胞对雌激素的敏感性异常增高，可能与纤维细胞所含雌激素受体的量或质出现异常有关。

【临床表现】

乳房肿块为主要表现，病人无明显自觉症状。肿块好发于乳房外上象限，约 75% 为单发，少数为多发。肿块增大缓慢，质地较韧，表面光滑，易于推动。月经周期对肿块大小的影响不大。

【治疗原则】

手术切除是治疗本病唯一有效的方法，常规对切除的肿块做病理学检查。

（二）乳管内乳头状瘤

乳管内乳头状瘤好发于大乳管近乳头的膨大部，瘤体很小，且有很多壁薄的血管，容易出血。多见于 40～50 岁妇女。

【病因】

本病的发生与雌激素过度刺激造成局限性乳头状生长有关。

【临床表现】

乳头溢血性液为主要表现。因瘤体小，常不能触及；偶可在乳晕区扪及直径为数毫米的小结节，多呈圆形，质软，可推动，压之常可见乳头溢出血性液。

【辅助检查】

1. **乳腺导管造影**　可明确乳管内肿瘤的大小和部位。
2. **乳管内镜检查**　可观察乳腺导管内的情况。
3. **溢液细胞学检查**　乳头溢液涂片，可见红细胞和上皮细胞，偶见癌细胞。

【治疗原则】

明确诊断者以手术治疗为主，行乳腺区段切除并做病理学检查；若有恶变，应施行根治性手术。

二、乳腺癌

乳腺癌是女性最常见的恶性肿瘤之一，多发于 40～60 岁围绝经期的妇女。在我国，占全身恶性肿瘤的 7%～10%，近年来呈逐年上升趋势，部分大城市报告，乳腺癌占女性恶性肿瘤之首位。

【病因】

本病病因尚未阐明，目前认为与下列因素有关：

1. 激素作用。乳腺是多种内分泌激素的靶器官，其中雌酮和雌二醇对乳腺癌的发病有直接关系。
2. 家族史。一级亲属中有乳腺癌病史者，发病危险性是普通人群的 2～3 倍。
3. 月经婚育史。月经初潮早、绝经晚、不孕、过晚生育或未哺乳者发病机会增加。
4. 高脂肪饮食、营养过剩和肥胖，可增加发病机会。
5. 环境因素和生活方式，如北美、北欧地区乳腺癌的发病率是亚洲地区的 4 倍。
6. 乳房良性疾病与乳腺癌的关系尚有争论。

【病理】

1. 病理类型

（1）非浸润性癌：包括导管内癌、小叶原位癌，癌细胞均局限在基底膜内。此型属早期，预后较好。

（2）早期浸润性癌：包括早期浸润性导管癌、早期浸润性小叶癌，癌细胞均突破基底膜开始向间质浸润。此型仍属早期，预后较好。

（3）浸润性特殊癌：包括乳头状癌、髓样癌（伴大量淋巴细胞浸润）、小管癌（高分化腺癌）、腺样囊性癌、黏液腺癌、大汗腺样癌、鳞状细胞癌等。此型多呈高分化，预后尚可。

（4）浸润性非特殊癌：约占乳腺癌的类型 80%，包括浸润性小叶癌、浸润性导管癌、硬癌、髓样癌（无大量淋巴细胞浸润）、腺癌等。此型多呈低分化，预后较上述类型差。

（5）其他罕见癌：如炎性乳腺癌。

2. 转移途径

（1）局部浸润：癌细胞沿导管或筋膜间隙蔓延，继而侵及 Cooper 韧带和皮肤。

（2）淋巴转移：癌细胞沿乳腺的四条淋巴输出途径扩散。转移部位和乳腺癌的原发部位有一定关系，70%～80% 发生腋窝淋巴结转移。发生胸骨旁淋巴结转移者，预后较差。

（3）血行转移：癌细胞可经淋巴途径进入静脉，也可直接侵入血循环向远处转移。最常见的远处转移依次是肺、骨、肝。

【临床表现】

1. 乳房肿块　早期表现为患侧乳房出现无痛性、单发小肿块，病人多在无意中发现。肿块多见于乳房外上象限，质地较硬，表面不光滑，与周围组织分界不清，尚可推动。晚期可出现肿块固定、卫星结节和皮肤破溃现象。

2. 乳房外形改变

（1）酒窝征：癌肿累及 Cooper 韧带，可使其缩短而出现肿瘤表面皮肤凹陷，称为"酒窝征"。

（2）乳头内陷、抬高或偏歪：中央区的癌肿侵犯乳管并使之收缩所致。

（3）橘皮征：皮下淋巴管被癌细胞阻塞，引起淋巴回流障碍，可出现真皮水肿，水肿皮肤的毛囊处即形成许多点状小孔，呈"橘皮样"改变。

3. 转移征象

（1）淋巴转移：最初多见于患侧腋窝。肿大淋巴结先是少数散在，质硬，无痛，可被推动，继之数目增多并融合成团，严重时与皮肤或深部组织粘连。

（2）血行转移：癌细胞转移至肺、骨、肝时，可出现相应的症状。如肺转移可出现胸痛、气急；骨转移可出现局部疼痛；肝转移可出现肝大、黄疸等。

【辅助检查】

1. 影像学检查

(1) 钼靶 X 线：可作为乳腺癌的普查方法，是早期发现乳腺癌的最有效方法，可检出较小肿块和微小钙化点。

(2) B 超检查：能清晰显示乳房各层次软组织结构及肿块的形态和质地，能显示直径在 0.5cm 以上的乳房肿块。

2. 病理学检查　细针穿刺细胞学检查、乳头溢液涂片、活体组织切片检查等均能提供诊断依据。

【治疗原则】

手术治疗为主，辅以放疗、化疗、内分泌等综合性治疗。

1. 手术治疗　手术治疗是最根本、最有效的治疗方法。

(1) 适应证：病灶局限在局部及区域淋巴结者。

(2) 禁忌证：已经有远处转移、全身情况差、严重器质性病变、年老体弱不能耐受手术者。

(3) 手术方式：目前应用的 5 种手术方式均属治疗性手术，非姑息性手术。

1) 乳腺癌标准根治术：切除整个乳房、胸大肌、胸小肌、腋下及锁骨下淋巴结。

2) 乳腺癌改良根治术：该术式保留了胸大肌和（或）胸小肌，术后外观效果较好，同时对恢复劳动力有很大的优点，是目前常用的手术方式。

3) 乳腺癌扩大根治术：在根治术的基础上，同时切除胸廓内动、静脉及胸骨旁淋巴结。

4) 全乳房切除术：切除整个乳腺，包括腋尾部和胸大肌筋膜。适用于原位癌、微小癌和年老体弱不宜做根治术者。

5) 保留乳房的乳腺癌切除术：完整切除肿块及其周围 1cm 的组织，同时行腋窝淋巴结清扫。术后必须辅以放疗、化疗。

2. 化学药物治疗　乳腺癌是实体瘤中应用化疗最有效的肿瘤之一，常用药物有环磷酰胺、甲氨蝶呤、氟尿嘧啶、阿霉素、紫杉醇等。一般认为，辅助化疗在术后早期应用，联合化疗效果优于单药化疗，治疗期以 6 个月左右为宜。

3. 内分泌治疗　肿瘤细胞中雌激素受体含量高者，称为激素依赖性肿瘤，对内分泌治疗有效。常用药物为他莫昔芬。该药可降低乳腺癌术后复发和转移，常用剂量为每日 20mg，至少服用 3 ~ 5 年。该药安全有效，但有潮热、阴道干涩、静脉血栓形成等副作用。

4. 放射治疗　在保留乳房的乳腺癌切除术后，放射治疗是一重要组成部分，在肿块局部广泛切除后给予较高剂量放射治疗，可降低 II 期以上病人的局部复发率。

三、疾病护理

(一)术前护理

【护理评估】

1. 健康史 评估病人的年龄、生育史、月经史；既往一侧乳房是否患有乳腺癌，是否有其他肿瘤史或手术史，是否伴有其他疾病；有无乳腺癌家族史。

2. 身体状况

(1)局部：了解有无乳房肿块，肿块大小、质地和活动度；有无局限性隆起或凹陷等改变。

(2)全身：评估病人的营养状况以及心、肝、肺、肾等重要器官的功能状态；有无癌肿远处转移的征象等。

(3)辅助检查：了解钼靶 X 线、B 超及病理学等检查结果；心、肝、肾等重要器官功能。

3. 心理和社会支持状况 了解病人有无焦虑、抑郁、恐惧等负性心理；评估病人和家属对治疗方法、预后的认知程度及经济承受能力。

【常见护理诊断/问题】

1. 焦虑/恐惧 与疾病诊断、担忧预后有关。
2. 知识缺乏 缺乏术前常规准备的相关知识。

【护理措施】

1. 心理护理 乳腺癌病人术前心理变化复杂，除癌症本身带来的恐惧外，切除乳房将意味着失去部分女性特征，更担忧自己形象或婚姻生活受到影响。故术前应多了解和关心病人，加强心理疏导，向病人和家属耐心解释手术的必要性和重要性，帮助病人树立战胜疾病的信心，以良好的心态面对疾病和治疗。

2. 终止妊娠或哺乳 妊娠期或哺乳期病人，需立即停止妊娠或哺乳，避免因激素作用活跃而加速乳腺癌病情的发展。

3. 营养支持 鼓励病人进食高蛋白、高能量、高维生素和膳食纤维丰富的食物，改善营养状况，为术后切口愈合创造有利条件。

4. 术前准备 做好常规术前准备工作。对手术切除范围大、考虑植皮者，同时作好供皮区皮肤准备。

(二)术后护理

【护理评估】

1. 手术情况 了解麻醉类型、手术方式，术中出血、输血、补液及引流管放置情况等。

2. 身体状况 注意观察皮瓣、创面愈合及引流情况，肢体功能恢复情况；有无术后并发症的相应症状与体征；患肢功能锻炼计划的实施情况。

3. 心理和社会支持状况 了解病人有无焦虑、恐惧等负性心理；评估病人和家属对康复计划及功能训练的认知程度。

【常见护理诊断/问题】

1. 自我形象紊乱 与乳房切除及化疗导致的脱发有关。

2. 肢体活动障碍 与手术创伤影响手臂和肩关节活动有关。

3. 知识缺乏 缺乏术后功能锻炼、预防复发的相关知识。

4. 有组织完整性受损的危险 与留置引流管、患侧上肢淋巴引流不畅、头静脉被结扎、腋静脉栓塞或感染有关。

5. 潜在并发症 患侧上肢水肿、皮下积液、皮瓣坏死、气胸等。

【护理措施】

1. 心理护理 护士应给予病人有针对性的心理疏导，多关心，多体谅，鼓励病人表述手术创伤对自己今后角色的影响，使其相信一侧乳房切除不会影响正常的家庭生活、工作和社交；告知病人行乳房重建的可能，鼓励其树立战胜疾病的信心。对已婚者，同时对其丈夫进行心理疏导，取得丈夫的理解、关心和支持，使其接受妻子术后身体形象的改变。

2. 一般护理

（1）体位：术后麻醉清醒，病人血压平稳后取半卧位，以利于呼吸和引流。

（2）饮食护理：术后6小时，病人无恶心、呕吐等麻醉反应可给予正常饮食，保证营养供给，以利于术后康复。

（3）防治感染：遵医嘱应用广谱抗菌药物，以预防和控制感染。

3. 病情观察

（1）监测生命体征：术后密切观察血压、呼吸、体温、脉搏的变化。行乳腺癌扩大根治术者，注意观察病人的呼吸情况等。

（2）切口护理：①手术部位用弹性绷带加压包扎，以减少创腔积液，使皮瓣或植皮片紧贴创面，以利于愈合；包扎要松紧适度，以不影响呼吸和血运为宜。②观察创面愈合情况：若皮瓣颜色暗红，提示血循环欠佳、有坏死的可能，应立即通知医师予以处理。③观察患侧上肢远端血循环情况：若皮肤青紫、皮温降低、手指发麻，提示腋部血管受压，应及时调整绷带松紧度。④绷带加压包扎一般维持7~10日；若绷带松脱，应重新加压包扎。

（3）引流管护理：术后皮瓣下常规放置引流管，防止手术创腔积液，可使皮瓣或植皮片紧贴创面，避免坏死和感染，促进愈合。护理应注意：

①妥善固定：引流管的长度要适宜，病人卧床时将其固定于床旁，起床时固定于

上衣。

②保持引流通畅：避免滑脱、受压、扭曲，维持有效的负压吸引状态。

③观察引流液的颜色、性状和量：术后 1～2 日，每日引流血性液体 50～200mL，以后颜色和量逐渐变淡、减少。

④拔管：术后 4～5 日，每日引流液转为淡黄色、量少于 10～15mL、创面与皮肤紧贴，即可考虑拔管。

4. 并发症的观察与护理

（1）患侧上肢肿胀：主要因患侧腋窝淋巴结切除、头静脉被结扎、腋静脉栓塞、局部积液或感染等因素导致上肢淋巴回流不畅、静脉回流障碍所致。护理：

①预防性抬高患侧上肢：平卧时患肢下方垫枕抬高 10°～15°，肘关节轻度屈曲；半卧位时屈肘 90° 放于胸腹部。

②勿在患侧上肢测血压、抽血、静脉穿刺等。

③指导病人保护患侧上肢：下床活动时用吊带托或用健侧手将患肢抬高于胸前，以防腋窝皮瓣滑动而影响愈合。

④按摩、热敷患侧上肢或进行握拳、屈伸肘运动，以促进淋巴回流。

⑤上肢肿胀严重者可戴弹力袖套，以促进淋巴回流。

（2）气胸：乳腺癌扩大根治术有损伤胸膜的可能，术后应注意观察呼吸情况。病人若出现胸闷、气促、呼吸困难等症状，应立即通知医师，并协助紧急处理。

5. 功能锻炼 为了避免和减少术后残疾，应尽早鼓励和协助病人进行患侧上肢的功能锻炼，可加强肩关节活动，以增强肌力，预防粘连，最大限度地恢复肩关节的活动范围。

（1）术后 24 小时内：开始活动手指和腕部，做握拳、伸指、屈腕动作。

（2）术后 1～3 日：协助病人做屈肘、伸臂等锻炼，逐渐过渡到肩关节的小范围前屈、后伸运动（前屈＜30°，后伸＜15°），但应避免上臂外展动作。

（3）术后 4～7 日：鼓励病人用患侧上肢洗脸、梳头、进食，并指导病人用患侧手臂触摸对侧肩部和同侧耳廓的锻炼。

（4）术后 1 周：皮瓣已基本愈合。可开始进行肩关节活动，以肩部为中心，前后摆臂。

（5）术后 2 周：皮瓣与胸壁黏附已较牢固。指导病人循序渐进地做肩关节的全范围活动锻炼，如手指爬墙运动、摇绳运动、滑轮运动和举杠运动等；术后 7 日内不上举，10 日内不外展肩关节；不要以患侧肢体支撑身体，以防皮瓣移动而影响创面愈合。

（三）健康教育

1. 活动指导 出院后近期内避免用患侧上肢搬动、提拉重物；坚持患侧上肢的康复锻炼。

2. 避孕指导 术后 5 年内避免妊娠，以免妊娠促使乳腺癌复发。

3. 坚持治疗 遵医嘱坚持化疗、放疗、内分泌治疗，不可擅自中断。定期到医院复查。

4. 乳房自我检查 有助于及早发现乳房病变。对于 20 岁以上的女性,特别是伴有高危因素的 40 岁以上女性,应每月自我检查乳房 1 次。检查时间在月经结束后 1 周左右。方法如下:

(1) 视诊:站在镜子前面,两臂放松自然垂放在身体两侧,对比观察两侧乳房的大小、形态是否对称,皮肤有无局限性隆起或凹陷或橘皮样改变,乳头有无回缩或偏歪及有无乳头溢液。改变体位后从各个角度重复观察上述内容。

(2) 触诊:仰卧,一侧手臂高举过头,尽量放松肌肉,使乳房完全平铺于胸壁,将食指、中指和无名指并拢,用手指掌面在乳房上轻柔地做环行触摸检查,不可用手指抓捏,依次检查乳房外上、外下、内下、内上象限、乳晕区,用拇指和食指轻轻挤压乳头观察有无液体流出,最后检查腋窝有无肿块。同法检查对侧。疑有异常,及时到医院检查,以便及早明确诊断。

案例讨论

病人,女性,28 岁,公司职员,产后 21 日。寒战,高热,乳房胀痛,来院就诊。查体:急性面容,左侧乳房红肿,局部皮温高,压痛明显,触及 2cm×2.5cm 大小肿块。左侧腋窝淋巴结肿大,且有压痛。T 38.6℃,P 94 次/分,R 20 次/分,BP 120/85mmHg。血常规检查:白细胞计数 $13×10^9$/L,中性粒细胞比例 87%。

问题:

1. 该病人最可能的医疗诊断是什么?

2. 本病产生的原因有哪些?

3. 该病人主要的治疗方法是什么?

4. 健康教育的内容有哪些?

第十四章　腹外疝病人的护理

学习目标

1. 掌握嵌顿性疝、绞窄性疝的概念；腹股沟斜疝、直疝的临床表现、护理措施。

2. 熟悉腹外疝的病因、病理解剖及分类；腹股沟斜疝、直疝的概念、治疗原则、护理诊断/问题及健康教育；股疝的临床表现、治疗原则。

3. 了解腹股沟区的解剖特点；腹股沟斜疝、直疝的辅助检查、护理评估；切口疝、脐疝的临床表现、治疗原则。

第一节　概　述

体内某个内脏器官或组织离开其正常解剖部位，通过先天或后天形成的薄弱点、缺损或孔隙进入另一部位，称为疝。疝多发生于腹部，以腹外疝多见。腹外疝是由腹腔内的脏器或组织连同壁腹膜，经腹壁的薄弱点或孔隙向体表突出所形成的包块，是最常见的外科疾病之一。

【病因】

腹壁强度降低和腹内压增高是腹外疝发病的两大主要原因。

1. 腹壁强度降低　腹壁强度降低是疝发生的基础。

（1）先天性因素：如精索或子宫圆韧带穿过腹股沟管、脐血管穿过脐环、股动静脉穿过股管，以及腹白线发育不全。

（2）后天性因素：手术切口愈合不良、外伤、感染和年老或肥胖所致肌肉萎缩等。

2. 腹内压增高　腹内压增高是疝发生的诱因，如慢性咳嗽、长期便秘、腹水、妊娠晚期、排尿困难（良性前列腺增生和膀胱结石等）、搬运重物、举重、婴儿经常啼哭等。

【病理解剖】

典型的腹外疝由疝环、疝囊、疝内容物和疝外被盖四部分组成（图14–1）。

1. **疝环** 疝环又称疝门，是疝凸向体表的门户，亦是腹壁薄弱点或缺损的所在。临床上常以疝环部位作为命名依据，如腹股沟疝、股疝、脐疝、切口疝等。

2. **疝囊** 疝囊是指壁腹膜经疝环向体表凸出的囊袋结构，可分为疝囊颈、疝囊体和疝囊底三部分。

3. **疝内容物** 疝内容物是指进入疝囊内的腹腔脏器或组织。以小肠最多见，其次是大网膜。此外，如盲肠、阑尾、乙状结肠、膀胱等均可进入疝囊。

4. **疝外被盖** 疝外被盖是指疝囊以外的各层腹壁组织，通常由皮肤、皮下组织、肌肉和筋膜等组成。

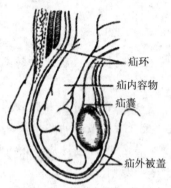

图 14 – 1　腹外疝的组成

【分类】

根据疝的可复程度和血液供应情况，腹外疝可分为易复性疝、难复性疝、嵌顿性疝和绞窄性疝。

1. **易复性疝** 易复性疝又称单纯性疝，最为常见。其病理基础是疝环较宽大，疝内容物可以自由出入疝囊，常在站立、行走、腹内压增高时凸出，平卧、休息或用手推送可使包块完全回纳腹腔而消失。

2. **难复性疝** 难复性疝是指疝内容物不能或不能完全回纳腹腔的疝。

3. **嵌顿性疝** 嵌顿性疝是指疝环较小而腹内压突然增高，疝内容物强行扩张疝囊颈而进入疝囊，随后因疝囊颈弹性收缩将内容物卡住，使其不能回纳，称为嵌顿性疝。

4. **绞窄性疝** 疝内容物不能回纳，一旦发生血运障碍则谓之绞窄性疝。

第二节　腹股沟疝

一、疾病概要

发生在腹股沟区的腹外疝，统称为腹股沟疝。根据疝环与腹壁下动脉的关系，可分为腹股沟斜疝和腹股沟直疝两种，以前者最为多见，占腹外疝的 75% ~ 90%。腹股沟斜疝是指疝囊经过腹壁下动脉外侧的腹股沟深环（内环）凸入，向内、向下、向前经腹股沟管，再从腹股沟管浅环（外环、皮下环）穿出，并可坠入阴囊。男性多见，男女发病率之比约为15∶1，以婴幼儿和老年人发病率最高。腹股沟直疝是指疝囊经腹壁下动脉内侧直疝三角区直接由后向前凸出而形成的疝。不经深环，也不坠入阴囊。以老年男性多见。

【腹股沟区解剖】

1. 腹股沟管　成年人长4～5cm，位于腹前壁、腹股沟韧带内上方，相当于腹内斜肌、腹横肌弓状下缘与腹股沟韧带之间的斜行裂隙。腹股沟管有内、外两口和上、下、前、后四壁。内口即深环，是腹横筋膜上的卵圆窝。外口即浅环，是腹外斜肌腱膜下方的三角形裂隙。前壁有皮肤、皮下组织、腹外斜肌腱膜，外侧1/3有部分腹内斜肌；后壁内侧1/3有腹股沟镰、腹横筋膜；上壁为腹内斜肌、腹横机的弓状下缘；下壁为腹股沟韧带和腔隙韧带。男性腹股沟管内有精索通过，女性有子宫圆韧带通过。

2. 直疝三角（hesselbach三角）　外侧边是腹壁下动脉，内侧边是腹直肌外侧缘，底边是腹股沟韧带。此三角缺乏完整的腹肌覆盖，并且腹横筋膜比周围部分薄，易发生疝。

【临床表现】

1. 腹股沟斜疝　主要表现为腹股沟区肿块和偶有胀痛。肿块常在站立、行走、咳嗽或负重时出现，多为带蒂柄的梨形，可降至阴囊或大阴唇。平卧、休息或用手向腹腔推送肿块，可回纳消失。多见于儿童和青壮年男性，易发生嵌顿。

2. 腹股沟直疝　站立时在腹股沟内侧、耻骨结节上外方可见一半球形肿块，不降入阴囊；平卧后可自行消失，按压内环疝块仍然凸出。多见于老年男性，极少发生嵌顿。腹股沟斜疝的临床表现需与腹股沟直疝相鉴别（表14－1）。

表14－1　腹股沟斜疝与腹股沟直疝的鉴别

项目	斜疝	直疝
好发年龄	儿童及青壮年	老年
凸出途径	经腹股沟管凸出，可进入阴囊	经直疝三角凸出，不进入阴囊
疝块外形	椭圆或梨形，上部呈蒂柄状	半球形，基地较宽
回纳疝块后压住深环	不再凸出	仍可凸出
精索与疝囊关系	精索在疝囊后方	精索在疝囊前外方
疝囊颈与腹壁下动脉关系	疝囊颈在腹壁下动脉外侧	疝囊颈在腹壁下动脉内侧
嵌顿机会	较多	较少

【辅助检查】

1. 透光试验　腹股沟斜疝透光试验阴性，此检查方法可与鞘膜积液鉴别。

2. 实验室检查　疝内容物继发感染时，血常规检查示白细胞计数和中性粒细胞比例升高。

3. X 线检查 疝嵌顿或绞窄时，X 线检查可见肠梗阻征象。

【治疗原则】

1. 非手术治疗

（1）婴幼儿疝：1 岁以下婴幼儿可暂不手术治疗。随着婴幼儿生长发育，腹肌可逐渐强壮，部分疝有自愈的可能。可采用棉束带或绷带压迫腹股沟管深环（图 14 - 2），防止疝块突出。

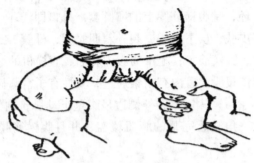

图 14 - 2　棉束带压迫法

（2）老年疝：年老体弱或伴有其他严重疾病而不能耐受手术者。白天可在回纳疝内容物后，采用医用疝带顶住疝环，阻止疝块凸出。

（3）嵌顿性和绞窄性疝的处理：嵌顿性疝原则上应紧急手术治疗，解除肠梗阻，以防疝内容物坏死；绞窄性疝的内容物已坏死，更需紧急手术。嵌顿性疝具备下列情况者，可先试行手法复位：①嵌顿时间在 3~4 小时，局部压痛不明显，无腹部压痛或腹肌紧张等腹膜刺激征；②年老体弱或伴有其他严重疾病不能耐受手术，且估计肠管尚未绞窄坏死者。

2. 手术治疗　手术修补是治疗腹股沟疝最有效的方法。基本原则是关闭疝门，即内环口，加强或修补腹股沟管管壁。手术方法：

（1）传统疝修补术：包括疝囊高位结扎术和疝修补术。

（2）无张力疝修补术：该法最大的优点是创伤小，术后无需制动，且复发率低，但有潜在排异和感染的危险。加之手术材料费用高，推广受到一定限制。

（3）经腹腔镜疝修补术：设备要求高，治疗费用贵，目前临床应用较少。

二、疾病护理

（一）术前护理

【护理评估】

1. 健康史　评估病人的一般情况；了解既往有无慢性咳嗽、长期便秘、排尿困难等腹内压增高因素；有无腹部手术史、外伤史等。

2. 身体状况

（1）局部：腹股沟区或外阴部有无隆起的肿块，疝块的部位、大小、质地、形状、有无压痛、能否回纳；有无肠梗阻或肠绞窄征象。

（2）全身：有无寒战、高热、血压下降等感染中毒症状；有无恶心、呕吐、腹痛、腹胀等肠梗阻征象。

（3）辅助检查：了解白细胞计数、阴囊透光试验等检查结果。

3. 心理和社会支持状况　了解病人有无因疝块反复凸出而引起焦虑不安；了解病人和家属对预防腹内压增高及康复知识的认知程度。

【常见护理诊断/问题】

1. 焦虑　与疝块反复凸出、担心预后有关。

2. 疼痛　与嵌顿或绞窄有关。

3. 知识缺乏　缺乏预防腹内压增高的相关知识。

4. 有体液不足的危险　与疝块嵌顿引起机械性肠梗阻有关。

【护理措施】

1. 心理护理　向病人和家属说明腹股沟疝发生的病因和诱发因素，耐心地解释手术治疗的必要性和重要性，使他们充分了解术前各项诊疗措施和护理操作的目的与意义，消除病人术前的焦虑与紧张，以最佳的身心状态迎接手术。

2. 一般护理　体位与活动一般不受限制。但巨大疝者应卧床休息，尽量减少下床活动，避免发生嵌顿。

3. 疼痛护理　协助病人取舒适体位，以缓解疼痛；指导其适当采用分散注意力的简单方法，如听音乐、默念数字等；必要时，遵医嘱给予镇痛剂。

4. 消除腹内压增高因素　术前积极处理引起腹内压增高的因素：①吸烟者，术前两周戒烟。②便秘者，多喝水，多吃富含纤维素的食物，保持大便通畅。③慢性咳嗽者，待急性炎症控制后再行手术治疗。④年老体弱者，注意保暖，避免受凉感冒。

（二）术后护理

【护理评估】

1. 手术情况　了解麻醉类型、手术方式和术中情况。

2. 身体状况　观察切口愈合情况；有无阴囊水肿、切口感染等并发症；有无腹内压增高因素及疝复发。

3. 心理和社会支持状况　了解病人有无焦虑、恐惧等心理状况；评估病人和家属对预防腹内压增高和术后康复知识的认知程度。

【常见护理诊断/问题】

1. 疼痛 与手术创伤有关。

2. 知识缺乏 缺乏术后康复的相关知识。

3. 潜在并发症 阴囊血肿、切口感染等。

【护理措施】

1. 一般护理

(1) 体位护理

1) 传统疝修补术：平卧 3 日，膝下垫一软枕，使髋关节微屈，减少腹壁张力。一般术后 3~5 日可考虑离床活动。

2) 无张力疝修补术：病人可以早期离床活动。

3) 年老体弱、复发性疝、绞窄性疝和巨大疝者，适当延迟下床活动时间。

(2) 饮食护理：术后 6~8 小时，若病人无恶心、呕吐等症状即可进流质饮食，并逐渐过渡到普食。行肠切除、肠吻合者，按胃肠道术后的饮食护理。

2. 病情观察 监测体温、呼吸、脉搏、血压等生命体征变化；观察切口有无渗血、渗液及感染征象；有无阴囊水肿。

3. 避免腹内压增高因素 术后需注意保暖，防止受凉而引起咳嗽；指导病人在咳嗽时用手掌按压、保护切口，以免缝线撕脱造成手术失败；便秘者给予通便药物，保持大便通畅；积极处理因麻醉或手术刺激引起的尿潴留。

4. 并发症的观察与护理

(1) 阴囊水肿：因阴囊位置较低，组织松弛，渗血、渗液易积聚于阴囊。为避免阴囊内积血、积液和促进淋巴回流，术后可用丁字带将阴囊托起，并在腹股沟区放置沙袋压迫。

(2) 切口感染：切口感染是疝复发的主要原因之一。术前应严格皮肤准备；术后注意保持切口敷料清洁、干燥，避免大小便污染，若发现敷料污染或脱落，及时更换；遵医嘱及时、合理地应用抗菌药物；一旦发现切口有红、肿、疼痛等感染征象，及时予以处理。

(三) 健康教育

1. 活动指导 出院后逐渐增加活动量，3 个月内避免重体力劳动或提举超过 10Kg 的重物。无张力疝修补术后两周，病人可从事一般体力劳动或活动。

2. 饮食指导 多喝水，多吃富含纤维素的食物，保持大便通畅。

3. 疾病知识宣教 注意避免腹内压增高的因素，如剧烈咳嗽、用力排便等。

4. 就诊指导 若疝复发，尽早诊治。

第三节 其他腹外疝

一、股疝

股疝是指腹腔内脏器或组织通过股环、经股管向卵圆窝凸出的疝。多见于中年以上的经产妇。女性骨盆较宽广、联合肌腱和腔隙韧带较薄弱，致股管上口宽大松弛而易发病。妊娠是腹内压增高引起股疝的主要原因。

【病理】

股管是腹股沟韧带内侧下方一狭长漏斗形间隙，长 1~1.5cm，内含脂肪、疏松结缔组织和淋巴结。股管上口称股环，下口为腹股沟韧带下方的卵圆窝。腹内压增高时，腹内器官连带壁腹膜和腹膜外脂肪组织，经股环向股管凸出而形成疝。疝内容物常为大网膜或小肠。股管几乎是垂直的，由于股环较小，周围多为坚韧的韧带。疝块在卵圆窝处向前转折时形成一锐角，容易嵌顿。股疝是腹外疝中嵌顿最多者，高达60%，一旦嵌顿，可迅速发展为绞窄性疝。

【临床表现】

主要表现为在腹股沟韧带下方卵圆窝处一半球形包块，疝块往往不大，平卧回纳后，疝块可消失。易复性股疝的症状较轻，常不为病人所注意，尤其是肥胖者更易疏忽。股疝若发生嵌顿，除引起局部明显疼痛外，常伴有较明显的急性机械性肠梗阻症状。

【治疗原则】

股疝容易嵌顿。明确诊断后应及时手术治疗，最常用的手术是 McVay 修补法。对于嵌顿性或绞窄性股疝，应紧急手术。

二、切口疝

切口疝是指腹腔内器官或组织自腹壁手术切口凸出的疝。居于腹外疝的第3位，最常见的腹壁切口疝是经腹直肌切口疝。

【病因】

1. **解剖因素** 除腹直肌外，腹壁各层肌及筋膜、鞘膜等组织的纤维大多为横向走行，纵向切口势必切断上述纤维；缝合时，缝线也容易从纤维间滑脱；已缝合的组织因常受到肌肉的横向牵拉而导致切口裂开。

2. **手术因素** 切口留置引流物过久、切口过长时切断肋间神经过多、腹壁切口缝合不密切、缝合时张力过大。

3. 腹内压升高 术后剧烈咳嗽、恶心、呕吐、腹胀等导致切口内层断裂。

4. 其他因素 如高龄、肥胖、营养不良、合并糖尿病等所致的切口愈合不良，均可引发切口疝。

【临床表现】

主要表现为腹壁切口处逐渐膨隆，有大小不一的肿块出现。站立或用力时明显，平卧时缩小或消失。较大的切口疝有腹部不适和牵拉感，伴食欲减退、恶心、便秘等。回纳疝内容物后，查体可摸到腹壁深处的缺损。因疝环较大，很少发生嵌顿。

【治疗原则】

以手术治疗为主。切除原手术切口瘢痕，回纳疝内容物后，较小的疝环可逐层缝合腹壁组织，较大的疝环可采用合成纤维网片或自体筋膜修补。

三、脐疝

腹内器官通过脐环凸出形成的疝称脐疝。临床分为小儿脐疝和成人脐疝，以前者多见，后者较少见，多数为中年经产妇女。

【病因】

1. 小儿脐疝 多为先天性。因脐环闭锁不全或脐部组织不够坚固，经常啼哭和便秘等致腹内压增高时发生。大多数属于易复性疝。

2. 成人脐疝 多为后天性。由于肥胖、妊娠、腹水等因素引起腹壁结构发生病理性改变，使腹壁强度降低，在腹内压增高的情况下发生。

【临床表现】

主要表现为脐部可复性肿块，多在小儿啼哭或成人站立、咳嗽时疝块脱出，安静、平卧时消失。小儿脐疝极少发生嵌顿和绞窄。成人脐疝由于疝环狭小，发生嵌顿或绞窄者较多。

【治疗原则】

1. 非手术治疗 主要适用于2岁以前的小儿。在回纳疝块后，用一大于脐环、外包纱布的硬币或小木片抵住脐环，然后用胶布或绷带加以固定。6个月以内的婴儿采用此法，疗效较好。

2. 手术治疗 手术修补的原则是切除疝囊，缝合疝环。小儿2岁后，若脐环直径>1.5cm，则行手术治疗；成人脐疝由于发生嵌顿或绞窄者较多，应及时手术治疗。

四、疾病护理

参见本章第二节相关内容。

案例讨论

病人，男性，69 岁，退休。长期慢性咳嗽，5 年前右侧腹股沟区出现一可复性包块。2 小时前，剧烈咳嗽后，右侧腹股沟区包块再次凸出，不能回纳，伴腹痛，呕吐，肛门停止排气排便。查体：右侧腹股沟区见一 1.5cm×2cm 大小的包块，呈梨形，坠入右侧阴囊内，阴囊明显肿大，平卧时包块不能回纳。透光试验阴性。

问题：

1. 该病人最可能的医疗诊断是什么？

2. 预防术前腹内压增高的措施有哪些？

3. 若行手术治疗，术后主要护理措施有哪些？

第十五章　急性化脓性腹膜炎病人的护理

学习目标

1. 掌握急性化脓性腹膜炎的临床表现、护理措施。

2. 熟悉急性化脓性腹膜炎的病因、治疗原则及护理诊断/问题；膈下脓肿、盆腔脓肿的临床表现、治疗原则。

3. 了解腹膜的解剖生理；急性化脓性腹膜炎的病因、病理、辅助检查、护理评估及健康教育。

腹膜是一层很薄的浆膜，分为相互连续的壁腹膜和脏腹膜两部分。壁腹膜贴附于腹壁、横膈脏面和盆壁内面。脏腹膜覆盖于内脏表面，成为其浆膜层。覆盖于横结肠的腹膜下垂形成大网膜，活动度较大。腹膜腔是壁腹膜和脏腹膜之间的潜在腔隙，是人体最大的体腔。腹膜腔分为大、小两部分，即腹腔和网膜囊，经由网膜孔相通（图 15 - 1）。正常情况下，腹腔内含有少量浆液，起润滑作用。壁腹膜的神经属体神经系统，对各种刺激敏感，痛觉定位准确。脏腹膜的神经属自主神经，对牵拉、炎症、压迫等刺激较为敏感，表现为钝痛，定位较差。

腹膜具有润滑、吸收、渗出、防御和修复等生理功能。

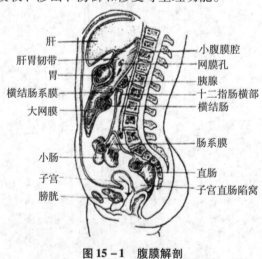

图 15 - 1　腹膜解剖

第一节　急性化脓性腹膜炎

一、疾病概要

急性化脓性腹膜炎是指由于腹部损伤、细菌感染、化学刺激（如胃液、胆汁、胰液）等所引起的腹膜腔壁腹膜和脏腹膜的急性炎症。根据按发病机制可分为原发性腹膜炎和继发性腹膜炎；根据病因可分为细菌性腹膜炎和非细菌性腹膜炎；根据累及范围可分为弥漫性腹膜炎和局限性腹膜炎；根据临床过程可分为急性、亚急性和慢性 3 类。各型之间可以相互转化。临床上所称的急性腹膜炎多指继发性化脓性腹膜炎，是一种常见的外科急腹症。

【病因】

1. 继发性腹膜炎　最常见的腹膜炎，约占 98%。腹腔内空腔脏器穿孔、破裂是最常见的原因。此外，腹腔内脏器炎症、损伤或手术污染等也可引起腹膜炎。主要致病菌是胃肠道内的常驻菌群，其中以大肠杆菌最多见，其次为厌氧杆菌、链球菌和变形杆菌等，常为混合性感染。

2. 原发性腹膜炎　较少见，约占 2%。指腹腔内无原发性病灶，致病菌经血行、泌尿道、女性生殖道等途径播散至腹膜腔引起的腹膜炎。病原菌多为溶血性链球菌、肺炎双球菌或大肠杆菌。多见于儿童，病人常伴有营养不良或抵抗力低下。

【病理】

1. 局部和全身反应　腹膜受细菌或胃肠道内容物的刺激，立即发生充血、水肿等反应，并失去原有光泽；继之产生大量浆液性渗出液，以稀释毒素；渗出液中的大量吞噬细胞、中性粒细胞、细菌、纤维蛋白以及坏死组织使渗出液变混浊成为脓液。继发性腹膜炎的脓液多呈黄绿色，稠厚，并有粪臭味。

2. 腹膜炎的转归　急性化脓性腹膜炎的转归取决于污染细菌的性质、数量、时间，人体全身和腹膜局部的防御能力，以及诊疗措施的及时性和有效性等诸多因素。其转归可有：

（1）炎症局限和消散：腹膜炎症较轻，炎症局限，形成局限性腹膜炎或脓肿。

（2）炎症趋于恶化：腹膜严重充血、水肿，引起水和电解质紊乱，细菌和毒素大量入血，导致感染性休克。

（3）肠粘连：腹膜炎治愈后，腹腔内多有不同程度的粘连，可导致粘连性肠梗阻。

【临床表现】

1. 腹痛　最主要的症状。一般呈持续性、剧烈腹痛，难以忍受。深呼吸、咳嗽、变换体位时加剧。腹痛范围多自原发病变部位开始，随炎症扩散而波及全腹，但仍以原发病灶最明显。

2. 恶心呕吐　最初因腹膜受到刺激后引起的反射性恶心、呕吐，呕吐物多为胃内容物，量少；发生麻痹性肠梗阻时呈持续性呕吐，呕吐物含黄绿色胆汁，甚至呈棕褐色粪汁样。

3. 体温、脉搏变化　骤然发病者，体温由正常逐渐升高，脉搏逐渐加快；原有炎性病变者，发病时体温已升高，继发腹膜炎后更趋增高。年老体弱者体温可不升高。

4. 感染中毒症状　随着病情进展，病人可相继出现寒战、高热、脉搏细速、呼吸急促、面色苍白、口唇发绀、血压下降、神志不清等一系列感染中毒症状。

5. 体征

（1）一般表现：病人多呈急性病容，喜仰卧位，双下肢屈曲，不愿意改变体位，腹部拒按。

（2）腹部体征

1）视诊：腹胀，腹式呼吸运动减弱或消失。

2）触诊：腹部压痛、反跳痛、腹肌紧张，称为腹膜刺激征，是腹膜炎的标志性体征，以原发病变部位最明显。

3）叩诊：一般呈鼓音；若胃、十二指肠穿孔，肝浊音界缩小或消失；若腹腔内积液较多，移动性浊音呈阳性。

4）听诊：肠鸣音减弱或消失，系肠麻痹所致。

（3）直肠指诊：直肠前壁饱满及触痛，提示盆腔感染或脓肿形成。

【辅助检查】

1. 实验室检查　白细胞计数和中性粒细胞比例升高。病情危重或机体反应能力下降者，白细胞计数可不升高，仅中性粒细胞比例升高，甚至出现中毒颗粒。

2. 影像学检查

（1）腹部 X 线检查：立位或卧位 X 线平片，可见小肠普遍胀气，并有多个小液平面；胃肠穿孔时，可见膈下游离气体；膈下脓肿时，可见患侧膈肌升高，肋膈角模糊或胸腔积液。

（2）B 超检查：可显示腹腔内有不等量的积液，但不能鉴别液体的性质。

（3）CT 检查：对腹腔内实质性器官的病变有诊断价值，明确腹腔内液体量。

3. 诊断性腹腔穿刺或腹腔灌洗术　根据抽出液的颜色、性状、气味，或涂片、细菌培养以及淀粉酶等测定，有助于判断病因。

【治疗原则】

积极处理原发病灶，消除病因，控制炎症，清理或引流腹腔脓液。

1. 非手术治疗　适用于病情较轻或病程较长已超过 24 小时、腹部体征已减轻或炎症已有局限化趋势以及原发性腹膜炎者。主要措施：

（1）体位：半卧位，休克病人取平卧位或中凹位。

（2）禁食和胃肠减压。

（3）静脉输液，纠正水、电解质及酸碱平衡失调；提供营养支持。

（4）合理应用抗菌药物，防治感染。

（5）对症处理：吸氧、止痛和镇静等。

（6）物理治疗：盆腔脓肿者，可辅以热水坐浴、温盐水保留灌肠等。

2. 手术治疗 绝大多数病人需手术治疗，手术类型视病情而定。

（1）手术适应证

1）经非手术治疗6~8小时后（一般不超过12小时），腹膜炎症状和体征无缓解或反而加重者。

2）腹腔内原发病严重，如胃肠道、胆囊穿孔、绞窄性肠梗阻或腹腔内脏器官破裂等。

3）腹腔内炎症较重，全身中毒症状或合并休克。

4）腹膜炎病因不明且无局限趋势者。

（2）手术方法

1）探查腹膜腔，明确病因，处理原发病灶。

2）清理腹腔，充分引流。

3）引流已形成的腹腔脓肿。

二、疾病护理

（一）术前护理

【护理评估】

1. 健康史 评估病人的一般情况；了解既往有无胃溃疡、胆囊炎、阑尾炎等病史；近期有无腹部外伤病史，有无不洁饮食或暴饮暴食等。

2. 身体状况

（1）局部：了解腹痛发生的部位、时间、性质、范围及其伴随症状等；注意有无腹膜刺激征；有无肠鸣音减弱或消失，有无移动性浊音。

（2）全身：了解病人精神状态、生命体征的改变；有无高热、脉搏细速、呼吸急促等全身中毒症状；有无水、电解质及酸碱平衡失调的表现；有无面色苍白、血压下降或神志恍惚等休克征象。

（3）辅助检查：了解白细胞计数、X线、B超、CT、诊断性腹腔穿刺或腹腔灌洗术等检查结果。

3. 心理和社会支持状况 了解病人因患病产生的不良心理反应；评估病人和家属对疾病的认知程度、心理承受能力及家庭经济状况。

【常见护理诊断/问题】

1. 焦虑/恐惧 与病情严重、担心预后有关。

2. **疼痛** 与腹膜炎症刺激有关。

3. **体温过高** 与毒素大量吸收有关。

4. **体液不足** 与腹膜腔大量渗出、高热、禁食和胃肠减压有关。

【护理措施】

1. **一般护理**

（1）体位：一般取半卧位，尽量减少搬动；休克者取平卧位或休克体位。

（2）禁食和胃肠减压：以减轻腹胀，促进炎症的吸收和局限。

（3）维持体液平衡：迅速建立静脉通道，遵医嘱补充液体和电解质，以纠正水、电解质及酸碱平衡失调。

（4）防治感染：继发性腹膜炎大多数为混合性感染，应合理地使用抗菌药物。

2. **心理护理** 护士应耐心细致地做好解释工作，减轻病人焦虑紧张的情绪。积极进行术前宣教，介绍疾病相关知识及手术治疗的目的、意义和必要性，帮助病人树立战胜疾病的信心，积极地配合治疗与护理。

3. **病情观察** 定时测量生命体征，必要时监测尿量，记录出入量；动态观察腹部体征的变化。

4. **对症护理** 高热者给予物理或药物降温，并评估降温效果；对已明确诊断者，遵医嘱应用哌替啶类止痛剂；对诊断不明确者，禁用镇痛剂（尤其是吗啡类），以免掩盖病情。

（二）术后护理

【护理评估】

1. **手术情况** 了解麻醉类型、手术方式及原发病变类型等。

2. **身体状况** 评估生命体征、腹腔内炎症情况；了解腹腔引流管放置的部位、引流液性状，切口愈合情况；有无腹腔脓肿、粘连性肠梗阻等并发症。

3. **心理和社会支持状况** 评估术后病人的心理状况；了解家属对病人的支持、理解与关爱程度。

【常见护理诊断/问题】

1. **疼痛** 与手术创伤、留置引流管有关。

2. **营养失调：低于机体需要量** 与禁食、感染后分解代谢增强有关。

3. **有体液不足的危险** 与腹腔内大量渗出、禁食有关。

4. **潜在并发症** 腹腔脓肿、粘连性肠梗阻等。

【护理措施】

1. 一般护理

（1）体位：血压平稳后取半卧位；在病情允许的情况下，鼓励病人术后翻身、床上活动；视病情和病人体力可坐于床边和早期下床活动，以促进术后康复。

（2）维持体液平衡：根据病人的临床表现和补液监测指标，及时调整输液的成分与速度。必要时输注血液或血浆，改善病人营养状况，促进早日康复。

（3）饮食护理：禁食和胃肠减压期间，给予肠外营养支持，提高机体防御和修复能力；待拔除胃管后，由流质饮食逐渐过渡到普食，少食多餐，避免生、冷、硬、辛辣刺激性食物，禁烟酒。

（4）疼痛护理：明确诊断后，可遵医嘱应用镇痛剂。

2. 病情观察

（1）监测生命体征及腹部体征：动态监测病人神志、体温、脉搏、呼吸、血压的变化；观察腹部有无压痛、反跳痛和肌紧张。

（2）切口护理：注意保持切口敷料清洁、干燥，若渗血、渗液较多应及时更换；观察切口愈合情况及有无感染征象。

（3）引流管护理：妥善固定引流管，防止受压、扭曲、滑脱；观察并记录引流液的颜色、性状和量，及时更换引流袋；保护引流管周围皮肤，用凡士林纱布覆盖或氧化锌软膏涂抹；当引流液明显减少、颜色澄清，病人体温和血细胞计数恢复正常时，可考虑拔管。

3. 并发症的观察与护理　动态监测生命体征、腹部体征、切口愈合情况及引流液的颜色、性状和量，有无膈下脓肿或盆腔脓肿的临床表现。若发现异常，及时通知医师，配合治疗和处理。

（三）健康教育

1. 饮食指导　嘱病人选择高蛋白、高热量、高维生素、易消化的饮食；切勿暴饮暴食；保持大便通畅，防止便秘。

2. 休息与活动　鼓励和指导病人术后早期活动，以促进肠蠕动，防止肠粘连。

3. 就诊指导　若出现恶心、呕吐、腹痛、腹胀、发热或原有消化系统症状加重，应立即就诊。

第二节　腹腔脓肿

腹腔脓肿是指腹腔内脓液积聚在某一部位，由肠壁、内脏、网膜或肠系膜等粘连包裹，与游离腹腔隔开而形成。腹腔脓肿可为一个或数个，一般继发于急性腹膜炎或腹腔内手术，原发性感染少见。以膈下脓肿和盆腔脓肿多见（图 15-2）。

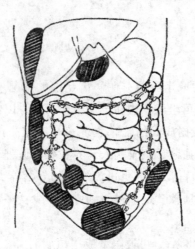

图 15 – 2　腹腔脓肿

一、膈下脓肿

脓液积聚于膈肌以下、横结肠及其系膜以上的间隙内，统称为膈下脓肿。常见于胃、十二指肠溃疡穿孔，胆囊及胆管化脓性疾病，急性阑尾炎穿孔等。小的脓肿经治疗可被吸收；较大的脓肿，可因长期感染使身体消耗而衰竭，病死率较高。

【临床表现与诊断】

临床特点是全身症状明显而局部症状隐匿。

1. 全身症状　畏寒，发热，脉率增快，逐渐出现消瘦、厌食、虚弱、乏力等消耗性表现。

2. 局部症状　可有肋缘下或剑突下持续性钝痛，深呼吸时加重；常伴颈、肩部牵涉痛。脓肿刺激膈肌，可引起顽固性呃逆；感染波及胸膜、肺时，可出现胸腔积液、气促、咳嗽和胸痛等表现。

3. 血常规检查　白细胞计数和中性粒细胞比例明显升高。

4. 影像学检查　X 线检查可见患侧膈肌升高、肋膈角模糊或消失、膈下气液平面等。B 超或 CT 检查可明确有无膈下脓肿及其位置、大小，也可在 B 超引导下行诊断性穿刺。

【治疗原则】

脓肿尚未形成时，以大剂量抗菌药物控制感染，加强营养支持，必要时输血或血浆。一旦脓肿形成，须定位后引流。可经手术引流或经皮穿刺置管引流，后者创伤较小。

二、盆腔脓肿

盆腔处于腹腔最低位，腹腔内炎性渗出液或脓液积聚于此形成盆腔脓肿。多见于急性腹膜炎后期、结肠或直肠手术后等。盆腔腹膜面积较小，吸收能力有限，故全身中毒症状较轻。

【临床表现与诊断】

临床特点是局部症状明显而全身症状较轻。

1. 症状　主要表现为腹部手术后体温下降后又升高、脉搏增快；出现典型的直肠或膀胱刺激症状（里急后重、大便频量少、黏液便、尿频、尿急等）。

2. 体征　腹部无阳性体征。直肠指诊有触痛，可触及波动感肿物。

3. 血常规检查　白细胞计数和中性粒细胞比例明显升高。

4. 影像学检查　B超检查可明确脓肿的位置及大小。

【治疗原则】

盆腔脓肿较小或尚未形成时，应用抗菌药物控制感染，辅以温盐水灌肠、热水坐浴等方法促进脓肿缩小或吸收。脓肿较大者，须定位后经手术切开引流，可经直肠前壁切开排脓，已婚女性可行阴道后穹隆穿刺抽脓或切开引流。

案例讨论

病人，男性，25岁，建筑工人。因饱食后突感上腹部剧痛，迅速扩展至全腹，伴恶心、呕吐、畏寒、发热，入院治疗。查体：急性面容，T 36.7℃，P 118 次/分，R 22 次/分，BP 85/50mmHg，全腹压痛、反跳痛及肌紧张，以剑突下最为显著，肠鸣音减弱。血常规检查：白细胞计数 16×10^9/L，中性粒细胞比例 87%。

问题：

1. 该病人最可能的医疗诊断是什么？

2. 该病人最适宜的治疗方法是什么？

3. 若行手术治疗，术后主要的护理措施有哪些？

第十六章　腹部损伤病人的护理

■ 学习目标

　　1. 掌握实质性脏器损伤和空腔脏器损伤的临床表现、护理措施。

　　2. 熟悉实质性脏器损伤和空腔脏器损伤的治疗原则、护理诊断/问题。

　　3. 了解腹部损伤的病因与分类、辅助检查、护理评估及健康教育；常见内脏损伤的临床表现、治疗原则。

第一节　概　述

一、疾病概要

　　腹部损伤是指由各种原因所致的腹壁和（或）腹腔内器官损伤。在平时和战时均较多见，占平时各种损伤的 0.4% ~ 1.8% ，战时可高达 50% 左右。

【病因与分类】

　　1. 根据体表有无伤口分类　可分为开放性腹部损伤和闭合性腹部损伤。

　　（1）开放性腹部损伤：多因刀刺、枪弹、弹片等各种锐器或火器伤所引起。根据腹膜是否破损，开放性损伤又可分为穿透伤和非穿透伤。

　　（2）闭合性腹部损伤：常因坠落、碰撞、挤压、冲击等钝性暴力所致。损伤可仅累及腹壁，也可以累及腹腔内器官，但体表无伤口。

　　2. 根据损伤的腹内器官性质分类　可分为实质性脏器损伤和空腔脏器损伤。

　　（1）实质性脏器损伤：肝、肾、脾、胰等位置比较固定，组织结构脆弱，血供丰富，受到暴力打击后，比其他内脏器官更容易破裂。临床上最常见的是脾破裂，其他依次为肾破裂、肝破裂和胰破裂。

　　（2）空腔脏器损伤：上腹受到碰撞、挤压时，胃窦、十二指肠水平部等可被压在脊柱上而断裂；上段空肠、末段回肠因位置比较固定容易受伤；充盈的空腔脏器比排空时更易破裂。临床上最常见的是小肠损伤，其他依次为胃损伤、结肠损伤、膀胱损伤。直肠因位置较深，腹部损伤时较少受损。

【临床表现】

由于致伤原因、受伤器官、损伤部位和程度不同而异。

1. 单纯腹壁损伤、腹腔内脏挫伤 临床表现较轻，仅有受伤局部肿胀、压痛和皮下瘀斑等表现，症状和体征随时间推移可逐渐减轻，但应警惕腹腔内脏器损伤的可能。

2. 腹腔内脏器损伤

（1）实质性脏器损伤：主要表现为腹腔内大出血。肝、脾、胰、肾等实质性脏器因血循环丰富，一旦发生破裂，可导致大量血液流入腹腔内（或腹膜后）。病人可出现面色苍白、脉搏细速、血压下降、脉压变小、尿量减少等失血性休克的表现。腹痛呈持续性，一般不剧烈，腹膜刺激征不严重。出血量较多者，可伴有腹胀和移动性浊音。肝、肾、胰腺破裂时，若有胆汁、尿液、胰液进入腹腔，可有类似空腔脏器破裂的表现。

（2）空腔脏器损伤：主要表现为弥漫性腹膜炎。胃、肠、胆囊、膀胱等空腔脏器破裂后，大量消化液和尿液进入腹腔。病人可出现持续性剧烈腹痛，除胃肠道症状（恶心、呕吐、便血、呕血等）外，稍后出现体温升高、脉搏加快、呼吸急促等全身性感染的表现，严重者可发生感染性休克；最为突出的体征是腹膜刺激征，其程度因空腔脏器的内容物不同而异。

【辅助检查】

1. 实验室检查

（1）血常规检查：实质性脏器损伤时，红细胞、血红蛋白和血细胞比容下降，白细胞计数和中性粒细胞比例略有升高；空腔脏器损伤时，白细胞计数和中性粒细胞比例明显升高。

（2）尿常规检查：若发现红细胞，常提示有泌尿系统损伤。

2. 影像学检查

（1）X线检查：最常用的是胸片和腹部平片。胸片可显示有无肋骨骨折、气胸等；腹部平片可显示有无膈下积气、腹腔积液，以及某些脏器的位置、形态和大小的改变。

（2）B超检查：可探测实质性脏器有无损伤及腹腔有无积液，提示脏器损伤的部位和程度。若发现腹腔积液、积气，有助于空腔脏器破裂或穿孔的诊断。

（3）CT检查：清晰地显示肝、脾、胰、肾等实质性脏器的包膜是否完整、大小及形态结构是否正常，有无出血或渗出。

3. 诊断性腹腔穿刺和腹腔灌洗术 诊断准确率可达90%以上。根据抽出液的颜色、性状、气味，或涂片、细菌培养以及淀粉酶测定等，有助于判断病因。

【治疗原则】

1. 现场急救 首先处理危及生命的因素，如窒息、心跳骤停、张力性气胸和大出血等。开放性腹部损伤，应及时止血并用干净的纱布、毛巾等包扎伤口并固定；对已脱出的肠管，用消毒或清洁器皿或用温开水浸湿的干净纱布覆盖保护，适当包扎后立即送医院救治；禁止将脱出的内脏器官强行回纳腹腔，以免加重腹腔污染。

2. 非手术治疗

（1）适应证

①暂不能确定有无腹腔内器官损伤。

②血流动力学稳定、收缩压 >90mmHg、心率 <100 次/分。

③无腹膜炎体征。

④未发现其他内脏的合并伤。

⑤已确诊，但损伤轻微，生命体征稳定者。

（2）治疗措施

①防治休克：输血补液，迅速扩容，维持有效循环；出血者，遵医嘱应用止血药。

②抗感染：联合应用广谱抗菌药物，防止可能存在的腹腔内感染。

③禁食和胃肠减压：对未明确诊断前或疑有空腔脏器破裂或明显腹胀者，禁食和胃肠减压，同时给予肠外营养支持。

④镇痛：腹痛剧烈且已明确诊断者，酌情应用镇痛剂。

⑤术前准备：对腹部损伤较严重者，在行非手术治疗的同时做好术前准备。

3. 手术治疗

（1）适应证

①已确诊为腹腔内空腔脏器破裂。

②有明显腹膜刺激征或腹膜刺激征进行性加重。

③病情恶化甚至休克者。

④膈下有游离气体者。

⑤腹腔穿刺抽出气体、不凝血液、胆汁或胃肠内容物者。

⑥非手术治疗期间病情加重。

（2）手术方法：主要为剖腹探查术，待明确损伤部位或器官后再行针对性处理。剖腹探查手术包括探查、止血、修补、切除、清除腹腔内残留液体及引流。

二、疾病护理

（一）术前护理

【护理评估】

1. 健康史 评估病人的一般情况；了解受伤的原因、部位及伤情；腹痛的特点、部位、程度和持续时间，有无放射痛和进行性加重；既往有无腹部手术史及药物过敏史。

2. 身体状况

（1）局部：腹部有无压痛、反跳痛和肌紧张及其程度、范围；有无移动性浊音；

肠蠕动是否减弱或消失；直肠指检有无阳性发现。

（2）全身：评估病人神志是否清醒、有无昏迷或呼吸困难；有无面色苍白、脉搏细数、脉压减小等休克征象；有无寒战、高热、脉快等全身中毒症状。

（3）辅助检查：了解血常规、B超、CT、腹腔穿刺或腹腔灌洗术等检查结果。

3. 心理和社会支持状况　评估病人和家属对遭受突如其来的伤害的心理承受能力，了解对本次损伤相关知识的认知程度。

【常见护理诊断/问题】

1. **焦虑/恐惧**　与意外伤害、出血、内脏脱出的视觉刺激有关。
2. **疼痛**　与腹腔内器官破裂有关。
3. **体温升高**　与腹膜炎症有关。
4. **体液不足**　与损伤致腹腔内出血、呕吐及禁食有关。

【护理措施】

1. **一般护理**　休克者，予以休克体位，以增加回心血量，改善脑血流量；脾被膜下血肿者，绝对卧床休息10~14日，以防血肿突然破裂发生大出血。

2. **心理护理**　护士应鼓励病人说出腹部损伤后的心理感受，并予以针对性的心理疏导，耐心地解释各项检查、治疗及护理的必要性和重要性，减轻或消除病人的不良心理反应，增强其战胜疾病的信心。

3. **疼痛护理**　评估损伤的部位、性质、程度和持续时间，根据具体情况给予适当的镇痛措施。禁止灌肠，避免感染扩散。

4. **病情观察**　定期观察和记录神志、生命体征、面色和末梢循环情况；腹痛的性质、持续时间及辅助检查结果的变化。

5. **防治感染**　遵医嘱早期、足量、有效地应用广谱抗菌药物。

6. **维持体液平衡**　对有休克早期症状或休克者，迅速建立2~3条有效的静脉通道，遵医嘱快速输血、补液，恢复有效循环血量，纠正水、电解质及酸碱平衡失调。

7. **术前准备**　除常规准备外，还应完善术前相关的辅助检查。

（二）术后护理

【护理评估】

1. **手术情况**　了解麻醉方式、手术类型，术中出血、输血，补液和引流管放置情况等。

2. **身体状况**　评估意识状态、生命体征；观察切口愈合、引流情况；有无切口感染、腹腔脓肿、胰漏等并发症。

3. **心理和社会支持状况**　了解病人因手术而导致的各种不良心理反应；评估病人和家属对疾病术后康复的认知程度，家庭经济承受能力等。

【常见护理诊断/问题】

1. 焦虑/恐惧 与术后疼痛、担忧预后有关。

2. 疼痛 与手术创伤、留置引流管有关。

3. 有体液不足的危险 与术后禁食、内出血有关。

4. 潜在并发症 损伤器官再出血、腹腔脓肿、粘连性肠梗阻。

【护理措施】

1. 一般护理

（1）体位：采用全身麻醉者，术后予以全麻体位；麻醉清醒后，取半卧位，以利于呼吸和引流；腰麻者，去枕平卧6~8小时，以防因脑脊液外渗而导致头痛。

（2）饮食护理：禁食和胃肠减压期间，应给予胃肠外营养支持；肠蠕动恢复后，拔出胃肠减压管，恢复饮食，逐渐由半流质过渡到高热量、高蛋白、富含维生素的饮食，以促进切口早期愈合。

（3）维持体液平衡：准确、及时地执行医嘱，给予抗菌药物和补液治疗，并观察和记录出入量，定时监测中心静脉压和尿量变化。

2. 病情观察

（1）监测生命体征和腹部体征：动态监测病人神志、血压、脉搏、呼吸等变化；注意有无腹膜刺激征。

（2）切口护理：观察切口有无渗血、渗液，渗出较多时及时更换敷料，保持切口敷料清洁、干燥；注意切口愈合情况及有无感染征象。

（3）引流管护理：妥善固定引流管，防止受压、扭曲、滑脱；观察并记录引流液的颜色、性状和量，及时更换引流袋；对使用负压引流者，及时调整负压，维持有效引流；当引流液明显减少，病人体温和白细胞计数恢复正常时，即可拔管。

3. 对症护理 血氧饱和度较低者，给予持续低流量吸氧；疼痛剧烈者，必要时遵医嘱给予镇痛剂。

4. 并发症的观察与护理

（1）内出血

1）体位：多取平卧位，禁止随意搬动病人，以免诱发或加重内出血。

2）病情观察：定时巡视，密切监测神志、生命体征、腹部体征及引流液的颜色、性状和量，若发现活动性出血征象，立即通知医师紧急处理。

3）出血量大者：在迅速补充血容量和抗休克的同时做好腹部急症手术准备，必要时在抗休克的同时进行手术止血。

（2）腹腔脓肿：腹腔残留液体被肠管、腹壁、网膜或肠系膜等包裹，可形成单个或多个大小不等的脓肿（参见第十五章第二节相关内容）。

（3）粘连性肠梗阻：腹膜炎治愈后，腹腔内多有不同程度的纤维性粘连。在暴饮暴食或剧烈运动等情况下，可导致粘连性肠梗阻（参见第十八章第二节相关内容）。

（三）健康教育

1. 社区宣传　加强对劳动保护、安全生产、户外活动安全、安全行车、交通法规知识的宣传，避免意外损伤的发生。

2. 急救知识普及　普及各种急救知识，在发生意外事故时，能进行简单的现场急救或自救。

3. 就诊指导　一旦发生腹部外伤，无论轻重都应及时就诊，以免贻误救治。

4. 出院指导　适当休息，加强锻炼，增加营养，促进康复。若出现切口异常疼痛、腹胀、肛门停止排气排便等异常情况，应及时就诊。

第二节　常见实质性脏器损伤

一、脾破裂

脾是腹腔内脏中最容易损伤的器官，占各种腹部损伤的 40%～50%。合并有淋巴瘤、血吸虫、疟疾等慢性病理改变的脾更易破裂。根据脾破裂的部位和程度，其病理类型可分为中央型破裂（实质深部）、被膜下破裂（实质周边）和真性破裂（被膜和实质）3 种。

【临床表现与诊断】

中央型破裂和被膜下破裂因被膜完整，出血受限，临床上无明显内出血征象而不易被发现，可形成血肿逐渐被吸收。但较大血肿，特别是被膜下血肿，在某些微弱外力的作用下，可以突然转变为真性破裂，导致腹腔内大出血，危及生命。

临床约 85% 为真性破裂。破裂部位多见于脾上极和膈面。若脾破裂合并脾蒂撕裂，出血量大，病人可在短时间内发生失血性休克，甚至危及生命。

B 超检查可明确脾破裂程度。

【治疗原则】

紧急手术处理。因脾组织脆弱，破裂后不易止血、修补或缝合，故通常采用脾切除术。

二、肝破裂

肝破裂在各种腹部损伤中占 15%～20%，右肝损伤较左肝常见。原有肝硬化和慢性病变者发生率更高。肝破裂的致伤因素、病理类型与脾破裂极为相似，可分为中央型肝破裂、包膜下肝破裂和真性肝破裂 3 种类型。

【临床表现与诊断】

肝破裂的临床表现类似于脾破裂。因有胆汁溢入腹腔，故腹痛和腹膜刺激征较脾破裂更明显。肝破裂后，血液可通过胆管进入十二指肠而发生黑便或呕血。中央型肝破裂容易发展为继发性肝脓肿。

B 超检查是诊断肝破裂的首选方法。

【治疗原则】

以手术治疗为主。原则是彻底清创、止血，消除胆汁溢漏和建立通畅引流。严重肝挫伤或粉碎性肝破裂者，可行肝叶切除术或半肝切除术。

三、胰腺损伤

胰腺损伤占各种腹部损伤的 1% ~ 2%。损伤的原因主要是上腹部强力挤压暴力直接作用于脊柱所致。胰腺损伤后常并发胰瘘，因胰液侵蚀性强，又影响消化功能，故胰腺损伤的死亡率高达 20% 左右。

【临床表现与诊断】

胰腺损伤较重者，胰液经网膜囊孔或破裂的小网膜进入腹腔，导致弥漫性腹膜炎，出现上腹部明显压痛和腹肌紧张，部分病人伴有肩部放射痛。单纯胰腺钝性伤临床表现不明显，往往延误诊断，直至形成假性囊肿时才被发现。

腹腔液中和血清淀粉酶升高对诊断有一定的参考价值，但不是特异性指标；B 超检查可显示胰腺回声不匀和胰腺周围积血、积液；CT 扫描能显示胰腺轮廓是否完整及周围有无积血、积液，有助于胰腺损伤的诊断。

【治疗原则】

以手术治疗为主。原则是全面探查，彻底清创、止血，制止胰液外漏，处理合并伤及充分引流。

实质性脏器损伤的护理参见本章第一节相关内容。

第三节 常见空腔脏器损伤

一、十二指肠损伤

十二指肠大部分位于腹膜后，损伤的发生率较低，仅占腹部损伤的 3.7% ~ 5%。但由于其与肝、胆、胰及大血管毗邻，故常合并一个或多个脏器损伤。

【临床表现与诊断】

十二指肠损伤多见于第二部和第三部。若损伤发生在腹膜后，早期常无明显症状和体征；十二指肠破裂后，胰液和胆汁流入腹腔，可引起急性弥漫性腹膜炎，病人出现剧烈腹痛和腹膜刺激征。

腹部 X 线平片可见腹膜后积气并逐渐扩展；CT 显示腹膜后和右肾前间隙积气，有助于十二指肠损伤的诊断。

【治疗原则】

及时剖腹探查。手术时应仔细探查十二指肠附近的组织，尤其不能遗漏十二指肠腹膜后的破裂。手术方式包括单纯修补术、带蒂肠片修补术、胃空肠吻合术等。

二、小肠损伤

小肠损伤是最常见的空腔脏器损伤。小肠占据中下腹的大部分空间，相对表浅，缺少骨骼的保护容易受到损伤。在开放性损伤中，小肠损伤率占 25% ~ 30% ，闭合性损伤中占 15% ~ 20% 。

【临床表现与诊断】

肠壁挫伤或血肿，一般可有轻度或局限性腹膜刺激症状，病人全身无明显改变。小肠破裂或穿孔后，大量肠内容物进入腹腔，早期即可引起急性弥漫性腹膜炎，随着时间的推移感染中毒症状加重。

立位腹部 X 线平片，可见膈下游离气体是诊断小肠损伤的有力依据。

【治疗原则】

一旦确诊，立即手术治疗。手术方式包括单纯修补术和部分小肠切除、吻合术。

三、结肠损伤

结肠损伤发生率较小肠低，大多为开放性损伤。多发生在横结肠，其次是盲肠、升结肠和降结肠。

【临床表现与诊断】

结肠内液体少、细菌量大，腹膜炎出现较晚，但较严重。部分结肠位于腹膜后，伤后容易漏诊，可因肠内容物大量流入腹腔而引起严重的腹腔感染和全身中毒症状。

立位腹部 X 线平片，可见膈下游离气体或肠梗阻表现；诊断性腹腔灌洗术，灌洗液中可见血性液体或粪便等肠内容物。

【治疗原则】

除少数破口较小、腹腔污染轻、全身情况良好者可行一期修补或一期切除术外；大部分病人需先行肠造口术或肠外置术处理，待 3 ~ 4 周后病人情况好转，再行瘘口关闭术。

空腔脏器损伤的护理参见本章第一节相关内容。

案例讨论

病人，男性，50 岁，建筑工人。不慎从 3 米高处坠下致全身多处疼痛。伤后病人自觉左侧季肋部疼痛，呈持续性，无放射痛及牵涉痛，深呼吸、咳嗽时腹痛加重；伴有大汗，头晕眼花，站立不稳。查体：面色苍白，T 36.7℃，P 110 次/分，R 20 次/分，BP 90/60mmHg，腹部稍膨隆，左上腹部压痛、反跳痛，移动性浊音阳性。

问题：

1. 该病人最可能的医疗诊断是什么？
2. 该病人最适宜的治疗方法是什么？
3. 若行手术治疗，术后主要的护理措施有哪些？

第十七章　胃、十二指肠疾病病人的护理

学习目标

1. 掌握胃、十二指肠溃疡急性穿孔、大出血、瘢痕性幽门梗阻与胃癌的临床表现、护理措施。

2. 熟悉胃、十二指肠溃疡急性穿孔、大出血、瘢痕性幽门梗阻与胃癌的治疗原则、护理诊断/问题及健康教育。

3. 了解胃、十二指肠的解剖生理；胃、十二指肠溃疡急性穿孔、大出血、瘢痕性幽门梗阻的病因病理、辅助检查及护理评估；胃癌的病因、病理生理、辅助检查及护理评估。

胃大部分位于左季肋区，为一弧形囊状器官，上接食管，下连十二指肠，入口为贲门，出口为幽门。胃的左侧呈弧形凸出为胃大弯，胃的右侧与大弯相应处向内凹陷为胃小弯。通常将胃分为贲门部、胃底、胃体和幽门部四部。幽门部的大弯侧有一不明显的浅沟称中间沟，将幽门部分为幽门管和幽门窦（胃窦）。幽门窦通常位于胃的最低处，其近小弯处是胃溃疡和胃癌的好发部位（图 17 - 1）。

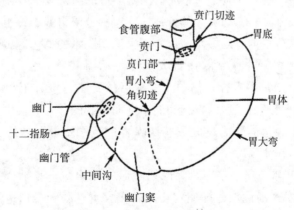

图 17 - 1　胃的形态和分部

胃是贮存和消化食物的重要脏器，具有运动和分泌两大功能。胃通过运动完成食物与胃液的搅拌、混匀及有规律的排空；通过分泌（含多种消化酶的酸性胃液）完成食物的消化。

十二指肠位于幽门和十二指肠悬韧带（Treitz 韧带）之间，长约25cm，呈"C"形包绕胰头部。十二指肠分球部、降部、水平部和升部四部。十二指肠接受胃内食糜以及胆汁、胰液，还可分泌含多种消化酶的十二指肠液，帮助食糜进一步消化。

第一节　胃、十二指肠溃疡的外科治疗

一、概述

胃、十二指肠溃疡是指发生于胃、十二指肠的局限性圆形或椭圆形的全层黏膜缺损，是消化系统的常见病、多发病。病因和发病机制迄今尚未完全明确，但目前有两点已达成共识，一是认为溃疡的形成主要是胃酸分泌过多，激活了胃蛋白酶原，破坏了胃黏膜屏障作用，导致胃、十二指肠黏膜发生"自身消化"；二是充分认识到幽门螺杆菌的致病作用。

【手术适应证】

绝大多数胃、十二指肠溃疡病人经内科治疗而痊愈，仅一小部分需要外科手术治疗。手术适应证包括胃、十二指肠溃疡急性穿孔，胃、十二指肠溃疡大出血，胃、十二指肠溃疡瘢痕性幽门梗阻，胃溃疡疑有恶变，内科治疗无效的顽固性溃疡。

【手术方法】

1. 胃大部切除术　胃大部切除术是治疗胃、十二指肠溃疡的首选术式。手术切除范围是胃远侧 2/3 ~ 3/4，包括部分胃体、胃窦部、幽门和十二指肠球部的近胃部分（图 17 - 2）。胃大部切除治愈溃疡的原理：①切除胃窦部，减少 G 细胞分泌的促胃泌素所引起的体液性胃酸分泌。②切除大部分胃体，减少分泌胃酸、胃蛋白酶原的壁细胞和主细胞数量。③切除溃疡本身及好发部位。胃大部切除术的消化道重建术式包括：

（1）毕 I 式胃大部切除术：即在胃大部切除后将残胃直接与十二指肠吻合（图 17 - 3）。该术式的优点是手术操作简单，重建后的胃肠道接近正常解剖生理状态，胆汁、胰液反流入残胃较少，术后因胃肠功能紊乱而引起的并发症较少。缺点是有时为避免残胃与十二指肠吻合口的张力过大致使切除胃的范围不够，增加了术后溃疡复发机会。该术式多适用于胃溃疡。

（2）毕 II 式胃大部切除术：即胃大部切除后将残胃与空肠吻合，十二指肠残端关闭（图 17 - 4）。该术式的优点是即使胃切除较多，胃空肠吻合口也不至张力过大，术后溃疡复发率较低。缺点是吻合方式改变了正常的解剖生理关系，术后发生胃肠道功能紊乱的可能性较毕 I 式多。该术式适用于各种胃、十二指肠溃疡，尤其是十二指肠溃疡。

（3）胃大部切除后胃空肠 Roux - en - Y 吻合术：即胃大部切除后关闭十二指肠残端，在距十二指肠悬韧带 10 ~ 15cm 处切断空肠，将残胃与远端空肠吻合，距此吻合口以下 45～60cm 处将空肠与空肠近侧端断吻合（图 17－5）。此法临床使用较少，但有防止术后胆汁、胰液逆流入残胃的优点。

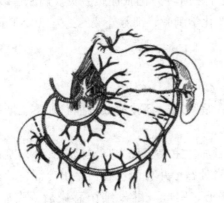

图 17－2　胃大部切除范围

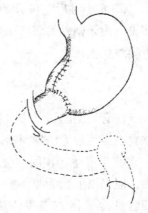

图 17－3　毕 I 式胃大部切除术

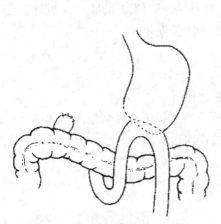

图 17－4　毕 II 式胃大部切除术

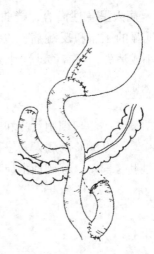

图 17－5　胃空肠 Roux－en－Y 式吻合术

　　2. 胃迷走神经切断术　主要用于治疗十二指肠溃疡。迷走神经切断术治愈溃疡的原理是：①阻断迷走神经对壁细胞的刺激，消除神经性胃酸分泌。②阻断迷走神经引起的促胃泌素分泌，减少体液性胃酸分泌。可分为 3 种术式，即迷走神经干切断术、选择性胃迷走神经切断术和高选择性胃迷走神经切断术。其中高选择性胃迷走神经切断术临床应用较多，前两者临床已较少应用。

二、胃、十二指肠溃疡急性穿孔

　　胃、十二指肠溃疡急性穿孔是胃、十二指肠溃疡常见的并发症，起病急，变化快，病情严重，需紧急处理，若诊治不当可危及生命。

【病因病理】

　　溃疡穿孔是活动期胃、十二指肠溃疡向深部侵蚀，穿破浆膜的结果。十二指肠溃疡穿孔90%发生在球部前壁，胃溃疡穿孔60%发生在胃窦部小弯侧。急性穿孔后，具有强烈刺激性的胃液、胆汁、胰液等消化液和食物进入腹腔，引起化学性腹膜炎和腹腔内大量液体渗出，6～8小时后细菌开始繁殖并逐渐转为化脓性腹膜炎。病原菌以大肠杆菌、链球菌多见。由于剧烈的腹痛、强烈的化学刺激、细胞外液的丢失以及细菌毒素吸收等因素，可导致病人休克。

【临床表现】

多数病人既往有长期的胃、十二指肠溃疡病史，穿孔前数日症状加重。情绪波动、过度劳累或饮食不当等常为诱发因素。

1. 症状 多突然发生于夜间空腹或饱餐后。主要表现为突发性上腹部刀割样剧痛，迅速波及全腹，但仍以上腹为重。病人疼痛难忍，并有面色苍白、出冷汗、脉搏细速、血压下降、四肢厥冷等休克表现，常伴恶心、呕吐。继发细菌感染后，腹痛可再次加重。

2. 体征 病人呈急性面容，蜷曲位，不愿移动；腹部呈舟状；腹式呼吸减弱或消失；全腹有明显的压痛和反跳痛，以上腹部最为明显，腹肌紧张呈"木板样"强直；肝浊音界缩小或消失，可有移动性浊音；肠鸣音减弱或消失。

【辅助检查】

1. 血常规检查 血白细胞计数和中性粒细胞比例升高。
2. X线检查 约80%的病人立位腹部X线检查可见膈下新月状游离气体影。
3. 诊断性腹腔穿刺 穿刺抽出液可含胆汁或食物残渣。

【治疗原则】

1. 非手术治疗

（1）适应证
①一般情况较好，病情轻的空腹穿孔。
②穿孔超过24小时，腹膜炎已局限。
③无出血、幽门梗阻及恶变等并发症者。
④胃、十二指肠造影证实穿孔已封闭。

（2）治疗措施
①禁饮食，持续胃肠减压：减少胃肠内容物继续外漏。
②输液和营养支持。
③全身应用抗菌药物，以控制感染。
④应用抑酸药物：如 H_2 受体拮抗剂等。
⑤密切观察病情变化：若经非手术治疗6～8小时后，病情不见好转反而加重者，应立即改为手术治疗。

2. 手术治疗

（1）单纯穿孔缝合术：即缝合穿孔处并加大网膜覆盖。适用于：

①穿孔时间超过 8 小时，腹腔内感染及炎症水肿严重者。

②既往无溃疡病史或有溃疡病史未经正规内科治疗、无出血、梗阻并发症者。

③有其他系统器质性疾病不能耐受急诊彻底性溃疡切除手术者。

（2）彻底治愈溃疡手术：适用于病人一般情况较好，有幽门梗阻或出血史，穿孔在 8 小时以内、腹腔污染不严重和胃、十二指肠壁水肿较轻者。手术方式包括胃大部切除术、十二指肠溃疡穿孔缝合术加高选择性迷走神经切断术或选择性迷走神经切断术加幽门成形术等。此类手术的优点是一次手术同时解决穿孔和溃疡两个问题，但操作较复杂，危险性较大。

三、胃、十二指肠溃疡大出血

胃、十二指肠溃疡大出血是上消化道大出血最常见的原因，约占 50% 以上，其中 5%～10% 需要外科手术治疗。

【病因病理】

胃、十二指肠溃疡大出血是溃疡基底血管受侵蚀并导致破裂的结果。胃溃疡大出血多发生在胃小弯，十二指肠溃疡大出血通常位于球部后壁。大出血后，因血容量减少，血压降低，血流变缓，可在血管破裂处形成血凝块而暂时止血。由于胃酸、胃肠蠕动和胃、十二指肠内容物与溃疡病灶的接触，部分病人可发生再次出血。

【临床表现】

1. 症状

（1）呕血和黑便：是主要症状。多数病人既往有典型溃疡病史，呕血前病人出现心慌、恶心，便血前多突然有便意。呕血或便血前后常有心悸、目眩、无力甚至昏厥。

（2）休克：短期内失血量超过 400mL 时，病人可出现面色苍白、口渴、脉搏快速有力、血压正常但脉压差小等循环代偿现象；当失血量超过 800mL 时，可出现烦躁不安、脉搏细速、呼吸急促、血压下降等休克症状。

2. 体征　腹部稍胀，上腹部可有轻度压痛，肠鸣音亢进。

【辅助检查】

1. 血常规检查　红细胞、血红蛋白、血细胞比容均下降。但在出血早期，由于血液浓缩，上述指标下降不明显。

2. 血管造影　选择性腹腔动脉或肠系膜上动脉造影，可明确病因与出血部位。

3. 纤维胃镜检查　可明确出血原因和部位。出血 24 小时内胃镜检查的阳性率可达 70%～80%，超过 48 小时则阳性率下降。

【治疗原则】

1. 非手术治疗

（1）补充血容量：快速输液、输血。失血量达全身总血量的 20% 时，输注右旋糖酐或其他血浆代用品；出血量较大时可输注浓缩红细胞，必要时输全血。

（2）禁食、留置胃管：用生理盐水冲洗胃腔，清除血凝块，直至胃液变清后，可经胃管注入 200mL 含 8mg 去甲肾上腺素的冰生理盐水溶液，使血管收缩从而达到止血的目的，每 4~6 小时 1 次。

（3）应用止血、制酸药：经静脉或肌注巴曲酶，静脉给 H_2 受体拮抗剂、质子泵抑制剂（奥美拉唑）或生长抑素奥曲肽等。

（4）纤维胃镜下止血：胃镜检查明确出血部位后，可施行电凝、激光、注射药物等局部止血措施。

2. 手术治疗

（1）手术指征：①严重大出血，短期内出现休克。②经非手术治疗无效或反复出血。③60 岁以上伴有动脉硬化的老年人。④近期发生过类似大出血或合并其他溃疡并发症。⑤胃镜检查有活动性出血。

（2）手术方式：①胃大部切除术：适用于大多数溃疡出血的病人。②贯穿缝扎术：在病情危急，不能耐受胃大部切除术时，可采用此法止血。

四、胃、十二指肠溃疡瘢痕性幽门梗阻

胃、十二指肠溃疡病人可因幽门管或幽门溃疡或十二指肠球部溃疡反复发作形成瘢痕狭窄、幽门痉挛水肿而造成幽门梗阻。

【病因病理】

溃疡引起幽门梗阻的机制有幽门痉挛、炎性水肿和瘢痕 3 种，前两种情况属可逆性，无需外科手术。瘢痕性幽门梗阻为永久性，需要手术方能解除。梗阻初期，为克服幽门狭窄，胃蠕动增强，胃壁肌层代偿性增厚。后期，胃代偿功能减退，失去张力，胃高度扩张、蠕动减弱甚至消失，胃内容物潴留而致呕吐，引起水、电解质和营养素的严重丢失，导致脱水、低氯低钾性碱中毒。长期慢性不完全性幽门梗阻者因摄入减少、消化吸收不良而出现贫血和营养障碍。

【临床表现】

1. 症状

（1）上腹不适：进食后上腹胀满不适，并出现阵发性胃痉挛性疼痛，伴嗳气。

（2）呕吐：是最突出的症状。呕吐量大，1 次可达 1000~2000mL。常发生在下午或晚间，呕吐物为宿食，有腐败酸臭味，不含胆汁；呕吐后自觉胃部舒适，故病人常自行诱发呕吐，以减轻症状。

（3）营养不良：梗阻严重者可有面色苍白、消瘦、皮肤干燥、弹性消失等表现。

2. 体征　上腹膨隆，可见胃型及胃蠕动波，用手轻拍上腹部可闻及振水音。

【辅助检查】

1. X 线钡餐检查　可见胃高度扩张，24 小时后仍有钡剂存留。已明确为幽门梗阻者禁做此项检查。

2. 纤维胃镜检查　可见胃内大量潴留的胃液和食物残渣。

【治疗原则】

以手术治疗为主，最常用的术式是胃大部切除术。年龄较大、身体情况极差或合并其他严重器质性病变者，可行胃空肠吻合加迷走神经切断术。

五、疾病护理

（一）术前护理

【护理评估】

1. 健康史　了解病人的年龄、职业、性格特征、饮食习惯及营养状况等；有无非甾体类抗炎药、皮质类固醇等用药史；既往有无溃疡病史。

2. 身体状况

（1）局部：有无空腹、夜间或饱食后突发上腹部刀割样剧痛；腹肌紧张有无呈"木板样"强直；有无移动性浊音；肠鸣音有无亢进、减弱或消失；上腹部是否可见胃型和蠕动波，能否闻及振水声。

（2）全身：评估病人有无面色苍白、脉搏细速、血压下降、四肢厥冷等休克征象；有无消瘦、脱水、面色苍白、皮肤干燥、弹性消失等营养不良表现；有无呕血、黑便等症状。

（3）辅助检查：了解血常规、X 线、纤维胃镜等辅助检查结果；心、肺、肾等重要器官功能。

3. 心理和社会支持状况　了解病人有无焦虑、恐惧等负性心理；评估病人和家属对治疗方案、疾病预后的认知程度和心理承受能力。

【常见护理诊断/问题】

1. 焦虑/恐惧　与突发胃、十二指肠大出血有关。

2. 疼痛　与穿孔后胃内容物对腹膜的刺激有关。

3. 体液不足　与溃疡穿孔、梗阻或出血后致消化液或血液大量丢失有关。

4. 营养失调：低于机体需要量　与幽门梗阻致摄入不足、消耗有关。

5. 潜在并发症　腹腔残余脓肿、失血性休克等。

【护理措施】

1. 心理护理　护士应多安慰病人，并教会自我放松的方法。及时清理呕吐物、排泄物，减轻病人的焦虑与恐惧。情绪紧张者，遵医嘱适当给予镇静剂。取得病人家属的理解与支持，共同帮助病人战胜疾病，早日恢复健康。

2. 疼痛护理

（1）禁饮食、持续胃肠减压：可减少胃肠内容物继续流入腹腔。

（2）体位：休克者取平卧位或休克体位；病情平稳或休克改善后改为半卧位，以减轻腹壁张力和疼痛。

（3）遵医嘱应用敏感的抗菌药物。

3. 营养支持

（1）非完全幽门梗阻者：可予以无渣半流质饮食。

（2）完全梗阻者：禁饮食，遵医嘱输注肠外营养液、输血或其他血制品，以纠正营养不良、贫血和低蛋白血症，提高病人对手术的耐受力。

4. 维持体液平衡　根据医嘱和电解质检测结果，合理安排输液种类和速度；静脉补充足够的水、电解质和各种营养素，必要时输全血或血浆，以维持有效循环血量，纠正脱水和低钾低氯性碱中毒。观察并记录出入水量，为补液提供依据。

5. 并发症的观察与护理

（1）腹腔内残余脓肿：无休克者取半卧位，以利于漏出的消化液积聚盆腔最低位和引流，也可减少毒素的吸收；遵医嘱应用抗菌药物控制感染；保持腹腔引流通畅。

（2）失血性休克：密切观察血压、脉搏、尿量及周围循环情况，及早发现休克征象；观察有无鲜红色血液持续从胃管引流出，以判断有无活动性出血和止血效果；做好急症手术的术前准备。

6. 术前准备　除常规准备外，完全梗阻者须做术前胃的准备。即术前 3 日，每晚用 300~500mL 温生理盐水洗胃，以减轻胃黏膜充血、水肿，有利于术后吻合口愈合。

（二）术后护理

【护理评估】

1. 手术情况　了解麻醉和手术方式、术中出血、输血、补液和引流管放置情况。

2. 身体状况　评估生命体征、营养状态及重要脏器功能；观察切口愈合、引流情况；是否出现十二指肠残端破裂、胃排空延迟、术后梗阻等并发症。

3. 心理和社会支持状况　了解病人因手术导致的各种不良心理反应；评估病人和家属对康复知识及功能锻炼的认知程度，家庭经济承受能力等。

【常见护理诊断/问题】

1. 疼痛　与手术创伤、留置引流管有关。

2. 营养失调：低于机体需要量　与禁食、手术消耗、胃肠减压有关。

3. 知识缺乏　缺乏术后康复、功能锻炼的相关知识。

4. 潜在并发症　十二指肠残端破裂、胃排空延迟、术后梗阻等。

【护理措施】

1. 一般护理

（1）体位与活动：术后取平卧位，血压平稳后取半坐卧位，以减轻腹部切口张力，缓解疼痛与不适；定期协助病人床上翻身、叩背，鼓励病人早下床活动，以促进肠蠕动恢复。

（2）营养支持：胃肠减压期间禁饮食，遵医嘱静脉补充各种营养素，以改善病人的营养状态，促进早日康复。

（3）饮食护理：胃大部切除术后，肠蠕动恢复可拔除胃管，拔胃管后当日可少量饮水或米汤；若无不适，第 2 日进半量流质饮食，每次 50~80mL；第 3 日进全量流质，每次 100~150mL，以菜汤、蛋汤、藕粉为宜；若进食后无腹痛、腹胀等不适，第 4 日可进半流质饮食，如稀饭；第 10~14 日可进软食。少食产气食物，忌生、冷、硬和刺激性食物。注意少量多餐，开始时每日 5~6 餐，以后逐渐减少进餐次数，并增加每次进餐量，逐步恢复正常饮食。全胃切除术后，肠管代胃容量较小，开始全流质饮食时宜少量、清淡；每次饮食后需观察病人有无腹部不适。

（4）疼痛护理：术后若病情允许，可取半卧位，以降低切口张力，减轻或缓解疼痛；疼痛剧烈者，可遵医嘱应用镇痛剂。

2. 病情观察

（1）监测生命体征：密切监测病人神志、血压、脉搏、呼吸、体温变化，麻醉清醒前，每 15~30 分钟测量 1 次生命体征；病情平稳后，改为每 1~2 小时测量 1 次，若发现异常情况，及时报告医师。

（2）切口护理：保持局部敷料清洁、干燥；观察切口有无渗血、渗液，若敷料湿透及时更换；切口正常愈合，术后 7~9 日拆线。

（3）引流管护理：妥善固定胃肠减压管，保持引流通畅，以利于减轻腹胀，促进吻合口愈合。留置腹腔引流管者，注意保持引流口周围皮肤清洁、干燥。观察记录引流液的颜色、性状和量，警惕吻合口出血。胃肠减压期间做好口腔护理，每日 2 次。术后 48~72 小时，肠蠕动恢复、肛门排气后，可拔除胃肠减压管。

3. 胃大部切除术后并发症的观察与护理

（1）术后胃出血：多发生在术后 24 小时内，常因术中止血不彻底所致。一般渗血 1~2 日多自止，若术后短期内从胃管不断引流出新鲜血液，甚至出现呕血和黑便，系术后出血。大多数采用非手术治疗，包括禁饮食、应用止血药和输新鲜血，若不能达到止血效果或出血量大于 500mL/h，应再次行手术止血。

（2）十二指肠残端破裂：多发生于术后 3~6 日，是毕Ⅱ式胃大部切除术后最严重的并发症。常因吻合口愈合不良、输入襻梗阻所致。表现为右上腹突发剧痛和腹膜刺激征，酷似溃疡急性穿孔，须立即进行手术，留置腹腔引流管。术中可行空肠造瘘，以便术后给予肠内营养。

（3）吻合口破裂或吻合口瘘：较少见，一般发生在术后5~7日，多数与缝合不当、低蛋白血症及组织水肿等因素有关。若表现为明显的弥漫性腹膜炎，需立即手术治疗；若已形成脓肿或外瘘，行局部引流，同时给予胃肠减压和营养支持；若经久不愈，须再次手术。

（4）术后梗阻：根据梗阻部位可分为输入襻梗阻、吻合口梗阻和输出襻梗阻。

1）输入襻梗阻：多因近侧空肠在吻合处形成锐角或输入袢过长曲折引起。急性完全性梗阻可表现为上腹部剧痛，频繁呕吐、量少、不含胆汁，呕吐后症状不缓解，病情危急，很快出现休克症状，应紧急手术治疗。慢性不完全性梗阻表现为进食后15~30分钟，上腹突发胀痛或绞痛，并喷射状呕吐大量含胆汁液体，呕吐后症状缓解，多数经非手术治疗可缓解。

2）吻合口梗阻：多因吻合不当、水肿、胃无张力引起，表现为进食后出现上腹饱胀和呕吐，呕吐物为食物，不含胆汁。一般经禁食、胃肠减压、补液等措施可缓解。

3）输出襻梗阻：多因大网膜水肿、炎性肿块压迫、肠粘连等所致，表现为上腹饱胀，呕吐食物和胆汁。若非手术治疗无效，应行手术解除梗阻。

（5）倾倒综合征：系胃大部切除术后，丧失了幽门括约肌对胃排空的控制，导致食物排空过快所产生的一系列综合征。根据进食后症状出现的时间可分为早期倾倒综合征和晚期倾倒综合征。

1）早期倾倒综合征：一般发生在餐后30分钟内。表现为上腹胀痛不适、乏力、出汗、头晕、恶心、呕吐以至虚脱，并伴肠鸣和腹泻等。指导病人通过饮食加以调整，包括少食多餐，避免过咸、过甜、过浓的流质饮食；宜进低碳水化合物、高蛋白饮食；用餐时限制饮水喝汤；进餐后平卧10~20分钟。多数病人经调整饮食后，症状可减轻或消失，术后半年到1年能逐渐自愈。

2）晚期倾倒综合征：一般发生在餐后2~4小时，又称低血糖综合征。表现为心慌、无力、眩晕、出冷汗、脉搏细数甚至虚脱等。出现上述症状时稍进饮食，尤其是糖类即可缓解。饮食宜少量多餐，增加蛋白质比例、减少碳水化合物可防止其发生。

4. 迷走神经切断术后并发症的观察与护理

（1）吞咽困难：多见于迷走神经干切断术后，系食管下段运动失调或食管炎所致。常出现于术后早期开始进固体食物时，下咽时有胸骨后疼痛。X线吞钡见食管下段狭窄，贲门痉挛。多于术后1~4个月能自行缓解。

（2）胃潴留：可发生于各类胃手术后，但高选择性迷走神经切断术后较少见。因迷走神经切断术后胃张力减退、蠕动消失所致。表现为术后3~4日，拔除胃管后出现上腹不适、饱胀、呕吐含胆汁的胃内容物。X线钡餐检查见胃扩张、大量潴留、无排空。上述症状一般于术后10~14日逐渐自行消失。

（3）胃小弯坏死穿孔：多见于高选择性迷走神经切断术后，与手术因素或胃小弯缺血、坏死形成溃疡等有关。表现为突发上腹部剧痛和急性弥漫性腹膜炎症状，须紧急手术修补。

（4）腹泻：是迷走神经切断术后最常见的并发症，发生率在 5%～40%。与迷走神经切断术后肠功能紊乱、肠吸收减少等有关。遵医嘱口服抑制肠蠕动的药物洛哌丁胺，能有效抑制腹泻。

（三）健康教育

1. 饮食指导　胃大部切除术后 1 年内胃容量受限，宜少量多餐，选择高热量、高蛋白、富含维生素的食物；少食腌制、烤制及煎炸食品；避免过热、过冷、过辣等食物。

2. 情志调护　保持心情舒畅，采用放松疗法，缓解生活及工作中的压力。

3. 休息与运动　在病情和体力允许的情况下，指导病人进行适量运动；术后 6 周内，避免从事重体力劳动或举起过重物品。

4. 就诊指导　一旦出现切口红肿或疼痛、腹胀、停止排气排便等症状，应及时就诊。

第二节　胃　癌

一、疾病概要

胃癌是我国最常见的恶性肿瘤，发病年龄以 40～60 岁多见，男女比例约为 2∶1。胃癌起病隐匿，临床表现缺乏特异性，早期确诊率不足 10%，年死亡率达 25.23/10 万。

【病因】

胃癌的病因尚未明确，目前认为可能与下列因素有关。

1. 内在因素　包括遗传、种族、体质和血型等。有研究显示，A 型血型者胃癌的发病率较其他血型者高。胃癌有明显的家族聚集倾向，有胃癌家族史者的发病率高于普通人群 2～3 倍。

2. 外在因素　包括地域环境、生活习惯、饮食习惯及嗜好等。胃癌的发病有明显的地域差异，中国、日本和北欧等国家和地区的发病率较高，北美、西欧和印度的发病率较低。我国西北与东部沿海地区胃癌的发病率比南方地区明显为高。长期食腌制、烤制、熏制食品者胃癌的发病率高。这些食物中含有多种致癌物质，如亚硝酸盐、真菌毒素和多环芳烃化合物等。

3. 癌前病变和癌前状态　前者是指易发生癌变的疾病或状态，如慢性萎缩性胃炎、胃息肉、胃溃疡等；后者是指较易转变成癌组织的病理学改变。

4. 幽门螺杆菌（HP）感染　是引发胃癌的主要因素之一。HP 感染的人群中，胃癌发生率是 HP 感染阴性者的 3～6 倍。

【病理生理】

胃癌好发于胃窦部，约占50％，其次为贲门部，发生在胃体者较少。

1. 大体类型　根据肿瘤发展所处阶段可将胃癌分为早期胃癌和进展期胃癌。

（1）早期胃癌：指病变仅侵及黏膜和黏膜下层，不论病灶大小或是否有淋巴转移。癌灶局限在黏膜内者为原位癌；癌灶直径10mm以下称小胃癌；5mm以下称微小胃癌；癌灶更小仅在胃镜黏膜活检时诊断为胃癌，但切除后的胃标本未见癌组织，称"一点癌"。

（2）进展期胃癌：包括中、晚期胃癌。癌灶超出黏膜下层侵入胃壁肌层为中期胃癌；癌灶达浆膜下层或是超出浆膜向外浸润至邻近脏器或有转移者为晚期胃癌。国际多按传统的Borrmann分类法将其分为四型：

Ⅰ型（结节型）：为边界清楚、凸入胃腔的菜花状肿块。

Ⅱ型（溃疡局限型）：为边界清楚、略隆起而中央凹陷的溃疡状癌灶。

Ⅲ型（溃疡浸润型）：为边缘模糊不清的溃疡状癌灶，并向周围浸润。

Ⅳ型（弥漫浸润型）：边界不清，癌肿沿胃壁各层向四周弥漫浸润生长。若全胃受累，可致胃壁变厚、僵硬，胃腔缩小，呈革袋状。此型恶性程度最高，转移较早，预后最差。

2. 病理学分型　世界卫生组织于1990年将胃癌分为上皮型肿瘤和类癌两种。前者包括：①腺癌（乳头状腺癌、管状腺癌、低分化腺癌、黏液腺癌和印戒细胞癌）。②腺鳞癌。③鳞状细胞癌。④未分化癌。⑤不能分类的癌。

3. 转移途径

（1）淋巴转移：淋巴转移是最主要的转移方式。早期胃癌即可发生，进展期胃癌的淋巴转移率高达70％左右。胃癌的淋巴转移率与癌灶浸润胃壁组织的深度呈正相关。晚期常见经胸导管转移到左锁骨上淋巴结，或经肝圆韧带淋巴管转移到脐周围。

（2）血行转移：多发生在晚期，最常见转移至肝，其他为肺、骨、脑等处。

（3）直接浸润：癌肿向胃壁四周或深部浸润，可直接侵入腹壁、邻近器官或组织，也可沿黏膜下层淋巴网蔓延。贲门胃底癌易向上侵及食管下段，胃窦癌可向下侵及十二指肠。

（4）腹腔种植：癌肿浸润穿透胃壁后，癌细胞可脱落种植于腹腔、大网膜或其他脏器表面，如卵巢、盆底腹膜。

【临床表现】

1. 症状　早期胃癌多无明显症状，也不典型，部分病人可有上腹隐痛不适、嗳气、反酸、食欲减退等消化道症状，无特异性。随病情进展，可出现上腹疼痛、消瘦、乏力、贫血，甚至出现柏油样便等。胃窦部癌可致幽门梗阻而发生呕吐；贲门和高位小弯癌可有胸骨后疼痛和进行性哽噎感；肿瘤破溃或侵蚀血管可导致急性胃穿孔或上消化道出血。晚期病人可出现明显消瘦、贫血、恶病质等。

2. 体征　早期无明显体征。中晚期可在上腹部扪及肿块，并出现其他转移征象，如左锁骨上淋巴结肿大、肝大、黄疸、腹水等。

【辅助检查】

1. 实验室检查　粪便隐血试验常持续阳性；胃液游离酸测定显示胃酸减少或缺乏。

2. 影像学检查

（1）X线钡餐检查：X线气钡双重对比检查，可诊断直径小于1cm的早期胃癌。结节型胃癌可见凸向腔内的充盈缺损；溃疡型胃癌可显示胃壁内"龛影"；浸润型胃癌呈狭窄的"革袋状胃"。

（2）B超检查：主要用于观察胃的邻近脏器受浸润及淋巴结转移的情况。

（3）螺旋CT：有助于胃癌的诊断和术前临床分期。

3. 纤维胃镜检查　纤维胃镜是诊断早期胃癌最有效的方法，可直接观察病变的部位和范围，并可直接取病变组织做病理学检查。

【治疗原则】

早期发现、早期诊断和早期治疗是提高胃癌疗效的关键。手术治疗仍是首选方法。对中晚期胃癌，术后积极辅以化疗、放疗及免疫治疗等综合治疗，可提高疗效。

1. 手术治疗

（1）根治性手术：根据癌肿部位切除胃的全部或大部，以及大、小网膜和局域淋巴结，并重建消化道。切除端应距癌肿边缘5cm以上。若癌肿范围较大或已穿透浆膜并侵及周围脏器时，可采用胃癌扩大根治术或联合脏器切除术。

（2）姑息性切除：适用于癌肿广泛浸润并远处转移、无根治可能，且原发肿瘤尚可切除者。可行包括原发肿瘤在内的胃部分切除术，以解除症状，延长生存期。

（3）短路手术：晚期胃癌已不能切除且合并幽门梗阻或贲门梗阻者，可行胃空肠吻合术或食管空肠吻合术等改道手术，以解除消化道梗阻。

（4）微创手术：近年来，胃癌微创手术日趋成熟，包括胃镜下胃黏膜癌灶切除和腹腔镜下胃楔形切除、胃部分切除甚至全胃切除。

2. 化疗　化疗是最主要的辅助治疗方法，目的在于杀灭残留的微小癌灶或术中脱落的癌细胞，提高综合治疗效果。常用的化疗方法有全身化疗、动脉介入治疗等。临床常用药物有5-氟尿嘧啶（5-FU）、丝裂霉素C（MMC）、阿霉素（ADM）等，一般联合用药。

3. 其他治疗　包括放疗、中医药治疗、免疫治疗、基因治疗等。

二、疾病护理

（一）术前护理

【护理评估】

1. 健康史　了解病人的性格特征、饮食习惯、生活与工作环境等；有无上腹或胸骨后疼痛、嗳气、反酸、食欲不振；既往有无慢性萎缩性胃炎、胃溃疡等病史；家族中有无胃癌或其他肿瘤病人等。

2. 身体状况

（1）局部：腹部有无压痛或肿块，肿块大小、质地、是否活动；有无腹胀或腹水征。

（2）全身：有无贫血、消瘦及恶病质表现；有无胃癌远处转移的迹象，如左锁骨上淋巴结肿大和黄疸。

（3）辅助检查：了解各项检查的结果，以判断病人各脏器功能状态和胃癌的分期等。

3. 心理和社会支持状况　了解病人对诊断的心理反应，焦虑、恐惧程度和心理承受能力；评估病人和家属对疾病知识、治疗方案及预后的了解和期望程度。

【常见护理诊断/问题】

1. 焦虑/恐惧　与对癌症的恐惧、担心治疗效果和预后有关。
2. 营养失调：低于机体需要量　与摄入不足、肿瘤消耗有关。
3. 潜在并发症　出血、穿孔、梗阻等。

【护理措施】

1. 心理护理　关心体贴病人，根据病人需求和接受能力提供有关信息，注意语言沟通技巧，避免不良刺激。解释手术治疗的必要性和重要性，鼓励病人表达自身感受，消除思想顾虑，增强对疾病治疗的信心。

2. 营养支持　根据病人的饮食和生活习惯，合理制订食谱。能进食者，给予高热量、高蛋白、高维生素、低脂肪、易消化和少渣食物，宜少食多餐。对不能进食者，应遵医嘱予以静脉补充足够的热氮量，必要时输血浆或全血，以改善病人的营养状况，提高其对手术的耐受力。

3. 并发症的观察与护理　参见本章第一节相关内容。

（二）术后护理

【护理评估】

1. 手术情况　了解麻醉和手术方式、术中出血、输血、补液和引流管放置情况等。
2. 身体状况　评估生命体征、腹部体征及精神状况；观察切口愈合、引流情况；是否出现吻合口梗阻、倾倒综合征和营养障碍等并发症。
3. 心理和社会支持状况　评估病人有无焦虑、猜疑或敏感等不良心理反应；家属对病人理解、关心和支持的程度；病人和家属对手术治疗的期望程度。

【常见护理诊断/问题】

1. 疼痛　与手术切口、留置引流管有关。

2. 营养失调：低于机体需要量 与术后禁食、肿瘤慢性消耗有关。

3. 知识缺乏 缺乏术后康复的相关知识。

4. 潜在并发症 出血、十二指肠残端破裂、吻合口瘘和倾倒综合征等。

【护理措施】

1. 一般护理

（1）卧位与镇痛：麻醉清醒，血压平稳后取半卧位，以后视具体情况而定；术后病人常有不同程度的疼痛，遵医嘱应用镇痛剂。

（2）禁饮食和胃肠减压：术后早期禁饮食、胃肠减压，以减少胃内积气、积液，以利于吻合口的愈合。

（3）防治感染：遵医嘱及时、有效地应用抗菌药物，预防和控制术后感染。

2. 病情观察 密切监测生命体征、腹部体征、切口愈合及各种引流等，若出现异常情况，立即通知医师予以处理。

3. 营养支持

（1）肠外营养支持：术后病人因禁饮食、留置胃肠减压管等，易造成体液失衡及营养缺乏。故应遵医嘱静脉补充水、电解质和各种营养素，必要时输注全血或血清清蛋白，以改善营养状况，利于机体康复。同时详细记录 24 小时出入液量，为制订补液计划提供科学依据。

（2）早期肠内营养支持：对胃癌根治术后留置空肠喂养管者，术后早期经喂养管输注，实施肠内营养支持，以改善病人的营养状况，增加机体免疫力，维护肠道屏障结构，促进肠功能恢复，以利于切口及肠吻合口愈合。注意根据病人的实际情况，合理制订营养支持方案。

4. 并发症的观察与护理 参见本章第一节相关内容。

（三）健康教育

1. 疾病预防 积极治疗癌前疾病和 HP 感染；少食腌制、烤制、熏制食品；高危人群定期体检。

2. 活动指导 指导病人进行适量活动或锻炼，注意劳逸结合，避免过度劳累。

3. 饮食指导 饮食应少量多餐、富含营养素、易消化，忌食生、冷、硬、油煎、酸辣、浓茶等刺激性及易胀气食物，戒烟、酒。

4. 定期复诊 术后化疗、放疗期间定期门诊随访，检查肝功能、血常规等，注意预防感染。术后 3 年内每 3 个月复查 1 次，3~5 年每半年复查 1 次，5 年后每年 1 次。若有腹部不适、胀满、肝区肿胀、锁骨上淋巴结肿大等表现时，应及时就诊。

案例讨论

病人，男，40 岁，司机。近 3 年出现上腹部钝痛，进食后疼痛加重，服用抗酸药物疗效不佳。1 小时前，病人饱餐后突发上腹部刀割样剧痛，并迅速波及全腹，伴恶心、呕吐及腹胀等。查体：神志清，面色苍白，出冷汗，T 37.2℃，P 100 次/分，R 22 次/分，BP 90/60mmHg，腹式呼吸消失，全腹压痛、反跳痛，腹肌紧张呈"木板样"强直，肝浊音界缩小，移动性浊音（＋），肠鸣音消失。

问题：

1. 该病人最可能的医疗诊断是什么？
2. 若要明确诊断，还应做哪些辅助检查？
3. 目前主要的护理诊断/问题有哪些？
4. 非手术治疗的措施有哪些？

第十八章　小肠疾病病人的护理

 学习目标

1. 掌握肠梗阻的临床表现、护理措施。

2. 熟悉肠梗阻的病因与分类、治疗原则、护理诊断/问题和健康教育；肠瘘的临床表现、治疗原则、护理措施和健康教育。

3. 了解小肠的解剖生理；肠梗阻的病理生理、辅助检查和护理评估；肠瘘的病因与分类、病理生理、辅助检查、护理评估和护理诊断/问题。

小肠始于幽门，下接盲肠，全长 5 ~ 7m，包括十二指肠、空肠和回肠三部分。十二指肠与空肠的分界标志为十二指肠悬韧带（Treitz 韧带）；空肠与回肠之间没有明确的解剖标志，一般将小肠上 2/5 称空肠，下 3/5 称回肠，二者通过扇形的小肠系膜固定于腹后壁，活动度大。

小肠是消化和吸收食物的主要部位。小肠黏膜分泌的肠液呈弱碱性，其内所含的酶可激活胰液中的酶原，促进蛋白质消化；小肠还吸收大部分水、无机盐、各种维生素、胆固醇及大量内源性物质。正常成人每日经小肠吸收的液体量可达 8000mL。因此，若出现肠梗阻或肠瘘时，可在短时间内丢失大量的液体，引起严重的营养不良及水、电解质和酸碱平衡失调。

第一节　肠　梗　阻

一、疾病概要

肠梗阻是各种原因导致的肠腔内容物不能正常运行或通过肠道，是外科常见的急腹症之一。

【病因与分类】

1. 根据肠梗阻发生的基本原因分　根据肠梗阻发生的基本原因可分为机械性肠梗阻、动力性肠梗阻和血运性肠梗阻。

（1）机械性肠梗阻：最常见。主要由于各种原因引起肠腔变窄、肠内容物通过障碍。常见的原因有肠腔堵塞、肠管受压和肠壁病变。

①肠腔堵塞：包括粪块、胆石、寄生虫（图18-1）、异物等。

②肠管受压：包括粘连带压迫（图18-2）、肠管扭转、嵌顿疝或肿瘤压迫等。

③肠壁病变：如先天性肠道闭锁、炎症、狭窄、肿瘤等引起。

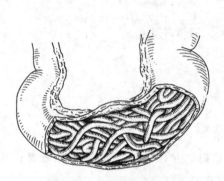 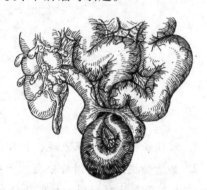

图18-1　蛔虫堵塞肠管　　　　　　图18-2　粘连带压迫肠管

（2）动力性肠梗阻：肠壁本身无器质性病变，是神经反射或毒素刺激引起肠壁肌肉功能紊乱，使肠内容物无法正常通行，可分为麻痹性和痉挛性两类。前者常见于急性弥漫性腹膜炎、低钾血症及某些腹部手术后等；后者较少见，可继发于急性肠炎、重金属中毒和肠功能紊乱等。

（3）血运性肠梗阻：较常见。是由于肠管局部血供障碍致肠道功能受损、肠内容物通过障碍，如肠系膜血栓形成、栓塞或血管受压等。

2. 根据肠壁有无血运障碍分　根据肠壁有无血运障碍可分为单纯性肠梗阻和绞窄性肠梗阻。

（1）单纯性肠梗阻：仅肠内容物通过受阻，肠壁血运正常。

（2）绞窄性肠梗阻：伴肠管血运障碍的肠梗阻。

3. 其他分类

（1）根据梗阻部位分：可分为高位（空肠上段）肠梗阻和低位（回肠末段和结肠）肠梗阻。

（2）根据梗阻程度分：可分为完全性肠梗阻和不完全性肠梗阻。

（3）根据起病缓急分：可分为急性肠梗阻和慢性肠梗阻。如肠扭转致病变肠袢两端完全阻塞称闭袢性肠梗阻。

肠梗阻的类型并非固定不变，随着病情的发展，某些类型的肠梗阻在一定条件下可相互转化。

【病理生理】

肠梗阻的病理生理可分为局部变化和全身性变化。

1. 局部变化　各种类型肠梗阻的病理生理变化不完全一致，但随病情发展，其基本过程包括梗阻以上肠管蠕动增强，肠腔内积气、积液、扩张，肠壁充血水肿，血运受阻时则坏死、穿孔，并发急性弥漫性腹膜炎。

2. 全身变化

（1）水、电解质和酸碱平衡失调：高位肠梗阻早期由于频繁呕吐、不能进食，加之酸性胃液及大量氯离子丢失导致脱水和代谢性碱中毒；随着病情进展或低位肠梗阻时，由于肠管高度膨胀，血管通透性增强使血浆外渗，加之肠壁无法正常回吸收小肠内的碱性肠液，以及组织灌注不足、少尿等导致酸性代谢产物积聚，导致严重的脱水、电解质紊乱和酸碱失衡。

（2）感染和中毒：梗阻以上肠腔内细菌繁殖并产生大量毒素，肠壁血运障碍致通透性增加，细菌和毒素可以透过肠壁引起腹腔内感染，经腹膜吸收引起全身性感染和中毒。

（3）呼吸和循环功能障碍：高度膨胀的肠管可使膈肌抬高，腹式呼吸减弱，妨碍下腔静脉回流，再加上血容量骤减、电解质紊乱、细菌感染等均可导致呼吸和循环功能衰竭。

【临床表现】

各种类型肠梗阻的共性表现是腹痛、呕吐、腹胀及停止排气排便。

1. 症状

（1）腹痛：一般为阵发性腹部绞痛伴高调肠鸣音。绞窄性肠梗阻表现为持续性剧烈腹痛；麻痹性肠梗阻腹痛多不明显，为全腹持续性胀痛。

（2）呕吐：与肠梗阻发生的部位、类型有关。梗阻早期，呕吐多为反射性，呕吐物为胃内容物。高位肠梗阻呕吐出现早且频繁，呕吐物为胃及十二指肠内容物、胆汁等；低位肠梗阻呕吐出现迟且少，呕吐物呈粪样；麻痹性肠梗阻呕吐呈溢出性；绞窄性肠梗阻呕吐物为血性或棕褐色液体。

（3）腹胀：腹胀发生较腹痛和呕吐为迟，其程度与梗阻部位有关。高位肠梗阻由于呕吐频繁，腹胀较轻；低位肠梗阻腹胀明显，遍及全腹；麻痹性肠梗阻表现为均匀性全腹胀；绞窄性肠梗阻腹胀不对称。

（4）停止排气排便：完全性肠梗阻多停止排气排便，梗阻初期、不完全性肠梗阻可有少量的排气排便，绞窄性肠梗阻可排出血性黏液样便。

2. 体征

（1）局部

①腹部视诊：机械性肠梗阻常见腹部膨隆、肠型和异常蠕动波。

②触诊：单纯性肠梗阻有轻压痛而无腹膜刺激征，绞窄性肠梗阻可有固定压痛和腹膜刺激征。

③叩诊：麻痹性肠梗阻全腹呈鼓音；绞窄性肠梗阻腹腔内有渗液，移动性浊音可呈阳性。

④听诊：机械性肠梗阻肠鸣音亢进，可闻及气过水声或金属音，麻痹性肠梗阻肠鸣音减弱或消失。

（2）全身：肠梗阻早期多无明显全身改变，随病情进展可有皮肤弹性差、眼窝凹陷、尿少等脱水体征。绞窄性肠梗阻或脱水严重时，可出现中毒和休克征象。

【辅助检查】

1. 实验室检查

（1）血常规检查：血红蛋白、血细胞比容和尿比重均升高，提示病人出现脱水、血液浓缩；血白细胞计数和中性粒细胞比例明显升高，提示绞窄性肠梗阻。

（2）血生化及血气分析检查：血清电解质、血尿素氮、肌酐和血气分析检查出现异常或紊乱。

（3）其他检查：呕吐物和粪便检查见大量红细胞或潜血试验阳性，提示肠管有血运障碍。

2. 影像学检查

（1）X 线检查：肠梗阻发生 4~6 小时后，立位或侧卧腹部平片可见多个阶梯状排列的气液平面（图 18-3）；绞窄性肠梗阻可见孤立、突出胀大的肠袢（图 18-4）；空肠梗阻时可显示鱼肋骨刺状改变。

（2）钡剂灌肠或 CT 检查：可明确梗阻的部位和性质。

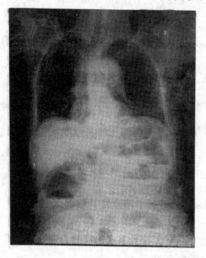 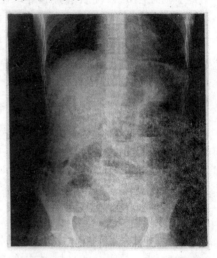

图 18-3 肠梗阻的 X 线气液平面　　　　图 18-4 肠梗阻的 X 线胀气肠袢

【治疗原则】

尽快解除梗阻，纠正因梗阻所致的全身性生理紊乱。

1. 基础治疗　　无论是否手术都需要基础治疗，目的是降低肠腔内压力，改善肠壁血运；减少肠腔内细菌和毒素，防治感染及体液失衡，为解除梗阻、保证疗效创造条件。治疗措施包括禁饮食，胃肠减压，纠正水、电解质和酸碱平衡失调，防治感染和中毒。

2. 解除梗阻

（1）非手术治疗：除基础治疗外，还应予以对症治疗。对症治疗是根据病因确定治疗方案，如蛔虫所致肠梗阻，可口服或胃肠道灌注生植物油或氧气驱虫等；粪块所致肠梗阻可口服或经胃管注入液状石蜡；肠套叠所致肠梗阻早期可行低压空气灌肠。

（2）手术治疗：原则是在最短的时间内，以最简单的方法解除梗阻或恢复肠腔的通畅。适用于各种类型的绞窄性肠梗阻、肿瘤或先天性畸形引起的肠梗阻，以及非手术治疗无效者。手术方法包括肠粘连松解术、肠套叠或肠扭转复位术、肠切除肠吻合术、短路手术和肠造口术等。

二、疾病护理

（一）术前护理

【护理评估】

1. 健康史 评估病人的一般情况；询问既往有无腹部手术或外伤史，有无腹外疝、腹腔炎症及肿瘤病史；了解本次发病的诱因。

2. 身体状况

（1）局部：腹部是否对称、胀满，能否见肠型；有无腹痛、腹膜刺激征，以及程度和范围。

（2）全身：评估意识状况和生命体征变化；有无眼窝凹陷、皮肤弹性降低等脱水征象。

（3）辅助检查：了解血常规、血生化、X线、CT等辅助检查结果有无阳性发现。

3. 心理和社会支持状况 评估病人的心理状况，有无接受手术治疗的心理准备，有无过度焦虑、恐惧，是否了解围术期的相关知识；了解病人和家属对疾病治疗、术后康复的认知程度。

【常见护理诊断/问题】

1. 疼痛 与肠蠕动增强或肠壁缺血有关。

2. 体液不足 与频繁呕吐、肠腔内大量积液及胃肠减压有关。

3. 体温过高 与肠腔内细菌繁殖和毒素吸收有关。

4. 潜在并发症 吸入性肺炎等。

【护理措施】

1. 疼痛护理 禁食，胃肠减压，以清除肠腔内积气、积液，有效缓解腹胀、腹痛；不完全性、痉挛性或单纯蛔虫所致肠梗阻可顺时针轻柔按摩腹部，配合针刺疗法，缓解疼痛；明确诊断后，必要时遵医嘱给予镇痛、解痉药物。

2. 维持体液平衡 根据病人脱水情况和相关的血生化检查结果，制订合理的补液计划，输液期间密切观察病情变化，准确记录出入量；禁食者，给予肠外营养支持；经治疗梗阻解除、肠蠕动恢复正常者，可进流质饮食，并逐渐过渡到普食。

3. 维持正常体温 遵医嘱合理应用抗菌药物，注意观察药物疗效及毒副作用；高热者给予物理或药物降温，并评估降温效果。

4. 病情观察 观察生命体征和腹部体征变化，特别注意有无眼窝凹陷、皮肤弹性降低、意识改变、血压下降等脱水或休克征象。

5. 吸入性肺炎的预防与护理 呕吐剧烈者，协助病人坐起或将头偏向一侧，呕吐后及时清洁口腔，防止误吸；观察记录呕吐物的颜色、性状和量。若病人出现咳嗽、咳痰、胸痛、寒战、发热等症状，立即通知医师予以处理。

（二）术后护理

【护理评估】

1. 手术情况 了解麻醉和手术类型、术中出血、输血、补液和引流放置情况。

2. 身体状况 评估意识状态、生命体征和腹部体征；观察切口愈合和引流情况；有无腹腔感染、肠粘连、肠瘘等并发症。

3. 心理和社会支持状况 了解病人和家属的心理状况，评估他们对康复知识和功能锻炼的认知程度。

【常见护理诊断/问题】

1. 疼痛 与手术创伤有关。

2. 营养失调：低于机体需要量 与禁饮食、胃肠减压有关。

3. 潜在并发症 腹腔感染、肠瘘、肠粘连等。

【护理措施】

1. 一般护理

（1）体位与活动：全麻未醒者取平卧位，头偏向一侧；麻醉清醒后，若病情平稳可改为半卧位。协助病人翻身及床上活动，鼓励尽早下床活动，以促进肠蠕动恢复，防止肠粘连。

（2）饮食：禁饮食和胃肠减压期间，静脉补充水分和各种营养素；待肠蠕动恢复、肛门排气后，可拔除胃管，恢复经口进食，从进少量流食逐步过渡到正常饮食。

（3）防治感染：遵医嘱早期、足量地应用抗菌药物，以预防和控制感染。

2. 病情观察 监测生命体征、腹部体征变化；观察切口有无红肿、渗血、渗液等情况；注意腹腔引流管引流液的颜色、性状和量；观察有无发生腹腔感染、肠瘘、肠粘连等并发症。一旦发现异常情况，立即通知医师，并配合处理。

3. 并发症的观察与护理

（1）腹腔感染与肠瘘：观察病人术后腹痛、腹胀症状是否改善，肛门恢复排气、排便的时间等。若腹壁切口或腹腔引流管周围流出带粪臭味的液体，同时病人出现局部或弥漫性腹膜炎的表现，警惕腹腔感染与肠瘘可能，应及时通知医师，并协助处理。

（2）粘连肠梗阻：了解病人有无再次出现腹痛、腹胀、呕吐、停止排气排便等肠梗阻症状。一旦出现上述症状，遵医嘱给予病人口服液状石蜡，胃肠减压，灌肠或做好再次手术的准备。

（三）健康教育

1. 饮食指导 养成良好的饮食习惯，注意饮食卫生，忌暴饮暴食，避免生、冷、硬及刺激性食物，避免腹部受凉及餐后剧烈运动。

2. 康复指导 术后应尽早活动，协助病人翻身和活动肢体。在病情允许的情况下，鼓励病人尽早下床活动，以促进肠蠕动恢复，防止肠粘连。

3. 加强自我监测 出院后若有腹痛、腹胀、呕吐等不适，应及时就诊。

第二节 肠 瘘

一、疾病概要

肠瘘是指肠管与其他空腔脏器、体腔或体表之间存在异常通道，肠内容物经此通道进入其他脏器、体腔或至体外。前两者为内瘘，后者为外瘘。一般肠瘘系指外瘘而言。肠瘘是腹部外科常见的重症疾病之一，病情复杂，并发症多，病死率为15%～25%。

【病因与分类】

1. 根据瘘发生的原因分 根据瘘发生的原因可分为先天性、后天性和治疗性。

（1）先天性：与胚胎发育异常有关，如卵黄管未闭所致脐肠瘘。

（2）后天性：占肠瘘发生率的95%以上。常见原因有腹部手术、腹部创伤、腹腔或肠道感染等。

（3）治疗性：指根据治疗需要而施行的人工肠造瘘，如空肠造瘘、结肠造瘘等。

2. 根据瘘管所在的部位分 根据瘘管所在的部位可分为高位瘘和低位瘘。

（1）高位瘘：指距离 Treitz 韧带 100cm 以内的消化道瘘，如空肠瘘。

（2）低位瘘：指距离 Treitz 韧带 100cm 以外的消化道瘘，如结肠瘘。

3. 根据肠瘘的日排出量分 根据肠瘘的日排出量可分为高流量瘘和低流量瘘。

（1）高流量瘘：指每日消化液排出量在 500mL 以上。

（2）低流量瘘：指每日消化液排出量在 500mL 以下。

4. 根据瘘管的病理形态分 根据瘘管的病理形态可分为管状瘘、唇状瘘和完全瘘。

（1）管状瘘：最常见。肠壁瘘口和体表之间有瘘管形成。多发生于术后吻合口破裂或肠管炎性疾病，一般经非手术治疗可以愈合。

（2）唇状瘘：肠黏膜外翻与皮肤黏着而形成唇状。多系腹壁切口裂开或有缺损所致，常需手术治疗。

（3）完全瘘：很少见。肠管全部或接近全部断裂，肠内容物全部从瘘口流出体外，多为治疗性瘘。

【病理生理】

肠瘘形成后，依据瘘管的位置、数目、大小、流量以及原有疾病的不同，对机体造成的影响也不相同。水、电解质及酸碱失衡，营养不良和感染是肠瘘病人的三大基本病理生理改变。

1. 水、电解质及酸碱失衡　正常成人每日所分泌的消化液约为 8000mL，含有大量电解质、蛋白质和各种消化酶，绝大部分由肠道回吸收。高位肠瘘可致消化液大量丢失，若不及时补充，可很快引起脱水、电解质紊乱及代谢性酸中毒，甚至导致血容量减少和肾功能衰竭。

2. 营养不良　营养不良是最常见的病理生理改变。肠瘘病人由于消化液的大量丢失，影响了消化道的消化吸收功能。加之其内所含的消化酶和蛋白质的大量丢失，以及炎症、创伤导致的蛋白质分解代谢增加，可引起负氮平衡以及多种维生素缺乏。若未及时处理，最终可因严重贫血、低蛋白血症、恶病质而死亡。

3. 消化液腐蚀及感染　由于排出的消化液中含有大量的消化酶，可腐蚀瘘管周围的组织、皮肤而引起局部糜烂、出血并继发感染。消化液外流至腹膜腔或其他器官，可引起弥漫性腹膜炎、腹腔内器官感染、败血症等而危及生命。

【临床表现】

肠瘘的临床表现可因瘘管的部位及其所处的病理阶段不同而异。

1. 腹膜炎期　多发生于创伤或手术后 3～5 日。

（1）局部：外漏的肠内容物对周围组织器官产生强烈刺激，病人可出现腹痛、腹胀、恶心呕吐、大便次数增多等，或由于麻痹性肠梗阻而停止排气、排便。肠外瘘者可见瘘口有消化液、肠内容物及气体排出，周围皮肤被腐蚀，出现红肿、糜烂、剧痛，甚至继发感染、破溃出血。

瘘口排出物的性状有助于判断瘘的位置。十二指肠瘘可流出大量含胆汁的液体，高位肠瘘可流出黄色"蛋花样"液体，低位肠瘘可流出"粪样"液体。

（2）全身：一般表现为精神不振，食欲不佳；大量肠液丢失，可出现严重水、电解质及酸碱平衡失调；继发感染者，体温升高，可达 38℃ 以上；严重脱水者，可出现低血容量性休克。若未得到及时、有效处理，可并发脓毒血症、多器官功能障碍或衰竭，甚至死亡。

2. 腹腔内脓肿期　多发生于瘘形成后 7～10 日。肠内容物漏入腹腔后引起纤维素性渗出等炎性反应，若漏出物和渗出液得以局限，则形成腹腔内脓肿。病人除继续发热外，可因脓肿所在部位的不同而表现为恶心、呕吐、腹痛、腹胀或里急后重等；部分病人腹部可触及压痛性包块。若腹腔冲洗和引流通畅，全身症状可逐渐减轻。

3. 瘘管形成期　肠瘘发生1~2个月后可形成瘘管。在引流通畅的情况下，腹腔脓肿逐渐缩小，沿肠内容物排出的途径形成瘘管。此时感染已基本控制，病人的营养状况逐渐恢复，全身症状减轻或消失，仅留有瘘口局部刺激症状或肠粘连表现。

4. 瘘管闭合期　瘘管炎症反应消失、愈合，病人临床症状消失。

【辅助检查】

1. 实验室检查

（1）血常规检查：可见血白蛋白值、红细胞计数下降，白细胞计数和中性粒细胞升高，严重感染时可出现中毒颗粒、核左移和血小板计数下降。

（2）血生化检查：可有低Na^+、低K^+等血清电解质紊乱的表现；血清清蛋白、转铁蛋白、前白蛋白水平和总淋巴细胞计数下降；肝酶谱和胆红素值升高。

2. 影像学检查

（1）B超及CT检查：有助于发现腹腔深部脓肿、积液及其与胃肠道的关系等。

（2）瘘管造影：适用于瘘管已形成者。可明确瘘的部位、长度、大小、走向及其周围肠管情况。

3. 特殊检查

（1）口服染料或药用炭：是最简单、实用的检查手段。适用于肠外瘘形成初期，可初步判断瘘的部位和瘘口大小。

（2）瘘管组织活检：可明确有无结核、肿瘤等病变。

【治疗原则】

1. 非手术治疗

（1）控制感染：是挽救生命的关键。主要包括充分引流腹腔内肠液和渗液，全身应用抗菌药物。

（2）纠正水、电解质和酸碱平衡失调：根据出入液量、脱水程度和实验室检查结果，及时调整液体种类，以维持体液平衡。

（3）营养支持：早期以完全胃肠外营养为主。待腹膜炎得到控制、漏出量减少、无肠道梗阻和肠功能恢复时，给予肠内营养。

（4）负压引流及灌洗：腹膜炎期可在瘘口旁置双腔套管，行负压引流及腹腔灌洗术。已形成脓肿者，可在B超定位引导下穿刺或手术引流，以消除感染灶，促进组织修复和瘘管愈合。

（5）堵塞瘘管：感染控制后，可在瘘管内放置硅胶片或乳胶片等，阻止肠液外流，促进瘘口愈合。

2. 手术治疗　瘘发生2~3个月，经非手术治疗瘘口仍不能自行封闭时，考虑手术修复。根据肠瘘位置、病变情况选择不同术式。

（1）肠段部分切除吻合术：最常用，且效果好。

（2）肠瘘局部楔形切除缝合术：适用于瘘口较小、肠壁周围组织正常者。

（3）肠瘘旷置术：适合瘘管周围广泛粘连、切除困难者。

（4）小肠浆膜补片覆盖修补术。

二、疾病护理

（一）术前护理

【护理评估】

1. 健康史 了解有无腹部外伤或手术史；肠瘘发生后的治疗经过和效果；有无贫血、营养不良、糖尿病等并发症。

2. 身体状况

（1）局部：有无腹膜炎征象；肠瘘类型、数目、腹壁上多个瘘口相互间的关系；瘘口周围皮肤受损程度，有无并发感染等。

（2）全身：有无寒战、高热、呼吸急促、脉速等中毒症状；有无消瘦、贫血等营养不良；有无皮肤弹性差、眼窝凹陷等脱水征。

（3）辅助检查：了解各项实验室检查结果，判断病人有无营养不良及水、电解质、酸碱平衡失调。

3. 心理和社会支持状况 了解病人有无因长期治疗、效果欠佳而产生焦虑、抑郁等心理状况；评估病人和家属对治疗方案、康复计划的认知程度及心理承受能力。

【常见护理诊断/问题】

1. 焦虑/恐惧 与长期肠液外漏的视觉和痛觉刺激及担心预后有关。

2. 体液不足 与禁食、肠液大量外漏有关。

3. 营养失调：低于机体需要量 与肠液大量丢失、炎症和创伤引起机体高消耗有关。

4. 皮肤完整性受损 与瘘口周围皮肤被消化液腐蚀有关。

5. 潜在并发症 堵片移位或松脱、瘘口出血等。

【护理措施】

1. 心理护理 向病人和家属解释肠瘘的发生、发展过程和诊疗方法，消除他们的思想顾虑，增强战胜疾病的信心，积极配合治疗与护理。

2. 维持体液平衡 禁食、胃肠减压，保持有效吸引，避免因食物引起的神经及体液调节所致的肠液大量分泌，减少消化液的持续漏出；消化液回输过程中严格无菌操作，避免感染。

3. 营养支持 早期多经中心静脉置管行全胃肠外营养，注意输注速度和导管的护理；待病情稳定、肠功能恢复后，逐渐恢复肠内营养。

4. 负压引流与灌洗的护理

（1）引流管的选择与安放：根据瘘口情况选用合适的引流管。引流管的顶端放置在肠壁内口附近，滴液管放在引流管顶端附近，固定引流管并覆盖敷料。

（2）调节负压大小：根据肠液黏稠度、日排出量调整。一般情况下负压以 10 ~ 20kPa（75 ~ 150mmHg）为宜，注意避免负压过小致引流不充分，或负压太大造成肠黏膜吸附于管壁引起损伤和出血。

（3）保持引流管通畅：妥善固定引流管，保持各处连接紧密，避免扭曲、脱落。定时挤压引流管，及时清除双腔套管内的血凝块、坏死组织等，以免堵塞。

（4）调节灌洗液的量及速度：根据引流液的量和性状调节。一般每日灌洗量为 2000 ~ 4000mL，速度为 40 ~ 60 滴/分；灌洗液以等渗盐水为主，温度以 30℃ ~ 40℃ 为宜，必要时加入抗菌药物。

（5）观察和记录：观察和记录引流液的量和性状，并减去灌洗量，计算每日肠液排出量。灌洗过程中观察病人有无畏寒、心慌、气急、面色苍白等不良反应，一旦发现，立即停止灌洗，对症处理。

5. 瘘口堵塞护理 对采用堵片治疗的病人，注意观察堵片有无移位或松脱。一旦发现异常情况，及时通知医师，予以调整或更换合适的堵片。

6. 瘘口周围皮肤的护理 由于瘘管渗出的肠液具有较强的腐蚀性，常造成周围皮肤的糜烂，甚至溃疡、出血，故应保持充分有效的腹腔引流，减少肠液漏出；及时发现并清除漏出的肠液，保持皮肤清洁、干燥。常选用中性皂液或 0.5% 氯已定清洗局部皮肤，清洁后涂抹复方氧化锌软膏或皮肤保护膜加以保护。

7. 术前准备 除常规准备外，做好肠道准备。术前 3 日进少渣半流质饮食，并口服肠道不吸收抗菌药物；术前 2 日进无渣流质，术前 1 日禁食；术前 3 日始以生理盐水灌洗瘘口，术日晨从肛门和瘘管行清洁灌肠。

（二）术后护理

【护理评估】

1. 手术情况 了解麻醉方式、手术名称，术中出血、输血和引流管放置情况等。

2. 身体状况 有无出血性休克征象；观察切口愈合、引流情况；有无腹腔感染、肝肾功能障碍、胃肠道或瘘口出血等并发症。

3. 心理和社会支持状况 了解病人因手术导致的各种不良心理反应；病人和家属对术后早期活动的重要性、活动内容与方法的认知程度。

【常见护理诊断/问题】

1. 知识缺乏 缺乏术后康复、功能锻炼的相关知识。

2. 体温过高 与腹腔感染有关。

3. 营养失调：低于机体需要量 与术后禁食、肠液大量丢失有关。

4. 潜在并发症 腹腔感染、胃肠道或瘘口出血、肝肾功能障碍等。

【护理措施】

1. 饮食护理 为避免再次发生肠瘘，一般术后禁食 3~4 日，禁食期间继续全胃肠外营养支持，并做好相应护理。此后逐步恢复肠内营养或经口饮食。

2. 病情观察

（1）监测生命体征：复杂的肠外瘘手术创伤大，术中失血失液较多，需动态监测病人的神志、血压、脉搏、呼吸及体温等变化。

（2）切口护理：保持切口局部敷料的清洁、干燥。注意观察切口愈合情况，有无渗血、渗液，有无红、肿、热、痛等感染征象。

（3）引流管护理：肠瘘术后留置的引流管较多，包括肠造口管、腹腔负压引流管、胃肠减压管、导尿管等。需妥善固定并标志各引流管，避免受压、扭曲和折叠，保持引流通畅；每日更换引流袋或瓶，严格无菌技术操作，切勿错接；观察并记录引流液的颜色、性状和量。

3. 并发症的观察与护理

（1）腹腔感染：观察局部切口有无红肿、发热；腹部有无压痛、反跳痛和肌紧张等腹膜刺激征。一旦出现腹腔感染征象，立即通知医师，并积极配合处理。

（2）胃肠道或瘘口出血：监测生命体征的变化，观察伤口渗血、渗液情况，以及引流液的颜色、性状和量。一旦发现出血或引流液呈血性，及时通知医生，并协助处理。安慰病人，使之保持安静；遵医嘱应用全身性或局部止血药。

（3）肝肾功能障碍：定期复查肝、肾功能，以便及早发现肝、肾功能损害或障碍；纠正水、电解质和酸碱失衡，有效控制感染，减少毒素吸收，改善组织灌注，慎用可致肝、肾功能损害的药物；合理补充热量和氮量，尽早恢复经口饮食。

（三）健康教育

1. 疾病知识指导 告诫病人和家属及时清除溢出肠液，协助做好皮肤护理；注意保护各种引流管，若发现引流不畅，及时报告。

2. 休息与运动 在病情和体力允许的情况下，坚持每日进行适当的户外锻炼，注意保暖，防止受凉。

3. 饮食指导 早期以低脂肪、适量蛋白质、高碳水化合物、清淡低渣饮食为宜；随着肠道功能的恢复，逐步增加蛋白质和脂肪含量；切勿暴饮暴食。

4. 就诊指导 一旦出现腹痛、腹胀、排便不畅等症状，及时就诊。

案例讨论

病人，男，30 岁，银行职员。因"阵发性腹痛、腹胀、呕吐、肛门停止排气排便 2 日"入院。查体：一般情况良好，T 37.3℃，P 88 次/分，R 20 次/分，BP 120/90mmHg。腹部轻度膨隆，未见肠型，右下腹麦氏切口瘢痕愈合良好，肠鸣音亢进，偶闻气过水声，腹部无明显压痛，也未触及包块，无腹外疝征象。

问题：

1. 该病人最可能的医疗诊断是什么？列出诊断依据。

2. 若要明确诊断，还应做哪些辅助检查？

3. 该病人目前最适宜的治疗方法是什么？具体措施有哪些？

第十九章 阑尾炎病人的护理

1. 掌握急性阑尾炎的临床表现、护理措施。

2. 熟悉急性阑尾炎的治疗原则、健康教育。

3. 了解阑尾的解剖生理；急性阑尾炎的病因、病理与分类、辅助检查、护理评估和护理诊断/问题；慢性阑尾炎的临床表现、治疗原则。

阑尾位于右髂窝部，起于盲肠根部，外形呈蚯蚓状，长 5 ~ 10cm，直径 0.5 ~ 0.7cm。因阑尾系膜较短，所以阑尾卷曲呈弧状。其体表投影约在脐与右髂前上棘连线中外 1/3 交界处，称为麦氏点，是阑尾手术切口的标记点。阑尾基底部与盲肠关系恒定，故阑尾的位置常随盲肠位置而变动。

阑尾系膜内含丰富的血管、淋巴管和神经。阑尾的神经由交感神经纤维经腹腔丛和内脏神经传入，其传入的脊髓节段在第 10、11 胸节，故阑尾急性炎症时，常表现为该神经所分布的脐周牵涉痛。现代医学认为，阑尾是一个淋巴器官，参与 B 淋巴细胞的产生和成熟，具有一定的免疫功能。

第一节 急性阑尾炎

一、疾病概要

急性阑尾炎是指由各种原因引起的阑尾急性化脓性感染，是外科常见病，居于各种急腹症的首位。以 20 ~ 30 岁青年人多见，发病率男性稍高于女性。

【病因】

1. 阑尾管腔阻塞 阑尾管腔阻塞是急性阑尾炎最常见的病因。最常见的梗阻原因是淋巴小结增生，粪石阻塞次之，异物、炎性狭窄、食物残渣、蛔虫、肿瘤等是较少见的原因。

2. 细菌入侵 致病菌多为肠道内的各种革兰阴性杆菌和厌氧菌。阑尾管腔阻塞后，细菌大量繁殖并释放毒素，损伤黏膜上皮，导致溃疡，细菌由此侵及阑尾肌层。细菌也可经血液循环，或邻近器官的感染蔓延而来。

【病理与分类】

1. 急性单纯性阑尾炎　属于阑尾病变的早期。炎症局限于黏膜和黏膜下层，外观呈轻度肿胀充血，浆膜失去光泽，表面有少量纤维素性渗出物。镜下见阑尾壁各层均有充血、水肿和中性粒细胞浸润，黏膜表面有小溃疡和出血点。

2. 急性化脓性阑尾炎　急性化脓性阑尾炎又称急性蜂窝织炎性阑尾炎。阑尾肿胀明显，浆膜高度充血，表面有脓性渗出物。腔内积脓，阑尾黏膜溃疡可深达肌层和浆膜层，各层均有小脓肿形成。镜下可见阑尾壁各层均有大量中性粒细胞聚集。阑尾周围的腹腔内有稀薄脓液，可形成局限性腹膜炎。

3. 坏疽性和穿孔性阑尾炎　坏疽性和穿孔性阑尾炎是一种重型阑尾炎。阑尾管壁全层坏死或部分坏死，呈暗紫色或黑色。管腔内积脓或堵塞，压力不断升高，血液循环障碍，严重者发生穿孔，引起急性弥漫性腹膜炎。

4. 阑尾周围脓肿　急性阑尾炎化脓坏疽或穿孔时，大网膜可移至右下腹部，将坏疽的阑尾包裹或将穿孔后形成的弥漫性腹膜炎局限，即形成炎性肿块或阑尾周围脓肿。急性阑尾炎的转归有以下几种：

（1）炎症消退：部分病人经过及时治疗，炎症消退，大部分转为慢性阑尾炎，故易复发。

（2）炎症局限：形成阑尾周围脓肿。

（3）炎症扩散：未及时药物治疗或手术切除，可发展为弥漫性腹膜炎、化脓性门静脉炎或感染性休克等。

【临床表现】

1. 症状

（1）转移性右下腹痛：是阑尾炎的特征性症状。疼痛多始于上腹或脐周，位置不固定，初为隐痛或钝痛，6～8小时后，疼痛转移并局限于右下腹，多为持续性疼痛，阵发性加剧，70%～80%的病人具有此典型的腹痛特点。不同类型和位置的急性阑尾炎，腹痛特点和部位有所不同。

（2）胃肠道症状：早期可有轻度厌食、恶心或呕吐，多由反射性的胃痉挛引起。部分病人可发生轻度的腹泻、便秘等胃肠功能紊乱的症状，如盆位阑尾炎时，炎症刺激直肠，引起大便次数增多、里急后重等直肠刺激症状。

（3）全身症状：早期乏力，体温正常或稍高。随着阑尾炎症加重，全身中毒症状加重，合并腹膜炎时可出现寒战、高热、脉率加快等。

2. 体征

（1）右下腹固定压痛：是急性阑尾炎常见的重要体征，也是早期阑尾炎诊断的重要依据。压痛点通常位于麦氏点，亦可随阑尾解剖位置的改变而变化，但始终固定在一个位置。压痛范围随阑尾炎症波及范围的扩大而相应扩大，但仍以阑尾所在部位的压痛最明显。

（2）腹膜刺激征：即腹部压痛、反跳痛和肌紧张。出现腹膜刺激征提示阑尾炎症加重，已有渗出、化脓、坏疽或穿孔等病理改变。

3. 特殊检查

（1）腰大肌试验：病人左侧卧位，右下肢向后过伸，引起右下腹疼痛者为阳性，常提示盲肠后位或位于腰大肌前方。

（2）结肠充气试验：病人仰卧位，检查者一手压迫左下腹降结肠区，另一手按压近侧结肠，结肠内气体逆向冲击盲肠和阑尾，引起右下腹疼痛者为阳性。

（3）闭孔内肌试验：病人仰卧位，右髋和右膝均屈曲 90^0，然后被动向内旋转，引起右下腹疼痛者为阳性，提示阑尾位置较低，靠近闭孔内肌。

（4）直肠指检：盆腔位阑尾炎或者炎症波及盆腔时，常直肠右前方有触痛。若阑尾发生穿孔，直肠前壁可有广泛触痛。若发生盆腔脓肿，可触及压痛性肿块。

【辅助检查】

1. 实验室检查　血常规检查时，大多数病人可见白细胞计数和中性粒细胞比例升高；但新生儿、老年人的白细胞计数正常或升高不明显。

2. 影像学检查

（1）X 线检查：腹部 X 线平片可见盲肠扩张和气液平面。

（2）B 超检查：可发现肿大的阑尾。

【治疗原则】

1. 非手术治疗　适用于急性阑尾炎早期。具体措施包括禁食、补液、应用抗菌药物等；中药以清热、解毒、化瘀为主。在非手术治疗期间，需密切观察生命体征和腹部体征变化，若病情未见好转或加重，应及时行手术治疗。

2. 手术治疗　一旦确诊，尽早行手术治疗。根据阑尾炎不同的病理类型，采用不同的手术方式。

（1）急性单纯性阑尾炎：行阑尾切除术，切口 I 期缝合。

（2）急性化脓性或坏疽性阑尾炎：行阑尾切除术。若腹腔已有脓液，根据病情放置乳胶管引流。

（3）急性阑尾炎伴穿孔：切除阑尾后，清除腹腔脓液，并根据病情放置腹腔引流管。

（4）阑尾周围脓肿：先采取非手术治疗，待肿块缩小局限，体温正常，3 个月后再行手术切除阑尾。若非手术治疗期间体温升高，肿块增大，应行脓肿切开引流术，待伤口愈合，3 个月后再行阑尾切除术。

二、特殊类型急性阑尾炎

1. 小儿急性阑尾炎　临床特点是常有明显诱因，病情发展快且较重，常无典型的症状与体征，穿孔概率高。一旦明确诊断，需尽早行手术治疗，静脉输液、维持体液平衡、应用广谱抗菌药物等。

2. **妊娠期急性阑尾炎**　较常见。临床特点是压痛点上移，腹膜刺激征不明显，穿孔概率高，易引起流产或早产。早期以手术切除为主，术后应用广谱抗菌药物，围术期加用黄体酮。切勿留置腹腔引流管。

3. **老年人急性阑尾炎**　较少见。临床特点是体征不典型，病变不一致，易发生穿孔、坏死。一旦明确诊断，需立即手术治疗，同时处理并发症。

三、疾病护理

（一）术前护理

【护理评估】

1. **健康史**　评估病人的一般情况；了解腹痛的诱因、部位、性质和持续时间等；既往有无消化性溃疡、慢性结肠炎等病史；有无药物过敏史和腹部手术史。

2. **身体状况**

（1）**局部**：评估腹痛的部位、性质、程度；有无麦氏点固定压痛和腹膜刺激征；腰大肌试验、结肠充气试验、闭孔内肌试验、直肠指检有无阳性结果。

（2）**全身**：有无寒战、发热、恶心呕吐、乏力等症状；有无大便次数增多、里急后重等直肠刺激症状；有无合并重要脏器功能不全等。

（3）**辅助检查**：了解白细胞计数、X线、B超等检查结果，以判断病情。

3. **心理和社会支持状况**　了解病人和家属对疾病知识、诊疗方案的认知程度；评估家庭对治疗费用的承受能力。

【常见护理诊断/问题】

1. **疼痛**　与阑尾炎症有关。

2. **有体液不足的危险**　与呕吐、禁食、腹膜炎症有关。

3. **潜在并发症**　阑尾穿孔、腹膜炎等。

【护理措施】

1. **疼痛护理**　协助病人取舒适体位，以缓解疼痛；指导其应用放松技巧，如按摩、深呼吸等；适当采用分散注意力的简单方法，如听音乐、默念数字等；未明确诊断前，禁用镇痛剂，以免掩盖病情。

2. **维持体液平衡**　遵医嘱静脉补液，纠正因呕吐、腹泻等导致的水、电解质及酸碱平衡失调，提高手术耐受力。

3. **病情观察**　定时测量生命体征，密切观察腹部体征变化，若出现右下腹痛加剧、发热、血白细胞计数和中性粒细胞比例升高，做好急诊术前准备。

4. 并发症的观察与护理 遵医嘱给予抗菌药物，防治感染；禁服泻药和灌肠，以免肠蠕动加快，增高肠内压力，导致阑尾穿孔或炎症扩散。

（二）术后护理

【护理评估】

1. 手术情况 了解麻醉方式、手术类型，术中出血、补液和引流管放置情况；妊娠期病人术中胎心变化情况。

2. 身体状况 评估意识状态、生命体征变化；观察切口愈合、引流情况；是否出现切口感染、腹腔内出血、粘连性肠梗阻等并发症。

3. 心理和社会支持状况 评估病人和家属对术后康复知识的认知程度；了解家属对病人的支持和关心程度。

【常见护理诊断/问题】

1. 体温升高 与腹腔残余感染有关。

2. 不舒适 腹胀、恶心呕吐与术后卧床、留置各类引流管等有关。

3. 潜在并发症 切口感染、腹腔内出血、粘连性肠梗阻等。

【护理措施】

1. 一般护理

（1）体位护理：麻醉清醒，血压平稳后取半卧位，以降低腹壁张力，减轻切口疼痛，利于呼吸和引流。

（2）饮食护理：术后禁食期间给予静脉补液。待肛门排气、肠蠕动恢复后，给予流质饮食，并逐渐过渡到普食。

（3）早期活动：待麻醉反应消失后，鼓励病人尽早下床活动，以利于呼吸和循环，促进肠蠕动恢复，防止肠粘连。

2. 病情观察

（1）监测生命体征：定时测量病人体温、脉搏、呼吸和血压变化，一旦发现异常情况，及时对症处理。

（2）切口护理：注意观察切口有无渗血、渗液及感染等异常情况；若敷料渗湿或被污染，需及时更换，保持切口敷料的清洁、干燥。

（3）腹腔引流管护理：妥善固定引流管、引流袋；防止扭曲、受压，保持引流通畅；观察并记录引流液的颜色、性状和量；一般1周左右拔除。

3. 并发症的观察与护理

（1）切口感染：切口感染是阑尾切除术后最常见的并发症，多见于化脓性或穿孔性阑尾炎。表现为术后2~3日体温升高，切口局部红肿、压痛，甚至出现波动感。应先行穿刺抽脓，一经确诊，立即充分敞开引流，排出脓液，定期换药。

（2）腹腔内出血：多因阑尾系膜结扎线松脱或止血不彻底而引起。临床表现为腹痛、腹胀和失血性休克等。一旦发生出血，立即输血、补液，紧急手术止血。

（3）粘连性肠梗阻：与手术损伤、局部炎性渗出和术后长期卧床等因素有关。不完全梗阻者行胃肠减压，完全梗阻者应手术治疗。术后早期下床活动可有效预防此并发症。

（三）健康教育

1. 疾病知识指导　术前向病人解释禁食的目的和意义，协助采取正确卧位。术后指导病人早期下床活动，以促进肠蠕动恢复，防止肠粘连。

2. 饮食指导　选择营养丰富、低脂、易消化的食物，以利于早日康复。

3. 就诊指导　告知病人出院后，若出现恶心、呕吐、腹痛、腹胀等症状，及时就诊。

第二节　慢性阑尾炎

一、疾病概要

慢性阑尾炎多由急性阑尾炎转变而来，少数病变开始即呈慢性过程。主要病理改变是阑尾壁有不同程度的纤维化和慢性炎性细胞浸润。

【临床表现与诊断】

病人既往有急性阑尾炎发作病史，右下腹经常疼痛，部分病人仅有隐痛或不适，多于剧烈活动或不洁饮食时急性发作。常有阑尾部位的局限性压痛，位置较固定。部分病人左侧卧位时，右下腹可扪及阑尾条索。

钡剂灌肠 X 线检查可见阑尾不充盈或充盈不全，阑尾腔不规则，72 小时后复查仍有钡剂残留，即可明确诊断。

【治疗原则】

诊断明确后手术切除阑尾，需行病理学检查。

二、疾病护理

参见本章第一节相关内容。

案例讨论

病人，女性，36 岁，银行职员。早餐后突然感到上腹部疼痛不适，伴恶心、呕吐，遂入院治疗。查体：T 37.8℃，P 98 次/分，R 20 次/分，BP 110/80mmHg，右下腹压痛、反跳痛及肌紧张。血常规检查：白细胞计数 10×10^9/L，中性粒细胞比例 70%。

问题:
1. 医疗诊断是什么?
2. 若要明确诊断,还应做哪些辅助检查?
3. 此病人最适宜的治疗方法是什么?
4. 若行手术治疗,术后主要的护理措施有哪些?

第二十章　大肠肛管疾病病人的护理

第一节　直肠肛管良性疾病

直肠位于盆腔后部，上接乙状结肠，下连肛管，长 12～15cm。直肠下段管腔扩大为直肠壶腹，是粪便暂存的部位。直肠以腹膜返折为界，分为上、下两段。上段直肠的前面和两侧有腹膜包裹，前面的腹膜返折成直肠膀胱陷凹（男性）或直肠子宫陷凹（女性），位于腹膜腔的最低位，下段直肠全部位于腹膜外。

肛管上端在盆膈平面与直肠相接，下端止于肛门，长 3～4cm。直肠黏膜和肛管皮肤之间锯齿形的交界线称齿状线（图 20－1）。齿状线上、下的组织结构、血液供应、神经和淋巴来源都不同，在解剖学和临床上有重要的意义，它是内痔和外痔的分界线（表 20－1）。在直肠与肛管周围有数个充满脂肪结缔组织的间隙，易感染发生肛周脓肿。

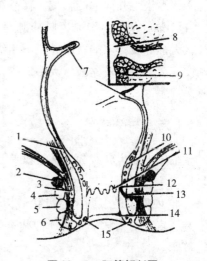

图 20－1　肛管解剖图

1. 肛管内括约肌；2. 耻骨直肠肌；3. 联合纵肌；4. 肛管外括约肌；5. 外括约肌浅部；6. 外括约肌皮下部；7. 直肠瓣；8. 肛腺导管入口；9. 移行上皮；10. 内痔；11. 齿线；12. 肛窦；13. 肛腺；14. 内、外括约肌间沟；15. 外痔

表 20 – 1　肛管齿状线上、下部比较

项目	齿状线以上	齿状线以下
组织结构	柱状上皮构成的黏膜	鳞状上皮构成的皮肤
神经支配	受自主神经支配，痛觉不敏感	受脊神经支配，痛觉敏感
血液供应	直肠上、下动脉 – 回流入门静脉	肛管动脉 – 回流入下腔静脉
淋巴回流	注入腹主动脉旁或髂内淋巴结	注入腹股沟淋巴结和髂外淋巴结

直肠的主要生理功能是排便，还可吸收少量水、电解质、葡萄糖和一部分药物，并能分泌黏液，润滑肠道，以利于排便。肛管的功能是排便。直肠下端是排便反射的始发部位，若将直肠全部切除，即使保留括约肌，仍可因排便反射丧失而出现大便失禁。

一、痔

痔是肛垫病理性肥大和移位，但传统认为是直肠下段黏膜和肛管皮肤下的静脉丛淤血、扩张和迂曲所形成的静脉团。痔是最常见的肛肠疾病，可发生于任何年龄。随年龄增长，发病率呈上升趋势。

【病因】

病因尚未完全明确，目前公认的有以下两种学说。

1. 肛垫下移学说　长期便秘、慢性咳嗽等因素使腹内压长期增高，肛垫中的纤维间隔逐渐松弛并向远侧移位，伴静脉丛充血、扩张及融合，从而形成痔。

2. 静脉曲张学说　直肠静脉是门静脉系统的属支，其解剖特点是管壁薄，位置表浅，无静脉瓣，末端直肠黏膜下组织松弛。任何引起腹内压增高的因素，如妊娠、用力排便、久坐久站及盆腔巨大肿瘤等均可致直肠静脉回流受阻、血液淤滞、静脉扩张而形成痔。

【病理与分类】

临床上以齿状线为界，根据痔所发生的部位，分为内痔、外痔和混合痔（图 20 – 2）。

1. 内痔　最多见。由齿状线以上的直肠上静脉丛形成，表面覆盖直肠黏膜。直肠下端、直肠上动脉分支处（即截石位 3 点、7 点、11 点）多发，曲张静脉下垂凸出，基底较宽。

2. 外痔　由齿状线以下的直肠下静脉丛形成，表面覆盖肛管皮肤，肛管皮下可见一至数个椭圆形突出。可分为 3 类：

（1）血栓性外痔：最常见，是肛缘皮下静脉丛破裂、血块凝结为血栓、吸收后所遗留的纤维性皮垂。

（2）结缔组织性外痔：由肛缘皮肤结缔组织增生而成。

（3）静脉曲张性外痔：因痔外静脉丛淤血、曲张而成。

3. 混合痔　由齿状线上、下静脉丛互相吻合并扩张而成。内痔发展到第Ⅲ期以上时多形成混合痔。

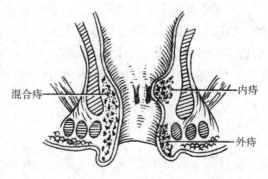

图 20 - 2　痔疮的分类

【临床表现】

1. 内痔　主要表现是便血和痔块脱出。根据内痔的发展阶段，可分为四度。

Ⅰ度：排便时出血，便后出血自行停止，无痔块脱出。

Ⅱ度：常有便血，排便时痔块脱出肛门，排便后可自行回纳。

Ⅲ度：偶有便血，排便时痔块脱出肛门，无法自行回纳，需用手辅助。

Ⅳ度：偶见便血，痔块平时就脱出于肛门，无法回纳或回纳后又立即脱出。

2. 外痔　主要表现是肛门不适、潮湿，有时伴局部瘙痒。若发生血栓性外痔，剧烈疼痛，排便、咳嗽时加剧，数日后可减轻；肛门表面可见红色或暗红色硬结。

3. 混合痔　兼有内痔和外痔的表现。严重时可呈环状、梅花状脱出肛门；若发生嵌顿，可引起组织充血、水肿甚至坏死。

【辅助检查】

肛门镜检查可见肛管齿状线附近凸出的痔，还可观察直肠黏膜有无充血、水肿及溃疡等。

【治疗原则】

无症状痔无需治疗；有症状痔的治疗目标在于减轻和消除症状而非根治。首选非手术治疗，无效时才考虑手术治疗。

1. 非手术治疗

（1）一般治疗：适用于初期和无症状痔。主要措施包括调整饮食结构、保持大便通畅、中药坐浴、肛管内注入油剂或栓剂及嵌顿性痔还纳等。

（2）注射疗法：适用于单纯性内痔。方法是将5%鱼肝油酸钠注射于痔基底部的黏膜下层，使痔与其周围组织产生无菌性炎症反应，黏膜下组织纤维化、静脉闭塞而使痔块萎缩。

（3）胶圈套扎疗法：适用于Ⅰ度、Ⅱ度、Ⅲ度内痔的治疗。方法是将特制的胶圈套入内痔根部，利用胶圈的弹性阻断痔的血供，致使痔缺血、坏死、脱落而治愈。

（4）冷冻疗法：适用于内痔出血不止、术后复发、年老体弱及重要脏器功能不全等不宜手术者。将−196℃的液氮与痔块接触，使痔组织坏死、脱落。

2. 手术治疗　主要适用于Ⅱ度、Ⅲ度、Ⅳ度内痔或发生血栓、嵌顿等并发的痔，以外痔为主的混合痔等。手术方法包括痔单纯切除术、痔环形切除术、激光切除痔核和血栓性外痔剥离术。

二、肛裂

肛裂是指齿状线以下肛管的皮肤全层裂伤，并形成经久不愈的小溃疡，多见于青、中年人。

【病因病理】

肛裂形成的直接原因是长期便秘、粪便干结引起排便时的机械性创伤。排便时肛管后壁承受压力最大，故肛裂多发生于后正中线处，少数发生在前正中线处。

肛裂常为一单发纵向、椭圆形溃疡或感染的裂口。急性肛裂表现为浅红色、底浅、边缘整齐、有弹性、未形成瘢痕的裂口。慢性肛裂由于反复损伤与感染，形成基底深且不整齐、灰白色、质硬、边缘纤维化的裂口。裂口上端的肛瓣和肛乳头水肿，形成肥大乳头；下端皮肤由于炎症水肿及静脉、淋巴回流受阻，形成袋状皮垂凸出于肛门外，称"前哨痔"。肛裂、前哨痔和肛乳状肥大常同时存在，称为肛裂"三联征"。

【临床表现】

肛裂病人常有便秘史，典型的临床表现为疼痛、便秘和出血。

1. 疼痛　疼痛为主要症状，有典型的周期性。表现为排便时和排便后肛门出现烧灼样或刀割样剧烈疼痛；便后略缓解，数分钟后由于肛门括约肌出现反射性痉挛，再次发生剧痛，常持续几分钟到数小时，直到括约肌疲劳、松弛后，疼痛缓解。

2. 便秘　肛裂形成后病人因惧怕疼痛而不愿排便，使粪便更加干结而加重便秘，形成恶性循环。

3. 出血　每次排便时常有少量出血，鲜血可见于粪便表面、便纸上或排便时滴出。

【辅助检查】

肛门检查可见后正中线处有一单发、纵行的梭形裂口或肛裂的"三联征"，即可确诊。一般不宜行直肠指诊和肛门镜检查，以免增加病人痛苦。

【治疗原则】

1. 非手术治疗

（1）润肠通便：改变饮食结构，多饮水；口服液状石蜡或缓泻剂，润滑干硬的粪便。

（2）温水坐浴：用1:5000高锰酸钾坐浴，以改善局部血液循环，促进炎症消散，解除括约肌痉挛，缓解疼痛。

（3）扩肛疗法：在局部麻醉下，用食指和中指缓慢、持续地扩张肛门括约肌，使之松弛，疼痛消失，创面扩大，有利于溃疡愈合。

2. 手术治疗 适用于经久不愈或经非手术治疗无效的陈旧性肛裂者。手术方式包括肛裂切除术、肛管内括约肌切断术等。

三、肛瘘

肛瘘又称肛管直肠瘘，是肛门周围的肉芽肿性管道，由内口、瘘管和外口三部分组成，是常见的直肠肛管疾病之一，多见于青壮年男性。

【病因病理】

大多数肛瘘由直肠肛管周围脓肿发展而来，少数由损伤引起。肛瘘是直肠肛管周围脓肿或感染的后遗症，脓肿自行破溃或经手术切开引流后，脓腔逐渐缩小，脓腔壁的结缔组织增生形成管道，即瘘管。脓肿溃破处或切开引流处为外口，原发病灶为内口。瘘管外口皮肤生长较快，常假性愈合后又溃破，使肛瘘反复发作，缠绵难愈。有时可发展为一个内口、多个外口、瘘管迂曲的复杂性肛瘘，使病情更难控制。

肛瘘分类方法较多。根据部位，可分为高位肛瘘和低位肛瘘；根据瘘口和瘘管的多少，可分为单纯性肛瘘和复杂性肛瘘；根据外口所在位置，可分为内瘘和外瘘。

【临床表现】

1. 症状 肛周外口不断有少量脓性或血性分泌物流出，刺激肛周皮肤而引起局部瘙痒。较大的高位肛瘘外口可排出粪便或气体。当外口因假性愈合而暂时封闭时，可再次形成脓肿，出现直肠肛管周围脓肿症状，脓肿破溃后脓液排出，症状缓解。上述症状反复发作是肛瘘的特点。

2. 体征 肛门周围可见1个或数个外口，呈红色乳头状隆起，瘘管内有肉芽组织增生，挤压时可排出少量脓液或脓血性分泌物，可有压痛。

【辅助检查】

1. 直肠指诊 瘘管位置表浅时，可扪及硬结样内口和条索样瘘管，内口处有轻压痛。

2. 血常规检查 发生直肠肛管周围脓肿时，白细胞计数和中性粒细胞比例升高。

3. 美蓝检查 用于判断内口位置。

4. 肛门镜检查 有时可发现内口。

5. 碘油瘘管造影检查 可明确瘘管的分布。

【治疗原则】

肛瘘不能自行愈合，必须手术治疗。治疗原则是切开瘘管，敞开创面，促进愈合。

1. 肛瘘切开术　适用于低位肛瘘。切开瘘管，敞开创面，靠肉芽组织生长使伤口愈合。

2. 肛瘘切除术　适用于低位单纯性肛瘘。切开瘘管，将瘘管壁全部切除至健康组织，敞开创面，使其逐渐愈合。

3. 挂线疗法　适用于有内外口低位或高位单纯性肛瘘。该疗法是利用橡皮筋或有腐蚀作用的药线机械性压迫，使结扎处组织发生血运障碍而坏死，缓慢切开肛瘘。此法可有效避免术后大便失禁。

四、直肠肛管周围脓肿

直肠肛管周围脓肿是指发生在直肠肛管周围软组织或其周围间隙的急性化脓性感染，并形成脓肿。以青壮年多见。

【病因病理】

肛腺感染是引起直肠肛管周围脓肿最常见的原因，也可继发于肛窦炎、外伤、肛裂或痔疮药物注射治疗等。肛窦开口向上，底部有肛腺的开口，当硬便损伤或粪便存积肛窦时，可引起肛窦水肿、感染从而累及肛腺。直肠肛管周围间隙为疏松的脂肪结缔组织，肛腺感染后极易向上、下、两侧沿着肛周丰富的淋巴组织和血液循环传至肛管直肠周围间隙，形成不同部位的脓肿（图20-3）。多数脓肿在穿破或切开后形成肛瘘。

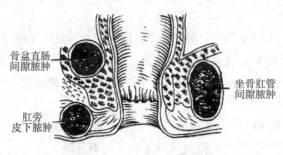

骨盆直肠间隙脓肿　　　坐骨肛管间隙脓肿　　　肛旁皮下脓肿

图 20-3　直肠肛管周围脓肿

【临床表现】

1. 肛门周围脓肿　以肛周皮下脓肿最多见，位置表浅。表现为肛周持续跳动性疼痛，受压、咳嗽、排便时加重；初期局部红肿、发硬，触痛明显，脓肿形成后有波动感。全身症状不明显。

2. 坐骨肛管间隙脓肿　比较常见。全身感染症状重，发病初期即出现寒战、高热、乏力、食欲减退、恶心等。早期局部症状不明显，后期局部可出现红肿、持续性胀痛并逐渐发展为明显的跳痛，排便时疼痛加重，可伴有排便困难、里急后重等症状。

3. 骨盆直肠间隙脓肿 又称骨盆直肠窝脓肿，较少见。全身感染症状严重，早期就可出现持续性高热、脉快、头痛等。局部症状不明显，早期仅有会阴、直肠坠胀感，便意不尽，可伴有排尿困难。

【辅助检查】

1. 直肠指检 具有重要的诊断意义。病变位置表浅时，可触及压痛性肿块，甚至波动感；深部脓肿，患侧可有深压痛，有时可触及局部隆起。

2. 实验室检查 血常规可见白细胞计数及中性粒细胞比例升高；感染严重者，可出现中毒颗粒及核左移。

3. 影像学检查 B超有助于发现深部脓肿。

4. 诊断性穿刺 局部穿刺抽到脓液即可确诊。

【治疗原则】

1. 非手术治疗 脓肿未形成时，选用有效的抗菌药物控制感染；局部理疗或温水坐浴，以促进炎症消退；口服缓泻剂，以减轻病人排便时的疼痛。

2. 手术治疗 脓肿形成后尽早切开引流。切口要足够大，引流须彻底，防止并发肛瘘。

> **知识链接**
>
> **直肠肛周脓肿的中医药治疗**
>
> **1. 低位脓肿** 如肛门周围脓肿、坐骨肛管间隙脓肿等，金黄散外敷（用醋或蜂蜜、酒、麻油将适量的金黄散调成糊状局部外敷）。
>
> **2. 高位脓肿** 如骨盆直肠间隙脓肿等，将金黄散改汤煎水灌肠治疗。金黄散见于《医宗金鉴》，方药组成有大黄、黄柏、白芷、姜黄各2.5kg，胆南星、陈皮、厚朴、甘草、苍术各1kg，天花粉5kg，共研细末备用。

五、疾病护理

（一）术前护理

【护理评估】

1. 健康史 评估病人的年龄、性别、饮食习惯、职业特点及不良嗜好；了解既往有无肛周软组织感染或损伤史；有无长期便秘、内痔及肛裂等病史。

2. 身体状况

（1）局部：直肠肛管周围红、肿、热、疼痛情况及有无脓肿形成；有无排便困难、便血、排便时剧痛。

（2）全身：有无寒战、高热、乏力、厌食等表现。

（3）辅助检查：了解白细胞计数、B超、直肠指诊、肛门镜等检查结果。

3. 心理和社会支持状况　了解病人有无因出血较多或剧烈疼痛而引起焦虑、恐惧等不良的心理反应；评估病人对疾病相关知识的认知程度，家庭对治疗费用的承受能力及社会支持状况。

【常见护理诊断/问题】

1. 疼痛　与肛裂、血栓性外痔有关。

2. 便秘　与因疼痛害怕排便、肛周裂伤有关。

3. 体温升高　与全身感染有关。

【护理措施】

1. 一般护理　指导病人采取舒适体位，避免局部受压加重疼痛；适当增加活动量，以促进肠蠕动；嘱病人多饮水，多吃有助于排便的食物，如香蕉、蜂蜜等；不食辛辣刺激性食物，勿饮酒。

2. 疼痛护理　局部热敷或温水坐浴，以改善局部血液循环，减轻疼痛；疼痛剧烈者，遵医嘱给予镇痛剂。

3. 高热护理　高热者，给予物理或药物降温，并评估降温效果；多饮水或静脉补充液体，以防脱水；遵医嘱合理应用抗菌药物，注意观察药物疗效及不良反应。

4. 排便护理　养成定时排便的习惯；多进新鲜水果、蔬菜等食物，以保持大便通畅；便秘者，可口服缓泻剂，如液状石蜡油或中成药等。

5. 坐浴护理　排便后可用1∶5000高锰酸钾坐浴，水温43℃~46℃，每日2~3次，每次20~30分钟，以促进局部血液循环，缓解疼痛。

6. 肛周护理　注意保持肛周皮肤清洁，排便后及时清洗。局部皮肤瘙痒时，避免搔抓，以免皮肤受损和感染。

7. 术前准备

（1）皮肤准备：做好手术区皮肤准备，保持肛门皮肤干净。女性已婚病人，术前冲洗阴道。

（2）肠道准备：术前3日进少渣饮食，并口服缓泻剂或肠道杀菌剂，以预防感染，术前1日进全流质饮食。

（二）术后护理

【护理评估】

1. 手术情况　了解麻醉类型、手术方式及术中情况等，以判断预后。

2. 身体状况　评估生命体征及出血情况；观察切口愈合情况；有无出现尿潴留、大便失禁、肛门狭窄、感染等并发症。

3. 心理和社会支持状况　了解病人术后有无因肛门疼痛、出血或便秘等引起紧张、焦虑等不良的心理状况；评估病人和家属对康复知识的认知程度。

【常见护理诊断/问题】

1. 疼痛　与手术创伤、切口感染有关。

2. 便秘　与疼痛惧怕排便有关。

3. 知识缺乏　缺乏术后康复的相关知识。

4. 潜在并发症　尿潴留、大便失禁、肛门狭窄、感染。

【护理措施】

1. 一般护理

(1) 饮食护理：术后 1~3 日内进流质饮食，逐渐过渡到无渣、少渣或普通饮食。

(2) 疼痛护理：术后常因肛管括约肌痉挛或肛管内填塞敷料过紧而引起剧烈疼痛。遵医嘱应用镇痛剂，必要时放松填塞物，且注意防止切口受压。

(3) 控制排便：术后 48 小时内服用阿片酊，以减少肠蠕动，控制排便；尽量避免术后 3 日内解大便，以利于切口愈合；便秘者口服液状石蜡或其他缓泻剂，禁忌灌肠。

(4) 温水坐浴：术后每次排便后或交换敷料前，用 1:5000 高锰酸钾温水坐浴。

2. 病情观察　术后创面容易渗血或因结扎线脱落导致出血，需定时观察血压、脉搏、呼吸及切口渗血、渗液情况，警惕内出血发生。

3. 并发症的观察与护理

(1) 尿潴留：多由术后早期神经反射引起。鼓励病人尽早自行排尿，排尿困难者，采用诱导排尿措施，必要时行无菌导尿。

(2) 大便失禁：多因术中不慎切断肛管直肠环所致。注意观察病人每日排便的次数、性状和量；大便完全失禁者，做好臀部皮肤护理，保持局部清洁、干燥，及时更换床单，预防压疮发生；肛门括约肌松弛者，术后 3 日开始做提肛运动。

(3) 肛门狭窄：注意病人有无排便困难、大便变细或大便失禁等现象。定期行直肠指诊，观察切口愈合情况；术后 5~10 日内用食指扩肛，每日 1 次，以防肛门狭窄。

(三) 健康教育

1. 饮食指导　注意饮食调节。多吃水果、蔬菜，忌食辛辣之品，防止便秘。

2. 生活指导　养成良好的排便习惯；及时纠正便秘，保持大便通畅；嘱病人保持会阴部清洁，勤换内裤，按时坐浴。

3. 就诊指导　出院后，若创面未完全愈合，每次排便后仍需坐浴。一旦出现排便困难，及时就诊。

第二节 大 肠 癌

一、疾病概要

大肠癌是消化道常见的恶性肿瘤，包括直肠癌和结肠癌，发病比例约 1.5∶1，以 40～60 岁人群多见，性别差异不大。其发病率有明显的地域差异，西方发达国家高于发展中国家，欧美国家以结肠癌为多，我国以直肠癌居多，且城市发病率高于农村。

【病因】

大肠癌的病因尚未明确，目前认为可能与下列因素有关。

1. 饮食因素 高蛋白、高脂肪和低纤维饮食与大肠癌的发生有一定相关性；过多摄入熏制、腌制和烤制等食品，可增加肠道中致癌物质，诱发大肠癌；维生素、微量元素和矿物质缺乏，均可增加大肠癌的发病率。

2. 癌前病变 病理学与临床实践均已证实，腺瘤恶变是发生大肠癌最危险的因素之一，其中以绒毛状腺瘤和家族性肠息肉病癌变率最高。近年来，大肠某些慢性炎症的病变，如溃疡性结肠炎、血吸虫性肉芽肿和克罗恩病等被列为癌前病变。

3. 遗传因素 流行病学调查显示，有 20%～30% 的大肠癌病人存在家族史，常见的有家族性多发性息肉病和家族性无息肉结直肠癌综合征，此类人发生大肠癌的概率远高于正常人。

4. 其他 亚硝胺类化合物、放射线等也被认为与大肠癌的发病有关。

【病理与分型】

1. 大体分型

（1）肿块型：多发于右侧结肠，尤其盲肠。肿瘤体大、柔软，呈菜花状向肠腔内凸出，生长较慢，表面可有溃疡，浸润较少，恶性程度低，预后较好（图 20 - 4）。

（2）溃疡型：好发于左侧结肠及直肠，发病率较高，占大肠癌的 50% 以上。肿瘤体小，向肠壁深层发展并浸润四周；早期可有溃疡，边缘隆起，中间凹陷，表面糜烂，易出血，常伴有感染。分化程度低，转移较早，预后差（图 20 - 5），是结肠癌最常见的类型。

（3）浸润型：好发于左侧结肠，亦称硬癌。肿瘤主要沿着肠壁呈环状浸润生长。瘤体内纤维组织较多，结构致密，质地较硬。分化程度低，转移较

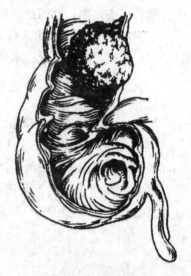

20 - 4 肿块型大肠癌

早，预后差（图20-6）。

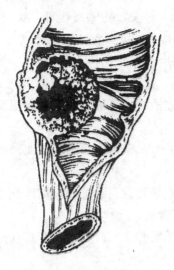

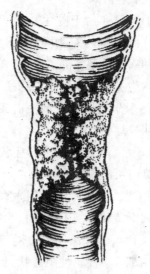

20-5 溃疡型大肠癌   20-6 浸润型大肠癌

2. 组织学分型 可分为腺癌、黏液癌和未分化癌。

（1）腺癌：占结肠癌的大多数。

（2）黏液癌：预后较腺癌差。

（3）未分化癌：易侵入小血管和淋巴管，预后最差。

3. 转移途径

（1）淋巴转移：是大肠癌最常见的播散方式。常先累及邻近病变部位的淋巴结，再至所属的动脉旁淋巴结，以后可经肠系膜上、下动脉根部淋巴结至腹主动脉旁的淋巴结并向上转移；晚期病人可出现左锁骨上淋巴结转移。

（2）直接浸润：癌细胞向肠壁深部浸润，穿透肠壁后可侵犯邻近器官，如输尿管、膀胱、子宫等，甚至形成内瘘。

（3）血行转移：较少见。晚期病人，其癌细胞可经门静脉系统进入体循环向远处转移，常见部位为肝、肺，少数可有脑或骨骼转移。

（4）种植播散：癌肿穿透肠壁后，癌细胞脱落、种植于腹膜或其他器官表面。

【临床表现】

1. 结肠癌 早期一般无特殊症状，发展后主要有以下症状。

（1）排便习惯和粪便性状改变：是最早出现的症状。表现为大便次数增多、腹泻、便秘，便中带脓、血或黏液。

（2）腹痛：是早期症状之一。常为定位不确切的持续性隐痛，或仅为腹部不适或腹胀感；当癌肿并发感染或肠梗阻时，腹痛加剧或阵发性绞痛。

（3）肠梗阻：多为晚期症状。表现为慢性低位不完全性肠梗阻，随着肿块增大完全阻塞肠腔时，则发生完全性肠梗阻，症状加剧，病情较重。

（4）腹部肿块：多数肿块质地较硬，初期活动尚可，当癌肿穿透肠壁并发感染时，表现为固定压痛性肿块。

（5）全身症状：由于慢性失血、癌肿溃烂、感染、毒素吸收等，病人可出现贫血、消瘦、乏力、低热等。晚期可出现恶病质及相应的远处器官转移症状。

由于癌肿病理类型和部位不同，临床表现也不同：右半结肠以贫血、腹部包块、消瘦乏力等症状为主；左半结肠以肠梗阻、便秘、腹泻、便血等症状明显。

2. 直肠癌 早期仅有少量便血或排便习惯改变，易被忽视。当病程发展并伴感染时，才出现明显症状。

（1）黏液血便：为最常见的症状。80%～90% 病人早期出现便血，出血量由少到多，严重感染时可出现脓血便。

（2）直肠刺激症状：癌肿刺激直肠产生频繁便意，致排便习惯改变，便前常有里急后重、肛门下坠和排便不尽感；晚期可有下腹痛。

（3）粪便变细和排便困难：随癌肿增大，肠腔变窄，表现为腹痛、腹胀，肠鸣音亢进，排便困难等慢性肠梗阻症状。

（4）转移症状：癌肿侵及前列腺、膀胱时，可出现尿频、尿痛；侵犯骶前神经，骶尾部、会阴部发生持续性剧痛；出现肝转移时有肝大、腹水、黄疸、贫血、浮肿等恶病质表现。

【辅助检查】

1. 实验室检查

（1）大便隐血试验：用于早期诊断，可作为高危人群的初筛方法及普查手段，持续阳性者需行进一步检查。

（2）血液检查：癌胚抗原（CEA）测定，对评估大肠癌病人的疗效、预后及复发有一定帮助。

2. 直肠指诊 直肠指诊是直肠癌最主要的诊断方法，以判断癌肿的大小、硬度、形态和与周围组织的关系。

3. 影像学检查

（1）X 线钡剂灌肠或气钡双重对比造影检查：主要用于排除大肠多发癌和息肉病，对直肠癌的诊断意义不大。

（2）B 超和 CT 检查：有助于了解癌肿的部位、大小、浸润深度及局部淋巴转移情况，还可提示是否发生远处转移等。

4. 内镜检查 内镜检查是诊断大肠癌最有效、最可靠的方法。通过直肠镜、乙状结肠镜或纤维结肠镜检查，可直接观察癌变的部位、形态、大小及肠腔狭窄的程度等。

【治疗原则】

手术治疗是治疗大肠癌的主要方法，同时辅以化疗、放疗等综合治疗。

1. 手术治疗 根据癌肿所在部位、活动度、大小以及浸润、转移和全身脏器功能情况决定手术方式。

（1）早期癌肿：病势局限，可行根治性手术。

（2）部分癌肿已有远处转移：减轻痛苦、缓解病情，可行姑息性手术。

（3）晚期癌肿：广泛转移，不宜手术并伴有肠梗阻的病人，可行结肠造瘘术。

2. 非手术治疗

（1）放射治疗：术前放疗，可降低癌细胞活力、缩小癌肿体积、减少淋巴结转移，提高手术切除率及生存率；术后放疗，适用于晚期癌肿、手术无法根治或局部复发者，以降低局部复发率。

（2）化学药物治疗：是大肠癌的辅助治疗方法之一，通过动脉、静脉或术后腹腔置管灌注给药等，以杀灭或清除残存癌细胞或隐性病变，提高术后 5 年生存率。

（3）局部治疗：对不能手术切除且发生肠管缩窄的大肠癌病人，可用电灼、激光烧灼和液氮冷冻等治疗，以改善局部症状。

（4）免疫疗法：通过提高机体免疫力，配合化疗放疗，杀灭癌细胞，清除残余病灶，达到治疗目的。

二、疾病护理

（一）术前护理

【护理评估】

1. 健康史 了解病人年龄、性别、饮食习惯、生活习惯和不良嗜好等；既往有无溃疡性结肠炎、克罗恩病和大肠腺瘤等病史；是否合并高血压、糖尿病等慢性疾病；家族中有无大肠癌或其他肿瘤病人等。

2. 身体状况

（1）局部：了解病人的大便情况，如腹胀、腹泻、便秘、大便变细、大便带血或脓血便等；腹部肿块的大小、形状、活动度以及压痛情况。

（2）全身：有无消瘦、贫血、乏力、低热和恶病质表现；有无水、电解质和酸碱失衡；有无相应远处器官转移的症状，如出现肝大、黄疸等肝转移征象。

（3）辅助检查：了解直肠指诊、B 超、CT、内镜检查等辅助检查结果；心、肝、肺、肾等重要器官功能。

3. 心理和社会支持状况 了解病人有无焦虑、恐惧等不良的心理反应，病人和家属对疾病相关知识的认知程度，以及家庭对病人手术及进一步治疗的经济承受能力。

【常见护理诊断/问题】

1. 焦虑/恐惧 与疾病诊断、畏惧手术和害怕死亡有关。

2. 疼痛 与癌肿侵犯邻近神经有关。

3. 营养失调：低于机体需要量 与摄入不足、肿瘤消耗有关。

【护理措施】

1. 心理护理　肿瘤的诊断、对手术的畏惧、经济负担及检查时的难堪等都可能使病人产生不良的心理反应。护士应关心体贴病人，真实而技巧性地回答病人的问题，尽量满足其提出的合理需求。向病人和家属耐心解释大肠癌的各项诊疗知识，使其积极配合治疗和护理，以提高手术耐受力。

2. 营养支持　给予高热量、高蛋白、高维生素、易消化的少渣饮食；必要时，遵医嘱少量多次输新鲜血或血浆清蛋白，以纠正贫血和低蛋白血症，提高对手术耐受力。

3. 肠道准备　为了减少术中污染，防止术后腹胀和切口感染，术前应清洁肠道。

（1）控制饮食：术前3日进少渣半流质饮食，术前2日起进流质饮食，术前12小时禁食、4小时禁水。

（2）清洁肠道

①导泻：术前3日用番泻叶6g泡茶代饮，也可术前2日口服15~20g硫酸镁或30mL蓖麻油，每日1次。

②灌肠：术前2日晚灌肠1次，术前1日晚清洁灌肠。

（3）口服肠道抗菌药物：如卡那霉素、甲硝唑等抑制肠道细菌生长，并补充维生素K。

4. 其他准备　手术日晨常规留置胃管、尿管；女性病人若肿瘤已侵及阴道后壁，术前3日起每晚冲洗阴道；直肠癌病人，术前2日起每晚用1∶5000高锰酸钾溶液坐浴等。

（二）术后护理

【护理评估】

1. 手术情况　了解麻醉方式、手术类型，术中出血、输血和引流管放置情况等。

2. 身体状况　评估生命体征、营养状况；观察切口愈合、引流情况；是否出现切口感染、吻合口瘘、造口坏死和狭窄等并发症。

3. 心理和社会支持状况　了解病人有无因结肠造口、应用人工肛门袋而出现焦虑、恐慌，有无足够的心理承受能力；病人和家属对术后康复知识的认知程度。

【常见护理诊断/问题】

1. 营养失调：低于机体需要量　与肿瘤消耗、化疗或放疗反应等有关。

2. 自我形象紊乱　与人工结肠造口后排便方式改变有关。

3. 知识缺乏　缺乏术后结肠造口护理的相关知识。

4. 潜在并发症　切口感染、吻合口瘘、造口坏死及狭窄等。

【护理措施】

1. 一般护理

（1）体位与镇痛：麻醉清醒，血压平稳后取半卧位，以利于引流，改善呼吸和循环功能；切口疼痛者，遵医嘱给予镇痛剂。

（2）营养支持：禁食、胃肠减压期间，遵医嘱静脉补充各种营养素；肛门排气或结肠造口开放后即可进流质饮食，术后 1 周可进少渣饮食，两周左右可进普食。

（3）防治感染：遵医嘱早期、足量、有效应用抗菌药物，以预防和控制感染。

2. 病情观察

（1）监测生命体征：密切观察病人的体温、脉搏、呼吸和血压等变化，警惕切口感染或出血。

（2）切口护理：注意观察切口有无渗血、渗液等情况；若切口敷料被污染，需及时更换，以保持切口局部清洁。

（3）引流管护理：保持各引流管的通畅，观察、记录引流液的颜色、性状和量。

①胃肠减压管：一般留置 48～72 小时，至肛门排气或结肠造口开放后即可拔管。

②尿管：一般留置两周左右拔除。拔管前要先夹管，以训练膀胱舒缩功能，防止排尿功能障碍。

③骶骨前腹腔引流管：一般引流 5～7 日，引流量少、色清方可拔除。

3. 结肠造口的护理

（1）心理护理：结肠造口的病人会感到自我形象受损，对生活、工作失去信心，护士应做好安慰解释工作，告之结肠造口对治疗的必要性和重要性，并教会病人和家属进行结肠造口护理的相关知识。

（2）饮食护理：结肠造口开放后可进流质饮食，逐渐改为营养丰富、少渣易消化的食物；避免食用产气性、引起便秘或腹泻的食物；养成定时排便的习惯。

（3）保护腹部切口：结肠造口一般于术后 2～3 日开放，开放后取左侧卧位，用塑料薄膜将腹壁切口与造口隔开，以防稀薄粪便流出，污染腹壁切口而导致感染。

（4）保护造口周围皮肤：造口周围皮肤应及时清洗、消毒，并涂敷氧化锌软膏；观察造口周围皮肤有无红肿、糜烂等感染征象。

（5）正确使用造口袋：造口袋与造口对准贴紧，固定造口袋；当造口袋内容物达 1/3～1/2 时，及时更换造口袋；使用过的造口袋，可用洗必泰溶液浸泡消毒后备用。

（6）扩张造口：造口拆线愈合后，每周 2 次用食指、中指套上涂有液状石蜡的指套，沿肠腔方向扩张造口 5～10 分钟，持续 3 个月，以防造口狭窄。

4. 并发症的观察与护理

（1）切口感染：保持切口周围清洁、干燥，及时换药；遵医嘱应用敏感的抗菌药物；密切监测体温及局部切口情况；会阴部切口，可在术后 4～7 日用 1:5000 高锰酸钾温水坐浴，每日 2 次。

（2）吻合口瘘：常发生于术后 7 日左右。术前肠道准备不充分、术中误伤、病人营养不良等均可导致吻合口瘘。注意观察病人有无突发腹痛、腹胀、腹膜刺激征等表现。一旦发生吻合口瘘，立即禁食，并胃肠减压，行盆腔持续滴注、负压吸引，同时给予肠外营养支持。必要时做好急诊手术准备。

（3）其他：如造口出血、感染、狭窄和回缩等，注意观察造口皮肤、黏膜色泽等情况。

（三）健康教育

1. 防癌宣教 定期进行健康体检，积极预防和治疗大肠的各种慢性炎症及癌前病变，如结直肠息肉、腺瘤、溃疡性结肠炎等；注意个人及饮食卫生，防治血吸虫病；避免高脂肪、低纤维饮食。

2. 术前指导 指导病人进行肠道准备，说明肠道准备的方法和意义；解释其他准备的重要性及配合方法，使病人能够积极主动地配合，提高手术耐受力，减少术后并发症的发生。

3. 术后指导 指导病人合理膳食，适量运动，保持心情舒畅；教会病人结肠造口的护理方法、人工肛门袋使用等。

4. 就诊指导 每 3~6 个月定期门诊复查 1 次；化疗、放疗者定期复查血常规，监测白细胞和血小板计数的变化；一旦出现异常情况，及时就诊。

案例讨论

病人，女，52 岁，售票员。大便次数增加、带血 5 个月。近来明显乏力，体重减轻 2kg。查体：慢性病容，神志清，T 37.2℃，P 78 次/分，R 18 次/分，BP 120/80mmHg。腹软，无压痛，无肌紧张，肝脾未及。右下腹可扪及 4cm×6cm 质韧包块，可推动，边界不清。辅助检查：大便潜血（++），血常规：白细胞计数 $4.6×10^9$/L，血红蛋白 86g/L；癌胚抗原 47μg/L。初步诊断为结肠癌。

问题：

1. 若要明确诊断，还应做哪些辅助检查？

2. 该病人目前最适宜的治疗方法是什么？

3. 目前主要的护理诊断/问题有哪些？

4. 健康教育的内容有哪些？

第二十一章　肝外科疾病病人的护理

📖 学习目标

1. 掌握细菌性肝脓肿和原发性肝癌的临床表现和护理措施。

2. 熟悉细菌性肝脓肿和原发性肝癌的治疗原则、护理诊断/问题和健康教育。

3. 了解肝脏的解剖生理；细菌性肝脓肿的病因病理、辅助检查；原发性肝癌的病因、病理与分型、辅助检查。

肝脏是人体最大的实质性器官，重 1200～1500g，约占体重的 2%。大部分位于右上腹部的膈下和季肋深面，左外叶达左季肋部，与脾相邻。肝脏呈不规则楔形，右侧钝厚，左侧扁薄，分为脏、膈两面（图 21-1）。以正中裂为界分为左、右两半，又以叶间裂为界分为左外、左内、右前、右后和尾状叶；左外叶和右后叶又分成上、下两段，尾叶也分成左、右两段。

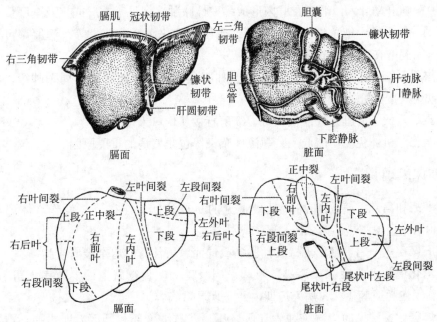

图 21-1　肝脏外观及分区

肝脏具有分泌胆汁、合成凝血因子、参与营养物质代谢、解毒、灭活和免疫以及再生能力等复杂的生理功能。

第一节 肝 脓 肿

一、疾病概要

肝脓肿是肝受感染后形成的脓肿，属于继发感染性疾病。

【分类】

1. 细菌性肝脓肿 指化脓性细菌引起的肝内化脓性感染。致病菌主要为大肠杆菌、金黄色葡萄球菌。脓肿常为多发性，较小。

2. 阿米巴性肝脓肿 阿米巴性肝脓肿是肠道阿米巴病最常见的并发症，发生率为1.8%～20%。脓肿绝大多数为单发。治疗以抗阿米巴药物甲硝唑和反复穿刺抽脓为主。

细菌性肝脓肿和阿米巴性肝脓肿的临床表现相似，本节主要介绍细菌性肝脓肿。

【病因病理】

1. 胆道系统 胆道系统是最主要的入侵途径和最常见的病因。胆囊炎、胆管结石或胆道蛔虫症等并发急性化脓性胆管炎时，细菌沿胆管上行，感染肝脏而形成肝脓肿，常为多发性，以左外叶最多见。

2. 肝动脉 体内任何部位的化脓性病变，如肺炎、中耳炎、骨髓炎等并发菌血症时，病原菌随肝动脉入侵继而在肝内形成多发性脓肿，多见于右肝或累及全肝。

3. 门静脉系统 细菌性痢疾、坏疽性阑尾炎和化脓性盆腔炎等，病原菌可经门静脉入肝，引起散在多发性小脓肿。

4. 淋巴系统 肝脏毗邻部位的感染，如胆囊炎、膈下脓肿或肾周脓肿等，细菌可经淋巴系统入侵肝脏。

5. 直接入侵 肝脏开放性损伤时，细菌直接从伤口入侵肝脏。

6. 其他 机体免疫功能低下、隐源性感染等也是发病的重要原因。

【临床表现】

1. 寒战和高热 寒战和高热是最常见的早期症状，往往反复发作。体温可高达39℃～40℃，呈弛张热，伴多汗、脉率增快等。

2. 肝区疼痛 右上腹出现持续性胀痛或钝痛，可伴有右肩牵涉痛或胸痛。

3. 消化道及全身症状 恶心、呕吐、周身乏力、食欲减退；少数病人可有腹泻、腹胀及顽固性呃逆等症状，病人短期内即呈现严重病容。

4. 体征 最常见的为肝脏肿大和肝区压痛，右下胸部和肝区有叩击痛。严重者可出现黄疸；病程较长者，常伴贫血、消瘦、恶病质等表现。

【辅助检查】

1. 实验室检查　血白细胞计数明显升高，中性粒细胞可高达90%以上，有中毒颗粒和核左移现象；血清转氨酶升高。

2. 影像学检查

（1）X线检查：可见肝阴影增大、右膈肌抬高和活动受限。

（2）B超检查：能分辨肝内直径2cm的液性病灶，并明确其大小和部位。

（3）CT、MRI检查：有助于肝脓肿的定位诊断。

3. 诊断性肝穿刺　抽出脓液即可确诊，脓液送细菌培养。

【治疗原则】

早诊断，早治疗，包括处理原发病，防治并发症。

1. 非手术治疗　适用于急性期、脓肿尚未形成及多发性小脓肿者。

（1）全身支持治疗：给予肠内、肠外营养支持，静脉补液，纠正水、电解质和酸碱平衡紊乱；必要时，遵医嘱反复多次输清蛋白或血浆，以改善肝功能和增强机体抵抗力。

（2）应用抗菌药物：大剂量、联合应用抗菌药物。在未明确病原菌前，可首选青霉素或氨苄西林＋氨基糖苷类抗菌药物，或根据脓液或血液细菌培养、药物敏感试验结果选用敏感的抗菌药物。

（3）穿刺引流：单个较大的脓肿可在B超引导下穿刺抽脓，也可采用穿刺置管、持续冲洗引流，必要时注入抗菌药物治疗。

（4）中医药治疗：属于辅助性治疗。以清热、解毒为主，常选用柴胡解毒汤或五味消毒饮等。

2. 手术治疗

（1）脓肿切开引流术：适用于较大的脓肿，估计有穿破可能或已并发脓胸、腹腔炎及胆源性肝脓肿者。常用的手术途径有经腹腔、经前侧腹膜外和经后侧腹膜外脓肿切开引流术。

（2）肝叶切除术：适用于病程长的慢性厚壁肝脓肿，或肝内胆管结石合并左外叶多发性肝脓肿且此肝叶功能丧失者。

阿米巴性肝脓肿的手术适应证有脓肿合并细菌感染、脓肿穿破胸膜腔、肝左叶脓肿和经药物治疗效果不佳者。

二、疾病护理

（一）术前护理

【护理评估】

1. 健康史　评估病人的一般情况；了解既往有无反复胆道感染史、体内化脓性病史及长时间腹泻史等。

2. 身体状况

（1）局部：有无胸闷、气急、右上腹钝痛或胀痛等症状；有无肝大和肝区压痛等体征。

（2）全身：有无寒战、高热、黄疸、营养不良等表现；有无出现腹膜炎、膈下脓肿、胸腔内感染、休克等并发症。

（3）辅助检查：了解白细胞计数、X线、B超、CT、MRI等检查结果。

3. 心理和社会支持状况　了解病人和家属对治疗方法及康复知识的认知程度；评估家庭对治疗费用的承受能力及社会支持状况。

【常见护理诊断/问题】

1. 体温过高　与肝脓肿、大量毒素吸收有关。

2. 疼痛　与肝包膜张力增加有关。

3. 营养失调：低于机体需要量　与进食减少、全身消耗增加有关。

4. 潜在并发症　腹膜炎、膈下脓肿、胸腔内感染、休克等。

【护理措施】

1. 高热护理　遵医嘱合理应用抗菌药物，注意观察药物疗效及毒副作用；高热者，给予物理或药物降温，并评估降温效果；多饮水或静脉补充液体，以防脱水。

2. 疼痛护理　协助病人取舒适体位，以缓解疼痛；指导其应用放松技巧，如按摩、深呼吸等；适当采用分散注意力的简单方法，如听音乐、默念数字等；必要时，遵医嘱给予镇痛剂。

3. 营养支持　鼓励病人多进食高蛋白、高热量、富含维生素和膳食纤维的食物，保证足够的液体摄入量；营养不良者，提供肠内、肠外营养支持；贫血者输注新鲜血或人体血清蛋白制剂。

4. 病情观察　密切监测生命体征和腹部体征变化，特别注意有无脓肿破溃引起的膈下脓肿、胸腔内感染、心包填塞等严重并发症。肝脓肿若继发脓毒血症、重症胆管炎或中毒性休克，立即通知医师，并协助抢救。

（二）术后护理

【护理评估】

1. 手术情况　了解麻醉类型、手术方式和术中情况等，以判断预后。

2. 身体状况　评估意识状态、生命体征和肝功能状况；观察切口愈合、引流情况；有无肝昏迷、肝功能衰竭等并发症发生。

3. 心理和社会支持状况　了解病人有无紧张、焦虑、恐惧等负性心理；评估病人和家属对康复知识及功能锻炼的认知程度。

【常见护理诊断/问题】

1. 不舒适　腹胀、恶心呕吐与术后卧床、留置各类引流管有关。

2. 营养失调：低于机体需要量　与术后禁饮食、分解代谢旺盛有关。

3. 知识缺乏　缺乏术后康复、功能锻炼的相关知识。

4. 潜在并发症　术后出血、切口感染等。

【护理措施】

1. 一般护理　若病人术后生命体征平稳，可取半卧位，以利于呼吸和引流；禁饮食者，静脉补充水、电解质及各种营养物质，待肠功能恢复后，可进流食并逐渐过渡到正常饮食；遵医嘱给予抗菌药物，防治感染；鼓励病人尽早下床活动，以利于肠功能恢复。

2. 病情观察　密切监测生命体征、腹部体征变化；观察切口有无红肿、渗血、渗液等异常情况。

3. 引流管护理　目的是彻底引流脓液，促进脓腔闭合。妥善固定引流管，防止扭曲、滑脱；严格无菌技术操作，防止感染；每日用生理盐水多次或持续冲洗脓腔，观察并记录引流液的颜色、性状和量，及时更换引流袋；脓腔引流液少于 10mL/d，可拔除引流管，改为凡士林纱条引流，适时换药，直至脓腔闭合。

（三）健康教育

1. 饮食指导　嘱病人选择高热量、高蛋白、富含维生素和膳食纤维的食物，多饮水。

2. 用药指导　遵医嘱服药，不得擅自停药或改变剂量。

3. 就诊指导　若出现发热、肝区疼痛等症状，及时就诊。

第二节　肝　癌

一、疾病概要

肝肿瘤分良性和恶性两种。良性肿瘤少见，恶性肿瘤常见的是肝癌。

【分类】

1. 原发性肝癌　原发性肝癌是发生在肝细胞和肝内胆管上皮细胞的恶性肿瘤。我国肝癌高发于东南沿海地区，以 40～50 岁男性多见，男女比例约为 2：1。

2. 继发性肝癌　继发性肝癌又称转移性肝癌，是肝外各系统癌肿（胃、肠、子宫、乳腺等）经门静脉、肝动脉或淋巴转移至肝脏。继发性肝癌已属晚期，大多无手术指征，预后较差。

本节主要介绍原发性肝癌的护理。

【病因】

原发性肝癌的病因尚未明确，目前认为可能与下列因素有关。

1. 病毒性肝炎 临床上，肝癌病人常有急性肝炎→慢性肝炎→肝硬化→肝癌的病史。研究发现，HBsAg 阳性者其肝癌发病的危险性为 HBsAg 阴性者 10 倍。

2. 黄曲霉毒素 主要是黄曲霉毒素 B_1，来源于霉变的玉米和花生等。调查发现，我国肝癌高发于温湿地带，与进食含黄曲霉毒素高的食物有关。

3. 饮水污染 污水中已发现有数百种致癌或促癌物质，如苯并芘、氯乙烯、氯仿等。各种水源与肝癌发病的依次关系为塘水 > 灌溉水 > 河水 > 井水。

4. 其他 亚硝胺、肥胖、烟酒等可能与肝癌发病有关；肝癌还有明显的家族聚集性。

【病理与分型】

1. 大体病理类型 传统上，根据病理形态肝癌可分为结节型、巨块型和弥漫型 3 种。根据全国病理协作组分类（1982 年），可分为结节型、块状型、弥漫型和小肝癌型。

2. 组织学分型 肝癌可分为肝细胞癌、肝内胆管细胞癌和混合型 3 类。我国 90% 以上原发性肝癌是肝细胞癌。

3. 转移途径 原发性肝癌的预后远较其他癌为差，早期转移是其重要因素之一。

（1）血道转移：最常见，癌栓常经门脉系统转移到肝内或肝外。肝内转移多见，肝外转移依次见于肺、骨、脑等。

（2）淋巴转移：主要累及肝门淋巴结，其次为腹主动脉旁淋巴结、锁骨上淋巴结等。

（3）直接蔓延：癌肿直接侵犯邻近组织、脏器，如膈肌、胸腔等。

（4）种植转移：癌细胞脱落植入腹腔引起腹膜转移和血性腹水。

【临床表现】

1. 症状

（1）肝区疼痛：肝区疼痛是最常见、最主要症状，约半数以上病人以此为首发症状。多呈间歇性或持续性隐痛、刺痛或胀痛，夜间或劳累后加重。疼痛部位与病变位置有密切关系，如位于肝右叶顶部的癌肿累及横膈时，疼痛可向右肩背部放射。

（2）消化道症状：表现为食欲减退、腹胀、恶心、呕吐、腹泻等，易被忽视。

（3）全身症状：早期一般无特异性表现，可有原因不明的持续性低热或不规则发热；晚期体重呈进行性下降，可伴贫血、浮肿、黄疸、腹水等恶病质表现。

（4）其他：可有伴癌综合征的表现，如低血糖、红细胞增多症、高胆固醇血症和高钙血症；若发生肺、骨、脑等远处转移，可有相应部位的临床表现。

2. 体征　进行性肝肿大为中、晚期肝癌最主要体征。右季肋区或剑突下可触及压痛性肿块，质地较硬，表面高低不平。黄疸和腹水见于晚期病人。

3. 并发症　主要有骨痛、肝性脑病、癌肿破裂出血和继发性感染等。

【辅助检查】

1. 实验室检查

（1）血清甲胎蛋白（AFP）测定：是诊断原发性肝癌最常用的方法和最有价值的肿瘤标志物，常用于普查。

（2）血清酶学检查：缺乏专一性和特异性，只能作为辅助指标，如血清碱性磷酸酶、乳酸脱氢酶等。

（3）肝功能及乙肝抗体系统检查：肝功能异常和 HBsAg 阳性，常提示有原发性肝癌的发病基础，结合其他参数，有助于确诊。

2. 影像学检查

（1）B 超检查：是目前肝癌定位检查中首选的一种方法。可显示肿瘤的大小、形态、部位及肝静脉或门静脉有无栓塞等，诊断正确率可达 90%，能发现直径 1～3cm 或更小的病变。

（2）CT、MRI 检查：能显示肿瘤的位置、大小、数目及其与周围器官和重要血管的关系，有助于制订手术方案。能发现直径 1.0cm 左右的微小肝癌，准确率达 90% 以上。

（3）肝动脉造影：此方法肝癌诊断准确率最高，可达 95% 左右。因属创伤性检查手段，仅在无法确诊或定位时才考虑采用。

（4）放射性核素断层扫描：应用 ^{198}Au、^{99m}T$_c$、^{131}I 玫瑰红、^{113m}In 放射性核素示踪肝扫描，诊断符合率达 85% 以上，但不易显示直径小于 3cm 的肿瘤。

（5）X 线检查：一般不作为肝癌的诊断依据。腹部透视或摄片，可见肝阴影扩大。

3. 肝穿刺活组织检查　在 B 超引导下行细针穿刺活检具有确诊的意义，但有出血、感染、肿瘤破裂和肿瘤沿针道转移的危险。

4. 腹腔镜探查　经各种检查均未能确诊而临床又高度怀疑肝癌者，可行腹腔镜探查以明确诊断。

【治疗原则】

早期诊断，早期治疗，以手术治疗为主，辅以其他综合治疗。

1. 手术治疗　手术治疗是目前治疗肝癌最有效的方法。

（1）肝切除术：主要术式有肝部分切除、肝叶切除或半肝切除术等。

适应证：全身状况良好，重要脏器功能无严重障碍，肝功能代偿良好者；第一、第二肝门及下腔静脉未受侵犯者；无明显黄疸、腹水及无转移征象者。

禁忌证：有明显黄疸、腹水、下肢浮肿、发生远处转移及全身重要器官衰竭等晚期症状者。

（2）手术不能切除的肝癌：可做液氮冷冻、激光气化或肝动脉结扎、动脉插管，以备术后作局部化疗。

（3）肝移植：原发性肝癌是肝移植的适应证之一，因远期疗效不理想，一般不考虑。

2. 非手术治疗

（1）局部消融治疗：B超引导下穿刺肿瘤行微波、射频或注射无水酒精治疗，主要适用于癌肿较小、不宜手术切除者，特别是肝切除术后早期肿瘤复发者。

（2）化学药物治疗：原则上不做全身化疗。可经肝动脉或腹腔插管对瘤体灌注化疗药物，常常5-氟尿嘧啶、丝裂霉素、阿霉素、顺铂等联合应用。

（3）放射治疗：适用于癌肿较局限、无远处广泛转移又不宜手术切除者，或术后复发者。常用60钴、深部X线或其他高能射线照射。

（4）免疫治疗：采用非特异性主动免疫，提高机体免疫力，降低术后复发率，延长病人生命。常用的有卡介苗、转移因子和干扰素等。

（5）中医药治疗：根据病情，采用辨证施治、攻补兼治的原则，以改善全身状况，提高机体抵抗力。

二、疾病护理

（一）术前护理

【护理评估】

1. 健康史　了解病人的年龄、性别、饮食习惯和生活环境等；既往有无进食含黄曲霉毒素的食物，有无亚硝胺类致癌物的接触史；有无肝炎、肝硬化病史；家族中有无肝癌或其他肿瘤病人等。

2. 身体状况

（1）局部：有无肝大、肝区疼痛和上腹部肿块等。

（2）全身：有无贫血、消瘦和恶病质表现；有无黄疸、腹水等体征；有无出血、肝性脑病等并发症。

（3）辅助检查：了解AFP、B超、CT或MRI等辅助检查结果，以及心、肺、肾等重要器官功能。

3. 心理和社会支持状况　了解病人有无焦虑、抑郁、恐惧等负性心理；评估病人和家属对治疗方案、康复计划及疾病预后的认知程度和心理承受能力。

【常见护理诊断/问题】

1. 焦虑/恐惧　与疾病诊断、畏惧手术及害怕死亡有关。

2. 疼痛　与肿瘤迅速生长致肝包膜张力增加、介入治疗有关。

3. 营养失调：低于机体需要量　与摄入不足、肿瘤消耗有关。

4. 潜在并发症　出血、肝性脑病等。

【护理措施】

1. 心理护理　肝癌的诊断，无论对病人还是家庭都是沉重的打击。护士应鼓励病人说出自己的内心感受，疏导、安慰病人，并尽量解释各项诊疗知识，以减轻或缓解病人的负性心理，增强战胜疾病的信心。

2. 疼痛护理　评估疼痛的部位、性质、程度及持续时间等，并根据具体情况，给予针对性的镇痛措施。

3. 营养支持　给予高蛋白、高热量、高维生素饮食。必要时，提供肠内、肠外营养支持，输注血浆或血清清蛋白等，以改善病人身体状况，提高手术耐受力。

4. 并发症的观察与护理

（1）出血：术前了解血小板计数、出凝血时间和凝血酶原时间等；术前 3 日遵医嘱肌内注射维生素 K_1，以改善凝血功能，预防术中、术后出血。癌肿破裂出血者，少数可自行停止，多数需手术止血。

（2）肝性脑病：术前 3 日进行肠道准备，口服肠道抗生素，如链霉素、卡那霉素等，以抑制肠道细菌；术前晚清洁灌肠，减少血氨的来源，预防术后肝性脑病。

（二）术后护理

【护理评估】

1. 手术情况　了解麻醉方式、手术类型，术中出血、输血、补液和引流管放置情况等。

2. 身体状况　评估意识状态、生命体征及肝功能状况；观察切口愈合及引流情况；有无出血、膈下积液、肝性脑病等并发症的发生。

3. 心理和社会支持状况　了解病人因手术导致的各种不良心理反应；病人和家属对术后康复知识的认知程度；家属对病人的支持和关心程度；家庭经济承受能力等。

【常见护理诊断/问题】

1. 知识缺乏　缺乏术后康复、功能锻炼的相关知识。

2. 体液过多　与肝功能不全、输注水和钠盐过多有关。

3. 营养失调：低于机体需要量　与术后禁食、肿瘤慢性消耗有关。

4. 潜在并发症　出血、膈下积液、肝性脑病等。

【护理措施】

1. 一般护理

（1）体位：术后 24 小时内平卧休息，避免剧烈咳嗽。一般不鼓励病人早期活动，避免术后肝断面出血。接受半肝以上切除者，间歇给氧 3~4 日。

（2）维持体液平衡：肝功能不良伴腹水者，遵医嘱给予保肝治疗，严格控制水和钠盐的摄入量，准确记录 24 小时出入水量，每日观察、记录体重及腹围等变化。

（3）防治感染：遵医嘱应用肝毒性较小的抗菌药物，以免增加肝脏负担。

（4）疼痛护理：术后 48 小时，若病情允许，可取半卧位，以降低切口张力，减轻或缓解疼痛；肝叶或肝脏部分切除者，疼痛较剧烈，遵医嘱应用镇痛剂。

2. 病情观察

（1）监测生命体征：术后 48 小时内应有专人护理，动态监测病人生命体征的变化；病情平稳后，每 1~2 小时测量 1 次生命体征。

（2）切口护理：保持切口敷料的清洁、干燥。注意观察切口有无渗血、渗液及感染等异常情况。

（3）引流管护理：肝叶和肝局部切除术后常留置双腔引流管。应妥善固定，避免受压、扭曲和折叠，保持引流通畅；严格无菌技术操作，每日更换引流瓶，观察并记录引流液的颜色、性状和量。

3. 肝动脉插管化疗病人的护理　妥善固定导管，保持通畅；严格无菌技术操作，防止发生逆行性感染；化疗期间密切监测生命体征和腹部体征变化，若发现异常，立即通知医师，并配合处理；拔管后加压压迫穿刺点 15 分钟，卧床 24 小时，防止局部形成血肿。

4. 并发症的观察与护理

（1）出血：出血是肝切除术后常见的并发症之一。术后 48 小时内应有专人护理，动态监测生命体征和腹部体征变化，密切观察引流液的颜色、性状和量。若发现出血征象，立即通知医师，并协助处理。

（2）膈下积液及脓肿：多发生于术后 1 周左右，是肝切除术后一种严重并发症。术后妥善固定引流管，保持引流通畅，防止膈下积液及脓肿形成；若已形成膈下脓肿，在 B 超定位引导下穿刺抽脓或置管引流，加强营养支持，遵医嘱应用抗菌药物。

（3）肝性脑病：参见第二十二章相关内容。

（三）健康教育

1. 疾病知识指导　注意防治肝炎，不吃霉变食物；定期进行健康体检，以早发现、早诊断、早治疗肝癌；肝功能失代偿者，保持大便通畅，以减少血氨的吸收。

2. 休息与运动　在病情和体力允许的情况下，指导病人进行适量运动，切忌过量、过度运动，以免增加肝脏负担。

3. 饮食指导　宜选择营养丰富、清淡、易消化的食物，少量多餐；伴水肿或腹水者，严格控制水和钠盐的摄入。

4. 复诊指导　按肿瘤病人的复诊原则，定期复诊。一旦出现黄疸、腹水、出血倾向、体重减轻和乏力等症状，及时就诊。

案例讨论

病人，男性，67 岁，退休干部。右上腹持续性钝痛 3 月余，食欲下降，睡眠较差，消瘦、乏力等入院治疗。查体：贫血貌，T 37.2℃，P 94 次/分，R 20 次/分，BP 115/70mmHg，皮肤、巩膜轻度黄染。全腹均有轻压痛，无反跳痛，肝脏于剑突下 6cm、右肋缘下 7cm 可触及，质硬，表面结节状，有触痛。肝区叩痛，腹水征阳性，肠鸣音正常。B 超显示肝右叶占位病变，直径约 7.3cm，有少量腹水。肝功能检查：谷丙转氨酶 352U/L，白球比 3.5∶2.78，甲胎蛋白阳性。

问题：

1. 该病人最可能的医疗诊断是什么？
2. 该病人最适宜的治疗方法是什么？
3. 目前主要的护理诊断/问题有哪些？
4. 健康教育的内容有哪些？

第二十二章　门静脉高压症病人的护理

■ 学习目标

1. 掌握门静脉高压症的概念、临床表现及护理措施。
2. 熟悉门静脉高压症的治疗原则、护理诊断/问题及健康教育。
3. 了解门静脉的解剖生理；门静脉高压症的病因与分类、病理生理、辅助检查及护理评估。

第一节　疾病概要

门静脉主干由肠系膜上静脉、下静脉和脾静脉汇合而成，其中20%～40%的血液来自脾静脉，在肝门处分为左、右两支，分别入左、右半肝。其小分支和肝动脉小分支的血流汇合于肝小叶的肝窦，然后流入肝小叶的中央静脉，再经肝静脉流入下腔静脉。门静脉在解剖上有三个特点：①两端都是毛细血管网，一端是胃、肠、胰、脾的血管网，另一端是肝小叶的窦状隙。②门静脉系统没有静脉瓣控制血流方向。③门静脉与腔静脉之间有四个交通支（图22-1）。四个交通支中，最主要的是胃底、胃底、食管、食管下段交通支。这些交通支在正常情况下很细小，血流量很少，当门静脉高压时这些交通支可以开放。

门静脉高压症是指门静脉血流受阻，血液淤滞，导致门静脉压力增高（>24cmH$_2$O），继而引起脾肿大、脾功能亢进、食管和胃底黏膜下静脉曲张并发破裂出血、腹水等一系列症状的临床病症。

【病因与分类】

根据门静脉血流受阻因素所在的部位，门静脉高压症可分为肝前型、肝内型和肝后型三大类。

1. 肝前型　见于肝外门静脉血栓、门静脉主干的先天性畸形、海绵窦样变等引起门静脉内血栓形成和粘连。

2. 肝内型　在我国最多见，占95%以上。根据血流受阻的部位可分为窦前型、窦型和窦后型。窦前型门静脉高压症主要以血吸虫病肝硬化为代表，在南方地区较常见。

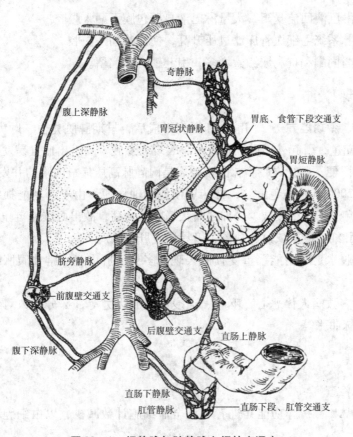

图 22－1　门静脉与腔静脉之间的交通支

窦型和窦后型门静脉高压症在我国最多见，常为肝炎后肝硬化所引起。酒精性肝硬化在西方国家较常见。

3. 肝后型　见于肝静脉主要流出道的阻塞，如肝静脉阻塞综合征（Budd－Chiari 综合征）、严重右心衰竭、缩窄性心包炎等。

【病理生理】

门静脉高压症形成后，可发生下列病理变化：

1. 脾肿大、脾功能亢进　门静脉血流受阻时，首先引起脾脏充血性肿大，脾窦因长期充血而使脾内纤维组织增生、脾髓细胞再生，导致脾功能亢进，致使全血细胞减少。

2. 交通支扩张　当门静脉血流受阻、压力增高时，由于门静脉无静脉瓣，故血液发生逆流，使得门静脉与腔静脉之间的四个交通支因血流量猛增而显著扩张，尤以食管下段、胃底静脉曲张最具临床意义。由于此处距门静脉主干和腔静脉均近，压力差最大，因而发生静脉曲张最早且最显著。静脉曲张后黏膜变薄，粗糙食物或反流胃酸侵蚀易导致损伤，引起急性消化道大出血。

3. 腹水　腹水的形成与下列因素有关：

（1）肝硬化后肝功能减退，血清清蛋白合成障碍，血浆胶体渗透压降低。

（2）肝内淋巴液回流受阻，大量淋巴液自肝包膜下漏入腹腔。

（3）门静脉系统毛细血管床滤过压升高，使血浆漏入腹腔。

（4）体内醛固酮和抗利尿激素增多，引起钠、水潴留。

【临床表现】

1. 脾肿大、脾功能亢进　门静脉高压症形成后，早期脾脏充血、肿大，程度不一；后期伴脾功能亢进，引起外周血细胞减少，表现为黏膜、皮下出血且易发生感染。

2. 呕血和黑便　食管胃底静脉曲张破裂是门静脉高压症最凶险的并发症。1 次出血量可达 1000～2000mL，血色鲜红，常伴黑便或柏油样便。由于肝功能损害致凝血功能障碍，脾功能亢进使血小板减少。加之曲张静脉压力高，故出血难以自止。大出血、休克、贫血可致肝细胞严重缺血、缺氧，极易诱发肝性脑病。

3. 腹水　腹水是肝功能严重受损的表现，多见于肝内型。常伴腹胀、食欲减退和下肢浮肿等。

4. 其他　多数病人伴恶心、呕吐、消瘦和四肢无力等；部分病人可出现黄疸、蜘蛛痣和腹壁静脉曲张等。

【辅助检查】

1. 实验室检查

（1）血常规检查：脾功能亢进者可见全血细胞计数减少，以白细胞和血小板减少为甚。

（2）肝功能检查：肝有不同程度的损害和酶谱变化，如白球比例倒置，血清转氨酶、胆红素增高，凝血酶原时间延长等。

2. 影像学检查

（1）食管吞钡 X 线检查：可了解有无食管静脉曲张以及曲张的范围和程度。在食管为钡剂充盈时，曲张的静脉使食管黏膜呈虫蚀状改变；排空时表现为蚯蚓样或串珠状负影。

（2）B 超检查：可了解有无肝硬化、脾肿大和腹水等。

（3）腹腔动脉或肝静脉造影：可明确门静脉受阻部位和侧支回流情况。

3. 胃镜检查　可直接观察食管、胃底部有无静脉曲张；有助于明确出血部位，鉴别出血原因。

4. 静脉压力测定　主要用于预测食管静脉曲张出血，估计药物治疗和硬化剂治疗的效果。

【治疗原则】

外科治疗的主要目的：预防和控制食管、胃底曲张静脉破裂出血；解除或改善脾肿大、脾功能亢进；治疗顽固性腹水。

1. 非手术治疗　适用于有黄疸、大量腹水、肝功能严重损害并发上消化道大出血者。

（1）紧急处理：绝对卧床休息；建立静脉通道，迅速扩容；保持呼吸道通畅，予以氧气吸入，保护肝功能。

（2）三腔两囊管压迫止血：是治疗门静脉高压所致上消化道出血的简单、有效方法，止血成功率在44%～90%，但再出血率约为50%，故已不常用，仅作为一种暂时性措施，为其他急救止血措施赢得时间。

（3）应用止血和保肝药物：如垂体后叶素、6-氨基己酸、酚磺乙胺、维生素 K_1 等药物可使血管收缩，减少出血，增强凝血，改善肝功能。

（4）硬化剂治疗：经胃镜将5%的鱼肝油酸钠直接注射到曲张静脉内以引起血栓形成，达到止血和预防再出血目的。近期疗效虽较好，但再出血率可高达45%。

（5）经颈静脉肝内门体静脉分流术（TIPS）：是一种治疗门静脉高压症的新技术，属于介入治疗。其方法是经颈静脉途径在肝静脉与门静脉的主要分支间置入支架，建立门体分流通道。适用于肝功能及一般情况较差的病人。

2. 手术治疗　适用于食管胃底曲张静脉破裂引起的上消化道大出血，解除或改善脾肿大、脾功能亢进和治疗顽固性腹水。

（1）分流术：即通过手术将门静脉和腔静脉系连通，使压力较高的门静脉系血流直接分流到腔静脉内，从而降低门静脉压力，达到止血目的。目前常用的手术方式有近侧脾肾静脉分流术、限制性侧侧门腔静脉分流术、远端脾腔静脉分流术及肠系膜上、下腔静脉间桥式 H 形分流术。

（2）断流术：通过阻断门奇静脉间反常血流，达到止血目的。常用且最有效的手术方式是贲门周围血管离断术。

（3）脾切除术：适用于严重脾肿大并发脾功能亢进者，尤其是肝功能较好的晚期血吸虫性肝硬化者疗效较好。若伴食管静脉曲张且有出血史者，应在脾切除同时行贲门周围血管离断术。

（4）腹腔－颈静脉转流术：适用于肝硬化引起的顽固性腹水病人，临床疗效较好。

（5）肝移植：对于终末期肝硬化门静脉高压的病人，肝移植是唯一有效的治疗手段，既替换了病肝，又使门静脉系统血流动力学恢复正常。

第二节　疾病护理

一、术前护理

【护理评估】

1. 健康史　了解病人的年龄、性别、饮食习惯、生活环境及有无长期、大量饮酒史；有无呕血、黑便史，以及出血量、时间、次数、治疗情况；有无慢性肝炎、肝硬化、血吸虫病史。

2.　身体状况

（1）局部：评估腹围大小，有无腹水、下肢水肿；有无肝大、脾大和移动性浊音；有无腹壁静脉怒张、蜘蛛痣等。

（2）全身：评估意识状态、生命体征变化；有无呕血、黑便，呕吐物或排泄物的颜色、性状和量；有无出现上消化道大出血、肝性脑病等并发症。

（3）辅助检查：了解血常规、肝功能和影像学检查结果，以判断病情与预后。

3.　心理和社会支持状况　了解病人有无因长期反复发病而感到焦虑不安、悲观失望；评估病人和家属对治疗方案、预防再出血及疾病预后的认知程度。

【常见护理诊断/问题】

1. 焦虑/恐惧　与反复突然大量出血、担心预后、惧怕死亡有关。

2. 体液不足　与食管胃底曲张静脉破裂大量出血有关。

3. 体液过多　腹水与肝功能受损、血浆胶体渗透压降低、醛固酮分泌增加有关。

4. 营养失调：低于机体需要量　与肝功能损害、营养素摄入不足、消化吸收障碍有关。

5. 潜在并发症　上消化道大出血、肝性脑病等。

【护理措施】

1. 心理护理　护士应向病人和家属详细解释疾病的相关知识、诊疗方法及手术治疗的重要性和必要性，消除他们的思想顾虑，积极配合治疗与护理，以利于疾病康复。大出血者在积极抢救的同时做好安慰和解释工作，并通知家属陪伴，满足病人的心理需求。

2. 营养支持　给予高热量、高维生素、适量蛋白的饮食；贫血或低蛋白血症者，遵医嘱输注新鲜全血或血清清蛋白，补充维生素 B、维生素 C 和维生素 K，以改善病人身体状况，提高手术耐受力。

3. 病情观察　动态监测意识状态、生命体征、尿量及中心静脉压变化；密切观察和记录呕血、黑便的颜色、性状和量；定时检测血常规、血生化及血气分析等，以判断有无水、电解质和酸碱平衡失调。

4. 三腔两囊管的护理　参见《内科护理学》相关章节。

5. 腹水护理

（1）合适体位：卧床休息，尽量取平卧位，以增加肝、肾血流灌注；下肢水肿者，抬高患肢，以减轻水肿。

（2）限制液体和钠的摄入：每日钠摄入量限制在 500～800mg（氯化钠 1.2～2.0g），进液量约为 1000mL。严格控制含钠高的食物摄入，如咸肉、酱菜和含钠味精等。

（3）测量腹围和体重：每周测体重 1 次。每日测腹围 1 次。为了减少误差，每次测量时需做到"五个同一"，即同一时间、同一部位、同一体位、同一把尺子和同一医护人员。

（4）遵医嘱使用利尿剂：如氨苯蝶啶，并记录 24 小时出入液量，注意观察有无低钠、低钾血症。

6. 预防和控制上消化道出血

（1）急救措施：迅速建立静脉通路，快速输血、补液，及时恢复血容量；正确、及时、有效地应用三腔两囊管压迫止血；遵医嘱应用垂体后叶素、6 - 氨基己酸、酚磺乙胺等全身性止血药，同时可行胃内灌洗（用冰盐水或冰盐水加血管收缩剂），注意观察药物疗效及不良反应。

（2）预防措施：合理休息，适当活动，避免过度劳累或活动；严格限制饮酒、咖啡、浓茶及过热饮食，避免进食粗糙、干硬、带刺、油炸及辛辣等刺激性食物；避免引起腹内压、血压升高的各种因素，以免诱发上消化道出血；密切观察意识及生命体征等变化。

7. 保护肝功能，预防肝性脑病 合理指导病人的休息与活动；注意饮食的多样化和营养价值；遵医嘱给予肌苷、乙酰辅酶 A 等保肝药物，促进肝功能恢复；应用酸性溶液灌肠，减少血氨的吸收，以免诱发肝性脑病；动态监测血氨浓度及意识等变化，若出现异常情况，立即通知医师，并积极配合处理。

8. 分流术前准备 除常规术前准备外，术前 2～3 日，口服肠道不吸收的抗菌药物，如链霉素或新霉素等，以减少肠道产氨，预防肝性脑病；术前 1 日晚，行清洁灌肠，避免术后因肠胀气导致血管吻合口受压；行脾 - 肾分流术者，术前应明确肾功能是否正常。

二、术后护理

【护理评估】

1. 手术情况 了解麻醉方式、手术类型，术中出血、输血、补液和引流管放置情况，以判断手术创伤与预后的相关性。

2. 身体状况 评估意识状态、生命体征及肝功能状况；观察切口愈合、引流情况；是否出现肝性脑病、静脉血栓及感染等并发症。

3. 心理和社会支持状况 了解病人因手术导致的各种不良心理反应；评估病人和家属对术后出现并发症的正确认识及心理承受能力，家庭经济承受能力及社会支持状况。

【常见护理诊断/问题】

1. 焦虑/恐惧 与担心预后、惧怕死亡有关。

2. 疼痛 与手术创伤、留置引流管有关。

3. 活动无耐力 与伤口疼痛、引流管牵拉有关。

4. 知识缺乏 缺乏术后饮食、活动、预防再出血的知识。

5. 潜在并发症 肝性脑病、静脉血栓及感染。

【护理措施】

1. 心理护理　术后病人常伴有不同程度的焦虑、猜疑、敏感等负性心理反应，护士应加强心理疏导，真实而技巧性地回答病人所提出的问题。同时，取得病人家属的理解与支持，帮助病人树立战胜疾病的信心，促进早日康复。

2. 一般护理

（1）体位护理：分流术后48小时内，宜取平卧位或15°低坡卧位；2～3日若病情平稳可取半卧位；避免过多活动，翻身时动作宜轻柔，防止血管吻合处破裂；术后不宜过早下床活动，一般需卧床1周。

（2）维持体液平衡：禁食期间遵医嘱静脉补液，并根据实验室检查结果，及时调整输液的种类、速度和量。

（3）防治感染：遵医嘱应用肝毒性较小的抗菌药物，以免增加肝脏负担。

（4）饮食护理：肠功能恢复后即可进流质饮食，逐步过渡到正常饮食，保证热量供给。分流术后，应限制蛋白质和肉类摄入，忌食粗糙、过热和辛辣等刺激性食物，禁烟、酒。

3. 病情观察

（1）监测生命体征和腹部体征：动态监测血压、脉搏、呼吸等变化，警惕上消化道大出血；观察有无嗜睡、谵妄、性格改变、情绪反常和行为错乱等肝性脑病的表现；注意有无剧烈腹痛、腹胀及血小板计数骤升等肠系膜血栓形成的表现。

（2）切口护理：保持切口敷料清洁、干燥；观察切口有无红肿、渗血、渗液等；切口正常愈合，术后7～9日拆线。

（3）引流管护理：妥善固定各类引流管，以防滑脱；定时挤压引流管，保持引流通畅；观察并记录引流液的颜色、性状和量；严格无菌技术操作，预防感染。

4. 保护肝功能　缺氧、劳累及过度活动等可加重肝功能损害，故术后应卧床休息，给予氧气吸入、静脉输液或输血等；禁用吗啡、巴比妥类、盐酸氯丙嗪等损害肝脏的药物。

5. 并发症的观察与护理

（1）肝性脑病：分流术后严格控制蛋白质的摄入，每日不能超过30g，避免诱发或加重肝性脑病；动态监测血氨浓度，若病人出现神志淡漠、嗜睡、谵妄等表现，立即通知医师，遵医嘱给予谷氨酸钾或谷氨酸钠，以降低血氨水平；保持大便通畅，促进氨的排出；忌用肥皂水灌肠。

（2）胸膜炎、肺部或腹腔感染：脾切除后，病人出现低热是较常见的反应。若体温超过38.5℃，且持续时间较长，应及时查明原因，给予对症处理。

（3）静脉血栓形成：脾切除术后两周内，隔日检测血小板计数。若血小板计数迅速上升，甚至高达$600×10^9$/L，应观察有无腹痛、腹胀和便血等肠系膜血栓形成的征象，必要时遵医嘱给予肝素钠、华法林、尿激酶等抗凝治疗，注意观察用药前后凝血时间的变化。

三、健康教育

1. 入院指导　热情接待、及时安置病人。根据病情适时向病人介绍病区环境、设施使用和住院规则等，建立和谐的护患关系，消除病人的陌生感和恐惧感。

2. 术前宣教　讲解有关手术时机、手术类型、术后康复及预防再出血等知识；通过良好的护患沟通，取得病人和家属的信任与配合。

3. 术后指导　进行有关术后饮食、活动、保肝、切口护理及预防并发症等知识的康复指导，并努力提高遵医行为。

4. 出院指导　指导病人和家属遵医嘱使用保肝、抗凝药物，掌握出血先兆、基本观察方法和主要急救措施，定期复诊。

案例讨论

病人，男性，56岁，厨师。乙型肝炎病史8年余，3月前自觉上腹部不适，腹胀，牙龈出血，近日症状加重，出现明显腹水，入院治疗。查体：一般情况尚可，T 37.1℃，P 88次/分，R 20次/分，BP 105/70mmHg，皮肤黄染；腹部触诊：肝大，脾肋下3.5cm。实验室检查：血色素7.5g/L，血小板6×10^9/L，胆色素2mg%。

问题：

1. 该病人最可能的医疗诊断是什么？

2. 若要明确诊断，还应做哪些辅助检查？

3. 目前主要的护理诊断/问题有哪些？

4. 控制或减少腹水形成的措施有哪些？

第二十三章 胆道疾病病人的护理

学习目标

1. 掌握胆道结石和胆道感染的临床表现、护理措施。

2. 熟悉胆道结石和胆道感染的治疗原则、护理诊断/问题及健康教育；胆道蛔虫症和胆道肿瘤的临床表现、护理措施。

3. 了解胆道系统的解剖生理；胆道疾病的特殊检查与护理；胆道蛔虫症和胆道肿瘤的病因病理、辅助检查、治疗原则。

胆道系统起于肝内毛细胆管，开口于十二指肠乳头，分为肝内胆管和肝外胆管两部分。肝内胆管起始于肝内毛细胆管，逐级汇合成小叶间胆管、肝段、肝叶胆管和肝内左右肝管。肝外胆管包括肝左管、肝右管、肝总管、胆囊与胆总管（图23-1）。80%~90%人的胆总管和胰管汇合形成一个共同的通道，并膨大形成乏特（Vater）壶腹，周围有 Oddi 括约肌包绕，控制和调节胆汁、胰液的排放，有防止十二指肠内容物反流的作用。

胆囊位于肝脏脏面的胆囊窝内，外观呈长梨形，分底、体、颈三部分。胆囊颈上部呈囊性膨大，称 Hartmann 袋，是胆囊结石常滞留的部位。胆囊管由胆囊颈延伸形成，与肝总管成锐角并汇合。胆囊管、肝总管和肝脏下缘之间的三角区域称胆囊三角（Calot 三角），内有胆囊动脉、肝右动脉、副右肝管穿行，是胆道手术易误伤的部位。

胆道系统具有分泌、贮存、浓缩和输送胆汁的功能，对胆汁排入十二指肠有重要的调节作用。

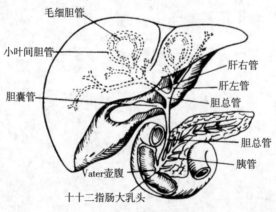

图23-1 肝内、肝外胆道系统

第一节 胆道疾病的特殊检查

一、B 超

B 超是诊断胆道疾病的首选方法，该方法安全、无创、简单、经济且准确率高。胆囊结石诊断的准确率高达 95% 以上；对肝外胆管结石诊断的准确率亦可达到 80% 左右；根据胆管有无扩张、扩张部位及程度可对黄疸原因进行定位和定性诊断；也可在手术中检查胆道并引导手术取石，以减少术后残余结石的发生率。

二、影像学检查

胆道疾病的放射学检查方法很多。腹部 X 线平片，口服法胆囊造影及静脉胆囊造影等检查方法，对胆道疾病的诊断价值有限，故已不作为临床的常规检查。而 CT、MRI 在胆道疾病的诊断方面亦不具特异性。随着检查技术的发展，目前常用的检查方法有内镜逆行胰胆管造影（ERCP）、经皮肝穿刺胆管造影（PTC）、磁共振胰胆管造影（MRCP）。

1. ERCP ERCP 是在纤维十二指肠镜直视下，通过十二指肠乳头将导管插入胆管或胰管内，注入显影剂行逆行造影，检查胆道梗阻部位及诊断胆道系统和胰管的病变；也可用于治疗或取材作活检。

2. PTC PTC 是在 X 线透视或 B 超引导下，利用特制穿刺针，在病人右腋中线第 6～8 肋间经皮肤穿刺进入胆管，再将造影剂直接注入胆道，可清晰地显示肝内、外胆管和梗阻部位，对梗阻性黄疸有诊断价值。该法为有创检查，可并发胆漏、出血及感染等。

3. MRCP MRCP 不用造影剂即可显示整个胆道系统的影像，在诊断梗阻性黄疸及先天性胆管囊状扩张症等方面有重要价值。该方法操作简单、安全、无创伤、病人易接受且无并发症。

4. 胆道造影 胆道手术中可经胆囊管插管、胆总管穿刺或置管行胆道造影。行胆总管 T 形管引流或其他胆管置管引流者，拔管前应常规经 T 形管或经置管行胆道造影。

三、胆道镜

1. 术中胆道镜 术中经胆总管切开处，用纤维胆道镜进行检查。适用于疑有胆管内结石残留、胆管内肿瘤、胆总管下端及肝内胆管主要分支狭窄者。

2. 术后胆道镜 经 T 形管瘘道或皮下空肠插入纤维胆道镜进行检查和治疗，主要用于取石、取虫、冲洗、灌注抗菌药物等治疗。胆道出血时，可在胆道镜定位下采用电凝和（或）局部应用止血药治疗。

第二节　胆石症和胆道感染

一、疾病概要

胆石症包括发生在胆囊和胆管内的结石。胆道感染是指胆囊壁和（或）胆管壁受到细菌侵袭而发生的炎症反应。

【病因病理】

胆石的成因十分复杂，是多因素综合作用的结果。目前认为，其基本因素是胆汁的成分和理化性质发生了改变，导致胆汁中的胆固醇呈过饱和状态，易于沉淀析出并结晶而形成结石。胆石症与胆道感染互为因果关系，胆石症可引起胆道梗阻，梗阻可造成胆汁淤滞、细菌繁殖而致胆道感染；胆道反复感染又是胆石症形成的致病因素与促发因素。

【分类】

1. 根据结石组成成分不同分　根据结石组成成分不同可分为胆固醇结石、胆色素结石和混合性结石3类（图23-2）。

（1）胆固醇结石：以胆固醇为主要成分。外观呈白黄、灰黄或黄色，质硬，形状大小不一，呈多面体、圆形或椭圆形。表面光滑，剖面纹络呈放射状排列。X线检查多不显影。

（2）胆色素结石：以胆色素为主要成分。外观呈棕黑色或棕褐色，形状大小不一，呈粒状或长条状，质软易碎，松软不成形者称为泥沙样结石。剖面呈层状，可有或无核心。X线检查常不显影。

（3）混合性结石：主要由胆红素、胆固醇、钙盐等混合而成。根据所含成分比例的不同，呈现不同的形状和颜色，质地稍硬。X线检查常显影。

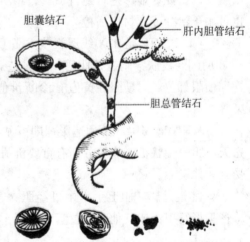

图23-2　胆结石类型

2. 根据结石所在部位不同分　根据结石所在部位不同可分为胆囊结石、肝外胆管结石和肝内胆管结石。

二、胆囊结石和胆囊炎

急性胆囊炎是胆囊发生的急性化学性和（或）细菌性炎症。约95%的病人合并有胆囊结石，称结石性胆囊炎；5%的病人未合并胆囊结石，称非结石性胆囊炎。

【病因】

1. 急性结石性胆囊炎

（1）胆囊管梗阻：由于结石阻塞或嵌顿于胆囊颈或胆囊管，造成胆汁瘀滞、浓缩，高浓度胆汁酸盐直接损害胆囊壁；梗阻使胆囊内压力增高，加重了黏膜的炎症、水肿，甚至坏死。

（2）细菌感染：常为继发性感染，致病菌可通过胆道逆行侵入胆囊，或经血循环或淋巴途径进入胆囊。致病菌主要为大肠杆菌，常合并厌氧菌感染。

2. 急性非结石性胆囊炎　病因尚未明确，可能与胆囊内胆汁瘀滞、缺血等有关，多见于严重创伤、大手术后、胆囊功能减低及胆道先天异常等。

【病理】

1. 急性结石性胆囊炎

（1）急性单纯性胆囊炎：发病初期，炎症仅限于胆囊黏膜层，黏膜充血、水肿，渗出增多。

（2）急性化脓性胆囊炎：如炎症未控制或梗阻未解除，病变侵及胆囊壁全层，白细胞浸润，浆膜层有纤维性和脓性渗出物覆盖。

（3）急性坏疽性胆囊炎：若胆囊梗阻仍未解除，胆囊内压力继续升高，压迫囊壁而导致血液循环障碍，继而局部组织缺血、缺氧，发生变性或坏死。

（4）胆囊穿孔：当胆囊壁血供持续障碍时，可致囊壁坏死穿孔，并发胆汁性腹膜炎。穿孔多发生在胆囊底部和颈部。

2. 急性非结石性胆囊炎　与急性结石性胆囊炎基本相同，更易发生胆囊坏疽、穿孔。

3. 慢性胆囊炎　胆囊炎症反复发作，胆囊壁有不同程度的炎性浸润和纤维组织增生，胆囊壁增厚；病变严重者，胆囊萎缩，失去收缩和浓缩胆汁的功能，并与周围组织粘连。

【临床表现】

1. 症状

（1）胆绞痛：是最主要的症状。右上腹阵发性绞痛或胀痛，疼痛可放射至右肩、肩胛、右背部，随呼吸加重。常在饱餐、进高脂饮食或夜间发作。

（2）消化道症状：腹痛发作时常伴有恶心、呕吐、食欲不振、腹胀等消化道症状，大多数病人可在短时间内自行缓解。

（3）中毒症状：随胆囊炎症反应程度不同，可有轻度或中度发热。胆囊积脓、坏死穿孔，可出现寒战、高热、脉搏细速等感染性中毒症状。

2. 体征

（1）Murphy 征阳性：是典型体征。检查者以左手掌平放于病人右肋下部，以拇指指腹置于右肋下胆囊点，嘱病人缓慢深吸气，此时肝下移，可引起胆囊区触痛，病人突然屏住呼吸。

（2）腹部体征：右上腹可有不同程度的压痛或叩痛，炎症波及浆膜时可出现反跳痛和肌紧张。

（3）黄疸：一般较轻，大多数病人无黄疸。

3. 慢性胆囊炎 临床表现常不典型，多数病人有典型胆绞痛史。表现为右上腹和肩背部隐痛；上腹部胀满不适、厌食油腻、嗳气等消化不良症状。右上腹可有轻压痛。

【辅助检查】

1. 实验室检查 血常规检查可见血白细胞计数和中性粒细胞比例升高，部分病人可有血清胆红素、转氨酶或淀粉酶升高。

2. 影像学检查

（1）X 线检查：口服胆囊造影或静脉胆道造影，可示结石阴影、大小、数量，但此法诊断价值有限。

（2）B 超：是最常用的检查方法，确诊率可达95%。可示胆囊肿大、胆囊壁增厚，并可探及胆囊内结石影。

（3）CT、MRI 检查：均可协助诊断。

【治疗原则】

以手术治疗为主。手术时机和手术方式取决于病人的病情。

1. 非手术治疗 适用于病情较轻的急性胆囊炎、胆石症病人。主要措施包括禁食，胃肠减压，静脉补液，控制感染，解痉止痛。大多数病人需先经非手术治疗，待病情缓解，再行择期手术；若病情无缓解，或已诊断为急性化脓性、坏疽性胆囊炎，则尽早行手术治疗。

2. 手术治疗 适用于发病 48～72 小时以内者；经非手术治疗无效且病情加重者；伴急性并发症，如胆囊坏疽或穿孔等。常用的手术方法：

（1）胆囊切除术：炎症较轻者，可采用腹腔镜胆囊切除术（LC）。

（2）胆囊造口术：病情危重，不能耐受胆囊切除术，或胆囊周围粘连较重者，可行胆囊造口术。

（3）胆总管探查、T 形管引流术：伴有黄疸、胆总管扩张或狭窄等病人，应行胆囊切除＋胆总管引流术，以防残余胆石引起炎症复发。

（4）B 超或 CT 引导下经皮经肝胆囊穿刺引流术（PTGD）：可使胆囊内压降低，待急性期后再行择期手术，适用于病情危重且不宜手术的化脓性胆囊炎病人。

三、胆管结石和急性胆管炎

胆管结石为发生在肝内、肝外胆管的结石，常与胆管炎同时存在。肝外胆管结石多位于胆总管下端；肝内胆管结石广泛分布于两叶肝内胆管，或局限于某叶胆管，以左叶多见，常与肝外胆管结石并存。

【病因病理】

胆管结石和胆管炎所致的病理改变与结石的部位、大小、炎症程度和病史长短有关。

1. 肝外胆管结石 胆管结石和胆道蛔虫是最常见的梗阻因素。胆道不完全梗阻时，梗阻近侧的胆管扩张，管壁增厚，细菌感染；完全梗阻时，胆管壁充血、水肿增厚，胆管内压力升高，可引起胆管的坏死、出血。胆管内致病菌迅速生长繁殖，管腔内充满脓性胆汁，脓性胆汁和细菌逆行入肝窦，导致肝细胞坏死，形成肝脓肿。大量细菌和毒素进入血循环，引起脓毒症。少数病人还可并发急性胰腺炎。

2. 肝内胆管结石 病理过程与肝外胆管结石基本相同，易并发急性化脓性胆管炎、胆道出血和脓毒症。

【临床表现】

1. 肝外胆管结石 最典型的临床表现为 Charcot 三联征。

（1）腹痛：位于剑突下或右上腹部，呈阵发性、刀割样绞痛，或持续性疼痛伴阵发性加剧。疼痛向右肩背部放射，伴恶心、呕吐。

（2）寒战、高热：多发生于剧烈腹痛后，体温可高达 39℃ ~40℃，呈弛张热。

（3）黄疸：多呈间歇性和波动性变化，黄疸程度取决于梗阻的程度、部位和是否继发感染。

2. 肝内胆管结石 可无明显症状，或仅有上腹部和胸背部胀痛不适；伴有肝脏不对称性肿大、肝区压痛或叩击痛等体征。

【辅助检查】

1. 实验室检查 血常规检查白细胞计数和中性粒细胞比例升高；肝细胞受损时，肝酶谱异常；尿胆红素升高，尿胆原降低或消失，粪中尿胆原减少。

2. 影像学检查

（1）B超：是首选方法，可见胆管壁增厚，下端有阻塞存在，内见结石阴影。

（2）MRI 或 MRCP：可显示梗阻部位、程度及结石大小、数量等，亦可发现胆管肿瘤。

（3）PTC、ERCP：均为有创性检查，用于诊断困难、待行手术者。

【治疗原则】

以手术治疗为主。原则为取尽结石，解除梗阻，去除病灶，引流胆汁，预防结石复发。

1. 手术治疗

（1）肝外胆管结石：首选术式为胆总管切开取石、T 形管引流术（图 23 – 3）。其他还包括胆总管空肠 Roux – en – Y 吻合术、Oddi 括约肌切开成形术、微创外科治疗等。

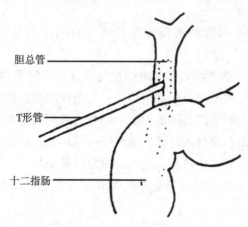

胆总管

T形管

十二指肠

图 23 – 3　T 形管引流

（2）肝内胆管结石：首选术式为左肝外叶切除术。其他还包括胆管切开取石术、胆总管空肠 Roux – en – Y 吻合术、肝移植术等。

2. 非手术治疗

（1）一般治疗：遵医嘱给予禁食，胃肠减压，静脉补液；解痉止痛，防治感染；积极保肝治疗等。

（2）取石、溶石：术后胆管内残留结石者，可经 T 管窦道行纤维胆道镜取石。难以取净者，可经 T 管灌注药物溶石。

（3）中医药治疗：应用消炎利胆类中药或中药排石汤，疏肝利胆，清除结石。针刺、耳针也有一定的疗效。

四、急性梗阻性化脓性胆囊炎

急性梗阻性化脓性胆管炎是在胆道梗阻的基础上，并发胆道系统的急性化脓性细菌感染，又称急性重症型胆管炎。病情危重，死亡率高。

【病因病理】

基本病因是胆管梗阻和胆管内化脓性感染。胆道完全梗阻后引起梗阻以上部位的胆管扩张，胆管壁充血、水肿、增厚；黏膜糜烂，形成溃疡。肝脏充血、肿大，肝细胞肿胀、变性，肝内胆小管内胆汁淤积。继发感染后，胆管腔内充满脓性胆汁，胆道内压力升高，细菌和毒素可逆行入肝窦，造成肝急性化脓性感染、肝细胞坏死，并发多发性胆源性细菌性脓肿。大量细菌、毒素可经肝静脉进入体循环，导致脓毒症和感染性休克，甚至多脏器功能障碍或衰竭。

【临床表现】

病人多有胆道疾病史或胆道手术史。起病急骤，病情进展快，并发症凶险。除具有急性胆管炎的 Charcot 三联征（腹痛、寒战和高热、黄疸）外，还有休克、中枢神经系统受抑制的表现，称为 Reynolds 五联征。

1. 症状

（1）腹痛：突发剑突下或右上腹部胀痛或绞痛，常向右肩背部放射。疼痛程度依梗阻部位而异，肝外梗阻者明显，肝内梗阻者较轻。

（2）寒战、高热：体温常持续升高达 39℃ ~40℃ 或更高，呈弛张热。

（3）黄疸：大多数病人可出现明显黄疸，肝外梗阻者黄疸明显，肝内梗阻者黄疸较轻。

（4）休克：短期内出现血压下降，脉搏细速，可达 120 次/分，呼吸浅快，皮下瘀斑等循环系统症状。

（5）中枢神经系统：病人迅速出现神志淡漠、烦躁、谵妄或嗜睡甚至昏迷等神经系统症状。

2. 体征　腹部触诊可有不同程度的上腹压痛或腹膜刺激征，可扪及肿大的肝脏、胆囊，肝区有叩击痛，Murphy 征阳性。

【辅助检查】

1. 实验室检查

（1）血常规检查：白细胞计数升高，可超过 $20 \times 10^9/L$，中性粒细胞比例明显升高，可出现中毒颗粒，血小板计数降低。

（2）肝功能检查：谷草转氨酶、谷丙转氨酶和碱性磷酸酶均升高；凝血酶原时间延长。

2. 影像学检查　B 超、PTC 或 ERCP 检查，有助于明确梗阻原因、部位和程度。

【治疗原则】

紧急手术，抢救病人生命。

1. 手术治疗　迅速解除胆道梗阻并置管引流，达到有效减压、减轻感染的目的。通常采用胆总管切开减压、取石、T 管引流术，亦可经非手术置管减压引流，方法包括胆囊穿刺置管术、PTCD 等。

2. 非手术治疗

（1）禁食，胃肠减压。

（2）抗休克治疗：迅速建立静脉通路，快速输血补液，尽早恢复血容量。

（3）抗感染治疗：及时、足量、联合应用敏感的抗菌药物，防治感染。

（4）纠正水、电解质和酸碱失衡：根据体液失衡、酸碱失衡的类型，给予针对性的补液疗法。

（5）对症治疗：吸氧、降温、镇痛、解痉及营养支持等。

五、疾病护理

（一）术前护理

【护理评估】

1. 健康史　评估病人的年龄、性别和饮食习惯等；了解病人既往有无反酸、嗳气、餐后饱胀等消化道症状；有无胆石症、胆囊炎、黄疸和蛔虫病史；有无麻醉史、其他腹部手术史。

2. 身体状况

（1）局部：了解腹痛的时间、诱因、部位、性质，有无肩背部放射痛及与饮食的关系；有无肝大、肝区疼痛或叩击痛；是否触及肿大胆囊，有无腹膜刺激征等。

（2）全身：有无食欲不振、恶心呕吐、四肢无力等症状；有无寒战、高热、黄疸、腹水等体征。

（3）辅助检查：了解 B 超、PTC 或 MRI 等辅助检查结果，以及重要器官的功能状况。

3. 心理和社会支持状况　了解病人有无因寒战、高热、黄疸等造成焦虑、恐惧的心理状况；评估病人和家属对治疗方案、疾病预后的认知程度；家庭和社会对病人的支持程度。

【常见护理诊断/问题】

1. 焦虑/恐惧　与胆道疾病反复发作、担忧预后有关。

2. 急性疼痛　与结石嵌顿、胆道感染和 Oddi 括约肌痉挛有关。

3. 体温过高　与胆道梗阻和继发感染有关。

4. 营养失调：低于机体需要量　与疾病消耗、摄入不足有关。

【护理措施】

1. 心理护理　护士应主动与病人交谈，鼓励病人说出自己的内心感受，疏导、安慰病人，解释手术的必要性和重要性，讲解各项诊疗与护理操作的配合，消除病人的思想顾虑，树立战胜疾病的信心。

2. 疼痛护理　评估疼痛的部位、性质、诱因及缓解的相关因素，对诊断明确且剧烈疼痛者，遵医嘱给予消炎利胆、解痉镇痛剂。禁用吗啡，以免引起 Oddi 括约肌痉挛。

3. 高热护理　及时给予物理降温或药物降温，并评估降温效果；多饮水或静脉补充液体，以防脱水；遵医嘱合理、足量地应用敏感的抗菌药物，注意观察药物疗效及不良反应。

4. 营养支持　给予高蛋白、高热量、高维生素、低脂的普通饮食或半流质饮食。

禁食或进食不足者，提供肠外营养支持，以改善病人身体状况，提高手术耐受力。

5. 病情观察　密切观察病人神志、生命体征、腹部体征及皮肤黏膜情况；监测血常规、电解质及血气分析等各项检查结果；若病情加重，立即通知医师，并协助处理。

（二）术后护理

【护理评估】

1. 手术情况　了解麻醉方式、手术类型，术中胆总管探查、胆道减压、补液及各引流管放置的目的、部位及数量。

2. 身体状况　评估意识状态、生命体征和肝功能状况；观察切口愈合、引流情况；有无出血、胆瘘、黄疸等并发症。

3. 心理和社会支持状况　了解病人和家属对术后康复知识的认知程度；家属对病人的支持和关心程度；家庭经济承受能力等。

【常见护理诊断/问题】

1. 疼痛　与手术创伤、术后并发症有关。

2. 营养失调：低于机体需要量　与长期禁食、疾病消耗有关。

3. 体液不足　与禁食、胃肠减压、摄入不足有关。

4. 知识缺乏　缺乏术后康复的相关知识。

5. 潜在并发症　出血、胆瘘、黄疸。

【护理措施】

1. 一般护理

（1）体位：麻醉清醒，血压平稳后取半卧位，以利于引流，改善呼吸和循环功能。

（2）营养支持：病人恢复进食前或进食量不足时，静脉补充水、电解质及各种营养素，以维持体液平衡；恢复进食后，指导病人从流质饮食逐步过渡到高蛋白、高热量、高维生素、低脂的饮食。

（3）对症护理：切口疼痛者，遵医嘱给予镇痛剂；高热者，给予物理降温或药物降温。

2. 病情观察

（1）监测生命体征：定时测量血压、脉搏、体温和呼吸，特别是术后3小时内，须每30分钟测量血压1次，以后视病情而定。

（2）切口护理：保持切口敷料清洁、干燥；观察局部敷料有无渗血、渗液，若敷料湿透需及时更换；切口正常愈合，术后7~9日拆线。

（3）T形管引流的护理：目的是引流胆汁，引流残余结石，支撑胆道。

1）妥善固定：术后用胶布将T形管固定于腹壁皮肤，切不可固定于床单，以防因翻身、活动、搬动时牵拉而脱出。

2）保持引流通畅：病情平稳，协助病人取半卧位或斜坡卧位，以利于引流；平卧时引流管的高度不能高于腋中线，站立或活动时应低于腹部切口，以防胆汁逆流引起感染；防止 T 形管受压、扭曲、折叠。

3）观察并记录引流液的颜色、性状和量：正常成人每日分泌胆汁的量为 800 ~ 1200mL，胆汁呈黄绿色、清亮、无沉渣、有一定黏性。术后 24 小时内引流量为 300 ~ 500mL，恢复进食后，每日可达 600 ~ 700mL，此后逐渐减少至每日 200mL 左右。

4）预防感染：保持局部敷料清洁、干燥；严格无菌操作，定时更换引流袋；遵医嘱应用抗菌药物，防治感染。

5）拔管：一般在术后两周，病人无腹痛、发热，黄疸消退，血象、血清黄疸指数正常，胆汁引流量逐渐减少至 200mL/d 左右、清亮，胆道造影无异常发现、胆道通畅，夹管试验无不适时，可考虑拔管。

3. 并发症的观察与护理

（1）出血：可能发生腹腔内出血或胆管内出血。腹腔内出血多发生于术后 24 ~ 48 小时，可能与术中止血不彻底、血管结扎线脱落或肝断面渗血等有关。胆管内出血常因术中操作不当、结石或炎症引起血管壁糜烂、溃疡所致。应密切观察病人生命体征，引流液的颜色、性状和量，若病人出现面色苍白、血压下降、脉搏细速等休克征象，立即通知医师，并积极配合处理。

（2）胆瘘：常因胆管损伤、胆总管下端梗阻、T 形管脱出所致。若病人出现发热、腹痛、腹胀等腹膜炎表现，或腹腔引流液呈黄绿色胆汁样，常提示胆瘘。立即通知医师给予针对性处理，即将漏出的胆汁充分引流至体外；遵医嘱予以静脉补液，维持体液平衡；及时更换引流管周围被胆汁浸湿的敷料，给予氧化锌软膏涂敷局部皮肤。

（3）黄疸：术前肝功能受损较重、胆管狭窄或术中损伤胆管者，术后黄疸持续时间较长。密切观察血清胆红素浓度，若有异常，及时通知医师，并遵医嘱肌注维生素 K_1；皮肤瘙痒者，可用温水清洗或炉甘石洗剂擦拭局部，嘱病人切勿用手搔挠，以免搔破皮肤。

（三）健康教育

1. 疾病知识指导　指导病人选择高蛋白、高热量、高维生素、低脂易消化的饮食，忌油腻食物及饱餐，避免肥胖；养成良好的生活习惯，避免劳累及精神高度紧张。

2. 术后指导　护士应进行有关术后饮食、活动、切口愈合、T 形管护理及预防并发症等知识指导，并努力提高病人的遵医行为。

3. 用药指导　非手术治疗或行胆囊造口术者，遵医嘱坚持治疗，按时服用利胆排石中药，以预防结石复发，并定期复查。

4. 出院指导　一旦出现发热、腹痛、黄疸及陶土样大便等症状，及时就诊。

5. 带 T 形管出院病人的指导　说明 T 形管引流的目的、重要性、注意事项及护理措施。若发现引流液异常、身体不适、T 形管脱落等，及时就诊。

第三节 胆道蛔虫症

一、疾病概要

胆道蛔虫症是指肠道蛔虫上行钻入胆道后所引起的一系列临床症状，是常见的外科急腹症之一。以儿童和青少年多见，农村发病率明显高于城市。近年来，随着生活环境、卫生条件改善和防治工作的开展，发病率呈明显下降趋势。

【病因病理】

蛔虫有钻孔习性，喜碱性环境。当胃肠功能紊乱、饥饿、发热、驱虫不当等因素使肠内环境发生改变时，寄生在小肠中、下段的蛔虫向上乱窜，经十二指肠大乳头钻入胆道，导致 Oddi 括约肌痉挛，诱发剧烈绞痛，也可并发急性胰腺炎。虫体带入的肠道细菌可引起胆道感染，严重时可诱发肝脓肿或急性重症胆管炎。蛔虫经胆囊管进入胆囊，可导致胆道出血，甚至穿孔。残留的虫体或虫卵可成为结石形成的核心。

【临床表现与诊断】

1. 症状 典型症状为突发性剑突下或右上腹钻顶样剧烈疼痛。疼痛可向右肩背部放射，伴恶心、呕吐，呕吐物中有时可见蛔虫。疼痛可反复发作，持续时间长短不一，间歇期可无任何症状。

2. 体征 剑突下或右上腹可有轻度深压痛。疼痛发作时，症状重而体征轻是本病的特征。

3. B 超检查 B 超检查是诊断本病的首选方法。

【治疗原则】

1. 非手术疗法

（1）解痉镇痛：疼痛发作时，遵医嘱肌内注射阿托品、654-2 等，必要时给予盐酸哌替啶。

（2）防治感染：早期、足量、及时应用抗菌药物，以预防和控制感染。

（3）利胆驱虫：驱虫最好在症状缓解期进行，可选用肠虫清、驱蛔灵等药物。

（4）ERCP 取虫：检查时若发现虫体，可试用取石钳将其取出。

2. 手术疗法 主要适用于胆道蛔虫较多、出现严重并发症，或经非手术治疗无效或症状加重者。手术方式通常采用胆总管切开、探查、取虫和 T 管引流术。

二、疾病护理

【护理措施】

参见本章第二节相关内容。

【健康教育】

1. 养成良好的饮食与卫生习惯 餐前、便后洗手；不喝生水，蔬菜要洗净、煮熟，水果应洗净或削皮后吃；有蛔虫史者定时驱虫。

2. 正确服用驱虫药 清晨空腹或晚上临睡前服用，服药后注意观察大便中是否有蛔虫排出。

案例讨论

病人，女性，45 岁，农民，胆管结石病史两年余。1 小时前因进油腻食物后，突发右上腹持续性绞痛，伴寒战、高热、黄疸，急诊入院。查体：急性病容，神志改变，全身发绀；T 39.6℃，P 120 次/分，R 22 次/分，BP 85/50mmHg。上腹部可扪及肿大的肝脏、胆囊，肝区叩击痛，Murphy 征阳性。实验室检查：白细胞计数 $18 \times 10^9/L$，中性粒细胞比例 86%，血清胆红素增高。

问题：

1. 该病人最可能的医疗诊断是什么？

2. 该病人主要的治疗方法是什么？

3. 若行手术治疗，术后主要引流管的护理要点有哪些？

第二十四章　胰腺疾病病人的护理

学习目标

1. 掌握急性胰腺炎的临床表现、护理措施；胰腺肿瘤和壶腹部癌的临床表现。

2. 熟悉急性胰腺炎的治疗原则、护理诊断/问题及健康教育；胰腺肿瘤和壶腹部癌的治疗原则、护理措施和健康教育。

3. 了解胰腺的解剖生理；胰腺疾病的病因病理、辅助检查和护理评估。

胰腺是人体第二大腺体，属腹膜后器官，斜向左上方紧贴于第 1～2 腰椎体前面。正常成人胰腺长 15～20cm，分头、颈、体、尾四部。胰头在十二指肠曲内后方，胰尾部近脾门。胰管是胰腺的输出管道。主胰管直径 2～3mm，其近端多与胆总管汇合成壶腹，共同开口于十二指肠乳头。这种共同通路或开口是胰腺疾病和胆道疾病互相关联的解剖学基础（图 24－1）。

胰腺受交感神经和副交感神经的双重支配，具有内分泌和外分泌功能。外分泌主要成分是胰液，内含碱性的碳酸氢盐和各种消化酶，其功能是中和胃酸，消化糖、蛋白质和脂肪。内分泌主要成分是胰岛素、胰高血糖素，功能是调控机体血糖水平。

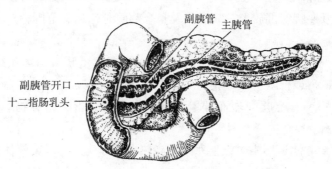

图 24－1　胰腺的解剖关系

第一节　急性胰腺炎

一、疾病概要

急性胰腺炎是因胰腺分泌的胰酶在胰腺内被异常激活，对胰腺组织自身"消化"而引起的急性化学性炎症。根据病理分类，可分为单纯性（水肿性）胰腺炎和出血坏死性（重症）胰腺炎。前者病情轻，预后好；后者病情发展快，并发症多，病死率高。

【病因病理】

1. 胆道疾病　胆道疾病是国内胰腺炎最常见的病因，占50%以上。当胆总管下端发生结石嵌顿、胆道蛔虫、Oddi括约肌水肿和痉挛、壶腹部狭窄时可阻碍共同通道，致使胆汁逆流入主胰管，引起胰腺组织不同程度的损害。由胆道疾病所引起的急性胰腺炎称为胆源性胰腺炎。

2. 过量饮酒　酒精除能直接损害胰腺腺泡细胞外，还可间接刺激胰液分泌，引起十二指肠乳头水肿和Oddi括约肌痉挛，导致胰管内压力增高，胰液反流至胰腺组织而引起一系列的酶性损害及胰腺自身消化。

3. 十二指肠液反流　当十二指肠内压力升高时，十二指肠液可向胰管内逆流，激活胰液中各种酶，导致胰腺组织自身消化。

4. 其他　暴饮暴食、手术、创伤、内分泌和遗传因素等也可引发胰腺炎。

【临床表现】

1. 症状

（1）腹痛：是本病的主要症状。常于饱餐和醉酒后突然发作，腹痛剧烈，多位于左上腹，向左肩及左腰背部放射。病变累及整个胰腺时，疼痛范围较广，并呈束带状向腰背部放射。

（2）腹胀：与腹痛同时存在。因肠管浸泡在含有大量胰液、坏死组织和毒素的血性腹水中而发生麻痹或梗阻所致，较为严重。

（3）恶心、呕吐：呕吐剧烈而频繁，呕吐物为十二指肠内容物，偶见咖啡色液，呕吐后腹痛不缓解。

（4）其他：合并胆道感染时常伴寒战、高热。部分病人可以突然休克为主要表现。

2. 体征

（1）腹膜炎体征：急性水肿性胰腺炎压痛多局限于上腹部，常无明显肌紧张。急性出血坏死性胰腺炎压痛明显，伴有肌紧张和反跳痛，范围较广或波及全腹，肠鸣音减弱或消失，移动性浊音多为阳性。

（2）皮下出血：腰部、季肋部和下腹部皮肤出现大片青紫色瘀斑，称之为Grey–Turner征；若出现在脐周称Cullen征。主要因胰液外溢至皮下组织间隙，溶解皮下脂肪，使毛细血管破裂出血所致。

【辅助检查】

1. 实验室检查

（1）血清、尿淀粉酶测定：是最常用的诊断方法。血清淀粉酶在发病2小时后开始升高，24小时达到高峰，4~5日后逐渐降至正常；尿淀粉酶在24小时后开始升高，48小时达到高峰，1~2周恢复正常。

（2）血脂肪酶测定：血清脂肪酶和淀粉酶平行升高，两者联合测定可提高诊断的准确性。

（3）血钙测定：反映病情的严重性和预后。血钙低于2.0mmol/L，提示病情严重。

（4）血糖测定：早期血糖轻度升高，与肾上腺皮质应激反应、胰高血糖素代偿性分泌有关；后期血糖升高，与胰岛细胞破坏、胰岛素分泌不足有关。

2. 影像学检查

（1）B超检查：为首选的检查方法。可见胰腺肿胀，还可显示是否并发胆道结石和腹水。

（2）胸、腹部X线平片：可见横结肠、胃及十二指肠充气扩张，左侧膈肌升高，左侧胸腔积液等。

（3）CT检查：增强CT扫描不仅能诊断胰腺炎，而且对鉴别水肿性胰腺炎和出血坏死性胰腺炎可提供有价值的依据。

3. 腹腔穿刺 穿刺液淀粉酶升高、抽出血性腹水提示出血坏死性胰腺炎的可能。

【治疗原则】

1. 非手术治疗 目的是减少胰腺分泌，防止感染及MODS的发生。

（1）禁食、胃肠减压：目的是减少胃酸刺激引起胰液的分泌，还可减轻恶心、呕吐和腹胀。

（2）补液、防治休克：静脉输液，补充电解质，纠正酸中毒，改善微循环，维持机体内环境的稳定。

（3）镇痛解痉：腹痛剧烈者，遵医嘱给予止痛药，禁用吗啡，以免引起Oddi括约肌痉挛。可同时给予解痉药，如阿托品、山莨菪碱等，以松弛Oddi括约肌痉挛。

（4）抑制胰腺分泌及胰酶抑制剂：可应用抑制胰腺分泌或胰酶活性的药物。抑肽酶有抑制胰蛋白酶合成的作用，奥曲肽能有效抑制胰腺的外分泌功能，H_2受体阻滞剂可间接抑制胰腺分泌。

（5）营养支持：视病情和胃肠道功能情况，提供肠内或肠外营养支持。待血清淀粉酶恢复正常、症状和体征消失后，即可恢复饮食。

（6）防治感染：早期选用广谱抗菌药物或针对革兰阴性菌的抗菌药物，如甲硝唑、环丙沙星等，之后根据细菌培养和药敏试验结果进行选择。

（7）中医药治疗：对恢复肠道功能有一定疗效。呕吐基本控制后，经胃管注入中药，常用复方清胰汤加减。

（8）腹腔灌洗：通过在腹腔和盆腔内置管、灌洗和引流，可将含有大量胰酶和多种有害物质的腹腔渗出液稀释并排出体外。

2. 手术治疗

（1）适应证：①经非手术治疗，病情继续恶化。②胰腺和胰周坏死组织继发感染。③伴胆总管下端梗阻或胆道感染。④合并肠穿孔、大出血或胰腺假性囊肿。⑤不能排除其他急腹症。

（2）手术方式：最常用的是胰腺及胰周坏死组织清除引流术。其他术式还有灌洗引流术、三造瘘术（胃造瘘、空肠造瘘、胆囊造瘘）等。胃造瘘可引流胃液，减少胰腺分泌；空肠造瘘可待肠道蠕动恢复后，提供肠内营养。

二、疾病护理

（一）术前护理

【护理评估】

1. 健康史 评估病人的年龄、饮食习惯、生活方式、职业环境及有无吸烟饮酒等嗜好；发病前有无酗酒或暴饮暴食；既往有无胆道疾病和慢性胰腺炎病史等。

2. 身体状况

（1）局部：评估腹痛和腹胀的部位、性质、程度、时间等；呕吐次数、呕吐物性状和量；有无腹膜刺激征、Grey–Turner 征或 Cullen 征。

（2）全身：评估病人意识、生命体征、皮肤黏膜色泽；有无呼吸困难、发绀等情况；有无休克、感染、出血等并发症。

（3）辅助检查：了解血尿淀粉酶、血糖、血钙、B 超、CT 等检查结果，以判断病情及预后。

3. 心理和社会支持状况 了解病人和家属对治疗方法及康复知识的认知程度；评估家庭对治疗费用的承受能力。

【常见护理诊断/问题】

1. 焦虑/恐惧 与病情凶险、害怕死亡有关。

2. 疼痛 与胰腺及其周围组织炎症、胆道梗阻有关。

3. 体温过高 与胰腺坏死、继发感染有关。

4. 营养失调：低于机体需要量 与呕吐、禁食和大量消耗有关。

5. 有体液不足的危险 与炎性渗出、出血、呕吐、禁食有关。

6. 潜在并发症 休克、感染、出血等。

【护理措施】

1. 心理护理 由于发病突然、进展迅速、病情凶险，病人常会产生恐惧心理。此外，由于病程长、病情反复及治疗费用等问题，病人易产生悲观消极的情绪。故应提供安全、舒适的环境，了解病人的内心感受，耐心地讲解治疗与康复知识，使其以良好的心态接受治疗。

2. 疼痛护理　协助病人膝盖弯曲，靠近胸部以缓解疼痛；按摩背部，增加舒适感。疼痛剧烈者，遵医嘱给予镇痛剂，禁用吗啡和可卡因。

3. 高热护理　遵医嘱合理应用抗菌药物，注意观察药物疗效及不良反应；及时给予物理降温或药物降温，并评估降温效果。

4. 营养支持　禁食期间，提供肠外营养支持，以改善病人营养状况，提高对手术的耐受力。

5. 补液护理　迅速建立静脉通路，补充水、电解质及胶体液。监测水、电解质及酸碱平衡情况，准确记录 24 小时出入液量，必要时监测中心静脉压及每小时尿量。

6. 病情观察　密切观察意识、生命体征、腹部体征和皮肤黏膜等变化。一旦出现休克、感染、出血等征象，立即通知医师，并配合抢救处理。

（二）术后护理

【护理评估】

1. 手术情况　了解麻醉类型、手术方式和术中情况等，以判断预后。

2. 身体状况　评估意识状态、生命体征和重要脏器的功能状况；观察切口愈合和引流情况；有无出血、MODS、胰瘘、胆瘘或肠瘘等并发症。

3. 心理和社会支持状况　了解病人有无焦虑、恐惧等不良心理反应；评估病人和家属对康复知识及功能锻炼的认知程度。

【常见护理诊断/问题】

1. 疼痛　与手术创伤、留置各类引流管有关。

2. 营养失调：低于机体需要量　与术后禁饮食、应激消耗有关。

3. 知识缺乏　缺乏术后康复、功能锻炼的知识。

4. 潜在并发症　出血、MODS、胰瘘、胆瘘或肠瘘等。

【护理措施】

1. 一般护理　包括心理护理、疼痛护理、补液护理，参照术前护理相关内容。

2. 营养支持　待病情稳定、淀粉酶恢复正常、肠麻痹消失后，可通过空肠造瘘管行肠内营养支持，并逐步过渡至全肠内营养及经口进食。在进行肠内、肠外营养支持治疗期间需加强护理，避免导管性、代谢性或胃肠道并发症的发生。

3. 病情观察

（1）监测意识、生命体征及中心静脉压的变化；动态监测血生化、动脉血气分析、肝肾功能等变化；定时检测血糖、尿糖及血脂肪酶。

（2）切口护理：保持切口清洁、敷料干燥。观察切口有无渗血、渗液及红肿等，一旦发现异常情况，应及时通知医师，并协助处理。

（3）引流管护理：术后常留置多根引流管，包括胃管、腹腔双套管、胰周引流管、空肠造瘘管、胃造瘘管、T形引流管、导尿管等。在引流管上标注管道名称及放置时间，分清引流管放置部位及作用；将引流管远端与相应的引流装置紧密连接并妥善固定，保持各引流管通畅，定期更换引流装置，观察并记录各引流管的颜色、性状和量。

（4）腹腔双套管灌洗引流的护理

1）冲洗液常用生理盐水加抗菌药物，现用现配，冲洗速度为 20～30 滴/分。

2）维持一定的负压，但负压不宜过大，以免损伤内脏组织和血管。

3）加强观察，引流液开始为内含血块、脓液及坏死组织的暗红色混浊液体，2～3 日后颜色逐渐变淡、清亮。

4）保护引流管周围皮肤，可用凡士林纱布覆盖或氧化锌软膏涂抹，以免皮肤侵蚀并感染。

5）病人体温维持正常 10 日左右，白细胞计数正常，腹腔引流液少于 5mL/d，引流液的淀粉酶测定值正常，可考虑拔管。

4. 并发症的观察与护理

（1）出血：注意监测血压、脉搏，观察病人的排泄物、呕吐物及引流液的颜色、性状和量。若引流液呈血性，伴有面色苍白、四肢湿冷、血压下降、脉搏细数等，提示大出血的可能。应立即通知医师，遵医嘱应用止血药，同时做好急诊手术止血的准备。

（2）多器官功能衰竭（MODS）

1）急性呼吸窘迫综合征：注意观察病人呼吸的形态、节律、频率及幅度，根据病情监测血气分析；严重呼吸困难或缺氧症状者，给予氧气吸入，必要时行气管插管或切开，做好气道护理。

2）急性肾衰竭：认真、仔细地记录每小时尿量、尿比重和 24 小时出入水量。若病人出现少尿或无尿，应及时通知医师，遵医嘱应用碳酸氢钠、利尿剂，必要时进行血液透析治疗。

（3）胰瘘、胆瘘或肠瘘：急性出血坏死性胰腺炎病人可并发胰瘘、胆瘘或肠瘘。若从腹壁渗出或引流出无色透明或胆汁样液体，提示胰瘘或胆瘘的可能；若出现明显的腹膜刺激征，且引流出粪汁样或输入的胃肠内营养液体，则考虑肠瘘。注意观察引流液的颜色、性状和量，动态监测引流液的胰酶值。

（三）健康教育

1. 疾病知识指导 积极治疗胆道疾病，告之饮酒与胰腺炎的相关性，强调戒酒和改变暴饮暴食的重要性。

2. 休息与运动 劳逸结合，保持良好心情，避免疲劳和情绪激动。

3. 饮食指导 选择营养丰富、清淡、易消化的低脂饮食，少量多餐。

4. 就诊指导 加强自我观察，定期随访。一旦出现腹痛、腹胀、恶心、呕吐等症状，及时就诊。

第二节　胰腺肿瘤和壶腹部癌

一、胰腺癌

胰腺癌是恶性程度很高的一种消化道肿瘤，其发病率有明显增加的趋势。以40～70岁中老年人多见，男女发病比例为1.5∶1。本病早期诊断困难，中晚期手术切除率低，预后差。

【病因病理】

胰腺癌的病因尚未明确，可能与吸烟、嗜酒、高蛋白或高脂肪饮食、慢性胰腺炎、遗传等因素有关。胰腺癌多发于胰腺头部，约占75%；其次为体尾部，全胰癌少见。组织类型以导管细胞腺癌多见，其次为黏液性囊腺癌和腺泡细胞癌等。转移和扩散途径以局部浸润和淋巴转移为主，也可经血行转移至肝、肺、骨等处。

【临床表现】

1. 症状

（1）上腹痛：是最早出现的症状。疼痛可向肩背部或腰胁部放射，晚期出现持续性剧烈疼痛，向腰背部放射，昼夜不停，屈膝卧位可稍有缓解。胰体尾部癌的腹痛部位在左上腹或脐周，出现疼痛时已多属晚期。

（2）黄疸：梗阻性黄疸是胰头癌最主要的症状，呈进行性加重，可伴皮肤瘙痒、茶色尿和陶土色大便。黄疸伴无痛性胆囊增大，称库瓦西耶征（Courvoisier sign），对胰头癌具有诊断意义。

（3）消化道症状：早期常有食欲减退、上腹饱胀、消化不良、腹泻等症状。晚期可出现上消化道梗阻或出血。

（4）消瘦、乏力：为主要临床表现之一。随着病程进展，可出现体重下降、贫血、低蛋白血症等营养不良表现。

（5）其他：可出现发热、胰腺炎发作、糖尿病及脾功能亢进等。

2. 体征　晚期可扪及上腹部压痛性肿块，形态大小不一，质硬且固定，同时伴有腹水、左锁骨上淋巴结肿大。

【辅助检查】

1. 实验室检查

（1）血生化检查：胆道梗阻时，血清总胆红素、直接胆红素、碱性磷酸酶升高，转氨酶可轻度升高，血糖升高或糖耐量试验阳性。

（2）血、尿淀粉酶：可有一过性升高，尿胆红素阳性。

（3）血清学标记物：血清癌胚抗原（CEA）、胰胚抗原（POA）、糖类抗原19－9（CA19－9）等标记物水平可升高，其中 CA19－9 是最常用的辅助诊断和随访项目。

2. 影像学检查

（1）B 超检查：是首选检查方法，可发现直径≥2.0cm 的胰腺癌，可显示胆囊、胰管扩张。

（2）CT 检查：可清楚地显示肿瘤部位与之毗邻器官的关系，协助判断肿瘤的可切除性。

（3）经镜内递行胰胆管造影（ERCP）：可显示胆管、胰管狭窄或扩张，并能进行活检。同时还可经内镜放置鼻胆管或内支架引流，以达到减轻黄疸的目的。

（4）MRI 检查：显示胰腺肿块的效果较 CT 更好，诊断胰腺癌敏感性和特异性较高。

3. 细胞学检查　收集胰液查找癌细胞，或在 B 超、CT 引导下，经皮细针穿刺胰腺病变组织，涂片检查。

【治疗原则】

手术切除是最有效的方法，不能切除者行姑息性手术，辅以放疗或化疗。

1. 手术治疗　常用的手术方式：

（1）胰头十二指肠切除术（Whipple 手术）：是腹外科最复杂的手术之一，胰头癌可行此术。

（2）保留幽门的胰头十二指肠切除术：适用于无幽门上下淋巴结转移、十二指肠切缘无癌细胞残留的壶腹周围癌。

（3）胰体尾部切除术：适用于胰体尾部癌。

2. 姑息性手术

（1）胆管引流术：适用于不能手术切除或不能耐受手术者，如胆囊或胆管空肠吻合术，以解除胆道梗阻。

（2）胃空肠吻合术：适用于十二指肠梗阻者，若并发梗阻性黄疸，可同时做胆肠吻合术。

3. 辅助治疗　术前可做区域性介入治疗、放疗，术后可辅助化疗，还可选用基因治疗和免疫治疗等。

二、壶腹部癌

壶腹部癌是发生于胆总管末端、Vater 壶腹部和十二指肠乳头的恶性肿瘤。因临床表现与胰头癌有很多共同之处，故统称为壶腹周围癌。其临床症状出现较早，较易发现和早期诊断，恶性程度低于胰头癌，故手术切除率和 5 年生存率均明显高于胰头癌。

【临床表现与诊断】

早期可出现黄疸。肿瘤溃烂、坏死、脱落等可使阻塞部位暂时通畅，黄疸暂时消退或减轻；肿瘤在短期内迅速生长，完全阻塞胆管而致黄疸再出现或加深，故黄疸深浅呈波浪式变化是本病的特点。可伴腹痛、食欲减退、消瘦乏力、胃肠道出血等症状。

实验室和影像学检查同胰腺癌，ERCP 检查可直接观察十二指肠乳头部病变，并可行组织活检，MRCP 对明确诊断有重要价值。

【治疗原则】

手术方法同胰头癌，行胰十二指肠切除术或 PPPD 治疗的效果明显好于胰头癌。

三、胰岛素瘤

胰岛素瘤是来源于胰岛 β 细胞的一种罕见肿瘤，但属常见的胰腺内分泌瘤，90% 以上为单发良性。发病年龄多在 20~50 岁，男女比例为 2∶1。

【病因病理】

胰岛素瘤可发生在胰腺各部，胰头、体、尾各占 1/3。肿瘤直径多在 1~2cm，呈圆形或卵圆形，边界清，质地硬。胰岛分泌过多的胰岛素，可产生胰岛素的代谢效应而出现临床表现。

【临床表现】

主要为胰岛素分泌过多所致的低血糖综合征。

1. 低血糖诱发儿茶酚胺释放症　表现为面色苍白、出汗、心慌、震颤、心动过速、乏力、饥饿等。

2. 神经性低血糖症　因低血糖造成脑组织缺乏葡萄糖而引发的症状，表现为人格改变、精神错乱、癫痫发作、昏迷等。

阵发性发作的低血糖或昏迷、神经、精神症状，称为 Whipple 三联征，又称为胰岛素瘤三联征。发作时血糖低于 2.8mmol/L，给予葡萄糖后症状缓解。

【辅助检查】

1. 实验室检查

（1）Whipple 三联征：典型 Whipple 三联征对诊断具有重要意义。

（2）空腹血糖测定：禁食 15 小时，空腹血糖在 2.78mmol/L 以下可确诊。

（3）葡萄糖耐量试验：可呈低平曲线。

（4）胰岛素测定：低血糖状态下胰岛素水平仍然高，>25mU/L，是本病特异性试验。

（5）胰岛素与血糖比值测定：胰岛素瘤病人可 >1.0（正常值 <0.3），可为该病的诊断指标。

2. 影像学检查　B 超、CT、MRI 对直径 >2cm 的肿瘤诊断率较高；增强 CT 可提高小瘤灶检出率。

【治疗原则】

一旦确诊，尽早手术切除。恶性胰岛素瘤除切除原发病灶外，还应切除转移灶。对于全身情况差不能耐受手术、术后残余肿瘤或恶性胰岛素瘤有远处转移者，给予药物治疗，如氟尿嘧啶、多柔比星、干扰素等，联合化疗效果优于单一化疗。

四、疾病护理

（一）术前护理

【护理评估】

1. 健康史　了解病人的饮食习惯、生活方式、职业环境和特殊嗜好等；既往有无糖尿病、慢性胰腺炎等病史；有无胰腺肿瘤或其他肿瘤家族史。

2. 身体状况

（1）局部：腹痛部位、特点、影响因素及药物镇痛效果；有无恶心、呕吐、腹胀；腹部是否触及肿大的肝和胆囊；有无移动性浊音。

（2）全身：有无食欲减退、上腹饱胀等消化道症状；大便的次数、颜色和性状；有无黄疸，黄疸出现的时间、程度，是否伴皮肤瘙痒。

（3）辅助检查：了解检查结果，评估疾病性质及对手术的耐受力。

3. 心理和社会支持状况　了解病人对疾病诊断有无不良心理反应；评估病人和家属对治疗方案、康复计划及疾病预后的认知程度和心理承受能力。

【常见护理诊断/问题】

1. 焦虑/恐惧　与疾病诊断、畏惧手术及害怕死亡有关。

2. 疼痛　与肿瘤压迫、侵犯腹膜后神经有关。

3. 营养失调：低于机体需要量　与肿瘤消耗、摄入不足有关。

【护理措施】

1. 心理护理　胰腺肿瘤的诊断，无论对病人还是家庭都是沉重的打击。护士应有针对性地进行解释与疏导，以消除病人的思想顾虑，帮助其树立战胜疾病的信心，以良好的心态面对疾病与治疗。

2. 疼痛护理　评估疼痛的部位、性质、程度及持续时间等，并根据具体情况，给予针对性的镇痛措施。

3. 营养支持　选择高蛋白、高热量、高维生素、低脂肪饮食。必要时提供肠内、肠外营养支持，以改善病人营养状况，提高对手术的耐受力。

4. 肠道准备　术前3日开始口服抗菌药物抑制肠道细菌，如庆大霉素、新霉素等。术前两日予以流质饮食，术前晚清洁灌肠，术前12小时禁食，4~6禁饮。

（二）术后护理

【护理评估】

1. **手术情况** 了解麻醉类型、手术方式、切除范围，术中出血量、补液量及引流管放置情况等。

2. **身体状况** 评估意识状态、生命体征变化；观察切口愈合及引流情况；有无出血、感染、胰瘘、胆瘘、血糖异常等并发症的发生。

3. **心理和社会支持状况** 了解病人因手术导致的各种不良心理反应；病人和家属对术后康复知识的认知程度；家庭经济承受能力等。

【常见护理诊断/问题】

1. **知识缺乏** 缺乏术后康复、功能锻炼的知识。

2. **营养失调：低于机体需要量** 与术后禁食、肿瘤消耗有关。

3. **潜在并发症** 出血、感染、胰瘘、胆瘘、血糖异常等。

【护理措施】

1. **营养支持** 术后一般禁食2~3日，禁食期间提供肠外营养支持，维持水、电解质和酸碱平衡，必要时输注全血或血清清蛋白。拔除胃管后即可进流质饮食，逐渐过渡至正常饮食。术后因胰腺外分泌功能严重减退，易发生消化不良、腹泻等，需根据胰腺功能予以消化酶制剂或止泻剂。

2. **病情观察** 注意观察病人的意识、生命体征、腹部体征、切口愈合及引流情况，准确记录24小时出入液量。有出血倾向者，遵医嘱应用止血药，补充维生素K和维生素C，必要时输注新鲜血液。

3. **引流管护理** 胰、十二指肠切除后，常规留置胃肠减压管、导尿管、腹腔引流管、T形管、胰腺断面引流管等，妥善固定各引流管，保持引流通畅，并做好相关护理。

4. **并发症的观察与护理**

（1）出血：大量出血多发生于术后1~2日内，常因凝血机制障碍或结扎线脱落等所致，应再次手术止血；少量出血多发生于术后1~2周内，常因胰液、胆汁腐蚀和感染所致，遵医嘱给予止血剂、输血等治疗。

（2）胰瘘、胆瘘：参见本章第一节相关内容。

（3）高血糖和低血糖：动态监测血糖水平。并发高血糖者，注意调节饮食，遵医嘱注射胰岛素，控制血糖在适当水平；并发低血糖者，适当补充葡萄糖。

（三）健康教育

1. **疾病知识指导** 定期进行健康体检，以早发现、早诊断、早治疗胰腺肿瘤；按计划、按疗程进行放疗或化疗，期间复查血常规。

2. 休息与运动 在病情和体力允许的情况下，指导病人进行适量运动，切忌过量、过度运动，防止胰腺断面出血。

3. 饮食指导 宜少量多餐，给予高蛋白、高热量、低脂肪、易消化的饮食，补充脂溶性维生素，定期检测血糖、尿糖。

4. 就诊指导 每3~6个月复查1次。一旦出现进行性消瘦、黄疸、贫血、乏力等症状，及时就诊。

案例讨论

病人，男性，32岁，司机。饱食后2小时上腹持续性疼痛，并逐渐加剧，向左肩背部放射，伴恶心、呕吐、腹胀。查体：急性面容，表情痛苦，T 37.6℃，P 94次/分，R 22次/分，BP 90/70mmHg，全腹压痛，尤以中上腹为著，伴肌紧张、反跳痛，肝区未扪及肿块，肠鸣音微弱。血常规检查：白细胞计数 8×10^9/L，中性粒细胞比例68%。

问题：

1. 该病人最可能的医疗诊断是什么？

2. 若要明确诊断，还应做哪些辅助检查？

3. 若行手术治疗，主要引流管的护理要点有哪些？

4. 健康教育的内容有哪些？

第二十五章　急腹症病人的护理

1. 掌握急腹症的临床表现、护理措施。
2. 熟悉急腹症的病因病理、治疗原则。
3. 了解急腹症的辅助检查、护理评估、护理诊断/问题及健康教育。

第一节　疾病概要

急腹症是指以急性腹痛为主要表现，需要外科紧急处理的疾病总称。其特点是发病急，病情重，进展快，变化多，需予以足够重视。

【病因】

急腹症病因复杂，部分外科和妇产科疾病常成为急腹症的病因，如腹部损伤导致的腹腔内脏破裂、穿孔、扭转、梗阻和出血等；亦有少部分急腹症可由内科疾病、误服腐蚀性或异物等诱发。

1. 感染性疾病

（1）外科疾病：如急性胆囊炎、胆管炎、胰腺炎、阑尾穿孔、腹腔脓肿溃破等。

（2）内科疾病：如急性胃肠炎、大叶性肺炎等。

（3）妇产科疾病：如急性盆腔炎等。

2. 出血性疾病

（1）外科疾病：如腹部外伤导致的脾破裂、腹腔内动脉瘤破裂、肝癌破裂等。

（2）妇产科疾病：如异位妊娠、巧克力囊肿破裂出血。

3. 空腔脏器梗阻　常见于外科疾病，如肠梗阻、肠套叠、胆道梗阻、泌尿系结石等。

4. 缺血性疾病

（1）外科疾病：如肠扭转、绞窄性肠梗阻、肠系膜静脉血栓形成。

（2）妇产科疾病：如卵巢或卵巢囊肿扭转。

【病理生理】

急腹症除了产生与原发疾病相关的病理生理变化（参见相关章节）外，主要涉及腹痛所致的病理生理变化，后者主要与神经因素相关。来自腹部的病理性和生理性刺激经交感神经、副交感神经和腹膜壁层的躯体神经传至大脑感觉中枢，产生腹痛；但其感觉可因急腹症的病因、部位和缓急程度不同而不一。

1. 内脏痛 内脏痛是指局部病变的病理性刺激，由内脏传入纤维（自主神经）传入中枢神经系统并产生内脏疼痛感觉。内脏痛还与产生刺激的速度和时间相关，其特点为疼痛定位不精确、疼痛感觉特殊、常伴消化道症状。

2. 牵涉痛 牵涉痛又称放射痛。指在急腹症发生内脏痛的同时，体表的相应部位也出现疼痛感觉。主要因体表某些部位的痛觉神经纤维与支配腹腔内急性病变器官的神经通过同一脊髓段的神经根进入脊髓节的后角，甚至会聚于同一神经元后角向上传递，致使大脑皮质误判。

3. 躯体痛 躯体痛指受脊髓神经支配的壁腹膜受到腹腔内炎性或化学性渗出物刺激后，在体表相应部位产生的持续性锐痛。其特点为感觉敏锐，定位准确。

【临床表现】

腹痛是急腹症的主要临床症状，常伴发热或恶心、呕吐、腹胀等消化道症状。腹痛的部位、性质、特点和程度随病因或诱因、发生时间、原发病部位、性质、转归而不同。临床上将急腹症分为外科急腹症、妇产科急腹症和内科急腹症。

1. 外科急腹症

（1）共同特点：①先有腹痛后有发热。②腹痛或压痛部位较固定。③常出现腹膜刺激征，甚至休克。④可伴腹部肿块或其他外科特征性体征及辅助检查结果。

（2）鉴别要点：不同的病理类型有着不同的外科急腹症特点。

1）出血性病变：多在外伤后迅速发生，也可因脏器自发破裂而致。以失血表现为主，常导致失血性休克，伴有不同程度的腹膜刺激征。腹腔内积血在 500mL 以上时，移动性浊音阳性，腹穿可抽出不凝固血液。

2）炎症性病变：起病缓慢。腹痛由轻及重，呈持续性；压痛点固定，可伴反跳痛、肌紧张；体温升高，白细胞和中性粒细胞计数升高。

3）穿孔性病变：发病急骤。突发刀割样持续性腹痛；迅速出现腹膜刺激征，肠鸣音减弱或消失，移动性浊音阳性；肝浊音界缩小或消失，X 线可见膈下游离气体。

4）梗阻性病变：起病较急。以阵发性绞痛为主；发病初期多无腹膜刺激征；结合其他伴随症状及辅助检查结果，有助于胆绞痛、肾绞痛等病情判断。

5）绞窄性病变：病情发展迅速。持续性腹痛，阵发性加剧；常出现明显的腹膜刺激征，极易发生休克；可有黏液性血便或腹部局限性固定性浊音等特征性表现。

2. 妇产科急腹症 常见于异位妊娠或巧克力囊肿破裂。腹痛特点：①以下腹部或盆腔内痛为主。②常伴白带增多、阴道流血，或有停经史、月经不规则，或与月经周期有关。③妇科检查可明确诊断。

3. 内科急腹症　某些内科疾病如肺炎、胸膜炎、心肌梗死可致上腹部牵涉痛；急性胃肠炎、铅中毒、尿毒症、腹型过敏性紫癜等可致痉挛性腹痛。

腹痛特点：①一般先发热，后腹痛。②腹痛或压痛部位不固定，程度均较轻，无明显腹肌紧张。③常伴发热、咳嗽、胸闷、气促、心悸、心律失常、呕吐、腹泻等症状。④查体或 X 线、心电图等检查可明确诊断。

【辅助检查】

1. 实验室检查　血白细胞计数和中性粒细胞比例升高，提示感染；血红细胞、血红蛋白、血细胞比容降低，提示腹腔内出血。尿中大量红细胞，提示泌尿系损伤或结石；尿胆红素阳性，提示梗阻性黄疸的可能。

2. 影像学检查

（1）X 线检查：立位腹部 X 线平片或透视，可观察有无膈下游离气体，小肠有无积气、气液平面，结肠有无气体，有无结石影等。

（2）B 超检查：首选检查方法。有助于了解腹腔内实质脏器损伤、破裂和占位性病变，也可探测积血、积液和量。胆囊或泌尿系结石，可见回声。

（3）CT 或 MRI 检查：与 B 超检查的意义相似，且不受肠管内气体干扰。

3. 内镜检查　根据急腹症的特点，采用不同种类的内镜检查。如胃镜检查，可发现屈氏韧带以上部位的胃、十二指肠疾病；经内镜逆行胰胆管造影（ERCP），有助于明确胆、胰疾病等。

4. 诊断性腹腔穿刺　用于难以确诊的急腹症。根据抽出液体的性状、颜色、混浊度或涂片检查、淀粉酶值测定结果等，可判断急腹症的病因及病情程度。

【治疗原则】

1. 非手术治疗

（1）适应证

①诊断明确、病情较轻者，如单纯性胆囊炎、不完全性粘连性肠梗阻等。

②诊断明确，但病情危重、不能耐受麻醉和手术者。

③诊断不明，但病情尚稳定、无明显腹膜炎体征者。

（2）治疗措施

①禁食、胃肠减压，补液、记录出入水量。

②药物治疗：包括解痉和抗感染治疗；休克者予以抗休克治疗，同时做好急诊手术准备。

③观察生命体征和腹部体征。

④观察辅助检查结果的动态变化，以利于及时判断病情变化。

2. 手术治疗　适应证：

①诊断明确、需立即处理的急腹症病人，如腹部外伤、溃疡穿孔致弥漫性腹膜炎、

化脓性梗阻性胆管炎、异位妊娠破裂等。

②对诊断不明，但腹痛和腹膜炎体征加剧，全身中毒症状加重者，应在非手术治疗的同时，积极完善术前准备，尽早进行手术治疗。

第二节 疾病护理

【护理评估】

1. 术前评估

（1）健康史：评估病人的一般情况；女性病人月经史，有无不规则阴道出血或分泌物增多现象；既往有无消化性溃疡、胆道疾患、泌尿系结石等病史；有无用药史、过敏史及手术史。

（2）身体状况

1）局部：了解腹痛的病因、诱因，与饮食和活动的关系，加重或缓解的相关因素；腹痛的部位、性质、特点、程度、发生时间；有无腹膜刺激征。

2）全身：评估病人的意识状态、生命体征和营养状况；有无寒战、高热、贫血和休克征象。

3）辅助检查：了解血、尿、粪便检查；X 线、B 超、CT 和内镜检查结果；肝酶谱和胆红素水平有无升高；重要脏器功能的检测结果。

（3）心理和社会支持状况：评估病人和家属对疾病诊疗措施的认知程度、心理承受能力及对疾病康复的期望程度。

2. 术后评估

（1）身体状况：了解麻醉类型、手术方式和引流管放置情况；评估意识状态、生命体征；观察切口愈合、引流情况；有无切口感染、腹腔内残余脓肿、再出血等并发症。

（2）心理和社会支持状况：评估病人和家属对手术及术后康复的认知程度；家庭经济承受能力及社会支持状况。

【护理诊断】

1. 焦虑/恐惧 与不能确诊、畏惧手术及担忧预后有关。

2. 疼痛 与腹腔内器官炎症、出血、穿孔或手术创伤有关。

3. 有体液不足的危险 与摄入不足、体液丢失过多有关。

4. 潜在并发症 出血、腹腔内残余脓肿、肠瘘、休克等。

【护理措施】

1. 术前护理

（1）心理护理：外科急腹症往往发病突然，腹痛较剧烈，且病情发展快；病人缺乏思想准备，担心不能得到及时治疗或预后不良，常表现为急躁、焦虑、恐惧。因此，护士应鼓励病人说出自己的内心感受，疏导和安慰病人，耐心解释各项诊疗知识，以消除其思想顾虑，积极配合治疗与护理。

（2）疼痛护理

1）病情观察：密切观察腹痛的部位、性质、特点、程度和伴随症状有无变化，以及与生命体征的关系。

2）体位：非休克者可取半卧位，以减轻腹壁张力，缓解疼痛。

3）禁食和胃肠减压：是治疗急腹症的重要措施之一。禁食并通过胃肠减压将胃内容物抽出，以减少胃肠内积气、积液，减少消化液和胃内容物自穿孔部位漏入腹膜腔，从而减轻腹痛与腹胀。

4）解痉和镇痛：对明确诊断、疼痛剧烈者，遵医嘱给予镇痛措施，注意观察镇痛效果与不良反应。

5）非药物措施：指导病人应用放松技巧，如按摩、深呼吸等；适当采用分散注意力的简单方法，如听音乐、默念数字等，以减轻或缓解疼痛。

（3）维持体液平衡

1）补充血容量：迅速建立静脉通路，遵医嘱正确、及时、合理地安排晶体液与胶体液的输注顺序。若消化液大量丢失，应先输注平衡盐液；腹腔内出血或休克者，快速补液、输血，以恢复有效循环血量。

2）动态监测生命体征，准确记录出入水量；神志不清或伴休克者，留置导尿管，并根据尿量调整输液量和速度。

3）监测实验室检查结果，以评估病人的水、电解质和酸碱失衡状况。

（4）营养支持：对明确诊断、拟行非手术治疗者，若病情与治疗允许，可给予易消化的清淡饮食；随病情好转，逐步恢复正常饮食。禁食和胃肠减压期间，遵医嘱给予肠外营养支持。

2. 术后护理

（1）心理护理：对担忧术后并发症或因较大手术影响生活质量者，护上应给予针对性的心理疏导，消除病人的思想顾虑，指导其如何正确应对。

（2）一般护理：术后生活自理能力下降或缺失者，加强基础护理和生活护理；神志不清或躁动者，给予保护性约束；长期卧床者，做好皮肤护理，预防压疮的发生。

（3）营养支持：对估计7日以上不能恢复正常饮食的病人，尤其年老、体弱、低蛋白血症及术后可能发生并发症的高危病人，积极提供肠内、肠外营养支持，并注意观察与营养支持相关的并发症。

（4）并发症的观察与护理

1）出血：加强生命体征和尿量的观察，并做好记录。若面色苍白、脉搏增快、皮肤湿冷多为休克征象；若血红蛋白值和血压进行性下降，提示腹腔内出血的可能。遵医嘱输液、输血、补充血容量和应用止血药。

2）腹腔内残余脓肿和瘘

①体位：腹部或盆腔术后病人取斜坡卧位，以利于积液或脓液的引流，减轻全身中毒症状。

②有效引流：腹腔内置引流管时，应保持引流通畅，并观察引流物的颜色、性状和量。

③防治感染：遵医嘱合理、正确使用抗菌药物。

④加强观察：若引流物为肠内容物或浑浊脓性液体、病人腹痛加剧，出现腹膜刺激征，伴发热、白细胞计数和中性粒细胞比例升高，提示腹腔内感染或瘘形成可能，应及时报告医师予以处理。

⑤高热护理：及时给予物理降温或药物降温，并评估降温效果；静脉补充液体，以防脱水。

【健康教育】

1. 疾病知识指导　向病人或家属恰当介绍急腹症发生的原因、病情转归与诊疗措施。积极控制各类诱发因素，如溃疡病者，应遵医嘱按时服药；胆道疾病、慢性胰腺炎者，适当控制油腻饮食等。

2. 休息与运动　在病情和体力允许的情况下，指导病人术后早期活动，防止粘连性肠梗阻的发生。

3. 饮食指导　养成良好的饮食和卫生习惯，保持洁净、易消化的均衡膳食。

4. 就诊指导　一旦出现发热、腹痛、腹胀、恶心、呕吐等症状，及时就诊。

案例讨论

病人，男，32 岁，工人。餐后半小时突发上腹部刀割样剧痛，并迅速波及全腹，伴恶心、呕吐，急诊住院治疗。查体：急性面容，表情痛苦，T 36.9℃，P 92 次/分，R 20 次/分，BP 110/70mmHg。全腹压痛、反跳痛及肌紧张，以上腹部明显，肝浊音界不清，肠鸣音微弱。立位腹部 X 线平片：可见膈下游离气体。

问题：

1. 该病人最可能的医疗诊断是什么？

2. 若要明确诊断，还应做哪些辅助检查？

3. 该病人目前最适宜的治疗方法是什么？

第二十六章　周围血管疾病病人的护理

学习目标

1. 掌握原发性下肢静脉曲张、深静脉血栓和血栓闭塞性脉管炎的临床表现、护理措施。

2. 熟悉原发性下肢静脉曲张的辅助检查、治疗原则和健康教育；深静脉血栓和血栓闭塞性脉管炎的治疗原则、健康教育。

3. 了解原发性下肢静脉曲张的病因病理、护理评估和护理诊断/问题；深静脉血栓和血栓闭塞性脉管炎的病因病理、辅助检查、护理评估和护理诊断/问题。

第一节　原发性下肢静脉曲张

下肢静脉由浅静脉、深静脉、肌静脉和交通静脉组成。浅静脉位于皮下，深静脉位于肌中间与同名动脉伴行，深、浅静脉通过交通静脉连接。下肢静脉内有许多向心单向开放的瓣膜，阻止静脉血逆流，保证下肢静脉血由下向上、由浅入深地单向回流。下肢远侧深静脉和小腿浅静脉分支的管壁较近侧薄，承受的静脉血柱压力比近侧静脉高，故易发生静脉曲张。

一、疾病概要

原发性下肢静脉曲张是指下肢浅静脉因静脉回流障碍而发生的静脉伸长、迂曲、扩张的状态。多发生于从事持久站立工作、体力劳动强度大，或久坐少动的人群。

【病因病理】

1. **先天因素**　与遗传因素有关的静脉瓣膜缺陷和静脉壁薄弱，引起静脉瓣膜关闭功能不全致血液倒流，静脉内压持久升高而产生静脉曲张。

2. **后天因素**

（1）任何增加下肢血柱重力的因素，如长期站立、慢性咳嗽、习惯性便秘、重体力劳动、妊娠等都可使静脉瓣膜承受过度的压力，逐渐松弛而关闭不全。

（2）循环血量超负荷，造成压力升高、静脉扩张可导致瓣膜相对性关闭不全。

下肢静脉高压导致浅静脉扩张、毛细血管通透性增加，血液中的大分子物质渗入组织间隙并积聚，沉积在毛细血管周围，形成阻碍皮肤和皮下组织细胞摄取氧气和营养的屏障，导致皮肤和皮下组织水肿、纤维化、皮下脂质硬化和皮肤萎缩、坏死，最后形成溃疡。

【临床表现】

以大隐静脉曲张多见，单独的小隐静脉曲张比较少见；左下肢多见，双下肢可先后发病。

1. 症状 久站或行走后患肢小腿感觉沉重、酸胀、乏力，也可有小腿肌肉痉挛。

2. 体征 下肢浅静脉隆起、蜿蜒迂曲和扩张。后期出现足靴区皮肤营养不良，皮肤色素沉着、湿疹和溃疡形成，易并发血栓性静脉炎。

【辅助检查】

1. 特殊检查

（1）大隐静脉瓣膜功能试验（trendelenburg 试验）：病人平卧，抬高下肢排空静脉，在大腿上 1/3 处扎止血带以阻断大隐静脉；病人站立，10 秒钟内松开止血带，若出现自上而下的静脉逆向充盈，提示大隐静脉瓣膜功能不全。根据同样原理在腘窝部扎止血带，可检测小隐静脉瓣膜的功能。

（2）深静脉通畅试验（perthes 试验）：病人取站立位，在腹股沟下方扎止血带压迫大隐静脉，待静脉充盈后，嘱病人用力踢腿或做下蹲活动 10 余次。若活动后浅静脉曲张更为明显，张力增高，甚至出现胀痛，提示深静脉不通畅。

（3）交通静脉瓣膜功能试验（pratt 试验）：病人仰卧，抬高下肢，在大腿根部扎止血带，先从足趾向上至腘窝缠缚第 1 根弹力绷带，再自止血带处向下缠绕第 2 根弹力绷带；让病人站立，一边向下解开第 1 根弹力绷带，同时向下缠第 1 根弹力绷带，如果两根绷带之间的间隙内出现曲张静脉，提示该处有功能不全的交通静脉。

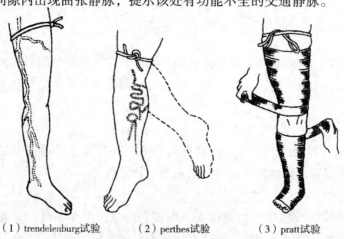

（1）trendelenburg试验　　　（2）perthes试验　　　（3）pratt试验

图 26 - 1　下肢静脉瓣膜功能试验

2. 影像学检查

（1）下肢静脉造影：可观察下肢静脉是否通畅，瓣膜功能情况以及病变程度。

（2）血管超声检查：超声多普勒血流仪能观察静脉反流的部位和程度；超声多普勒显像仪可观察瓣膜关闭活动和有无逆向血流。

【治疗原则】

1. 非手术治疗 适用于病变局限、症状较轻者；妊娠期间发病；症状虽然明显但不能耐受手术者。

（1）促进静脉回流：避免久站、久坐，间歇性抬高患肢。患肢穿弹力袜或用弹力绷带，借助远侧高而近侧低的压力差，促进回流。

（2）硬化剂注射：将硬化剂注入曲张的浅静脉后，引起无菌性炎症反应，使血管腔粘连闭塞。适用于病变小而局限者，术后残留或复发的曲张静脉。

（3）处理并发症

①血栓性浅静脉炎：抬高患肢，局部热敷或理疗，给予抗凝及抗菌药物治疗。

②湿疹和溃疡：抬高患肢，给予创面湿敷。

③曲张静脉破裂出血：抬高患肢，局部加压包扎，必要时予以缝扎止血。

2. 手术治疗 适用于深静脉通畅、无手术禁忌证者，是治疗下肢静脉曲张的根本方法。

（1）传统手术：大隐静脉或小隐静脉高位结扎和曲张静脉剥脱术。

（2）微创疗法：近年开展的经皮环扎术、旋切刨吸术、腔内激光、射频和电凝等术式均取得了良好疗效。微创手术的特点是创伤小，恢复快，有替代传统治疗方式的趋势。

二、疾病护理

（一）术前护理

【护理评估】

1. 健康史 了解病人的年龄、性别、职业和工作特点等；有无妊娠、慢性咳嗽及习惯性便秘等病史；是否使用过弹力袜或紧身衣裤。

2. 身体状况

（1）局部：评估小腿静脉曲张的部位和程度；患肢有无沉重、酸胀、乏力；局部有无血栓性静脉炎、湿疹、溃疡、曲张静脉出血等并发症。

（2）全身：病人有无贫血、消瘦及营养不良表现；有无终末期肝病或腹水。

（3）辅助检查：下肢静脉瓣膜功能试验及影像学检查有无阳性发现。

3. 心理和社会支持状况 了解病人有无因慢性溃疡、创面经久不愈造成紧张、焦虑的心理状况；下肢静脉曲张是否影响生活与工作；评估病人和家属对本病预防知识的了解程度。

【常见护理诊断/问题】

1. 活动无耐力　与下肢静脉回流障碍有关。
2. 皮肤完整性受损　与皮肤营养障碍、慢性溃疡有关。
3. 潜在并发症　血栓性静脉炎、湿疹、溃疡、曲张静脉出血。

【护理措施】

1. 促进下肢静脉回流，改善活动能力

（1）保持合适体位：采取良好坐姿，坐时双膝勿交叉过久，以免压迫腘窝、影响静脉回流；休息或卧床时抬高患肢30°～40°，以利静脉回流。

（2）穿弹力袜或使用弹力绷带：指导病人行走时穿弹力袜或使用弹力绷带，以促进静脉回流。

（3）避免引起腹内压和静脉压增高的因素：保持大便通畅，避免久站，肥胖者宜有计划地减轻体重。

2. 预防感染　积极治疗皮肤湿疹和溃疡，以促进创面愈合；观察患肢远端皮肤的温度、颜色，是否有肿胀、渗出，局部有无红、肿、压痛等感染征象。

3. 并发症的观察与护理　病人卧床期间指导其做足部伸屈和旋转运动，促进下肢静脉回流，避免深静脉血栓形成；保护患肢，活动时避免外伤引起曲张静脉破裂出血。

4. 术前准备　除常规术前准备外，还应做好皮肤准备。术前1日用甲紫标记曲张静脉，并用碘酒固定，谨防损伤曲张静脉而引发出血。

（二）术后护理

【护理评估】

1. 手术情况　了解麻醉类型、手术方式和术中情况等，以判断预后。
2. 身体状况　评估患肢远端皮肤的温度、色泽、动脉搏动、感觉等有无异常；局部敷料有无渗血及红、肿、压痛等感染征象；能否早期离床活动及正常行走；是否出现下肢深静脉血栓、伤口出血、感染等并发症。

3. 心理和社会支持状况　了解病人和家属对术后康复知识与功能锻炼的认知程度；家属对病人的支持和关心程度。

【常见护理诊断/问题】

1. 知识缺乏　缺乏术后康复、功能锻炼的知识。
2. 潜在并发症　深静脉血栓形成、伤口出血、感染。

【护理措施】

1. 体位护理　术后应卧床休息，抬高患肢30°～40°，以促进静脉回流。

2. 切口护理 保持切口敷料清洁、干燥，注意观察有无切口或皮下渗血，有无红、肿、压痛等感染征象。

3. 应用弹力绷带 弹性绷带应自下而上包扎，包扎不应妨碍关节活动，且松紧度适宜，以能扪及足背动脉搏动及保持足部正常皮温为宜。弹性绷带一般维持两周方可拆除。

4. 早期活动 卧床期间指导病人做足背伸屈运动；术后 24 小时鼓励病人下床活动，以促进下肢静脉回流，预防下肢深静脉血栓形成。

（三）健康教育

1. 疾病知识指导 平时注意保持良好的坐姿，避免久站或久坐；坐时避免双膝交叉过久；避免使用过紧的腰带和紧身衣物；避免肥胖。

2. 休息与运动 休息时适当抬高患肢；指导病人进行适当体育锻炼，增强血管壁弹性。

3. 弹力治疗 非手术治疗病人应坚持长期使用弹力袜或弹力绷带，术后宜继续使用 1~3 个月。

第二节 深静脉血栓形成

一、疾病概要

深静脉血栓形成是指血液在深静脉内不正常地凝结，阻塞管腔，导致静脉血液回流障碍。全身主干静脉均可发病，以左下肢多见，若未予及时治疗，将造成慢性深静脉功能不全，影响生活和工作，甚至致残。

【病因病理】

静脉壁损伤、血流缓慢和血液高凝状态是导致深静脉血栓形成的三大因素，其中血液高凝状态是最重要的因素。血栓形成后向主干静脉近端和远端滋长蔓延；其后在纤溶酶的作用下可溶解消散；或血栓与静脉壁粘连并逐渐机化；最终形成边缘毛糙、管径粗细不一的再通静脉，即管化和内膜化。

【临床表现】

主要表现为血栓静脉远端回流障碍的症状。

1. 患肢肿胀 最常见的症状。

（1）急性期：患肢组织张力高，呈非凹陷性水肿。皮色泛红，皮温高于健侧。肿胀严重者，皮肤可出现水疱。

（2）血栓形成的部位不同，肿胀各异：①髂-股静脉血栓形成者，整个患侧下肢肿胀明显。②小腿静脉丛血栓形成者，肿胀仅局限在小腿。③下腔静脉血栓形成者，双下肢均出现肿胀。

2. 股青肿 股青肿是下肢静脉血栓中最严重的一种情况。病人全身反应重，高热，剧烈疼痛；患肢皮肤发亮、呈青紫色，伴有水疱或血疱，皮温冷；足背动脉、胫后动脉搏动不能扪及。

3. 疼痛、压痛和发热

（1）疼痛：①血栓在静脉内引起炎症反应，患肢局部产生持续性疼痛。②血栓堵塞静脉，使下肢静脉回流受阻，患侧肢体胀痛，直立时疼痛加重。

（2）压痛：主要局限在静脉血栓产生炎症反应的部位，如股静脉或小腿处。小腿腓肠肌压痛，又称 Homans 征阳性。

（3）发热：急性期因局部炎症反应和血栓吸收，可出现低热。

4. 浅静脉曲张 属于代偿性反应。主干静脉堵塞后，下肢静脉血通过浅静脉回流，浅静脉代偿性曲张。

【辅助检查】

1. 彩色多普勒超声 可显示下肢深静脉有无血栓及其部位。

2. 静脉造影 可显示下肢静脉的形态、有无血栓及其形态、位置、范围等。

3. 放射性核素检查 是一种无创性检查方法，可提示早期血栓形成。

【治疗原则】

急性期以血栓消融为主，中晚期以减轻下肢静脉淤血和改善生活质量为主。

1. 急性期治疗

（1）一般治疗：卧床休息，抬高患肢。病情缓解后可进行适量活动。离床活动时，使用弹力绷带或穿医用弹力袜。

（2）药物治疗：主要包括抗凝、溶栓、祛聚等治疗。

（3）手术治疗：髂－股静脉血栓病程不超过 48 小时者，行导管取栓术效果较好；股青肿者，则行手术取栓。

2. 中晚期治疗 与急性期一般治疗相似。

二、疾病护理

（一）术前护理

【护理评估】

1. 健康史 了解病人的年龄、性别、婚姻和职业等；有无外伤、手术、感染等病史；是否长期卧床、输液及肢体固定等。

2. 身体状况

（1）局部：评估患肢疼痛发生的时间、部位及有无肿胀；评估患肢动脉搏动情况、皮肤温度、色泽变化和感觉等。

（2）全身：评估病人有无头痛、头胀等症状；溶栓、祛聚和抗凝治疗期间有无出血倾向。

（3）辅助检查：通过彩色多普勒超声、静脉造影或放射性核素检查，了解深静脉血栓形成的部位、范围和形态等。

3. 心理和社会支持状况　了解病人有无因突发的下肢剧烈疼痛和肿胀而引起焦虑与恐惧；病人和家属对预防疾病相关知识的了解程度。

【常见护理诊断/问题】

1. 疼痛　与深静脉回流障碍有关。
2. 自理缺陷　与患侧下肢疼痛剧烈、绝对卧床休息有关。
3. 潜在并发症　出血、栓塞。

【护理措施】

1. 疼痛护理　急性期嘱病人 10～14 日内绝对卧床休息，患肢宜高于心脏平面20～30cm，以减轻疼痛与水肿；必要时，遵医嘱给予镇痛剂。

2. 饮食护理　进食低脂、富含纤维素的食物，保持大便通畅，以免腹内压增高影响下肢静脉回流。

3. 病情观察　注意观察患肢疼痛的部位、程度、时间、动脉搏动及皮温、皮色和感觉；每日测量并记录患肢不同平面的周径，测量部位宜固定，以便进行对比。

4. 预防并发症　嘱病人床上活动时避免动作幅度过大；患肢禁止热敷、按摩，以防血栓脱落。

（二）术后护理

【护理评估】

1. 手术情况　了解麻醉类型、手术方式及术中情况等，以判断疾病预后。
2. 身体状况　评估患肢远端皮肤温度、色泽、肿胀、感觉以及动脉搏动情况；局部敷料有无渗血及红、肿、压痛等感染征象；有无出血征象。
3. 心理和社会支持状况　了解病人和家属对术后康复知识的认知程度，评估家庭经济承受能力及社会支持状况。

【常见护理诊断/问题】

1. 疼痛　与手术创伤有关。
2. 知识缺乏　缺乏术后功能锻炼的知识。
3. 潜在并发症　出血、栓塞、感染。

【护理措施】

1. 体位护理 患肢宜高于心脏平面20～30cm，膝关节微屈，可做足背伸屈运动。恢复期逐渐增加活动量，以促进下肢深静脉再通及侧支循环建立。

2. 用药护理 遵医嘱给予抗凝、溶栓、祛聚、抗感染等药物治疗，用药期间注意观察有无出血倾向。

3. 病情观察 监测生命体征的变化；观察切口有无渗血、渗液及红肿等异常情况；观察患肢远端皮肤的温度、色泽、感觉及动脉搏动情况，以判断术后血管的通畅程度。

4. 并发症的观察与护理

（1）出血：是抗凝、溶栓治疗最严重的并发症，故在抗凝、溶栓治疗期间，应密切观察病人切口有无渗血或血肿，有无牙龈、消化道或泌尿道出血等征象，一旦发现异常情况，立即通知医师，并协助处理。

（2）肺动脉栓塞：是临床猝死的常见原因之一。若病人出现胸痛、呼吸困难、血压下降、脉搏细速等异常情况，提示肺动脉栓塞的可能。嘱病人平卧，避免深呼吸、咳嗽和快速翻身，给予高浓度氧气吸入，立即报告医师，并积极配合抢救。

（三）健康教育

1. 饮食指导 宜选择低脂、高纤维素的饮食；保持大便通畅，避免腹内压升高而影响下肢静脉回流；禁止吸烟、饮酒。

2. 保护患肢 指导病人正确使用弹力袜，以减轻症状；避免久坐或长距离行走；患肢肿胀不适者，应卧床休息，并抬高患肢高于心脏水平20～30cm。

3. 适量运动 加强日常锻炼，以促进静脉回流，预防静脉血栓形成。避免膝下垫硬枕，过度屈髋，用过紧的腰带，穿紧身衣物，以免影响静脉回流。

4. 定期复诊 告知病人，3～6个月到门诊复查。若出现下肢肿胀、疼痛，平卧或抬高患肢仍不缓解，及时就诊。

第三节 血栓闭塞性脉管炎

一、疾病概要

血栓闭塞性脉管炎又称Buerger病，是一种累及血管的炎症性、节段性和周期性发作的慢性闭塞性疾病，主要侵袭四肢的小动脉，小静脉也常受累。多见于青壮年男性。

【病因病理】

病因尚未明确。与多种因素有关，如吸烟、寒冷潮湿的生活环境、慢性损伤、自身免疫功能紊乱、性激素和前列腺素失调等。其中，主动或被动吸烟是本病发生和发展的重要环节。病变主要累及四肢的中、小动脉和静脉，常起始于动脉，后累及静脉，由远端向近端发展，病变呈节段性，两段之间血管比较正常。早期为血管壁全层非化脓性炎症，后期炎症消退，闭塞血管远端的组织可出现缺血性改变甚至坏死。静脉受累时的病理改变与动脉病变类似。

【临床表现】

起病隐匿，进展缓慢，呈周期性发作。临床根据肢体缺血程度和表现，分为三期，即局部缺血期、营养障碍期和组织坏死期。

1. 局部缺血期　以功能性变化为主。以患肢活动后出现间歇性跛行为突出症状，伴有麻木、怕冷和刺痛等异常感觉。患肢皮肤温度降低、色泽苍白，同时出现皮肤干燥、趾甲增厚变形；足背或胫后动脉搏动减弱，可反复出现游走性浅静脉炎。

2. 营养障碍期　以器质性变化为主。以患肢缺血性静息痛为主要症状，皮温明显降低，肢端苍白、潮红或发绀；小腿肌肉萎缩，足背和（或）胫后动脉搏动消失。

3. 组织坏死期　以肢端发黑、干瘪、坏疽和溃疡为主要症状。大多为干性坏疽。若并发感染，坏疽即转为湿性。严重者出现全身中毒症状。

【辅助检查】

1. 一般检查　包括测定跛行距离和跛行时间，肢体抬高试验，皮肤温度等，可了解病情的严重程度。

2. 彩色多普勒超声　评价缺血程度，检查动静脉是否狭窄或者闭塞，还能测定血流方向、流速和阻力。

3. 肢体血流图　了解肢体血流通畅情况。

4. 动脉造影　显示动脉闭塞的部位、程度、范围及侧支循环建立情况。

【治疗原则】

着重于防止病变进展，改善和促进下肢血液循环。

1. 非手术治疗

（1）一般治疗：严格戒烟；防止受冷、受潮和外伤；肢体保暖但不做热疗，以免组织需氧量增加而加重病情；疼痛剧烈者，遵医嘱应用镇痛剂；早期指导病人进行患肢适度锻炼，以促使侧支循环的建立。

（2）药物治疗：可应用扩张血管、改善血液循环和抑制血小板聚集的药物，还可根据中医辨证论治原则，予以中医药治疗。

（3）高压氧疗法：通过高压氧治疗，提高血氧含量，促进肢体的血氧弥散，改善组织的缺氧程度。

（4）创面处理：对干性坏疽创面，应在消毒后包扎创面，预防继发感染。感染创面可给予湿敷和换药。

2. 手术治疗　目的是重建动脉血流通道，增加肢体血供，改善肢体缺血情况。常用的手术方法有腰交感神经节切除术、自体大隐静脉或人工血管旁路术、动静脉转流术、截肢术。

知识链接

二、疾病护理

（一）术前护理

【护理评估】

1. 健康史　了解病人的年龄、性别；有无长期吸烟嗜好，是否长期居住在寒冷潮湿环境；有无感染和外伤史。

2. 身体状况

（1）局部：评估患肢皮肤温度、色泽、动脉搏动情况；测量和评估跛行距离和跛行时间；有无肌萎缩、坏疽、溃疡和感染。

（2）全身：评估病人生命体征、意识状况；有无发热、乏力等症状；扩血管、祛聚治疗期间有无出血倾向。

（3）辅助检查：影像学检查所示动脉闭塞的部位、范围、性质、程度以及侧支循环建立情况。

3. 心理和社会支持状况　了解病人有无因患肢反复出现持续剧烈疼痛、肢端坏死及感染而引起焦虑与悲观的心态；家庭成员能否给予病人足够的支持与关爱。

【常见护理诊断/问题】

1. 焦虑/恐惧　与患肢剧烈疼痛、久治不愈、对治疗失去信心有关。

2. 疼痛　与患肢缺血、组织坏死有关。

3. 组织完整性受损　与肢端坏疽、脱落有关。

4. 活动无耐力　与患肢远端供血不足有关。

【护理措施】

1. 心理护理　由于肢端疼痛和坏死使病人异常痛苦和极度焦虑，医护人员应以极大的同情心，关心体贴病人，给予病人针对性的心理支持，帮助其树立战胜疾病的信心，积极配合治疗与护理。

2. 一般护理　睡觉或休息时取头高脚低位，避免久站或久坐，坐位时避免双膝交叉，以免影响下肢血液循环；指导病人进行合理运动，以促进侧支循环的建立；禁止吸烟、饮酒。

3. 疼痛护理　营造安静、舒适的住院环境，选择合适的体位；早期轻症者，遵医嘱应用血管扩张剂，解除血管痉挛，促进侧支循环建立，改善肢体血供，缓解疼痛；中晚期疼痛剧烈者，遵医嘱给予镇痛剂。

4. 患肢护理　患肢保暖，避免热疗，以免增加组织耗氧量，加重病情；保持局部皮肤清洁、干燥，若出现皮肤溃疡或坏死，消毒后包扎创面，遵医嘱应用抗菌药物，预防感染。

5. 病情观察　注意观察患肢疼痛的部位、时间、程度、动脉搏动及皮温、皮色和感觉；每日测量并记录患肢的跛行时间和跛行距离。

（二）术后护理

【护理评估】

1. 手术情况　了解麻醉类型、手术方式和手术范围，以及术中出血、补液等情况。

2. 身体状况　评估患肢皮肤温度、色泽、肿胀、感觉以及动脉搏动情况；切口有无渗血、渗液；有无出血、栓塞、感染等并发症发生。

3. 心理和社会支持状况　了解病人和家属对术后康复计划的认知程度，评估家庭经济承受能力和社会支持状况。

【常见护理诊断/问题】

1. 疼痛　与手术创伤有关。

2. 知识缺乏　缺乏术后康复、功能锻炼的知识。

3. 潜在并发症　出血、栓塞、感染。

【护理措施】

1. 体位护理　静脉手术后抬高患肢30°，制动1周；动脉手术后患肢平放，制动两周。自体血管移植术后愈合较好者，卧床制动时间可适当缩短。病人卧床制动期间，指导其进行足背伸屈运动，以促进局部血液循环。

2. 病情观察　密切观察意识状态、生命体征和切口愈合情况；观察患肢远端的皮肤温度、色泽、感觉和动脉搏动情况，以判断血管重建后的通畅程度。

3. 防治感染 遵医嘱合理、及时、有效地应用抗菌药物。一旦出现发热、切口红肿等征象，及时通知医师，并协助处理。

4. 并发症的观察与护理 若手术切口、穿刺点出现渗血或血肿，提示切口出血的可能；若动脉搏动消失、皮肤温度降低、颜色苍白、感觉麻木，应警惕动脉栓塞；若动脉重建术后出现肿胀，皮肤颜色发紫、温度降低，提示重建部位的血管发生痉挛或继发性血栓形成的可能，立即通知医师，并积极配合处理。

（三）健康教育

1. 饮食指导 规律饮食；多食新鲜蔬菜、水果，保持大便通畅；禁止吸烟、饮酒。

2. 保护患肢 注意患肢保暖，避免受寒；穿宽松的棉制鞋袜并且勤更换，以防真菌感染；切勿赤足行走，避免外伤。

3. 功能锻炼 鼓励病人适当活动，促进侧支循环建立，以利于早日康复。

4. 就诊指导 遵医嘱服药，定期门诊复查。一旦出现患肢酸胀、疼痛、皮温降低，平卧休息仍不缓解，及时就诊。

案例讨论

病人，女，56岁，教师。右下肢静脉迂曲扩张20年，伴下肢酸胀、水肿，活动抬高后减轻。近两年右足靴区皮肤发红，时有瘙痒，逐渐加重。查体：右下肢大腿内侧、小腿后可见迂曲扩张的静脉团，足靴区色素沉着，皮肤变厚。

问题：

1. 该病人最可能的医疗诊断是什么？
2. 该病人目前最适宜的治疗方法是什么？
3. 健康教育的内容有哪些？

第二十七章　颅内压增高病人的护理

📖 学习目标

1. 掌握颅内压增高和急性脑疝的临床表现、护理措施。
2. 熟悉颅内压增高和急性脑疝的概念、治疗原则、护理诊断/问题和健康教育。
3. 了解颅内压增高和急性脑疝的分类、病因病理、辅助检查和护理评估。

第一节　颅内压增高

颅内压增高是由颅脑疾病导致颅腔内容物体积增加或颅腔容积减小，超过颅腔可代偿的容量，导致颅内压持续高于 $200mmH_2O$（2kPa），并出现头痛、呕吐和视神经乳头水肿三大病症的一类疾病。

【分类】

1. 根据病因分　根据病因可分为弥漫性颅内压增高和局灶性颅内压增高。

（1）弥漫性颅内压增高：在颅内各处没有明显的压力差和脑组织移位，压力解除后神经功能恢复较快，如蛛网膜下腔出血、弥漫性脑膜炎等。

（2）局灶性颅内压增高：颅内不同部位有明显的压力差及脑组织移位，压力解除后神经功能恢复较慢且不完全，各种颅内占位性病变都属于此类型。

2. 根据病程分　根据病程可分为急性颅内压增高、亚急性颅内压增高和慢性颅内压增高

（1）急性颅内压增高：机体无法适应急剧升高的颅内压，病情急转直下。

（2）亚急性颅内压增高：病情发展快，颅内压增高的反应较轻或不明显。

（3）慢性颅内压增高：病情发展缓慢，可长期无颅内压增高的表现，病情发展时好时坏。

【病因病理】

1. 颅腔内容物体积或量增加

（1）脑体积增加：最常见的是各种原因引起的脑水肿。

（2）脑血流量增加：高碳酸血症时血液中二氧化碳分压增高，脑血管扩张致颅内血容量急剧增多。

（3）脑脊液增多：脑脊液分泌过多、吸收障碍，或脑脊液循环受阻导致脑积水。

（4）颅内占位性病变：如颅内血肿、囊肿等。

2. 颅内空间或颅腔容积缩小　①外伤所致大片凹陷性骨折，使颅内空间缩小。②先天性畸形，如狭颅症、颅底凹陷症等使颅腔容积缩小。

颅内压增高引起的主要病理改变是脑血流量减少或形成脑疝。前者造成脑组织缺氧，从而加重脑水肿和颅内压增高；后者主要表现为脑组织移位，压迫脑干，抑制循环和呼吸中枢。两者的最终结果是导致脑干功能衰竭。

【临床表现】

头痛、呕吐和视乳头水肿是颅内压增高的“三主症”。

1. 头痛　头痛是最常见的症状。以胀痛和撕裂痛为多见，清晨或晚间较重，多位于额部和颞部。咳嗽、打喷嚏、用力、弯腰低头时头痛加重。

2. 呕吐　呕吐多呈喷射性。常出现于头痛剧烈时，易发生于饭后，呕吐后头痛可有所缓解。

3. 视乳头水肿　视乳头水肿是颅内压增高的重要客观体征之一。病人常有一过性的视力模糊，早期视力多无明显变化，晚期可因视神经萎缩而失明。

4. 意识障碍及生命体征变化　慢性颅内压增高病人往往神志淡漠，反应迟钝。急性颅内压增高者常有明显的进行性意识障碍甚至昏迷。病人早期代偿性出现血压升高，并伴心率减慢、心搏出量增加和呼吸深慢（即“两慢一高”），此称为 Cushing 综合征。严重者可因呼吸循环衰竭而死亡。

5. 其他　颅内压增高还可出现复视（展神经麻痹）、头晕、猝倒等。婴幼儿可见头皮静脉怒张、囟门饱满、头颅增大和颅缝增宽。

【辅助检查】

1. 影像学检查

（1）头颅 X 线摄片：慢性颅内压增高病人，可见脑回压迹增多、加深，蝶鞍扩大等；小儿可见颅缝分离。

（2）CT 及 MRI 检查：可见脑沟变浅、脑室缩小、脑结构变形等；可显示病变的位置、大小和形态，对判断引起颅内压增高的病因有重要参考价值。

（3）数字减影血管造影或脑血管造影：主要用于疑有脑血管畸形或动脉瘤等疾病者。

2. 腰椎穿刺　可测定颅内压力，同时取脑脊液做检查。注意颅内压增高明显者易引发脑疝，禁止腰穿。

【治疗原则】

首先处理原发病，关键是降低颅内压。

1. 非手术治疗

（1）限制液体入量：颅内压增高明显者，液体摄入量控制在每日 1500~2000mL。

（2）脱水治疗：常用高渗性和利尿性脱水剂，使脑组织间的水分通过渗透作用进入血液循环再由肾脏排出，以达到缩小脑体积、降低颅内压的目的。

（3）辅助过度换气：可增加血液中氧分压，排出 CO_2，使脑血管收缩，减少脑血流量，降低颅内压。

（4）激素治疗：应用肾上腺皮质激素，改善血脑屏障通透性，预防和治疗脑水肿，以减少脑脊液生成，使颅内压下降。

（5）冬眠低温治疗：应用药物和物理方法降低病人体温，以降低脑代谢率及耗氧量，预防和缓解脑水肿，降低颅内压。

（6）对症处理：疼痛剧烈者，遵医嘱应用镇痛剂；高热者给予有效的物理降温。若效果不佳可采用冬眠低温治疗。

2. 手术治疗　手术去除病因是最根本、最有效的方法，如手术切除颅内肿瘤、清除颅内血肿、脑积水者行脑脊液分流术等。

第二节　急性脑疝

当颅腔内某一分腔存在占位性病变时，该分腔的压力会高于邻近分腔，脑组织由高压区向低压区移位，部分脑组织被挤入颅内生理空间或裂隙，产生相应的症状和体征，此称为脑疝。

【病因与分类】

脑疝可分为小脑幕切迹疝、枕骨大孔疝和大脑镰下疝。

1. 小脑幕切迹疝　小脑幕切迹疝又称颞叶钩回疝。小脑幕上占位性病变或严重脑水肿时引起颅内压增高，颞叶的钩回、海马回通过小脑幕切迹被推移至幕下腔。

2. 枕骨大孔疝　枕骨大孔疝又称小脑扁桃体疝（图 27-1）。小脑幕下后颅窝存在占位性病变时，颅内压急剧增高，导致小脑扁桃体和延髓经枕骨大孔推挤向椎管内。

3. 大脑镰下疝　大脑镰下疝又称扣带回疝，是一侧半球扣带回经镰下孔被挤入对侧颅腔。

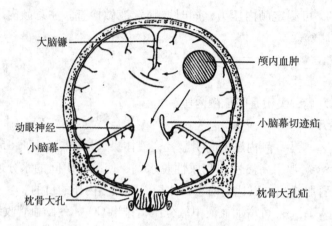

图 27 - 1　小脑幕切迹疝和枕骨大孔疝

【临床表现】

1. 小脑幕切迹疝　在颅内压增高的基础上出现进行性意识障碍；患侧瞳孔先小后大，直接和间接对光反应消失，并伴上睑下垂和眼球外斜；对侧肢体瘫痪；若病情进一步发展，病人出现深昏迷，去皮质强直，血压骤降，脉搏快弱，呼吸、心跳相继停止而死亡。

2. 枕骨大孔疝　病人常有进行性颅内压增高的临床表现。剧烈头痛，频繁呕吐，颈项强直或强迫头位；生命体征紊乱出现较早，意识障碍和瞳孔改变出现晚。病人早期即可突发呼吸、心跳骤停而死亡。

【治疗原则】

1. 及时发现脑疝是关键。病人一旦出现典型的脑疝症状，立即给予脱水治疗，以降低颅内压，争取时间尽早手术，去除病因。

2. 若难以确诊或虽然确诊但无法去除病因时，选用脑脊液分流术、枕肌下减压术等姑息性手术，以降低颅内高压，治疗脑疝。

第三节　疾病护理

一、术前护理

【护理评估】

1. 健康史　了解病人是否有脑外伤、颅内感染、颅内肿瘤、高血压等病史；是否存在导致颅内压急剧增高的相关因素，如呼吸道梗阻、便秘、剧烈咳嗽、癫痫等。

2. 身体状况

（1）局部：评估头痛的部位、性质、程度、持续时间；有无诱因及加重因素；有无肢体功能障碍而影响自理能力。

（2）全身：评估呕吐的程度；有无水、电解质紊乱及营养不良；有无视力障碍、意识障碍等。

（3）辅助检查：了解 X 线、CT、MRI 等检查结果，以判断有无颅内出血或占位性病变。

3. 心理和社会支持状况　了解病人有无紧张、焦虑、恐惧等负性心理；评估病人和家属对疾病知识、治疗方法及康复知识的认知程度。

【常见护理诊断/问题】

1. 疼痛　与颅内压增高有关。
2. 脑组织灌注异常　与颅内压增高有关。
3. 有体液不足的危险　与呕吐、应用脱水剂有关。
4. 潜在并发症　脑疝。

【护理措施】

1. 一般护理

（1）体位：抬高床头 15°～30°，使病人取头高脚低斜坡卧位，以利于颅内静脉回流，减轻脑水肿。昏迷病人取侧卧位，以便于呼吸道分泌物排出。

（2）给氧：遵医嘱给予持续或间断吸氧，使脑血管收缩，减少脑血流量，达到降低颅内压、改善脑缺氧的目的。

（3）饮食与补液：频繁呕吐者应暂禁食，以防吸入性肺炎。不能进食者，成人每日补液量 1500～2000mL，保持每日尿量不少于 600mL；控制输液速度，防止短时间内输入大量液体，加重脑水肿。神志清醒者给予普食，但需限制钠盐摄入量，以维持水、电解质和酸碱平衡。

2. 病情观察　密切观察病人意识、瞳孔、生命体征的变化，警惕颅高压危象和脑疝的发生。

（1）意识状态：意识反映大脑皮层和脑干的功能状态，意识障碍的程度、时间长短和演变过程是分析病情轻重的重要指标。

1）传统方法：分为清醒、模糊、浅昏迷、昏迷和深昏迷 5 级（表 27 - 1）。

表 27 - 1　意识状态的分级

意识状态	语言刺激反应	痛刺激反应	生理反应	大小便能否自理	配合检查
清醒	灵敏	灵敏	正常	能	能
模糊	迟钝	不灵敏	正常	有时不能	尚能
浅昏迷	无	迟钝	正常	不能	不能
昏迷	无	无防御	减弱	不能	不能
深昏迷	无	无	无	不能	不能

2）格拉斯哥（Glasgow）昏迷评分法：根据病人睁眼、语言和运动反应进行评分，三者得分相加表示意识障碍程度。最高15分，表示意识清醒；8分以下为昏迷；最低3分。分数越低，表明意识障碍程度越严重（表27-2）。

表 27-2 Glasgow 昏迷评分法

睁眼反应	分值	语言反应	分值	运动反应	分值
自动睁眼	4	回答正确	5	按吩咐动作	6
呼唤睁眼	3	回答错误	4	刺痛能定位*	5
痛时睁眼	2	吐词不清	3	刺痛时回缩*	4
不能睁眼	1	有音无语	2	刺痛时屈曲*	3
		不能发音	1	刺痛时过伸*	2
				无动作*	1

*指痛刺激时的肢体运动反应。

（2）瞳孔：正常瞳孔等大、圆形，在自然光线下直径3~4mm，直接、间接对光反应灵敏。严重颅内压增高继发脑疝时可出现异常变化。

（3）生命体征：注意呼吸节律和幅度、脉搏快慢和强弱以及血压和脉压的变化。若血压上升、脉搏缓慢有力、呼吸深慢，提示颅内压升高。

3. 防止颅内压骤然升高的护理

（1）卧床休息：保持病室安静，清醒病人切勿用力坐起或提重物。稳定病人情绪，避免情绪激动，以免血压骤升而加重颅内压升高。

（2）保持呼吸道通畅：呼吸道梗阻者，及时清除呼吸道分泌物和呕吐物，避免因用力呼吸而致脑血管扩张、脑血流量增加，加重颅内压增高。舌后坠者，托起下颌，放置口咽通气道。意识不清或咳痰困难者，尽早行气管切开术。任何体位均避免颈部过曲、过伸或扭曲，以防颈静脉和气管受压。定时为病人翻身、叩背，协助有效咳痰，防止肺部并发症。

（3）避免剧烈咳嗽和便秘：病人剧烈咳嗽和便秘可使胸腹腔压力骤然升高，有诱发脑疝的危险，应积极预防，治疗感冒，避免剧烈咳嗽。颅内压增高的病人易出现便秘，应嘱病人多吃新鲜果蔬，并给予缓泻剂，防止便秘。已发生便秘者，应用开塞露或低压小剂量灌肠，禁忌高压灌肠。

（4）预防和控制癫痫发作：癫痫发作可加重脑缺氧及脑水肿，遵医嘱及时、足量、有效地应用抗癫痫药物，用药期间密切观察病人血压、呼吸、心率等变化。

4. 药物治疗的护理

（1）脱水治疗：最常用的高渗性脱水剂是20%甘露醇。成人每次250mL，15~30分钟滴完，每日2~4次，滴完后10~20分钟颅内压开始下降，维持4~6小时。脱水治疗期间记录24小时出入液量，遵医嘱合理补液，以维持体液平衡。停药前逐渐减量或延长间隔时间，防止颅内压反跳现象。

（2）激素治疗：常用地塞米松5~10mg静脉或肌内注射，每日2~3次；或氢化可的松100mg静脉注射，每日1~2次。激素可诱发应激性溃疡、感染等不良反应，需加强观察与护理。

5. 冬眠低温治疗的护理

（1）环境和物品准备：将病人安置于单人病房，由专人护理。室内光线宜暗，室温18℃~20℃。室内备氧气、吸引器、血压计、听诊器、水温计、冰袋或冰毯、导尿包、吸痰盘、冬眠药物、急救药物及器械和护理记录单等。

（2）降温方法：根据医嘱给予足量冬眠药物。先用冬眠Ⅰ号合剂或冬眠Ⅱ号合剂，待自主神经被充分阻滞、病人御寒反应消失、进入昏睡状态后，方可加用物理降温措施。降温速度以每小时下降1℃为宜，体温以降至肛温32℃~34℃、腋温31℃~33℃较为理想。体温高于35℃则效果不佳。冬眠药物最好静脉滴注，便于调节速度、药量及控制冬眠深度。

（3）密切观察病情：冬眠低温期间，若脉搏超过100次/分，收缩压低于100mmHg，呼吸次数减少或不规则时，及时通知医师，停止冬眠低温治疗或更换冬眠药物。

（4）饮食护理：病人每日液体入量不宜超过1500mL，根据其意识状态、胃肠功能确定饮食种类。鼻饲者或肠内营养液温度应与当时体温相同。低温时病人肠蠕动减弱，注意观察有无胃潴留、腹胀、便秘等，避免反流和误吸。

（5）缓慢复温：冬眠时间一般为3~5日。复温时先停物理降温，再逐步减少药物剂量，直至停用。复温不可过快，以免出现颅内压反跳。

（6）预防并发症：冬眠病人因肌肉松弛，易出现舌后坠，吞咽、咳嗽反射减弱，保持呼吸道通畅，以防肺部并发症。在搬动病人或为其翻身时，动作要缓慢、轻稳，以免发生直立性低血压。加强皮肤护理，防止压疮和冻伤发生。

6. 脑疝的急救护理　快速输注甘露醇、呋塞米等强力脱水剂，迅速降低颅内压；保持呼吸道通畅，呼吸功能障碍者，必要时进行机械通气；密切观察意识状态、瞳孔、生命体征等变化。紧急做好各项术前检查和手术准备。

二、术后护理

【护理评估】

1. 手术情况　了解麻醉类型、手术方式和术中情况等，以判断预后。

2. 身体状况　评估生命体征、意识状态、瞳孔和神经系统症状，判断颅内压变化情况；观察切口愈合和引流情况；有无颅内出血、感染等并发症。

3. 心理和社会支持状况　了解病人和家属对开颅手术的认知情况，对预后的期望程度和心理承受能力、家庭对治疗所需昂贵费用的承受能力等。

【常见护理诊断/问题】

1. 疼痛　与手术创伤、留置脑室引流管有关。

2. 清理呼吸道无效 与切口疼痛、咳痰能力下降有关。

3. 潜在并发症 颅内出血、感染等。

【护理措施】

1. 一般护理

（1）体位：全麻未醒者取平卧位，头偏向一侧，以利于呼吸道分泌物排出。麻醉清醒后，若病情平稳，抬高床头15°～30°，以利于颅内静脉回流。幕上开颅术后，取健侧卧位或仰卧位；幕下开颅术后，早期去枕侧卧或侧俯卧位，避免切口受压。

（2）保持呼吸道通畅：术后保持呼吸道通畅至关重要。遵医嘱给予氧气吸入，及时清除呼吸道分泌物，痰液黏稠者予以雾化吸入；防止颈部过曲、过伸或扭曲；定时为病人翻身、叩背，以利于痰液排出，防止肺部并发症。

（3）疼痛护理：切口疼痛多发生于术后24小时内，遵医嘱给予镇痛剂。颅内压增高引起的波动性头痛，多发生在术后2～4日，应用脱水剂和激素治疗降低颅内压，可缓解头痛。

（4）躁动护理：术后病人需保持安静。若发现病人躁动不安，在排除颅内压增高、膀胱充盈等因素外，遵医嘱给予镇静剂，防止继发颅内出血。

2. 病情观察

（1）密切监测病人的意识状态、瞳孔和生命体征变化。观察有无脑脊液外漏，一旦发现，立即通知医师，并协助处理。

（2）切口护理：保持切口敷料清洁、干燥。注意观察切口有无渗血、渗液、红肿等感染征象，一旦出现异常情况，立即通知医师予以处理。

（3）脑室引流的护理：脑室引流是经颅骨钻孔或锥孔穿刺侧脑室，放置引流管将脑脊液引流至体外的方法。护理时应重视以下几方面：

①妥善固定引流管：术后须在严格无菌操作下连接引流瓶（袋），并妥善固定，使引流管开口高出侧脑室平面10～15cm，以维持正常的颅内压。

②控制引流速度和量：术后早期适当抬高引流瓶（袋）的位置，以减慢流速，每日引流量以不超过500mL为宜，避免颅内压骤降造成危害。

③保持引流通畅：避免引流管受压、折叠、扭曲。适当限制病人头部的活动范围，护理操作或翻身时避免牵拉引流管。

④严格的无菌操作：每日定时更换引流瓶（袋），注意保持整个装置无菌，避免发生逆行感染。

⑤观察并记录脑脊液的颜色、性状和量：正常脑脊液无色透明、无沉淀，术后1～2日脑脊液略带血色，此后转为橙黄色；若引流出大量血性脑脊液，提示脑室内出血。

⑥拔管：脑室引流管一般放置3～4日，此时脑水肿已消退，颅内压逐渐降低。脑室外引流时间不宜超过7日，以免时间过长继发颅内感染。拔管前行头颅CT检查，并试行抬高或夹闭引流管24小时，以了解脑脊液循环是否通畅。

3. 并发症的观察与护理

（1）*颅内出血*：是术后最常见、最严重的并发症，多发生在术后 24～48 小时。术后应加强观察，一旦发现颅内出血征象，立即通知医师，同时做好再次手术止血的准备。

（2）*感染*：脑手术后常见的感染有切口感染、颅内感染和肺部感染。主要预防措施是严格无菌操作，合理应用抗菌药物，加强基础护理与营养支持。

三、健康教育

1. 饮食指导　嘱病人出院后多进食高热量、高蛋白、富含膳食纤维的食物，多饮水，防止便秘。

2. 用药指导　向病人和家属进行用药知识的宣教，叮嘱他们切勿擅自改变甘露醇、激素等治疗药物的剂量、滴速。

3. 康复指导　对有神经系统后遗症者，鼓励其积极参与功能训练，如肌力训练、步态平衡训练等。

4. 就诊指导　若病人经常头痛并呈进行性加重，伴恶心、呕吐，经一般治疗无效，及时就诊，以明确诊断。

案例讨论

病人，男，28 岁，快递员。2 小时前骑摩托车时被汽车撞伤头部，昏迷约 20 分钟，醒后剧烈头痛，伴恶心、呕吐，呕吐物为胃内容物，急诊入院。查体：意识模糊，呼之不应，右侧瞳孔缩小后又散大，光反应迟钝，T 36.7℃，P 60 次/分，R 12 次/分，BP 150/80mmHg。CT 检查：显示右颞部一弓形高密度影。

问题：

1. 该病人最可能的医疗诊断是什么？

2. 该病人入院后应采取哪些护理措施？

3. 若行手术治疗，术后主要引流管的护理要点有哪些？

第二十八章　颅脑损伤病人的护理

学习目标

1. 掌握颅骨骨折、脑损伤的临床表现；颅脑损伤的护理措施。
2. 熟悉头皮损伤的临床表现；颅脑损伤的治疗原则、健康教育。
3. 了解颅骨骨折和脑损伤机制；颅脑损伤的病因与分类、辅助检查、护理评估和护理诊断/问题。

颅脑损伤占全身损伤的15%～20%，仅次于四肢损伤，常与身体其他部位的损伤复合存在，其致残率和致死率均居首位。多见于交通、工矿等事故，其他为自然灾害、爆炸、火器伤、坠落、跌倒及各种锐器、钝器对头部的伤害等。颅脑损伤可分为头皮损伤、颅骨损伤和脑损伤，三者可单独或合并存在。

第一节　头皮损伤

头皮损伤是颅脑损伤中最常见的一种，范围包括轻微擦伤至整个头皮的撕脱伤。

头皮由浅入深分为五层，即皮肤、皮下组织、帽状腱膜、帽状腱膜下层和骨膜（图28－1）。其中，浅部三层连接紧密，不易分离；深部两层之间连接疏松，较易分离。头皮血供丰富，由颈内、外动脉的分支供血，左右各5支在颅顶汇集，各分支间有广泛吻合支，故抗感染及愈合能力较强。

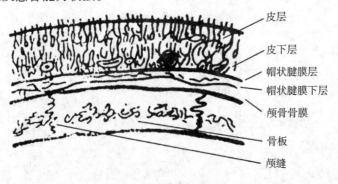

皮层
皮下层
帽状腱膜层
帽状腱膜下层
颅骨骨膜
骨板
颅缝

图28－1　头皮分层

【病因与分类】

1. 头皮血肿 多因钝器伤所致。根据血肿出现于头皮的不同层次分为皮下血肿、帽状腱膜下血肿和骨膜下血肿。

（1）皮下血肿：常见于产伤或碰伤，血肿位于皮肤表层与帽状腱膜之间。

（2）帽状腱膜下血肿：因头部受到斜向暴力，头皮发生剧烈滑动，撕裂该层间的导血管所致。

（3）骨膜下血肿：多由颅骨骨折或产伤所致。

2. 头皮裂伤 多为锐器或钝器打击所致，是常见的开放性头皮损伤。

3. 头皮撕脱伤 多因发辫受机械力牵扯，使大块头皮自帽状腱膜下层或连同骨膜一并撕脱所致。

【临床表现】

1. 头皮血肿

（1）皮下血肿：血肿体积小、张力高、压痛明显，有时因周围组织肿胀隆起，中央反而凹陷，稍软，易误认为凹陷性颅骨骨折。

（2）帽状腱膜下血肿：因该层组织疏松，出血较易扩散，严重者血肿边界可与帽状腱膜附着缘一致，覆盖整个穹隆部，似戴一顶有波动的帽子；小儿及体弱者可导致休克或贫血。

（3）骨膜下血肿：血肿多局限于某一颅骨范围内，以骨缝为界。

2. 头皮裂伤 由于头皮血管丰富，出血较多，可引起失血性休克。由于出血多，常引起病人紧张，使血压升高，从而加重出血。

3. 头皮撕脱伤 头皮撕脱伤是严重的头皮损伤。剧烈疼痛和大量出血可导致失血性或疼痛性休克。较少合并颅骨损伤和脑损伤。

【辅助检查】

头颅 X 线摄片，可了解有无合并颅骨骨折。

【治疗原则】

1. 头皮血肿 较小的头皮血肿无需特殊处理，一般 1～2 周可自行吸收；若血肿较大，需在严格皮肤准备和消毒下，分次穿刺抽吸后加压包扎。

2. 头皮裂伤 现场急救可局部加压包扎止血，争取 24 小时内清创缝合。常规应用抗菌药物和破伤风抗毒素（TAT）。

3. 头皮撕脱伤 加压包扎止血，防治休克；尽可能在伤后 6～8 小时内清创和抗感染治疗，必要时行头皮瓣复位再植或自体皮移植。

第二节 颅骨骨折

颅骨骨折是指颅骨受暴力作用所致颅骨结构的改变。其临床意义不在于骨折本身,而在于骨折所引起的脑膜、脑、血管和神经损伤,可并发脑脊液漏、颅内血肿和颅内感染等。

颅骨分为颅盖和颅底两部分,均有左右对称的骨质增厚部分,并形成颅腔的坚强支架。颅盖骨骨质坚实,由内骨板、外骨板和板障构成。颅底骨骨面凹凸不平,厚薄不一,有两侧对称、大小不等的骨孔和裂隙,脑神经、血管由此出入颅腔。颅底被蝶骨嵴和岩骨嵴分为颅前窝、颅中窝和颅后窝。

【病因与分类】

颅骨骨折由直接暴力或间接暴力作用于颅骨所致,其致伤程度主要取决于外力性质和颅骨结构两方面。根据骨折部位分为颅盖骨折和颅底骨折;根据骨折形态分为线性骨折和凹陷性骨折;根据骨折是否与外界相通分为开放性骨折和闭合性骨折。

【骨折机制】

颅骨具有一定的弹性,也有相当的抗压缩和抗牵张能力。当颅骨受到强大外力打击时,不仅着力点局部可有下陷变形,整个颅腔也可随之变形。若暴力强度较大、受力面积较小,多以颅骨的局部变形为主。当受力点呈锥形内陷时,内骨板首先受到较大牵张力而折裂。此时如果外力作用终止,则外骨板可弹回复位保持完整,仅造成内骨板骨折。骨折片可穿破硬脑膜导致局限性脑挫裂伤,较易被忽视,是后期外伤性头痛和外伤性癫痫的原因。如果外力继续作用,外骨板也将随之折裂,形成凹陷性骨折或粉碎性骨折。当外力引起颅骨整体变形较严重,受力面积又较大时,可不发生凹陷性骨折,而在较为薄弱的颞骨鳞部或颅底引发线性骨折,局部骨折线常沿暴力作用的方向和颅骨脆弱部分延伸 (图28-2)。

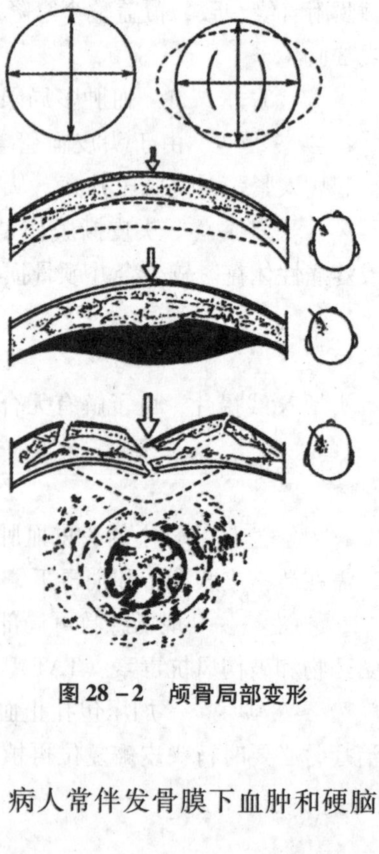

图28-2 颅骨局部变形

【临床表现】

1. 颅盖骨折

(1) 线性骨折:发生率最高,局部压痛、肿胀,病人常伴发骨膜下血肿和硬脑膜外血肿。

（2）凹陷性骨折：好发于额骨和顶骨。多为全层凹陷，局部可扪及下陷区，部分病人仅有内骨板凹陷。若骨折片压迫脑重要部位，可出现偏瘫、失语、癫痫等神经系统定位体征。

2. 颅底骨折　常为线性骨折。因颅底部的硬脑膜与颅骨贴附紧密，颅底骨折时易撕裂硬脑膜，发生脑脊液外漏而成为开放性骨折。根据骨折的部位不同分为颅前窝骨折、颅中窝骨折和颅后窝骨折，其临床表现各异（表28-1）。

表 28-1　颅底骨折的临床表现

骨折部位	脑脊液外漏	瘀斑部位	可能累及的脑神经
颅前窝	鼻漏	眶周、球结膜下（"熊猫眼"征）	嗅神经、视神经
颅中窝	耳、鼻漏	乳突区（Battle 征）	面神经、听神经
颅后窝	无	乳突部、咽后壁	少见

【辅助检查】

1. X 线检查　颅盖骨折主要依据颅骨 X 线摄片确诊。对于凹陷性骨折，X 线摄片可显示骨折片陷入颅内的深度。

2. CT 检查　有助于了解骨折情况和有无合并脑损伤。

【治疗原则】

1. 颅盖骨折

（1）单纯线性骨折：本身无需特殊处理，关键在于处理因骨折引起的脑损伤或颅内出血，尤其是硬脑膜外血肿。

（2）凹陷性骨折：若凹陷性骨折位于脑重要功能区表面，有脑受压症状或大面积骨折片下陷，直径大于 5cm、深度超过 1cm 时，需手术修复或摘除陷入的骨片。

2. 颅底骨折　本身无需特殊治疗，重点是预防颅内感染。出现脑脊液漏，属开放性损伤，给予 TAT 和抗菌药物预防感染。大部分脑脊液漏在伤后 1~2 周自愈。若 4 周以上仍未停止者，可行手术修补硬脑膜。若骨折片压迫视神经，尽早手术减压。

第三节　脑　损　伤

脑损伤是指脑膜、脑组织、脑血管以及脑神经在受到外力作用后所发生的损伤。

【病因与分类】

1. 根据脑损伤病理改变的先后分　根据脑损伤病理改变的先后可分为原发性脑损伤和继发性脑损伤。

（1）原发性脑损伤：是指暴力作用于头部后立即发生的脑损伤，症状和体征相对稳定，主要有脑震荡、脑挫裂伤等。

（2）继发性脑损伤：是指头部受伤一段时间后出现的脑受损病变，症状和体征呈进行性加重，主要有脑水肿和颅内血肿等。

2. 根据受伤后脑组织是否与外界相通分 根据受伤后脑组织是否与外界相通可分为开放性脑损伤和闭合性脑损伤。

（1）开放性脑损伤：多由锐器或火器直接造成，常伴头皮裂伤、颅骨骨折和硬脑膜撕裂，有脑脊液外漏。

（2）闭合性脑损伤：由头部接触钝性物体或间接暴力所致，脑膜完整，无脑脊液外漏。

开放性脑损伤与闭合性脑损伤相比，除受伤原因不同、有创口、可能出现失血性休克、易导致颅内感染、需要清创、修复硬脑膜外，其临床表现、诊断与治疗原则与闭合性脑损伤相似，本节仅介绍闭合性脑损伤。

【损伤机制】

引起闭合性脑损伤的机制较为复杂，可以简单概括为两种作用力造成。

1. 接触力 物体与头部直接接触导致的颅脑损伤。由接触力造成的损伤，固定而局限，可无早期昏迷表现。

2. 惯性力 受伤瞬间头部产生的减速或加速运动，使脑在颅内迅速移位，导致多处或弥散性损伤，常有早期昏迷表现。通常将受力侧的脑损伤称为冲击伤，对侧者称为对冲伤（图28-3）。

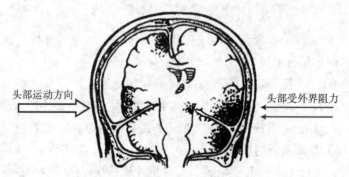

图28-3 头部做减速运动时的脑损伤机制

一、脑震荡

脑震荡是最常见的轻度原发性脑损伤，是头部受到撞击后，立即发生的一过性脑功能障碍，无肉眼可见的神经病理改变，显微镜下可见神经组织结构紊乱。

【临床表现】

病人在受伤后立即出现短暂意识障碍，神志不清或完全昏迷，持续数秒或数分钟，一般不超过半小时。同时可出现皮肤苍白、血压下降、心动徐缓、呼吸微弱、肌张力降低、各生理反射迟钝或消失等表现。清醒后大多不能回忆起受伤前和当时的情况，称为逆行性遗忘。常伴头痛、头昏、恶心、呕吐等症状，短期内可自行好转。神经系统检查无阳性体征。

【辅助检查】

脑脊液检查无红细胞，CT 检查颅内无异常发现。

【治疗原则】

一般卧床休息 1～2 周即可完全恢复。适当给予镇痛、镇静等对症处理。禁用吗啡、哌替啶等对呼吸中枢有抑制作用的药物。

二、脑挫裂伤

脑挫裂伤是常见的原发性脑损伤，包括脑挫伤和脑裂伤。前者指脑组织遭受破坏较轻，软脑膜完整；后者指软脑膜、血管和脑组织同时破裂，伴外伤性蛛网膜下腔出血。由于两者常同时存在，合称为脑挫裂伤。

【临床表现】

1. 意识障碍　意识障碍是脑挫裂伤最突出的临床表现。一般伤后立即出现昏迷，其程度和持续时间与损伤程度、范围直接相关。绝大多数病人超过半小时，严重者长期持续昏迷。

2. 局灶症状与体征　受伤当时立即出现与伤灶相应的神经功能障碍或体征，如运动区损伤出现锥体束征、肢体抽搐或偏瘫，语言中枢损伤出现失语等。若伤及非功能区，可无局灶症状与体征。

3. 头痛与恶心、呕吐　可能与颅内压增高、植物神经功能紊乱或外伤性蛛网膜下腔出血等有关。后者还出现脑膜刺激征，脑脊液检查有红细胞。

4. 颅内压增高与脑疝　因继发脑水肿或颅内血肿所致，可使早期的意识障碍或瘫痪程度加重，或意识好转后又加重。同时有血压升高、心率减慢、瞳孔不等大和锥体束征等表现。

5. 脑干损伤　脑干损伤是脑挫裂伤中最严重的特殊类型，常与弥散性脑损伤并存。病人常因脑干网状结构受损、上行激活系统功能障碍而持久昏迷。伤后早期常出现严重的生命体征紊乱、去大脑强直等表现。

【辅助检查】

1. CT 检查　CT 是首选项目。可了解脑挫裂伤的部位、范围和脑水肿程度，还可了解脑室受压和中线结构移位等情况。

2. MRI 检查　MRI 有助于明确诊断。

【治疗原则】

以非手术治疗为主。主要是减轻脑损伤后的病理生理反应,预防和处理并发症。

1. 非手术治疗

(1) 一般处理:保持呼吸道通畅,必要时行气管切开或气管内插管辅助呼吸;维持水、电解质和酸碱平衡;遵医嘱应用抗菌药物,预防感染;对症处理,如镇静、止痛、抗癫痫等。

(2) 防治脑水肿:是治疗脑挫裂伤的关键。采用脱水、激素、冬眠低温治疗等,以降低颅内压。

(3) 促进脑功能恢复:应用营养神经药物,如 ATP、辅酶 A、细胞色素 C 等,以供给能量,改善细胞代谢,促进脑细胞功能恢复。

2. 手术治疗 重度脑挫裂伤经上述治疗无效,并继发颅内血肿或脑疝者,应行脑减压术或局部病灶清除术。

三、颅内血肿

颅内血肿是颅脑损伤中最多见、最危险,却又是可逆的继发性病变。其严重程度在于可引起颅内压增高而导致脑疝危及生命,早期发现和及时处理可在很大程度上改善预后。

【病因与分类】

根据血肿的来源和部位,可分为硬脑膜外血肿、硬脑膜下血肿和脑内血肿三类。

1. 硬脑膜外血肿 出血积聚在颅骨与硬脑膜之间。因骨折或颅骨的短暂变形,撕裂位于骨沟的硬脑膜动脉或静脉窦引起出血或骨折的板障出血。

2. 硬脑膜下血肿 出血积聚在硬脑膜下腔,是最常见的颅内血肿。急性硬脑膜下血肿多见于额极、颞极及其底面,大多数由对冲性脑挫裂伤所致。其血肿的出血来源为脑挫裂伤处的皮层动脉或静脉破裂,也可由脑皮层内血肿向表面穿破进入硬脑膜下腔而来。慢性硬脑膜下血肿出血来源和机制尚未明确,多见于老年人,常有轻微头部外伤史。

3. 脑内血肿 出血积聚在脑实质内,有浅部和深部血肿两种类型。前者出血多来自脑挫裂伤,多伴有颅骨骨折或严重的脑挫裂伤。后者多见于老年人,血肿位于脑白质深处,脑表面可无明显挫裂伤。

【临床表现】

1. 硬脑膜外血肿 临床表现与血肿部位和扩展速度有关。

(1) 意识障碍:既可由原发性脑损伤直接所致,又可因血肿导致颅内压增高、脑疝引起,后者常发生于伤后数小时至 1 ~ 2 日。典型的意识障碍是在原发性意识障碍之后,经过中间清醒期,再度出现意识障碍,并渐次加重。若原发性脑损伤较严重或血肿形成较迅速，也可能不出现中间清醒期。少数病人可无原发性昏迷，而在血肿形成后出现昏迷。

（2）颅内压增高和脑疝表现：一般成人幕上血肿大于 20mL、幕下血肿大于 10mL，即可引起颅内压增高或脑疝，表现为头痛、恶心、呕吐剧烈和视神经盘水肿。幕上血肿者，大多先经历小脑幕切迹疝，然后合并枕骨大孔疝，严重的呼吸循环障碍常发生在意识障碍和瞳孔改变之后。幕下血肿者，可直接发生枕骨大孔疝，较早发生呼吸骤停。

2. 硬脑膜下血肿

（1）急性和亚急性硬脑膜下血肿：与硬脑膜外血肿症状相似，脑实质损伤较重。表现为意识障碍进行性加重，无中间清醒期或意识好转期表现。颅内压增高与脑疝的其他征象多在 1～3 日内进行性加重。

（2）慢性硬脑膜下血肿：由于致伤外力小，出血缓慢，病人可出现慢性颅内压增高表现，并有间歇性神经定位体征，可伴智力下降、记忆力减退和精神失常。

3. 脑内血肿　以进行性意识障碍加重为主，与脑挫裂伤和急性硬脑膜下血肿相似，常缺乏定位体征。若血肿累及重要脑功能区，可出现偏瘫、失语、癫痫等症状。

【辅助检查】

CT 检查可助诊断。

1. 硬脑膜外血肿　可示颅骨内板与脑表面之间有双凸镜形或弓形密度增高影，常伴颅骨骨折和颅内积气。

2. 硬脑膜下血肿　急性硬脑膜下血肿，可示颅骨内板与脑组织表面之间有高密度、等密度或混合密度的新月形或半月形影；慢性硬脑膜下血肿可示颅骨内板下低密度的新月形、半月形或双凸镜形影。

3. 脑内血肿　可示脑挫裂伤灶附近或脑深部白质内见到圆形或不规则高密度血肿影，周围有低密度水肿区。

【治疗原则】

一旦确诊，立即手术清除血肿。

第四节　疾病护理

一、术前护理

【护理评估】

1. 健康史　评估病人的一般情况；了解病人的受伤经过，如暴力大小、性质、方向、速度及作用部位；有无外耳道出血、脑脊液外漏以及现场急救过程；既往有无心脏病或脑血管病史。

2. 身体状况

（1）局部：头部有无血肿、破损、出血；血肿的范围、出血量等。

（2）全身：评估病人生命体征、意识状态、瞳孔及神经系统体征的动态变化；有无意识障碍，其程度和持续时间；有无颅内出血、颅内压增高、脑疝、感染等并发症。

（3）辅助检查：了解 X 线、CT 和 MRI 检查结果，以判断损伤的严重程度和类型，确定颅骨骨折的部位和性质。

3. 心理和社会支持状况　　了解病人和家属对颅脑损伤及其预后的认知程度和心理承受能力，评估家庭对医疗费用的承受能力。

【常见护理诊断/问题】

1. 焦虑/恐惧　　与缺乏颅脑损伤知识、担心预后有关。

2. 意识障碍　　与颅内血肿、颅内压增高有关。

3. 清理呼吸道无效　　与意识障碍有关。

4. 营养失调：低于机体需要量　　与脑损伤后高代谢、呕吐、高热等有关。

5. 潜在并发症　　颅内出血、颅内压增高、脑疝、感染等。

【护理措施】

1. 现场急救

（1）保持呼吸道通畅：①深昏迷者，取侧卧位或侧俯卧位，以利于口腔内分泌物的排出。②意识障碍者，及时清除呼吸道分泌物及呕吐物，以免误吸。③短期内不能清醒者，可行气管插管或气管切开，必要时使用呼吸机辅助呼吸。

（2）防治休克：急救现场立即使病人平卧，注意保暖，给予氧气吸入，开放静脉通路，迅速补充血容量；协助医师查找病因，尽快做好术前准备；禁用吗啡类镇痛剂。

（3）妥善处理伤口

1）单纯性头皮裂伤：加压包扎止血。

2）开放性颅脑损伤：剪短伤口周围头发，用酒精简单擦净，切勿使酒精流入伤口，禁止冲洗及局部用药。

3）外露的脑组织：用纱布卷在周围予以保护，以防受压。若伤情允许，将头部抬高减少出血。

4）尽早给予抗菌药物和 TAT 预防注射。

2. 心理护理　　护士应向轻型颅脑损伤病人讲解疾病的相关知识，鼓励其说出自己的内心恐慌与担忧，疏导、安慰病人并尽量解释各项诊疗知识，帮助其正确认识疾病，积极地配合治疗与护理。

3. 一般护理

（1）体位：意识障碍者取斜坡卧位，抬高床头 15°～30°；昏迷病人或吞咽功能障碍者宜取侧卧位或侧俯卧位，以免误吸；休克者予以休克体位；头皮撕裂者需日夜端坐，以保证植皮存活。

（2）营养支持：能进食者，给予高蛋白、高热量、高维生素、易消化饮食；昏迷病人或需禁食者，遵医嘱早期采用全胃肠外营养，必要时静脉输注新鲜血液、血浆清蛋白，以提高机体抵抗力。

（3）防治感染：遵医嘱早期、足量、有效地应用敏感的抗菌药物，防止继发颅内感染。

4. 病情观察

（1）意识：意识是最重要的观察项目，目前常用 Glasgow 昏迷评分法。意识障碍的程度可协助辨别脑损伤的轻重；意识障碍出现的迟早和有无继续加重，可作为区别原发性和继发性脑损伤的重要依据。

（2）生命体征：病人伤后可出现持续的生命体征紊乱。为避免病人躁动影响结果的准确性，测量顺序为先呼吸，次脉搏，再血压，最后意识和体温。注意呼吸节律和深度、脉搏快慢和强弱，以及血压和脉压变化。若伤后血压上升，脉搏缓慢有力，呼吸深慢，提示颅内压升高，应警惕颅内血肿或脑疝发生；伤后数日体温升高，常提示有感染性并发症。

（3）神经系统病征：有定位意义。

1）瞳孔变化：可因动眼神经、视神经以及脑干部位的损伤引起。观察两侧睑裂大小是否相等，有无上睑下垂，注意对比两侧瞳孔的大小、形状及对光反应。伤后一侧瞳孔进行性散大，对侧肢体瘫痪、意识障碍，提示脑组织受压或脑疝；双侧瞳孔散大、对光反应消失、眼球固定伴深昏迷或去皮质强直，多为原发性脑干损伤或临终表现。

2）锥体束征：注意对比观察双侧肢体的感觉、肌力、肌张力和病理反射。若伤后立即出现的一侧上下肢运动障碍且相对稳定，多因对侧大脑皮质运动区损伤所致。伤后一段时间才出现一侧肢体运动障碍且进行性加重，多为幕上血肿引起的小脑幕切迹疝使中脑受压、锥体束受损所致。

5. 脑脊液外漏的护理　重点是预防颅内感染。

（1）明确有无脑脊液外漏：应鉴别脑脊液与血液、脑脊液与鼻腔分泌物。

（2）体位：取半坐卧位，头偏向患侧，维持特定体位直到停止漏液 3～5 日，以利于局部粘连而封闭漏口。

（3）保持局部清洁：每日两次清洁、消毒外耳道、鼻腔或口腔。嘱病人切勿挖鼻、抠耳，禁忌堵塞鼻腔。

（4）避免颅内压骤升：嘱病人勿用力咳嗽、擤鼻涕、打喷嚏或用力排便等，以免颅内压骤升，导致气颅或脑脊液逆流。

（5）严禁对脑脊液鼻漏者从鼻腔进行护理操作，禁止腰穿。

（6）准确估计脑脊液外漏量：在鼻前庭或外耳道口放置干棉球，记录 24 小时浸湿的棉球数，以估计脑脊液外漏量。

（7）密切观察有无颅内感染迹象：如头痛、发热等。遵医嘱给予抗菌药物和 TAT 或破伤风类毒素。

6. 并发症的观察和护理

（1）颅内压增高、脑疝：参见第二十七章相关内容。

（2）颅内继发性损伤：颅骨骨折可合并脑组织、血管损伤，导致癫痫、颅内出血、继发性脑水肿、颅内压增高等。脑脊液外漏可推迟颅内压增高症状的出现，一旦出现，救治更为困难。应密切观察病人的意识、生命体征、瞳孔和肢体活动等情况，以及时发现颅内压增高和脑疝的早期迹象。

（3）颅内低压综合征：若脑脊液外漏多，可使颅内压过低导致颅内血管扩张，出现剧烈头痛、眩晕、呕吐、厌食、反应迟钝、脉搏细弱、血压偏低等症状。密切观察脑脊液的漏出量，外漏量较多者补充大量液体，以缓解症状。

二、术后护理

【护理评估】

1. 手术情况 了解麻醉方式、手术类型，术中出血、补液和引流管放置情况等。

2. 身体状况 评估生命体征、意识、瞳孔和神经系统症状，判断颅内压变化情况；观察切口愈合及引流情况；是否出现压疮、癫痫发作、泌尿系感染、暴露性角膜炎等并发症。

3. 心理和社会支持状况 通常病人和家属均对颅脑损伤的康复存在一定的忧虑，担心能否适应今后工作，生活是否受到影响，了解他们对疾病预后的认知程度和心理承受能力。

【常见护理诊断/问题】

1. 知识缺乏 缺乏术后康复、功能训练的相关知识。

2. 自理缺陷 与手术创伤大，术后早期昏迷、中后期身体虚弱有关。

3. 有废用综合征的危险 与脑损伤后意识和肢体功能障碍及长期卧床有关。

4. 潜在并发症 压疮、癫痫发作、泌尿系感染、暴露性角膜炎等。

【护理措施】

1. 一般护理 参见第二十七章相关内容。

2. 病情观察 参见本章术前护理相关内容。

3. 自理缺陷的护理 术后每日评估病人活动和自理缺陷的范围，根据具体情况提供针对性的护理措施，如皮肤护理、口腔护理、如厕或床上排便等。同时指导病人家属协助其逐渐学会部分或全部自理。

4. 废用综合征的护理 颅脑损伤病人因意识不清或肢体功能障碍，可发生关节挛缩和肌萎缩，应保持病人肢体于功能位，防止足下垂。每日进行四肢关节被动活动和肌肉按摩 2～3 次，以提高肌张力，防止肢体挛缩和畸形，帮助恢复功能。

5. 并发症的观察和护理

（1）压疮：保持皮肤清洁、干燥，定时翻身，尤其注意骶尾部、足跟、耳廓等骨隆突部位。消瘦者伤后初期、高热者需每小时翻身1次，长期昏迷和一般情况较好者每3～4小时翻身1次。

（2）癫痫发作：多在术后2～4日脑水肿高峰期，因术后脑组织缺氧和皮层运动区受激惹所致。脑水肿消退、脑循环改善后可自愈。术前常规应用抗癫痫药物予以预防。癫痫发作时，遵医嘱定时、定量给予抗癫痫药物进行控制，注意保护病人，避免意外受伤。

（3）泌尿系感染：长期留置导尿管是引起泌尿系感染的主要原因。必须导尿时，严格执行无菌操作。留置尿管过程中，加强会阴部护理；尿管留置时间不宜超过5日，需长期导尿者，可考虑行耻骨上膀胱造瘘术，以减少泌尿系感染。

（4）暴露性角膜炎：眼睑闭合不全者，给予眼药膏保护；无需随时观察瞳孔者，可用纱布遮盖眼睑，甚至行眼睑缝合术。

三、健康教育

1. 心理指导 颅脑损伤病人在康复过程中会出现头痛、耳鸣、记忆力减退等症状，应给予适当的解释和宽慰，使其树立信心。

2. 知识宣教 颅骨缺损者注意避免局部碰撞，伤后半年左右行颅骨成形术；颅骨骨折达到骨性愈合需要一定时间，线性骨折一般成人需2～5年，小儿需1年。

3. 用药指导 外伤性癫痫病人定期服用抗癫痫药物，症状完全控制后，坚持服药1～2年，逐步减量后才能停药，切勿突然中断服药。嘱其不能单独外出、登高、游泳等，以防意外。

4. 康复训练 脑损伤后遗留的语言、运动或智力障碍在伤后1～2年内有部分恢复的可能，应协助病人制订康复计划，进行废损功能训练，如语言、记忆力等，以提高生活自理能力和社会适应能力。

5. 就诊指导 一旦出现头痛、恶心、呕吐、定向障碍等症状，及时就诊。

案例讨论

病人，男，30岁，建筑工人。2小时前在工地施工，不慎被木料击中头部倒地，当即昏迷，鼻腔出血，20分钟前急诊入院。查体：T 37℃，P 88次/分，R 20次/分，BP 110/80mmHg。清醒后呕吐两次，为胃内容物，头痛，嗜睡，右眼呈"熊猫眼"，鼻腔有血性和鼻涕状液体流出。

问题：

1. 该病人最可能的医疗诊断是什么？

2. 若要明确诊断，还需做哪些辅助检查？

3. 目前该病人主要的护理措施有哪些？

第二十九章 常见颅脑疾病病人的护理

学习目标

1. 掌握脑血管性疾病和颅内肿瘤的护理措施。

2. 熟悉脑血管性疾病的临床表现、治疗原则；脑脓肿、颅内肿瘤的临床表现、治疗原则和护理措施。

3. 了解脑血管性疾病的病因病理、辅助检查和护理诊断/问题；脑脓肿、颅内肿瘤的病因与分类、辅助检查和护理诊断/问题。

第一节 脑血管性疾病

脑血管性疾病是指由各种脑部血管病变引起脑功能障碍的一组疾病的总称。其发病率和死亡率均较高，严重威胁人类健康，与恶性肿瘤、冠心病构成人类死亡的三大疾病。需要外科手术治疗的主要有颅内动脉瘤、颅内动静脉畸形和脑卒中。

一、颅内动脉瘤

颅内动脉瘤是颅内动脉壁异常产生的囊性膨出，是蛛网膜下腔出血最常见的原因。以 40~60 岁人群多见，在脑血管意外的发病率中，仅次于脑血栓形成和高血压性脑出血。

【病因病理】

颅内动脉瘤的病因尚未明确，主要有先天性缺陷和后天性退变之说。

1. 先天性因素　最常见，约占 80%，大多呈囊状。因颅内 Willis 环的动脉分叉处的动脉壁先天性平滑肌缺乏所致。

2. 动脉硬化　主要由于动脉粥样硬化和高血压破坏动脉内弹力板，动脉壁逐渐膨出形成动脉瘤，多呈梭形扩张。

3. 感染　由于体内感染病灶脱落的栓子侵蚀脑动脉壁而形成感染性动脉瘤。

4. 外伤　是颅脑损伤、手术创伤等直接伤及动脉壁所形成。

【临床表现】

1. 动脉瘤破裂出血症状　多突然发生，部分病人出血前有劳累、情绪激动、用力排便等诱因，也可无明显诱因或在睡眠中发病。一旦破裂出血，临床表现为严重的蛛网膜下腔出血，发病急剧，病人剧烈头痛、频繁呕吐、意识障碍、脑膜刺激征等，严重者可因颅内压骤升而引发脑疝，危及生命。

蛛网膜下腔内的血液可诱发脑血管痉挛，发生率为21%～62%，多发生在出血后3～15日。局部血管痉挛者，症状不明显；广泛脑血管痉挛者，可致脑梗死。

2. 局灶症状　较小的动脉瘤可无任何临床症状。较大的动脉瘤可压迫邻近组织出现相应的局灶症状，如动眼神经麻痹，表现为患侧眼睑下垂、瞳孔散大，眼球内收和上、下视不能，直接和间接对光反应消失。

【辅助检查】

1. 脑血管造影　是确诊颅内动脉瘤所必需的检查，可判断动脉瘤的位置、形态、大小、数目及有无脑血管痉挛等。

2. 头颅 CT 检查或 MRI 扫描　有助于颅内动脉瘤的诊断。

【治疗原则】

1. 非手术治疗　主要是防止出血或再出血，以及控制脑动脉痉挛。卧床休息，对症处理，控制血压，降低颅内压。给予钙拮抗剂，预防和治疗脑动脉痉挛。应用氨基己酸抑制纤溶酶的形成，预防再次出血。

2. 手术治疗　首选方法是开颅夹闭动脉瘤蒂，也可采用血管内介入微创手术（动脉瘤栓塞术）。

【常见护理诊断/问题】

1. 知识缺乏　缺乏颅内动脉瘤破裂防治、术后康复的相关知识。

2. 潜在并发症　颅内压增高、脑疝、脑血管痉挛、脑梗死。

【护理措施】

1. 术前护理

（1）**体位**：病人绝对卧床休息，抬高床头15°～30°，以利于颅内静脉回流，减少不必要的活动。更换体位时，动作轻缓，预防再出血。

（2）**预防出血或再出血**：①保持病室安静，避免情绪波动，保持大便通畅。②遵医嘱给予镇静剂、脱水剂、钙拮抗剂和降压药物，保持适宜的颅内压，维持血压稳定。

（3）**病情观察**：密切观察意识、生命体征、瞳孔变化和神经系统体征，及时判断病人有无病情加重和颅内压增高的征象。

（4）**术前准备**：除按常规术前准备外，介入栓塞治疗者还应行双侧腹股沟区备皮。

动脉瘤位于 Willis 环前部者，术前应进行颈动脉压迫试验及练习，以建立侧支循环。

2. 术后护理

（1）一般护理

1）体位：麻醉清醒后抬高床头 15°～30°，以利于静脉回流，避免压迫切口。介入栓塞治疗者术后绝对卧床 24 小时，术侧下肢制动 8～12 小时。

2）饮食：术日禁食，次日给予流质或半流质饮食，昏迷者经鼻饲提供营养。

3）保持呼吸道通畅，给予氧气吸入。

（2）防治感染：遵医嘱应用抗菌药物和抗癫痫药物，以防治感染，预防癫痫发作。

（3）病情观察：密切观察意识、生命体征、瞳孔变化、肢体活动、切口愈合及引流情况，注意有无颅内压增高或再出血征象。

（4）并发症的观察和护理

1）颅内压增高、脑疝：参见第二十七章相关内容。

2）脑血管痉挛：介入栓塞治疗或手术刺激脑血管，易诱发脑血管痉挛。表现为一过性神经功能障碍，如头痛、失语、肢体麻木、短暂的意识障碍等。术后常用尼莫地平治疗，用药期间注意观察有无面色潮红、胸闷、血压下降、心率减慢等不良反应。

3）脑梗死：主要因术后血栓形成或血栓栓塞引起。若病人出现一侧肢体无力、偏瘫、失语甚至意识障碍，提示脑梗死的可能。嘱病人绝对卧床休息，保持平卧位，遵医嘱给予扩血管、溶栓、扩容治疗。

二、颅内动静脉畸形

颅内动静脉畸形是先天性脑血管发育异常，是由一团动脉、静脉及动脉化的静脉样血管构成，动脉直接与静脉交通，其间无毛细血管网，畸形血管周围的脑组织因缺血而萎缩。发病年龄多在 20～30 岁，男性稍多于女性。

【临床表现】

1. 出血 出血是最常见的首发症状。畸形血管破裂可导致脑内、脑室内或蛛网膜下腔出血，病人出现意识障碍、头痛、呕吐等症状；少量出血者症状可不明显。

2. 癫痫 癫痫是较常见的首发症状。可在颅内出血时发生，亦可单独出现。与脑缺血、病变周围胶质样变以及出血后的含铁血黄素刺激大脑皮质有关。若癫痫长期发作，脑组织缺氧不断加重，可使病人智力减退。

3. 头痛 约一半病人有头痛史，为单侧局部或全头痛，间断性或迁移性。可能与供血动脉、引流静脉和窦的扩张有关，或与脑出血、脑积水和颅内压增高有关。

4. 神经功能障碍及其他症状 由于畸形血管周围脑组织缺血萎缩、血肿压迫或合并脑积水所致，病人出现感觉、运动及语言功能障碍等。婴儿和儿童可因颅内血管短路而引发心力衰竭。

【辅助检查】

脑血管造影是确诊本病的必须手段。头颅 CT 检查或 MRI 扫描也有助于诊断。

【治疗原则】

手术切除是最根本的治疗方法。对位于脑深部或重要功能区、直径小于3cm的颅内动静脉畸形，可采用伽马刀治疗；对血流丰富、体积较大者，可行血管内栓塞术。

【常见护理诊断/问题】

1. **知识缺乏**　缺乏颅内动静脉畸形破裂防治的相关知识。
2. **潜在并发症**　颅内动静脉畸形破裂、颅内压增高、脑出血、癫痫发作。

【护理措施】

1. **预防脑出血**　规律生活；避免剧烈运动、情绪激动、暴饮暴食和酗酒，以防蛛网膜下腔出血或脑出血。
2. **用药护理**　对高血压和癫痫发作者，遵医嘱按时、足量地应用降压药和抗癫痫药物。
3. **其他**　参见颅内动脉瘤相关内容。

三、脑卒中

脑卒中是指由各种原因引起的脑血管疾病急性发作，造成脑的供应动脉狭窄或闭塞以及非外伤性的脑实质出血，并引起相应的临床症状及体征。包括缺血性脑卒中和出血性脑卒中，前者发病率高于后者。部分脑卒中病人需要外科手术治疗。

【病因与分类】

1. **缺血性脑卒中**　发病率占脑卒中的60%～70%，多见于60岁以上者。主要原因是在动脉粥样硬化基础上血栓形成，导致脑的供应动脉狭窄或闭塞，某些使血流缓慢和血压下降的因素是本病的诱因，故病人常在睡眠中发作。
2. **出血性脑卒中**　多发生于50岁以上的高血压动脉硬化病人，男性多见，是高血压病死亡的主要原因。出血是因粟粒状微动脉瘤破裂所致，常因剧烈活动或情绪激动等使血压骤升而诱发。

【病理生理】

1. **缺血性脑卒中**　脑动脉闭塞后，该动脉供血区的脑组织可发生缺血性坏死，同时出现相应的神经功能障碍及意识改变。
2. **出血性脑卒中**　出血多位于基底核壳部，可向内扩展至内囊部。大量出血可形成血肿，压迫脑组织，引起颅内压增高甚至脑疝。出血也可沿其周围神经纤维束扩散，导致神经功能障碍，在早期清除血肿后能得以恢复。脑干出血或血肿可破入相邻脑室，后果严重。

【临床表现】

1. 缺血性脑卒中

（1）短暂性脑缺血发作：病人表现为突发的单侧肢体无力、感觉麻木、失语等大脑半球供血不足表现；或以眩晕、复视、耳鸣、步态不稳和猝倒为特征的椎－基底动脉供血不足表现。症状反复发作，可自行缓解，大多不留后遗症。

（2）可逆性缺血性神经功能障碍：发病与短暂性脑缺血发作相似，但神经功能障碍的持续时间超过 24 小时，可达数日，也可完全恢复。

（3）完全性脑卒中：症状较上述两种类型严重，神经功能障碍长期不能恢复。

2. 出血性脑卒中 突然出现意识障碍、偏瘫，严重者可出现昏迷、完全性瘫痪和去皮质强直，生命体征紊乱。

【辅助检查】

1. 缺血性脑卒中 脑血管造影可发现病变的部位、性质、范围和程度。急性脑缺血性发作 24～48 小时，头部 CT 可显示缺血性病灶。MRI 可示动脉系统的狭窄和闭塞。颈动脉 B 型超声检查和经颅多普勒超声探测亦有助于诊断。

2. 出血性脑卒中 急性脑出血首选 CT 检查，呈高密度影区。

【治疗原则】

1. 缺血性脑卒中 一般先行非手术治疗，如卧床休息、扩张血管、抗凝及扩容治疗等；脑动脉完全闭塞者，在 24 小时内尽早考虑手术治疗，可行颈动脉内膜切除术、颅外－颅内动脉吻合术等，以改善病变区的血供情况。

2. 出血性脑卒中 若经过绝对卧床休息、止血、脱水、降低颅内压等治疗后，病情仍继续加重，应考虑手术治疗，目的在于清除血肿，解除脑疝，降低病残率和死亡率。对出血破入脑室和内侧型脑内血肿者，手术效果不佳；病情过重或年龄过大，伴重要脏器功能不全者不宜手术治疗。

四、疾病护理

【常见护理诊断/问题】

1. 躯体移动障碍 与脑组织缺血或脑出血有关。

2. 疼痛 与开颅手术有关。

3. 潜在并发症 脑脊液漏、颅内出血、颅内压增高、脑疝、中枢性高热。

【护理措施】

1. 术前护理 除常规护理外，还应采取控制血压、降低颅内压和促进脑功能恢复的措施；在溶栓、抗凝治疗期间，注意观察药物的疗效及不良反应。

2. 术后护理

（1）一般护理

1）加强沟通：对语言、听力、视力障碍者，采用不同的沟通方式，及时了解病人的各种需求，给予满足。

2）饮食：指导病人选择营养丰富的饮食；有吞咽障碍者给予鼻饲流质。

3）防止意外损伤：肢体无力或偏瘫者，加强基础护理，防止压疮、坠床或跌倒等。

4）促进肢体功能恢复：病人卧床休息期间，注意保持肢体功能位，尽早进行肢体被动或主动功能锻炼。

（2）疼痛护理：了解术后病人头痛的部位、性质及程度，并根据实际情况，给予针对性治疗与护理。

（3）并发症的观察和护理

1）颅内出血：是术后最危险的并发症，多发生在术后 24～48 小时。主要原因是术中止血不彻底或电凝止血痂脱落，也可因病人呼吸道不通畅、躁动不安、用力挣扎等引起颅内压骤升而导致出血。病人常表现为意识清楚后又逐渐嗜睡、反应迟钝甚至昏迷。一旦发现病人有颅内出血征象，立即报告医师，并紧急处理。

2）中枢性高热：多出现于术后 12～48 小时内，体温高达 40℃ 以上，常伴意识障碍、瞳孔缩小、脉搏细速、呼吸急促等自主神经功能紊乱症状。一般物理降温效果差，需及时采用冬眠低温治疗。

3）脑脊液漏：密切观察切口敷料和引流情况。一旦发生脑脊液漏，立即通知医师妥善处理（具体措施参见第二十八章第四节相关内容）。

4）颅内压增高、脑疝：参见第二十七章相关内容。

【健康教育】

1. 用药指导　坚持服用抗高血压、抗癫痫、抗痉挛等药物，不可擅自停药或增减药物剂量，以免病情波动。

2. 康复指导　术后早期若病情平稳，可进行语言能力、肢体被动或主动锻炼；教会病人自我护理方法，如翻身、穿衣、行走等，以最大限度地恢复病人的自理能力，早日回归社会。

3. 就诊指导　教会病人进行自我监测的方法，嘱其避免情绪波动、精神紧张、过度劳累，以防再次出血。一旦发现异常情况，及时就诊。

第二节　脑脓肿

一、疾病概要

脑脓肿是细菌侵入脑组织引起化脓性炎症，并形成局限性脓肿。可发生于任何年龄，以青壮年最常见。

【病因与分类】

1. 耳源性脑脓肿　最多见，约占脑脓肿的48%。主要由慢性化脓性中耳炎或乳突炎引发；大多位于同侧颞部，部分发生在同侧小脑半球，多为单发脓肿。

2. 血源性脑脓肿　约占脑脓肿的30%，是因脓毒血症或机体其他部位的感染性病灶，致病菌经血液循环进入脑组织所致，常为多发脓肿。

3. 其他　尚有外伤性脑脓肿、鼻源性脑脓肿和原因不明的隐源性脑脓肿。

【临床表现】

1. 病程早期　表现为全身和颅内急性化脓性感染症状，如寒战、高热、头痛、呕吐和颈项强直等。

2. 脓肿形成后　脑脓肿呈占位性病变，导致颅内压增高，严重者发生脑疝；若脓肿邻近脑表面且脓腔壁较薄，可突然破溃，导致急性化脓性脑膜炎或脑室炎；病人突发高热、昏迷、全身抽搐、角弓反张，甚至死亡。神经系统体征因脓肿所在部位而异。

【辅助检查】

1. 实验室检查　血常规检查显示白细胞计数和中性粒细胞比例升高。

2. CT 检查　CT 是诊断脑脓肿的首选方法，可明确脓肿的位置、大小、数目和形态等。

【治疗原则】

1. 非手术治疗　适用于急性期脓肿尚未完全局限时。遵医嘱应用敏感、广谱的抗菌药物控制感染，同时进行降低颅内压等治疗。

2. 手术治疗　适用于脓肿局限、包膜形成后。可行脓肿穿刺、切开引流或切除术。

二、疾病护理

【常见护理诊断/问题】

1. 体温过高　与颅内感染有关。

2. 潜在并发症　颅内压增高、脑疝。

【护理措施】

1. 控制感染　遵医嘱早期、足量、有效地应用广谱抗菌药物。若出现寒战、高热，及时给予物理或药物降温。

2. 降低颅内压　积极采取降低颅内压的措施，密切观察意识、生命体征、瞳孔、肢体功能等情况。

3. 脓肿引流护理　协助病人取舒适体位，引流瓶（袋）至少低于脓腔30cm，以利于引流；术后 24 小时可行囊内冲洗，冲洗后注入抗菌药物，需夹闭引流管 2 ~ 4 小时。待脓腔闭合后拔管。

【健康教育】

1. 休息与活动　注意劳逸结合，加强锻炼。

2. 饮食指导　选择高蛋白、高营养、易消化食物，以提高机体抵抗力，改善全身营养状况。

3. 复诊指导　手术治疗者，术后 3 ~ 6 个月门诊复查 CT 或 MRI。

第三节　颅内肿瘤

一、疾病概要

颅内肿瘤包括原发性和继发性两大类。前者起源于颅内各种组织，后者是由身体其他部位恶性肿瘤转移或侵入颅内所致。颅内肿瘤可发生于任何年龄，以 20 ~ 50 岁为多，其发生率男性稍多于女性。发病部位以大脑半球最多见，其次为蝶鞍、脑桥小脑角、小脑、脑室和脑干。

【病因与分类】

颅内肿瘤的病因目前尚不完全清楚。研究表明，细胞染色体上存在着癌基因，加之各种后天诱因导致颅内肿瘤发生。

颅内肿瘤的分类方法很多，参照 1992 年 WHO 分类和 1998 年北京神经外科研究所的分类，可分为神经上皮组织肿瘤、脑膜肿瘤、神经鞘细胞肿瘤、垂体前叶肿瘤、先天性肿瘤、血管性肿瘤、转移性肿瘤、邻近组织侵入到颅内的肿瘤和其他类型等。

【临床表现】

1. 颅内压增高症状与体征　主要表现为进行性头痛、喷射状呕吐、视乳头水肿。若未及时治疗，严重者可昏迷，甚至脑疝，危及生命。

2. 局灶症状与体征　是颅内肿瘤引起的局部神经功能紊乱。因不同部位的肿瘤对脑组织造成的刺激、压迫和破坏不同而表现各异，如意识障碍、癫痫发作、内分泌功能紊乱、脑神经功能障碍等。

【辅助检查】

CT、MRI 和血清内分泌激素检测是目前最常用的辅助检查手段。影像学可显示小病灶周围严重的脑水肿。

【治疗原则】

1. 降低颅内压　目的是挽救生命，争取治疗时机。可采取脱水治疗、脑脊液引流、防止颅内压升高的综合治疗措施。

2. 手术治疗　手术是治疗颅内肿瘤最直接、最有效的方法。手术方式包括肿瘤切除术、内减压术、外减压术和脑脊液分流术等。

3. 其他治疗　如放射治疗、化学治疗、免疫治疗、中医药治疗等。

二、疾病护理

【常见护理诊断/问题】

1. 自理缺陷　与肿瘤压迫导致肢体瘫痪及开颅手术有关。

2. 潜在并发症　颅内压增高、脑脊液漏、颅内积液或假性囊肿、尿崩症。

【护理措施】

1. 术前护理　除常规护理外，经口鼻蝶窦入路手术的病人，术前需剃胡须，剪鼻毛。

2. 术后护理

（1）体位：术后24～48小时内手术区应保持高位，以免突然搬动时脑和脑干移位引起颅内出血。搬动病人或为其翻身时，应有人扶住头部使头颈部成一直线，防止头颈部过度扭曲或震动。

（2）饮食护理：术后次日可进流食，逐步过渡到普食。颅后窝手术后或神经瘤手术后，严格禁饮食，待吞咽功能恢复后逐渐练习进食。

（3）并发症的观察和护理

1）颅内积液或假性囊肿：颅内肿瘤术后，在残腔内留置引流管，以引流手术残腔内的血性液体和气体，使残腔逐渐闭合，减少局部积液或形成假性囊肿。

2）尿崩症：主要发生于鞍上手术后，如垂体腺瘤、颅咽管瘤等手术涉及下丘脑影响血管升压素分泌所致。病人出现口渴、多饮、多尿，每日尿量大于4000mL，尿比重低于1.005。遵医嘱给予垂体后叶素治疗，准确记录出入液量，根据尿量的增减和血清电解质含量调节用药剂量。

【健康教育】

1. 康复指导　加强功能锻炼和康复训练，包括肢体被动练习和主动练习、语言能力和记忆力训练，以恢复自理能力，尽早回归社会。

2. 就诊指导　定时复诊，术后3～6个月门诊复查CT或MRI。一旦出现头痛、头晕、恶心、呕吐、不明原因持续高热等异常情况，及时就诊。

案例讨论

病人，男性，67岁，农民。高血压病史10余年，平素嗜烟酒。2小时前下地劳动时突然出现神志不清，呼之不应并伴有呕吐，呕吐物为胃内容物，无四肢抽搐，无咳嗽、咳痰，急诊入院。查体：T 36.2℃，P 92 次/分，R 20 次/分，BP 220/110mmHg，瞳孔对光反射消失，左侧瞳孔5mm，右侧瞳孔4mm。颅脑 CT 显示：右基底节脑干出血（血肿破入脑室）。

问题：

1. 该病人最可能的医疗诊断是什么？
2. 该病人目前最适宜的治疗方法是什么？
3. 目前主要的护理措施有哪些？

第三十章　胸部损伤病人的护理

1. 掌握肋骨骨折、气胸和血胸的临床表现、治疗原则及护理措施。
2. 熟悉肋骨骨折、气胸和血胸的概念、辅助检查及护理诊断/问题。
3. 了解胸部解剖的生理概要；肋骨骨折、气胸与血胸的病因、病理生理及护理评估。

第一节　疾病概要

【解剖生理】

胸部由胸壁、胸膜和胸腔内器官三部分组成。

1. 胸壁　包括由胸椎、胸骨和由肋骨构成的骨性胸廓以及附着在外面的肌群、软组织和皮肤。骨性胸廓具有支撑、保护胸内器官和参与呼吸的作用。

2. 胸膜及胸膜腔　胸膜系附着于胸壁内面和覆盖肺表面的浆膜。二者在肺门处相连接，相互移行，形成左右两个互不相通的胸膜腔。胸膜腔为一密闭的潜在腔隙，腔内有少量起润滑作用的浆液。腔内压力维持在 $-0.78 \sim -0.98kPa$（$-8 \sim -10cmH_2O$），吸气时负压增大，呼气时变小。稳定的负压对维持正常呼吸和防止肺萎陷具有重要意义。

3. 胸腔及胸腔内器官　胸腔分为左肺间隙、右肺间隙和纵隔三部分。左、右肺间隙分别由左、右肺和脏、壁两层胸膜构成。纵隔居于胸腔中央，上、下分别是胸腔入口和膈肌，两侧是左、右肺间隙，前、后分别是胸骨和胸椎，其间有心脏和心包、大血管、食管和气管。两侧胸膜腔压力的平衡是纵隔位置恒定居中的根本保证。

【病理与分类】

胸部损伤根据是否造成胸膜腔与外界相通，可分为闭合性和开放性两大类。

1. 闭合性胸部损伤　多因暴力挤压、冲撞或钝器撞击胸部所致，未造成胸膜腔与外界相通。

2. 开放性胸部损伤　多因利器刺伤或战时的火器、弹片穿破胸膜所致，造成胸膜腔与外界相通。

开放性或闭合性胸部损伤同时发生膈肌破裂，可造成胸腔和腹腔同时损伤，称为胸腹联合伤。

一、肋骨骨折

肋骨骨折是指肋骨的完整性和连续性中断，是最常见的胸部损伤。肋骨骨折可分为单根和多根多段骨折，同一肋骨也可有一处或多处骨折。以第4~7肋多见。

【病因病理】

多数肋骨骨折常因外来暴力所致。直接暴力指打击力直接作用于骨折部位，间接暴力是因胸部前后受挤压而致骨折。肋骨骨折时，尖锐的断端可刺破壁胸膜、肋间血管或肺组织，导致气胸、血胸；多根多处肋骨骨折，患侧胸壁失去了肋骨支撑而软化，可出现反常呼吸运动（图30-1），即吸气时软化的胸壁内陷，呼气时外凸，为连枷胸。若软化区范围大，呼吸时双侧胸腔内压力不均衡，使纵隔左右扑动，影响换气和静脉回流，导致体内缺氧和二氧化碳滞留，严重者发生呼吸困难和循环衰竭。

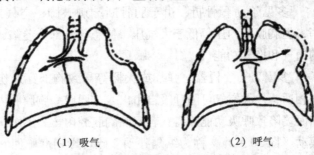

(1) 吸气　　　　　　(2) 呼气

图30-1　胸壁软化区的反常呼吸运动

【临床表现】

1. 症状　骨折部位疼痛，咳嗽、深呼吸或体位改变时加重；多根多处肋骨骨折，患侧胸壁软化，出现气促、呼吸困难、发绀或休克等。

2. 体征　患侧胸壁肿胀、压痛、可触及骨摩擦感；多根多处肋骨骨折，可出现反常呼吸运动，部分病人可有皮下气肿。

【辅助检查】

1. 实验室检查　出血量大者，血常规检查可显示血红蛋白和血红细胞比容下降。

2. 影像学检查　胸部X线检查可显示肋骨骨折的断裂线、断端错位和血气胸等，但不能显示前胸肋软骨折断征象。

【治疗原则】

1. 闭合性肋骨骨折

（1）单处肋骨骨折：治疗重点是固定胸廓。可用多头胸带、弹性胸带或宽胶布条叠瓦式固定。

（2）多根多处肋骨骨折：治疗重点是处理反常呼吸。主要是牵引固定或用加厚棉垫加压包扎，以减轻或消除胸壁的反常呼吸运动，促进患侧肺复张。必要时实施气管插管或切开。

2. 开放性肋骨骨折

（1）清创与固定：彻底清创胸壁伤口，用不锈钢丝对肋骨断端行内固定术。

（2）胸膜穿破者，行胸膜腔闭式引流术。

二、气胸

胸膜腔内积气称为气胸。在胸部损伤中，气胸的发生率仅次于肋骨骨折。

【病因病理】

1. 闭合性气胸　多见于肋骨骨折，由于肋骨断端刺破肺，空气进入胸膜腔所致。胸腔内负压被抵消，但胸膜腔内压仍低于大气压，使患侧肺部分萎陷，有效气体交换面积减少，影响肺的通气和换气功能。

2. 开放性气胸　多因刀刃、锐器、弹片或火器等导致胸部穿透伤。胸膜腔通过胸壁伤口与外界大气相通，外界空气可随呼吸自由出入胸膜腔。胸膜腔内压几乎等于大气压，患侧肺被压缩而萎陷致呼吸功能障碍；若双侧胸膜腔内压力不平衡，可导致纵隔位置随呼吸而左右摆动（图30-2），称为纵隔扑动。此可影响静脉回心血流，造成严重的循环功能障碍。

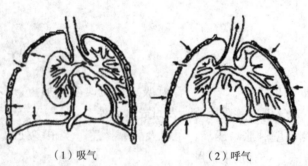

（1）吸气　　　　　　　（2）呼气

图30-2　开放性气胸的纵隔扑动

3. 张力性气胸　主要原因是较大的肺泡破裂、较深较大的肺裂伤或支气管破裂，胸壁裂口与胸膜腔相通，且形成活瓣，气体只能入不能出，导致胸膜腔压力高于大气压，又称为高压性气胸。胸腔内高压使患侧肺严重萎陷，纵隔显著向健侧移位，并挤压健侧肺组织，影响腔静脉回流，导致严重的呼吸和循环障碍。

【临床表现】

1. 闭合性气胸　肺萎陷在30%以下者为少量气胸，多无明显症状；肺萎陷超过30%者，可出现胸闷、胸痛、气促和呼吸困难等症状。患侧胸廓饱满，气管向健侧移位，叩诊呈鼓音，听诊呼吸音减弱甚至消失。

2. 开放性气胸　明显的呼吸困难、气促和发绀，严重者伴休克症状。可见患侧胸壁的伤道，呼吸时可闻及空气进入胸腔伤口的吸吮样音，胸部和颈部皮下可触及捻发音，心脏向健侧移位，患侧叩诊呈鼓音，听诊呼吸音减弱或消失。

3. 张力性气胸　严重或极度呼吸困难、发绀、烦躁、意识障碍、大汗淋漓、昏迷、休克，甚至窒息。患侧胸部饱满，气管明显向健侧偏移，叩诊呈鼓音，呼吸幅度减低，听诊呼吸音消失；多见皮下气肿。

【辅助检查】

1. 影像学检查　主要为胸部 X 线检查。

（1）闭合性气胸：显示不同程度的肺萎陷和胸膜腔积气，有时可伴少量胸腔积液。

（2）开放性气胸：显示患侧肺萎陷，胸腔大量积气，气管和心脏等纵隔内器官向健侧明显移位。

（3）张力性气胸：显示胸腔严重积气，肺完全萎陷，气管和心脏向健侧偏移。

2. 诊断性穿刺　胸腔穿刺既能明确有无气胸的存在，又能抽出气体减轻胸膜腔内压，缓解症状。张力性气胸者，胸腔穿刺有高压气体向外冲出，外推针筒心。

【治疗原则】

1. 闭合性气胸　少量气胸一般可在1～2周内自行吸收，无需处理。大量气胸可先行胸腔穿刺抽尽积气，以减轻肺萎陷；必要时行胸腔闭式引流术，排出积气，促进肺膨胀。

2. 开放性气胸　立即封闭伤口，变开放性气胸为闭合性气胸，并迅速送往医院。入院后进一步处理包括吸氧、抗休克、抗感染、清创缝合伤口、行胸膜腔闭式引流术。若怀疑有胸腔内器官损伤或活动性出血，可行剖胸探查术。

3. 张力性气胸　迅速排气减压。危急者可在患侧锁骨中线与第2肋间连线处用粗针头穿刺胸膜腔排气减压，并外接单向活瓣装置；进一步处理包括放置胸膜腔闭式引流；应用抗菌药物防治感染；持续漏气或行胸膜腔闭式引流后，呼吸困难仍未改善者，尽早行剖胸探查术。

三、血胸

胸膜腔内积血称为血胸。血胸可与气胸同时存在，称为血气胸。

【病因病理】

多数因胸部损伤所致。肋骨骨折或利器损伤胸部均可刺破肺、心脏、血管而导致胸膜腔积血。随着胸膜腔内血液积聚和压力的增高，患侧肺受压萎陷，纵隔被推向健侧，致健侧肺也受压，从而阻碍腔静脉血液回流，严重影响呼吸和循环。当胸腔内积聚大量血液超过心包、肺和膈肌运动所引起的去纤维蛋白作用时，胸膜腔内积血即发生凝固，形成凝固性血胸。血块机化后形成的纤维组织束缚肺和胸廓，影响呼吸运动。血液是细菌良好的培养基，细菌可通过伤口或肺破裂口侵入，在积血中迅速生长繁殖，形成感染性血胸，最终导致脓血胸。

【临床表现】

1. 症状　与出血速度和出血量有关。小量血胸（成人≤500mL），可无明显症状；中量血胸（500～1000mL）和大量血胸（>1000mL），特别是急性出血时，可出现气促、脉搏增快、血压下降等低血容量性休克表现。血胸易并发感染，表现为高热、寒战、出汗和疲乏等全身症状。

2. 体征　患侧胸部饱满、叩诊呈浊音、气管向健侧移位、呼吸音减低或消失等。

【辅助检查】

1. 实验室检查　血常规检查显示血红蛋白和血细胞比容下降。继发感染者，血白细胞计数和中性粒细胞比例升高。

2. 影像学检查

（1）胸部X线：小量血胸者，仅示肋膈窦消失；大量血胸时，显示胸膜腔有大片积液阴影，纵隔移向健侧；合并气胸者可见液平面。

（2）胸部B超：可明确胸部积液的位置和数量。

3. 胸膜腔穿刺　抽出血性液体时即可确诊。

【治疗原则】

小量胸膜腔积血可自行吸收，无需特殊处理。中、大量血胸者，尽早行胸膜腔穿刺抽出积血，必要时行胸腔闭式引流，以促进肺膨胀。进行性血胸，立即剖胸止血。凝固性血胸在出血停止后数日、病情平稳时，剖胸清除积血和血块，以防感染和机化。血胸合并感染者，按脓胸进行处理。

第二节　疾病护理

一、术前护理

【护理评估】

1. 健康史　重点了解受伤的经过、时间、部位和暴力性质等，注意有无复合伤；既往有无胸部手术史、麻醉史和过敏史等。

2. 身体状况

（1）局部：评估受伤的部位与性质；胸部有无畸形，气管有无移位；有无开放性伤口；有无活动性出血；有无肋骨骨折、反常呼吸运动；有无颈静脉怒张或皮下气肿。

（2）全身：评估意识状态、生命体征、尿量等变化，有无呼吸困难或发绀，有无咳嗽、咳痰、咯血（数量与性状）；有无出现感染、休克等并发症。

（3）辅助检查：根据胸部 X 线检查结果和诊断性胸膜腔穿刺，评估有无肋骨骨折、气胸、血胸等胸部损伤及其严重程度、性质；有无胸腔内器官损伤等。

3. 心理和社会支持状况　了解病人有无焦虑、恐惧，程度如何；病人和家属对损伤、治疗及预后的认知程度，家庭、社会能否提供有效的支持。

【常见护理诊断/问题】

1. 焦虑/恐惧　与突然遭受损伤及担心预后有关。

2. 疼痛　与组织损伤有关。

3. 气体交换障碍　与胸部损伤、肺萎陷及胸廓活动受限有关。

4. 潜在并发症　胸腔或肺部感染、休克等。

【护理措施】

1. 现场急救　抢救生命，迅速转运。开放性气胸者，立即用敷料（最好是凡士林纱布）封闭胸壁伤口变为闭合性气，阻止气体继续进入胸腔。闭合性或张力性气胸积气量多者，立即行胸膜腔穿刺抽气或闭式引流。

2. 维持呼吸功能　保持呼吸道通畅，及时清除口腔、气道内的痰液、血液及异物等；协助病人有效咳嗽、排痰，防止肺部并发症；痰液黏稠不易咳出时，用祛痰药或超声雾化吸入；严重呼吸功能障碍者，必要时行气管切开，用呼吸机辅助呼吸。

3. 疼痛护理　协助病人用双手按压患侧胸壁，以缓解伤口震动引起的疼痛；必要时遵医嘱给予镇痛剂。

4. 病情观察　密切观察病人呼吸的频率、节律和幅度等变化，有无缺氧、气促、呼吸困难、发绀等症状；气管移位、皮下气肿有无改善。

5. 心理护理　护士应加强与病人和家属之间的沟通，说明各项诊疗、护理操作及手术的必要性和重要性。解释各种不适与症状的原因、持续时间及预后，帮助病人树立战胜疾病的信心，积极配合治疗与护理。

二、术后护理

【护理评估】

1. 手术情况　了解麻醉类型、手术方式及术中情况等，以判断预后。

2. 身体状况　评估生命体征是否平稳；麻醉是否清醒；有无缺氧、气促、呼吸困难、发绀等症状；切口、引流管情况是否正常。

3. 心理和社会支持状况 了解病人有无焦虑、恐惧等负性心理；评估病人和家属对早期活动和康复锻炼的认知程度。

【常见护理诊断/问题】

1. 疼痛 与手术创伤、放置引流管有关。

2. 清理呼吸道无效 与术后切口疼痛、咳嗽无力有关。

3. 低效性呼吸形态 与胸膜腔闭式引流效能降低、肺换气功能降低有关。

4. 潜在并发症 术后出血、胸腔感染、肺不张等。

【护理措施】

1. 一般护理

（1）体位：全麻未醒前取平卧位，头偏向一侧；麻醉清醒、生命体征平稳，取半卧位，以利呼吸和引流。

（2）镇痛：协助病人取舒适体位，妥善固定引流管，教会病人缓解疼痛的措施；必要时遵医嘱应用镇痛剂。

（3）活动与休息：鼓励病人尽早下床活动，以预防肺不张，促进肠蠕动和早日康复。

（4）加强基础护理：根据病人和病情需要做好基础护理，如口腔护理、皮肤护理等。

2. 病情观察 密切监测体温、脉搏、呼吸、血压的变化；观察切口有无渗血、渗液及红、肿、热、痛等感染征象；注意有无术后出血、胸腔感染、肺不张等并发症发生。

3. 胸膜腔闭式引流的护理

（1）目的：引流胸腔内积气、积液和积血；重建胸膜腔内负压，促进肺膨胀；平衡两侧，保持胸膜腔的压力，维持纵隔的正常位置。

（2）适应证：常用于气胸、血胸、脓胸的治疗，或心、胸外科手术后的引流。

（3）置管位置：根据临床诊断和胸部 X线结果决定置管位置（图 30-3）。引流积

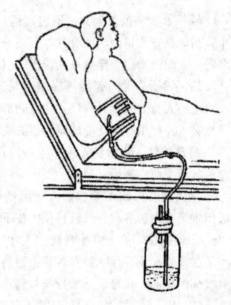

图 30-3 胸膜腔闭式引流术

气，一般选择锁骨中线第2肋间进行插管；引流积液，一般选择腋中线或腋后线第6~8肋间进行插管；引流积脓，一般选择脓液积聚的最低位进行插管。

（4）护理

1）保持管道密闭

①使用前严格检查胸膜腔、引流瓶装置有无破损，各衔接处是否密封。

②妥善固定引流管，以防脱出，注意观察皮肤切口处有无漏气。

③水封瓶长玻璃管应始终没入水中 3～4cm，保持直立。

④搬运病人或更换引流瓶时，必须双重夹闭引流管。

2）严格无菌技术操作，防止逆行感染

①引流装置保持无菌，按规定时间更换引流瓶、引流管。

②保持胸壁引流口处敷料清洁、干燥，每日更换 1 次。

③引流瓶位置需低于胸壁引流口平面 60～100cm，以防瓶内液体逆流，引起胸腔感染。

3）保持引流通畅

①病人血压平稳后取半卧位，以利于呼吸和引流。

②定时挤压引流管，防止引流管受压、扭曲、阻塞。

③鼓励病人深呼吸、咳嗽及经常变换体位，以助于胸腔内气体、液体排出，促进肺扩张。

4）观察和记录

①密切观察长玻璃管中水柱随呼吸上、下波动的情况。正常情况下水柱上、下波动的幅度为 4～6cm。若水柱波动过高，提示存在肺不张；若无波动，提示引流管不畅或肺已完全扩张。

②观察引流液体的颜色、性状和量，并准确记录。

5）拔管指征：引流管放置 48～72 小时后，临床观察无气体逸出，或引流量是否明显减少且颜色变浅，24 小时引流液 <50mL、脓液 <10mL，X 线胸片显示肺膨胀良好无漏气，病人无呼吸困难，可拔除引流管。拔管后，立即用凡士林纱布和厚敷料封闭胸壁伤口，并包扎固定。

三、健康教育

1. 知识宣教 向病人说明深呼吸，有效咳嗽、咳痰的意义，并予以指导；解释胸膜腔穿刺、胸膜腔闭式引流的意义和注意事项。

2. 功能锻炼 鼓励病人早期进行锻炼，循序渐进。嘱咐气胸痊愈 1 个月内，不可参加剧烈的体育运动，如跑步、打球等。

3. 定期复诊 胸部损伤严重者，出院后须定期复诊，发现异常情况及时就诊；肋骨骨折病人，术后 3 个月复查胸部 X 线检查，以了解骨折愈合情况。

案例讨论

病人，男性，25 岁，银行职员。车祸半小时由救护车送入院。病人主诉胸痛，胸闷，呼吸困难，呼吸受限。查体：急性面容，T 36.5℃，P 100 次/分，R 26 次/分，BP 90/60mmHg。右胸部可见一直径约 2.5cm 金属管状物刺入，未闻及空气出入的声音，右胸部触压痛明显。

问题：
1. 该病人最可能的医疗诊断是什么？
2. 若要明确诊断，还应做哪些辅助检查？
3. 该病人最适宜的治疗方法是什么？

第三十一章　肺癌病人的护理

学习目标

1. 掌握肺癌的临床表现、护理措施。
2. 熟悉肺癌的治疗原则、护理诊断/问题及健康教育。
3. 了解肺的解剖生理；肺癌的病因、病理与分类和辅助检查。

第一节　疾病概要

　　肺是呼吸器官，位于胸腔内、纵隔的两侧，左、右各一。左肺分为上、下两叶，右肺分为上、中、下三叶，各叶之间的间隙称为叶间裂。肺段是圆锥形的肺组织，顶部在肺门，其支气管为肺叶支气管的分支，称为肺段支气管。在一个肺段内，由同一肺段支气管的分支所分布。

　　肺的主要生理功能是通气和换气。

　　肺癌多数起源于支气管黏膜上皮，又称支气管肺癌。近年来，全世界肺癌的发病率和死亡率均有明显上升趋势，发病年龄多在40岁以上，男女发病之比为3~5∶1。

【病因】

　　肺癌的病因迄今尚未明确，现认为与下列因素密切相关。

　　1. 吸烟　吸烟是肺癌的一个重要致病因素。资料表明，多年每日吸烟达40支以上者，肺鳞癌和小细胞癌的发病率比不吸烟者高4~10倍。

　　2. 化学物质　已被确认可导致肺癌的化学物质包括石棉、铬、镍、铜、锡、砷、二氯甲醚、氡、氯乙烯和煤烟焦油等。

　　3. 大气污染　城市居民肺癌发病率高于农村，可能与市区的大气污染和粉尘中致癌物质含量较高等有关。

　　4. 人体内在因素　如免疫状态、代谢异常、遗传因素、肺部慢性感染等可能与肺癌的发病有关。

　　5. 其他　长期、大剂量电离辐射可引起肺癌。癌基因（如 ras 等）的活化或抑癌基因（如 P_{53} 等）的丢失与肺癌的发病密切相关。

【病理与分类】

肺癌的分布以右肺多于左肺，上叶多于下叶。起源于主支气管、肺叶支气管的癌肿，位置靠近肺门者称为中心型肺癌；起源于肺段支气管以下的癌肿，位于肺的周围者称为周围型肺癌。

1. 分类 根据细胞类型，可分为鳞状细胞癌（鳞癌）、小细胞癌（小细胞未分化癌）、腺癌和大细胞癌 4 种。

（1）鳞状细胞癌（鳞癌）：是肺癌最常见的类型，占 40% ~ 50%，多见于老年男性，以中心型肺癌多见，与吸烟密切相关。

（2）小细胞癌（小细胞未分化癌）：是恶性程度最高的肺癌，约占 20%，如燕麦穗粒，又称燕麦细胞癌。

（3）腺癌：约占 25%，女性多见，与吸烟关系不大，是最常见的周围型肺癌。

（4）大细胞癌：约占 1%，约半数源于大支气管，多为中心型。分化程度低，恶性程度较高，预后很差。

2. 转移途径 肺癌的转移途径有淋巴转移、直接扩散和血行转移。

（1）淋巴转移：是最常见的转移途径。小细胞癌经淋巴转移较早，鳞癌和腺癌也常经淋巴转移。

（2）直接扩散：癌肿沿支气管管壁向管腔内生长，可造成管腔内部分或全部阻塞，也可直接侵犯邻近肺组织，还可侵及胸壁、胸内其他组织和器官。

（3）血行转移：多发生于肺癌的晚期，但小细胞未分化癌转移较早。常见的转移部位有肝、骨骼、脑、肾上腺等。

【临床表现】

肺癌的临床表现与癌肿的部位、大小、类型和有无转移等密切相关。

1. 早期 多无明显表现。癌肿增大后，常出现刺激性干咳，痰中带血点、血丝或少量咯血。若癌肿造成较大的支气管阻塞，可出现胸闷、哮鸣、气促、发热和胸痛等症状。

2. 晚期 除发热、乏力、食欲减退、营养不良等全身症状外，还可出现癌肿压迫、侵犯邻近器官、组织或远处转移征象。

3. 非转移性全身症状 如杵状指（趾）、关节痛、骨膜增生等骨关节综合征，男性乳腺发育，Cushing 综合征和重症肌无力等，称为副癌综合征。

【辅助检查】

1. 痰液细胞学检查 是肺癌普查和简便、有效的一种诊断方法。痰中找到癌细胞，即可明确诊断。

2. 影像学检查

（1）胸部 X 线检查：是诊断肺癌最常用的方法。肺部可见块状阴影，边缘不清或呈分叶状，周围有毛刺。

（2）CT 检查：能清楚显示肺野中 1cm 以下的肿块阴影，并能发现 X 线检查隐藏区的早期肺癌病变。

3. 纤维支气管镜检查 可直接观察到肿瘤大小、部位及范围，并可钳取或穿刺组织做病理学检查。

4. 其他 如胸腔镜、纵隔镜、肿瘤标记物检查、转移病灶活组织检查等。

【治疗原则】

以手术治疗为主，辅以放疗、化疗、中医药等综合治疗。

1. 非手术治疗

（1）放射治疗：是从局部消除肺癌病灶的一种手段，主要用于手术后残留病灶的处理和配合化疗；晚期病人采用姑息性放疗，以减轻症状。在各种类型的肺癌中，小细胞癌对放疗敏感性较高，鳞癌次之，腺癌最差。

（2）化学治疗：分化程度低的肺癌，特别是小细胞癌对化疗特别敏感。

（3）中医药治疗：根据病人的临床症状、舌苔、脉象等辨证论治，部分病人的症状可得到改善，并延长生存期。

（4）免疫治疗：包括特异性免疫治疗和非特异性免疫治疗两种。其能增强人体免疫功能，抑制肿瘤生长，增强机体对化疗药物的耐受力，提高治疗效果。

2. 手术治疗

（1）手术目的：彻底切除肺部原发癌肿病灶和局部及纵隔淋巴结，尽可能保留健康的肺组织。

（2）手术方式：最基本的手术方式是肺切除加淋巴结清扫。肺切除术的范围取决于病变的部位和大小。中央型肺癌行肺叶或一侧全肺加淋巴结切除术，周围型肺癌行肺叶加淋巴结切除术。

第二节 疾病护理

一、术前护理

【护理评估】

1. 健康史 了解病人的一般情况，重点评估高危因素，如有无长期大量吸烟史、是否存在职业性致癌因素、家族史等。

2. 身体状况

（1）局部：有无发绀、杵状指（趾）。

（2）全身：有无刺激性咳嗽；有无痰中带血、咯血，咯血的量和次数；有无胸痛，胸痛的部位和性质；有无呼吸困难；有无贫血、消瘦等。

（3）辅助检查：**有无低蛋白血症；胸部 X 线、CT 和各种内镜等检查有无异常发现。**

3. 心理和社会支持状况　了解病人有无焦虑、恐惧等负性心理；评估病人和家属**对治疗方案、康复计划、疾病预后的认知程度和心理承受能力。**

【常见护理诊断/问题】

1. 焦虑/恐惧　与担心手术、疾病预后有关。
2. 气体交换障碍　**与肺组织病变、肺膨胀不全有关。**
3. 疼痛　**与癌肿侵犯周围组织有关。**
4. 营养失调：低于机体需要量　与肿瘤消耗有关。

【护理措施】

1. 心理护理　护士应向病人和家属解释说明各项诊疗、护理操作的意义、方法及手术治疗的必要性和重要性，耐心解答病人所提出的合理性问题，以减轻其焦虑或恐惧的程度。给予病人针对性的心理疏导，取得病人和家属的信任与理解，使他们积极地配合治疗与护理。

2. 维持呼吸功能　劝告病人术前戒烟；鼓励病人咳嗽排痰，保持呼吸道通畅；对呼吸功能失常者，应用机械通气治疗；遵医嘱给予祛痰剂、抗菌药物，以改善呼吸状况，防治感染。

3. 疼痛护理　指导病人应用放松技巧，如按摩、深呼吸等；适当采用分散注意力的简单方法，如听音乐、默念数字等减轻疼痛；明确诊断后，必要时遵医嘱给予镇痛剂。

4. 营养支持　提供色、香、味俱全的均衡饮食，以增进食欲；营养不良者，经肠内或肠外途径补充营养；贫血者，静脉输注新鲜全血或人体血清蛋白制剂，以改善病人的营养状况，提高手术耐受力。

二、术后护理

【护理评估】

1. 手术情况　了解手术、麻醉方式与效果，病变组织切除情况，术中出血、补液等情况，以判断预后。

2. 身体状况　评估病人生命体征是否平稳；有无胸闷、发绀、呼吸困难和肺部痰鸣音；切口愈合及引流管情况。

3. 心理和社会支持状况　了解病人有无焦虑或恐惧等负性心理；评估病人和家属对康复知识及功能锻炼的认知程度。

【常见护理诊断/问题】

1. 清理呼吸道无效　与术后咳嗽无力、呼吸道分泌物潴留有关。

2. 低效性呼吸形态　与术后肺膨胀不良、肺换气功能降低有关。

3. 营养失调：低于机体需要量　与肿瘤引起机体代谢增加、手术创伤有关。

4. 潜在并发症　出血、肺炎、肺不张、支气管胸膜瘘等。

【护理措施】

1. 一般护理

（1）体位

①麻醉未清醒前取平卧位，头偏向一侧，以免呕吐物、分泌物吸入而致窒息或并发吸入性肺炎；血压稳定者可改为半坐卧位。

②全肺切除者，给予1/4侧卧位。

③肺叶切除者，予以平卧或健侧卧位。

④肺段切除术或楔形切除术者，尽量选择健侧卧位。

（2）营养支持

①维持体液平衡：严格掌控输液的量和速度，防止前负荷过重而导致肺水肿。全肺切除术后应控制钠盐摄入量，24小时补液量 >2000mL，以 20～30 滴/分为宜，准确记录液体出入量。

②饮食护理：肠蠕动恢复后，可开始进清淡流质、半流质饮食；若病人进食后无任何不适可改为普食，宜选择高蛋白、高热量、高维生素、易消化饮食，以改善病人的营养状况，促进早期康复。

2. 病情观察

（1）监测生命体征：术后 2～3 小时内，每 15 分钟测量生命体征 1 次；脉搏和血压稳定后，改为 30 分钟至 1 小时测量 1 次；术后 24～36 小时，血压常会波动，需密切监测；注意有无气促、发绀、呼吸窘迫等征象，一旦发现异常情况，立即通知医师，并积极配合抢救。

（2）切口护理：保持切口敷料清洁、干燥。注意观察有无渗血、渗液及感染征象等，若发现异常情况，及时通知医师，并协助处理。

（3）引流护理：按胸腔闭式引流常规进行护理。全肺切除术后所置的胸腔引流管，一般呈钳闭状态，以保证术后患侧胸腔内有一定渗液，减轻或纠正明显的纵隔移位。

3. 维持呼吸道通畅　术后常规给予鼻导管吸氧 2～4L/min，并根据血气分析结果调整给氧浓度；观察呼吸频率、幅度、节律和双肺呼吸音；监测动脉血氧饱和度；若出现气促、发绀等缺氧征象，及时通知医师予以处理；病人麻醉清醒后，鼓励并协助其深呼吸、咳嗽、咳痰，每 1～2 小时 1 次；痰液黏稠者，给予超声雾化吸入，以达到稀释痰液、解痉、抗感染的目的。

4. 活动与休息　鼓励病人早期下床活动，预防肺不张，改善呼吸和循环功能；进行手臂和肩关节运动，预防术侧胸壁肌肉粘连、肩关节强直及失用性萎缩。

5. 并发症的观察与护理

（1）出血：常因术中止血不彻底、血管结扎线脱落等所致。多发生于术后 24～48

小时内，护士应密切监测生命体征，引流液的颜色、性状和量，并准确记录。若发现活动性大出血征象，立即通知医师，并积极配合处理。

（2）肺炎、肺不张：由于病人术后疼痛、胸带包扎过紧等，限制了呼吸运动，不能有效咳嗽排痰，导致分泌物滞留堵塞支气管，引发肺炎、肺不张。主要表现为烦躁不安、发绀、呼吸困难和胸廓扩张不良等。护士需教会病人有效地咳嗽排痰，痰液黏稠者予以超声雾化吸入，必要时行支气管镜吸痰或气管切开。

（3）支气管胸膜瘘：常因支气管缝合不密、支气管残端血运不良或缝合处感染、破裂等所致。多发生于术后1周，主要表现为发热、刺激性咳嗽、痰中带血或咳血痰、呼吸困难等。支气管胸膜瘘可引发张力性气胸，一旦发生，立即通知医师，并积极配合抢救。

三、健康教育

1. 防癌知识宣教　对40岁以上者定期进行胸部 X 线普查；中年以上，久咳不愈或出现血痰者，提高警惕，做进一步检查。

2. 戒烟指导　说明长期大量吸烟与肺癌发病的相关性，介绍科学、有效的戒烟方法，并提高遵医行为。

3. 康复指导　告知病人进行深呼吸、有效咳嗽排痰的目的与意义；注意加强肩臂部功能锻炼。

4. 出院指导　继续化疗、放疗者，注意治疗后的不良反应，并指导缓解不适的有效措施。若出现发热、剧烈咳嗽或咯血等症状，及时就诊。

案例讨论

病人，女，56岁，纺织厂工人。咳嗽、咳痰、痰中带血4月余。晨起右胸部出现刺痛、剧烈咳嗽、咯鲜血等急性病表现，入院治疗。查体：贫血貌，疲乏无力，T 37.5℃，P 90 次/分，R 20 次/分，BP 110/70mmHg，皮肤、巩膜苍白，局限性哮鸣，右胸部叩诊呈浊音。胸部 X 线显示肺部块状阴影，边缘不清或呈分叶状，周围有毛刺。CT 检查显示：肺野中 1.5cm 的肿块阴影。

问题：

1. 该病人最可能的医疗诊断是什么？

2. 目前主要的护理诊断/问题有哪些？

3. 若行手术治疗，术后病情观察的要点有哪些？

第三十二章 食管癌病人的护理

📖 学习目标

1. 掌握食管癌的临床表现、护理措施。
2. 熟悉食管癌的治疗原则、护理诊断/问题和健康教育。
3. 了解食管的解剖生理；食管癌的病因、病理与分型、辅助检查。

第一节 疾病概要

食管是一长管状的肌性管道，成人食管长 25～28cm。上方起自咽食管括约肌，下方止于胃贲门部，是消化道最狭窄的部位。食管有三处生理性狭窄：即食管入口处、食管与左支气管交叉处、膈肌食管裂孔处。此三处也常成为肿瘤、瘢痕性狭窄等病变的好发部位。为便于定位及选择手术切口和方式，将食管全长分为四段，即颈段、上胸段、中胸段和下胸段。

食管的主要功能是将食物迅速输送至胃内。食管疾病，无论是器质性病变还是功能性病变，吞咽困难是最为突出的症状。

食管癌是一种常见的消化道恶性肿瘤，在我国居于恶性肿瘤死亡率的第二位，仅次于胃癌。食管癌的发病率和死亡率各国差异很大，我国是食管癌高发地区之一，发病年龄多在 40 岁以上，男性多于女性。

【病因】

食管癌的病因至今尚未明确，可能与下列因素有关。

1. 化学物质 如长期进食亚硝胺含量较高的食物，与食管癌和食管上皮重度增生的发病率呈正相关。

2. 饮食习惯 嗜好吸烟、长期饮烈性酒、进食过烫或过快等因素，均增加对致癌物的敏感性。

3. 营养缺乏 食物中缺乏微量元素，如铁、锌、钼、硒、氟；缺乏维生素 A、维生素 B_2、维生素 C 等。

4. 遗传因素 食管癌高发家族中，染色体数目及结构异常者比例较高。

5. 其他 食管慢性炎症、黏膜损伤及慢性刺激亦与食管癌的发病相关。

【病理与分型】

食管癌以胸中段较多见，下段次之，上段较少；90%以上的食管癌为鳞癌，其次为腺癌。

1. 病理类型 根据病理形态，临床上常分为四型。

（1）髓质型：约占60%，恶性程度高。管壁明显增厚，并向腔内外扩展，使癌肿的上下端边缘呈坡状隆起。

（2）蕈伞型：约占15%，瘤体呈卵圆形扁平肿块状，向腔内呈蘑菇样突起。

（3）溃疡型：约占10%，瘤体的黏膜面呈深陷而边缘清楚的溃疡，溃疡大小、形状不一，深入肌层。

（4）缩窄型（硬化型）：约占10%，瘤体形成明显的环形狭窄，累及食管全部周径，较早出现阻塞症状。

2. 转移途径

（1）淋巴转移：是食管癌最主要的转移途径。

（2）直接扩散：癌肿沿食管壁内扩散或直接向四周扩散，侵及邻近组织和器官。

（3）血行转移：较少见，主要转移至肝、肺、骨等。

【临床表现】

1. 早期 常无明显症状，仅咽食物时有哽噎感，胸骨后针刺样、烧灼样或牵拉摩擦样疼痛。食物通过缓慢，有停滞感或异物感。以上症状时轻时重，进展缓慢。

2. 中、晚期

（1）症状：典型症状是进行性下咽困难。先是难下咽干硬食物，继而只能进半流质、流质，最后滴水难进。癌肿侵及喉返神经，可发生声音嘶哑；侵及主动脉、溃烂破裂时，可引起大量呕血；侵及气管，可形成食管气管瘘；食管梗塞时可致食物反流入呼吸道，引起进食时呛咳和肺部感染。

（2）体征：病人呈渐进性消瘦、贫血、无力及营养不良。中晚期病人可触及锁骨上淋巴结肿大，严重者有腹水征；晚期病人出现恶病质。

【辅助检查】

1. 脱落细胞学检查 我国自创的食管拉网检查脱落细胞是一种简便、易行的普查筛选诊断方法，早期病变阳性率可达90%~95%。

2. 影像学检查

（1）食管X线钡餐检查：早期可见局部黏膜皱襞紊乱、粗糙或中断，小的充盈缺损或龛影，局限性管壁僵硬；中、晚期可见充盈缺损、管腔狭窄和梗阻。

（2）CT与MRI检查：可显示癌肿的浸润层次、向外扩散程度及有无纵隔、淋巴结或腹腔脏器转移等。

3. **纤维食管镜检查** 可直接观察肿瘤大小、部位及范围，可取活组织做病理学检查。

【治疗原则】

以手术治疗为主，辅以放射治疗、化学治疗等综合治疗。

1. 非手术治疗

(1) 放射治疗：单纯放射治疗适用于食管颈段、胸上段癌或晚期癌；也可用于有手术禁忌证而病变不长、尚可耐受放疗者。

(2) 化学治疗：食管癌对化疗药物不敏感，单独应用疗效不佳，常作为术后辅助治疗。

(3) 中医药治疗：属于辅助性治疗。以温阳益气、扶助正气为原则，目的是提高机体抗病能力。常选用通幽汤或生脉散加味等。

2. 手术治疗 手术治疗是目前治疗食管癌的首选方法。常用的手术方式有开胸食管癌切除术和非开胸食管癌切除术两种。根据病人的实际情况选择具体术式。

(1) 根治性切除术：适用于病变局限者，切除癌肿和上、下各 5 ~ 8cm 范围内的食管及其所属淋巴结，然后行胃、空肠或结肠重建食管。

(2) 姑息性切除术：适用于晚期食管癌不能根治或放射治疗、进食有困难者，如食管腔内置管术、食管分流术等，以达到改善营养状况、延长生命的目的。

第二节 疾病护理

一、术前护理

【护理评估】

1. 健康史 了解病人的一般情况；重点评估高危因素，如有无不良的饮食习惯、是否存在可能导致食管癌的前期病变、家族史等。

2. 身体状况

(1) 局部：了解病人吞咽困难的程度、癌肿局部浸润症状等。

(2) 全身：有无消瘦、贫血、脱水、营养不良等表现；有无胸水、腹水等。

(3) 辅助检查：了解食管 X 线钡餐、纤维食管镜、CT 等检查结果，以判断肿瘤的位置，有无扩散或转移。

3. 心理和社会支持状况 了解病人和家属对疾病知识、治疗方法及康复计划的认知程度；家属对病人关心支持的程度、家庭经济承受能力等。

【常见护理诊断/问题】

1. 焦虑/恐惧 与对癌症的恐惧、担心手术及疾病预后有关。

2. 营养失调：低于机体需要量　与吞咽困难、肿瘤高代谢状态有关。

3. 疼痛　与癌肿侵犯周围组织有关。

4. 知识缺乏　缺乏术前准备的知识。

【护理措施】

1. 心理护理　护士应加强与病人和家属之间的沟通，解释说明各项诊疗、护理操作的意义、方法及手术治疗的必要性和重要性，取得他们的信任与理解。根据病人的具体情况，给予针对性的心理疏导，最大限度地减轻其不良的心理反应，使其树立战胜疾病的信心，积极配合治疗与护理。

2. 营养支持　术前大多数食管癌病人因不同程度的吞咽困难而存在营养不良、体液失衡的问题，致使机体对手术的耐受力下降，故术前应保证病人营养素的摄入。

（1）能进食者：宜选择高热量、高蛋白、高维生素的流质或半流质饮食，注意观察进食后的反应。

（2）仅能进食流质或营养状况较差者：遵医嘱静脉补液，给予肠内或肠外营养支持；贫血者，输注新鲜全血或人体血清蛋白制剂。

3. 疼痛护理　协助病人取舒适体位，以减轻或缓解疼痛；指导病人适当采用分散注意力的简单方法，如听音乐、默念数字等；必要时，遵医嘱给予镇痛剂。

4. 术前准备

（1）呼吸道准备：凡吸烟者劝其严格戒烟。指导并训练病人有效咳痰、排痰及腹式深呼吸，以预防术后肺炎、肺不张等并发症。

（2）胃肠道准备

①术前1周遵医嘱给予病人分次口服抗菌药物溶液，可起到局部抗感染作用。

②术前3日改进流质饮食，术前1日禁食。

③梗阻严重、进食后有滞留或反流者，术前1日晚遵医嘱予以生理盐水100mL加抗菌药物经鼻胃管冲洗食管及胃，以减轻局部充血水肿，减少术中污染，防止吻合口瘘。

④拟行结肠代食管手术者，按肠道手术常规做好肠道准备。

⑤术前常规留置胃管。

二、术后护理

【护理评估】

1. 手术情况　了解麻醉方式、手术类型，术中出血、补液、输血及引流管放置情况。

2. 身体状况　评估生命体征、切口愈合、引流情况；术后有无吻合口瘘、乳糜胸、出血、感染等并发症。

3. 心理和社会支持状况　了解病人因手术导致的各种不良心理反应；病人和家属对术后康复知识、功能锻炼的认知程度。

【常见护理诊断/问题】

1. 疼痛 与手术创伤、留置引流管有关。

2. 清理呼吸道无效 与胸部手术、切口疼痛有关。

3. 营养失调：低于机体需要量 与术后不能进食、消耗增加有关。

4. 潜在并发症 吻合口瘘、乳糜胸、吻合口狭窄、出血等。

【护理措施】

1. 一般护理

（1）体位：麻醉清醒、血压平稳后改取半卧位，以利于引流、呼吸、排痰，预防肺部并发症。

（2）营养支持

①维持体液平衡：术后 3~4 日吻合口处于充血水肿期，须严格禁饮食，遵医嘱静脉补充营养。

②饮食护理：一般术后禁饮食 4~6 日。术后 1 周先试进流质饮食；术后第 10 日起进半流质饮食；2~3 周后进软食。告知病人短期内应遵循少食多餐的原则，防止进食过多、过快，避免生、冷、硬食物，以免导致后期吻合口瘘。

（3）呼吸道护理：食管癌术后病人易发生呼吸困难、缺氧，并发肺炎、肺不张，甚至呼吸衰竭等。因此术后 48 小时内应常规吸氧；密切观察呼吸形态、频率和节律，听诊双肺呼吸音是否清晰，有无并发症征兆；鼓励病人深呼吸、吹气球、咳嗽排痰等，促使肺膨胀；若病人出现呼吸浅快、发绀、呼吸音减弱等痰液阻塞现象，立即行鼻导管深部吸痰，必要时行气管切开。

2. 病情观察

（1）监测生命体征：术后麻醉未清醒前，密切监测血压、脉搏、呼吸频率、幅度及节律等的变化；麻醉清醒且病情平稳后，每 30 分钟至 1 小时测量生命体征 1 次。

（2）切口护理：保持切口敷料的清洁、干燥，定时换药。密切观察切口有无渗血、渗液及感染等异常情况，一旦发现，立即通知医师，并协助处理。

（3）引流管护理

1）胃管护理：①术后需持续胃肠减压 3~4 日，待肛门排气后拔除胃管。②妥善固定胃管，保持引流通畅，防止受压、扭曲或脱出。③密切观察引流液的性状、气味和量，并准确记录。④若胃管脱出，切忌盲目再插入，以免戳穿吻合口，造成吻合口瘘。

2）胸膜腔闭式引流的护理：除常规护理外，重点观察引流液的颜色、性状和量，以便尽早发现并发症。若引流液中混有食物残渣，提示有食管吻合口瘘；引流液量多，性状由清亮渐转浑浊，提示有乳糜胸；若病人出现烦躁不安、血压下降、脉搏增快、尿量减少等血容量不足表现，提示活动性出血的可能。

3. 结肠代食管（食管重建）术后的护理

（1）保持置于结肠袢内的减压管通畅。

（2）密切观察腹部体征，发现异常，及时通知医师。

（3）观察并记录减压管引流液的颜色、性状和量，警惕代食管结肠襻坏死的可能。

（4）因结肠逆蠕动，病人常嗅到粪便气味，应解释说明原因，并告知此情况一般于半年后逐步缓解。

4. 胃肠造瘘术后的护理

（1）观察造瘘管周围有无渗出液或胃液漏出。胃液对皮肤刺激性较大，需及时更换渗湿的敷料，并在瘘口周围涂氧化锌软膏或置凡士林纱布保护皮肤，防止发生皮炎。

（2）妥善固定，用于管饲的暂时性或永久性胃造瘘管，防止受压、扭曲或脱出。

5. 并发症的观察与护理

（1）吻合口瘘：是食管癌术后最严重的并发症。多发生在术后 5 ~ 10 日，主要表现为呼吸困难、胸腔积液和全身中毒症状，如高热、寒战、甚至休克等。一旦出现上述症状，立即禁食，配合医师行胸腔闭式引流，同时行抗感染、抗休克等治疗。需要再次手术者，积极完善术前准备。

（2）乳糜胸：为术中损伤胸导管所致，多发生在术后 2 ~ 10 日，少数病人可在 2 ~ 3 周出现。因大量乳糜液积聚在胸腔，主要表现为胸闷、气急、心悸。若治疗不及时，可在短期内造成全身衰竭而死亡。一旦确诊，立即行胸腔闭式引流，及时引流胸腔内乳糜液，促使肺膨胀，遵医嘱给予肠外营养支持治疗。

（3）吻合口狭窄：是食管癌术后较为常见的并发症。多发生于术后 6 个月至 1 年，常继发于吻合口瘘。主要表现为再次出现吞咽困难，首选的治疗方法是食管扩张术。对体质虚弱、不能耐受扩张治疗或手术者，行胃（肠）造瘘术或放置食管内支架，以缓解症状，改善病人的营养状况。

三、健康教育

1. 疾病知识宣教　避免接触引起癌变的因素，如减少饮用水中亚硝胺及其他有害物质、防霉去毒；积极治疗食管上皮增生；避免过烫、过硬食物。

2. 饮食指导　根据不同的手术方式，指导病人选择合理的饮食。讲解饮食类型、性质、进食时间及注意事项，预防并发症的发生。

3. 休息与活动　保证充足睡眠，劳逸结合，逐渐增加活动量，以利于机体康复。

4. 自我监测　若病人术后 3 ~ 4 周再次出现吞咽困难，提示吻合口狭窄的可能，及时就诊。

案例讨论

病人，男，45 岁，司机。主因进行性吞咽困难 4 月余就诊入院。查体：T 36.5℃，P 82 次/分，R 18 次/分，BP 108/70mmHg，皮肤、巩膜苍白，锁骨上淋巴结肿大。实验室检查：红细胞计数 4.0×10^{12}/L，血红蛋白 85g/L。纤维食管镜检查显示：食管中段 7cm 长的管腔狭窄、黏膜中断。

问题：

1. 该病人最可能的医疗诊断是什么？

2. 目前主要的护理诊断/问题有哪些？

3. 若行手术治疗，如何进行术前的胃肠道准备？

第三十三章　泌尿、男性生殖系统疾病的主要症状和检查

■ 学习目标

1. 掌握泌尿、男性生殖系统疾病的主要症状；泌尿、男性生殖系统器械检查的护理要点。

2. 熟悉泌尿、男性生殖系统的各项实验室检查；泌尿、男性生殖系统器械检查的方法。

3. 了解泌尿、男性生殖系统的解剖生理；泌尿、男性生殖系统的影像学检查。

泌尿、男性生殖系统由肾、输尿管、膀胱、尿道和前列腺、精囊、睾丸、附睾、阴茎等器官及所属的血管和神经组成。泌尿系统的主要功能是排出体内代谢终产物，对维持机体内环境的稳定起着重要作用。生殖系统的主要功能是维系种族繁衍的生命活动，同时分泌性激素，激发和维持副性征。

第一节　泌尿、男性生殖系统疾病的主要症状

泌尿、男性生殖系统疾病，除有一般的全身症状和胃肠道症状外，因其解剖和生理特点常表现出一些特有的症状，如排尿异常、尿液异常、尿道分泌物、疼痛和肿块。

一、排尿异常

1. 尿频　指排尿次数明显增多。分生理性和病理性，后者常伴尿急、尿痛。

2. 尿急　指有尿意并迫不及待要排尿而不能自控，但尿量少。多与尿频同时存在。

3. 尿痛　排尿时感到疼痛。可发生在尿初、排尿过程中、尿末或排尿后。疼痛可表现为烧灼感甚至刀割样。

尿频、尿急、尿痛三者同时出现时合称为膀胱刺激征。

4. 排尿困难　尿液不能通畅地排出。表现为排尿延迟、射程短、费力，尿线无力、变细、滴沥等。

5. 尿潴留　指尿液滞留在膀胱内不能自行排出。根据发病急缓的不同，分为急性

尿潴留和慢性尿潴留。

6. 尿失禁 指尿液不能控制而自行由尿道口流出。根据尿失禁原因，可分为真性尿失禁、压力性尿失禁、充溢性尿失禁和急迫性尿失禁。

（1）真性尿失禁：也称完全性尿失禁，膀胱失去控尿能力，呈空虚状态。

（2）压力性尿失禁：指当腹内压力突然增高时尿液不经意地流出，如大笑、咳嗽、打喷嚏。

（3）充溢性尿失禁：也称假性尿失禁，指膀胱过度充盈，压力增高，当膀胱内压超过尿道阻力时，引起尿液不断溢出。

（4）急迫性尿失禁：指严重尿频、尿急时不能控制尿液而致失禁。

7. 尿瘘 指尿液经不正常的径路由膀胱自行流出，如膀胱阴道瘘、尿道直肠瘘等。注意与尿失禁的鉴别。

二、尿液异常

1. 尿量 正常人 24 小时尿量为 1000~2000mL，少于 400mL 为少尿，少于 100mL 为无尿。

2. 血尿 尿液中含有血液。

（1）镜下血尿：指借助于显微镜可见尿中含有红细胞。正常人尿液每高倍视野可见 0~2 个红细胞，若超过 3 个红细胞即有病理意义。

（2）肉眼血尿：指肉眼可见到尿中有血色和血块者。1000mL 尿中含 1mL 血液即可呈现肉眼血尿。

3. 脓尿 指离心尿沉淀每高倍视野白细胞超过 5 个为脓尿，提示泌尿系感染。

4. 乳糜尿 尿内含有乳糜或淋巴液，呈乳白色。

5. 晶体尿 尿液中盐类呈过饱和状态，其中有机物质或无机物质沉淀，结晶形成。

三、尿道分泌物

尿道分泌物的性状因疾病而异。淋菌性尿道炎的典型症状为大量黄色、黏稠的脓性分泌物。非淋菌性尿道炎多为少量无色或白色稀薄分泌物。男性慢性前列腺炎病人，常在清晨排尿前或大便时尿道口有少量白色黏稠分泌物。尿道癌可见血性分泌物。留置导尿者，由于尿管刺激可使尿道腺分泌增加，表现为尿道外口、尿管周围有少量黏稠分泌物。

四、疼痛

疼痛是泌尿外科疾病常见的症状之一。泌尿、男性生殖系的实质性器官病变引起的疼痛常位于该器官所在部位，而空腔脏器病变常引起放射痛。

1. 肾和输尿管痛 常位于肋脊角、腰部和上腹部，一般为持续性钝痛，亦可为锐痛。

2. 膀胱痛 常位于耻骨上区域，疼痛常放射至阴茎头部及远端尿道。

3. 前列腺痛 前列腺炎症可引起会阴、直肠、腰骶部、耻骨上区、腹股沟区及睾丸的疼痛和不适。

4. 阴囊痛 睾丸及附睾病变可引起阴囊不适、坠胀或疼痛。

五、肿块

肿块是泌尿外科疾病重要的体征之一。腹部肿块可见于肾肿瘤、肾积水、肾结核、肾囊肿等。阴囊内肿块多见于腹股沟斜疝、鞘膜积水、睾丸肿瘤等。

第二节 泌尿、男性生殖系统疾病的检查

一、实验室检查

1. 尿液检查

（1）尿常规：是诊断泌尿系统疾病最基本的检查项目，包括尿液的物理检查、化学定性和显微镜检查。正常尿液呈淡黄色、透明、弱酸性、中性或碱性。

（2）尿三杯试验：用于初步判断镜下血尿或脓尿的来源和病变部位。将排尿最初的 5~10mL 为第 1 杯，排尿最后的 5~10mL 为第 3 杯，中间部分为第 2 杯。若第 1 杯尿液异常，提示病变在尿道；若第 3 杯尿液异常，提示病变在后尿道、膀胱颈部或膀胱三角区；若 3 杯尿液均异常，提示病变在膀胱或其以上部位。

（3）尿细菌学检查：用于泌尿系感染的诊断和临床用药指导，常用方法有直接涂片检查和尿培养。

（4）尿细胞学检查：用于膀胱肿瘤的筛选或肿瘤术后的随访。

2. 肾功能检查

（1）尿比重：是判断肾功能的最简便方法。正常尿比重 1.010~1.030，清晨时最高。

（2）血肌酐和血尿素氮：用于判断肾功能。血肌酐和血尿素氮增高的程度与肾损害程度成正比，可用于判断病情和预后。

（3）内生肌酐清除率：是反映肾小球滤过率的简便、有效方法。24 小时内的正常值为 90~120mL/min。

3. 前列腺特异性抗原（PSA） 用于鉴别良性前列腺增生和前列腺癌。PSA 由前列腺腺泡和导管上皮细胞分泌，具有前列腺组织特异性。健康男性血清 PSA 正常值为 0~4ng/mL，若大于 10ng/mL 高度怀疑前列腺癌。

4. 前列腺液检查 用于前列腺炎的诊断。正常前列腺液呈乳白色，较稀薄。涂片镜检可见多量卵磷脂小体，白细胞数每高倍视野少于 10 个。

5. 流式细胞检查 用于泌尿、男性生殖系肿瘤的早期诊断及预后判断、肾移植急性排斥反应及男性生育能力的判断。

二、器械检查

【检查方法】

1. 导尿检查

（1）适应证：收集尿液标本；测定膀胱容量、压力或残余尿；解除尿潴留。

（2）禁忌证：急性尿道炎。

2. 尿道探查

（1）适应证：探查尿道狭窄程度及尿道有无结石；治疗和预防尿道狭窄。

（2）禁忌证：急性尿道炎。

3. 膀胱尿道镜检查

（1）适应证：观察后尿道及膀胱病变；取活体组织做病理检查；引导输尿管插管；早期肿瘤电灼、电切，膀胱碎石、取石、钳取异物。

（2）禁忌证：尿道狭窄、急性膀胱炎、膀胱容量小于 50mL。

4. 输尿管镜和肾镜检查

（1）适应证：用于输尿管和肾盂的检查；治疗输尿管结石；取活体组织做病理学检查。

（2）禁忌证：全身出血性疾病、前列腺增生、病变以下输尿管梗阻等。

5. 尿流动力学测定

（1）适应证：排尿功能障碍疾病的原因分析、治疗方案选择和疗效判定。

（2）禁忌证：感染急性期、严重膀胱内出血。

【护理要点】

1. 心理护理　器械检查属有创性检查，检查前应做好解释工作，消除病人的紧张与顾虑，使其积极配合检查。

2. 排空膀胱　除导尿和单纯尿流率检查外，其他各项检查均应在检查前排空膀胱。操作时宜动作轻柔，忌用猛力，以减轻病人痛苦和避免损伤。

3. 严格无菌操作　侵入性检查有可能将细菌带入体内引起感染，检查前应清洗病人会阴部，操作过程中严格遵守无菌操作原则，必要时遵医嘱预防性应用抗菌药物。

4. 鼓励病人多饮水　单纯尿流率检查时，嘱病人检查前多饮水，充盈膀胱。内镜检查和尿道探查后，大多数病人可出现肉眼血尿，鼓励其多饮水，以增加尿量，起到冲刷作用，2~3 日后可自愈。

5. 并发症处理　密切观察病情变化，注意有无发热、尿道出血或损伤等异常情况，必要时留院观察，给予静脉输液，应用抗菌药物，留置导尿管或行膀胱造瘘术。

三、影像学检查

1. X 线检查

（1）尿路平片：是泌尿系统常用的初查方法。摄片范围包括双侧肾、输尿管和膀胱。

（2）排泄性尿路造影：又称静脉肾盂造影（IVP），可观察尿路形态和双侧肾的排泄功能。

（3）逆行肾盂造影：能清晰显示肾盂和输尿管形态。

（4）膀胱造影：可显示膀胱形态及病变，判断尿道狭窄的程度和长度。

（5）血管造影：主要有经皮动脉穿刺插管、选择性肾动脉造影和数字减影血管造影（DSA）等。DSA 能清晰显示血管，包括肾实质内直径 1mm 的血管，发现肾实质内小动脉瘤及动静脉畸形等血管异常。

（6）CT 扫描：可确定肾损伤范围和程度；鉴别肾实质性和囊性疾病；明确肾上腺、肾、膀胱、前列腺等部位肿瘤的诊断与分期；可显示腹部和盆腔转移的淋巴结、静脉内癌栓。

2. B 超检查　方便、无创伤，能显示各器官不同轴线及不同深度的断层图像，动态观察病情的发展，对不宜接受 X 线检查者更有意义。

3. 磁共振成像（MRI）　可显示被检查器官组织的功能和结构，提供较 CT 更为可靠的依据。

4. 放射性核素检查　通过体内器官对放射性示踪剂的吸收、分泌和排泄过程而显示其形态和功能。如肾图、肾显像、骨显像等。

第三十四章　泌尿系统损伤病人的护理

【学习目标】

1. 掌握肾、膀胱、尿道损伤的临床表现、护理措施。
2. 熟悉肾、膀胱、尿道损伤的治疗原则、护理诊断/问题和健康教育。
3. 了解肾、膀胱、尿道损伤的病因、病理与分类、辅助检查和护理评估。

泌尿系统损伤以男性尿道损伤最多见，肾、膀胱损伤次之，输尿管损伤少见。由于泌尿系统各器官受到周围组织和脏器的良好保护，通常不易受到损伤，大多数是胸、腹、腰部或骨盆严重损伤时的合并伤。

泌尿系统损伤主要的病理表现为出血和尿外渗。

第一节　肾损伤

肾脏的解剖位置较深，受到肋骨、腰肌、脊椎、腹壁、腹腔内脏器和膈肌的保护，加之本身有一定的活动度，不易受损。肾由于实质脆弱，包膜薄，一旦受暴力打击则会发生肾损伤。

【病因】

1. 开放性损伤　因弹片、枪弹、刀刃等锐器直接贯穿致伤，常伴有胸、腹部损伤，伤情复杂而严重。

2. 闭合性损伤

（1）直接暴力：是肾损伤最常见的原因，如撞击、挤压、肋骨骨折等所致损伤。

（2）间接暴力：如对冲伤、暴力扭转、负重和剧烈运动等所致损伤。

3. 其他　肾本身存在病变，如肾积水、肾肿瘤等；或手术操作不当，导致肾损伤；或儿童肾周围保护组织薄弱，发生损伤。

【病理与分类】

临床以闭合性肾损伤多见，根据肾损伤程度，可分为肾挫伤、肾部分裂伤、肾全层裂伤和肾蒂损伤（图34-1）。

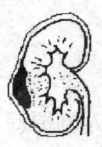
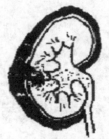
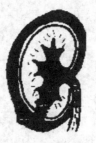
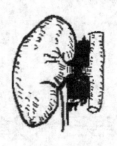

（1）肾挫伤　　　（2）肾部分裂伤　　　（3）肾全层裂伤　　　（4）肾蒂损伤

图 34 - 1　肾损伤类型

1. 肾挫伤　最常见。肾实质轻微受损，形成肾瘀斑和（或）包膜下血肿，肾包膜和肾盂黏膜均完整，可见镜下血尿。

2. 肾部分裂伤　肾实质部分裂伤伴肾包膜破裂，可形成肾周围血肿。若肾盂黏膜破裂，可见肉眼血尿。

3. 肾全层裂伤　肾实质深度裂伤，外及肾包膜，内达肾盂肾盏黏膜，可引起广泛的肾周血肿、严重的血尿和尿外渗。肾横断或破裂时，可导致部分肾组织缺血、坏死。

4. 肾蒂损伤　较少见。肾蒂血管部分或全部撕裂时可引起严重大出血、休克，常来不及诊治而死亡。

肾损伤除了可以导致出血和尿外渗，还可引发各种继发性病理改变，如血肿和尿外渗可继发感染；持续尿外渗可形成假性尿囊肿；在愈合过程中，肾脏周围组织可发生纤维性变，形成粘连。

【临床表现】

肾损伤的临床表现因损伤程度不同差异很大，在合并其他器官损伤时，轻度的肾损伤症状常被忽视，主要表现为休克、血尿、疼痛、腰腹部肿块、发热等。

1. 症状

（1）血尿：大多数病人可有血尿，但血尿与损伤程度不一致。肾挫伤或轻微肾裂伤，可引起明显肉眼血尿；严重肾裂伤，可能仅有轻微血尿或无血尿。

（2）疼痛：肾包膜下血肿或血、尿外渗等均可引起患侧腰、腹部疼痛。血液、尿液进入腹腔或合并腹腔内器官损伤时，可出现全腹疼痛和腹膜刺激征。血凝块堵塞输尿管可引起肾绞痛。

2. 体征　出血和尿外渗可使肾周围组织肿胀，形成腰、腹部肿块，可有明显触痛和肌紧张。

3. 并发症

（1）休克：严重肾裂伤、肾蒂损伤或合并其他脏器损伤时，可因创伤、失血发生休克，甚至危及生命。

（2）发热：血肿和尿外渗吸收可致发热，但多为低热。若继发感染形成肾周围脓肿或继发性腹膜炎，可出现寒战、高热，并伴全身中毒症状。

【辅助检查】

1. 实验室检查　尿常规可见大量红细胞。血红蛋白和血细胞比容持续降低，提示有活动性出血；血白细胞升高，提示有感染。

2. 影像学检查

（1）B超、CT检查：可了解肾损伤的部位、程度，包膜下和肾周血肿，以及尿外渗情况。

（2）排泄性尿路造影：可评价肾损伤的范围、程度和对侧肾功能。

【治疗原则】

1. 紧急处理　伴大出血、休克者，迅速给予抢救措施。判断有无合并其他脏器损伤，做好急诊手术探查的准备。

2. 非手术治疗　绝对卧床休息2～4周，及时补充血容量，监测生命体征、尿液和腰腹部肿块的变化，应用抗菌药物防治感染，镇静、止血、止痛等治疗。

3. 手术治疗　严重的肾裂伤、肾破裂、肾蒂损伤和开放性肾损伤时，尽早实施手术。手术方式包括肾切除术、肾部分切除术或肾修补术。血或尿外渗引起肾周脓肿时行肾周引流术。合并腹部脏器损伤者，及时行剖腹探查术。

第二节　膀胱损伤

膀胱空虚时位于骨盆深处，不易受损，膀胱充盈时壁薄，伸展至下腹部，在外力作用下可发生膀胱损伤（图34-2）。

【病因】

1. 开放性损伤　多见于战伤，由弹片、子弹或锐器贯通所致，常合并骨盆内其他组织器官损伤。

2. 闭合性损伤

（1）直接暴力：如踢伤、击伤、骨盆骨折等所致损伤。

（2）间接暴力：如难产时因胎头长时间压迫，造成膀胱壁缺血性坏死。

3. 医源性损伤　膀胱镜、尿道扩张等器械检查，或盆腔、下腹部手术等致膀胱损伤。

【病理】

1. 膀胱挫伤　仅伤及膀胱黏膜或肌层，膀胱壁未穿破，局部出血或形成血肿，无尿外渗，可出现血尿。

2. 膀胱破裂　膀胱破裂分为腹膜内型和腹膜外型。

（1）腹膜内型：膀胱壁破裂伴腹膜破裂，与腹腔相通，尿液流入腹腔，引起腹膜炎。多见于膀胱后壁和顶部损伤。

（2）腹膜外型：膀胱壁破裂，但腹膜完整。尿液外渗到膀胱周围组织及耻骨后间隙，沿骨盆筋膜到盆底，引起腹膜外盆腔炎或脓肿。多见于膀胱前壁损伤。

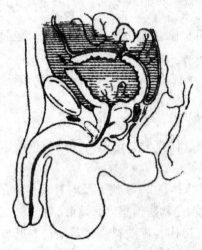

图34-2 膀胱损伤

【临床表现】

1. 症状

（1）血尿和排尿困难：膀胱壁轻度挫伤者，可仅有少量血尿。膀胱壁全层破裂时，病人可有尿意，但不能排尿或仅排出少量血尿。

（2）疼痛：腹膜内型膀胱破裂，可出现下腹部疼痛，常伴恶心、呕吐、腹胀等。腹膜外型膀胱破裂，由于尿外渗而引起下腹部疼痛，并放射至会阴部。

2. 体征 腹膜内型膀胱破裂，全腹压痛、反跳痛和肌紧张，移动性浊音阳性。腹膜外型膀胱破裂，下腹部压痛和肌紧张，直肠指诊可触及直肠前壁饱满感。

3. 并发症

（1）休克：骨盆骨折所致剧痛、大出血、膀胱破裂引起尿外渗和腹膜炎，伤情严重，常发生休克。

（2）尿瘘：膀胱破裂与体表、直肠或阴道相通时，引起伤口漏尿、膀胱直肠瘘或膀胱阴道瘘。

【辅助检查】

1. 导尿试验 导尿管可顺利插入膀胱，但只能引流出少量尿液；经导尿管注入液体200mL，5分钟后吸出。若液体进出量差异很大，提示膀胱破裂。

2. 影像学检查

（1）腹部 X 线检查：可以发现骨盆骨折或其他骨折。

（2）膀胱造影：自导尿管注入造影剂，可发现造影剂漏至膀胱外。

【治疗原则】

1. 紧急处理　严重损伤、出血导致休克者，积极抗休克治疗，如输血、输液、吸氧、镇痛、止血等，膀胱破裂尽早应用抗菌药物预防感染。

2. 非手术治疗　膀胱挫伤或早期较小的膀胱破裂者，膀胱造影仅有少量造影剂外漏，可留置导尿管持续引流尿液 7 ~ 10 日，破口可自愈。

3. 手术治疗　严重膀胱破裂伴出血、尿外渗，病情严重者，须尽早手术清除外渗尿液，修补膀胱裂口，在腹膜外做耻骨上膀胱造瘘，充分引流膀胱周围尿液。

第三节　尿道损伤

尿道损伤多见于男性。男性尿道以尿生殖膈为界，分为前、后两段。前尿道包括球部和阴茎体部，后尿道包括前列腺部和膜部。前尿道损伤多发生在球部，后尿道损伤多在膜部，早期处理不当，常产生尿道狭窄、尿瘘等并发症。

【病因】

1. 开放性损伤　因火器伤、锐器伤所致，常伴有阴茎、阴囊、会阴部贯通伤。

2. 闭合性损伤　常因外来暴力所致，多为挫伤或撕裂伤。会阴部骑跨伤，将尿道挤向耻骨联合下方，引起球部损伤。骨盆骨折引起尿生殖膈移位，产生剪力，使膜部尿道撕裂或撕断。

3. 医源性损伤　经尿道器械操作不当，引起球、膜部交界处尿道损伤。

【病理与分类】

1. 尿道挫伤　尿道内层损伤，阴茎和筋膜完整，仅有水肿和出血，可以自愈。

2. 尿道裂伤　尿道壁部分断裂，引起尿道周围血肿和尿外渗，愈合后可引起尿道狭窄。

3. 尿道断裂　尿道完全离断，断端退缩、分离，血肿和尿外渗明显，可发生尿潴留。

4. 尿外渗

（1）尿道球部损伤：血液和尿液渗入会阴浅筋膜包绕的会阴袋，使会阴、阴茎、阴囊和下腹壁肿胀、淤血（图 34 - 3）。

（2）尿道膜部断裂：骨折端和盆腔血管丛的损伤可引起大出血，尿液沿前列腺尖处外渗至耻骨后间隙和膀胱周围。若同时有耻骨前列腺韧带撕裂，则前列腺向后上方移位（图 34 - 4）。

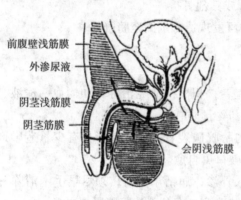

前腹壁浅筋膜
外渗尿液
阴茎浅筋膜
阴茎筋膜
会阴浅筋膜

图 34-3　前尿道损伤的尿外渗

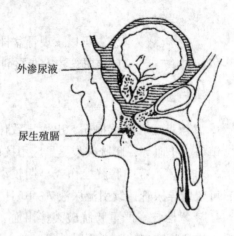

外渗尿液
尿生殖膈

图 34-4　后尿道损伤的尿外渗

【临床表现】

1. 症状与体征

（1）疼痛：尿道球部损伤时会阴部肿胀、疼痛，可放射至尿道口，排尿时加重；后尿道损伤表现为下腹部疼痛，局部压痛，并伴肌紧张。

（2）尿道出血：前尿道伤时，尿道外口滴血。后尿道损伤或膜部完全断裂时，可无尿道外口流血或仅少量血液流出。

（3）排尿困难和尿潴留：尿道挫裂伤，因局部水肿或疼痛性括约肌痉挛，出现排尿困难。尿道断裂时，可发生尿潴留。

2. 并发症

（1）休克：骨盆骨折所致后尿道损伤，可引起创伤性或低血容量性休克。

（2）血肿和尿外渗：尿道骑跨伤或后尿道损伤引起尿生殖膈撕裂时，会阴、阴囊部出现血肿和尿外渗，继发感染则出现全身中毒症状。

【辅助检查】

1. 导尿试验　严格无菌下轻缓插入导尿管，若顺利进入膀胱，说明尿道连续而完整。若一次插入困难，不可勉强反复试插，以免加重局部损伤和导致感染。后尿道损伤伴骨盆骨折时，一般不宜导尿。

2. 影像学检查

（1）X 线骨盆平片：可显示骨盆有无骨折。

（2）尿道造影：可判断尿道损伤的部位和程度。

【治疗原则】

1. 紧急处理　损伤严重伴低血容量性休克者，迅速建立静脉通道，采取快速输液、输血等抗休克措施。尿潴留不宜导尿者，可行耻骨上膀胱穿刺，及时引流出膀胱内尿液。

2. 非手术治疗 尿道挫伤和轻度裂伤,症状较轻、尿道连续性存在而排尿不困难者,无需特殊治疗。尿道损伤排尿困难或不能排尿、插入导尿管成功者,留置尿管引流 1~2 周。遵医嘱应用抗菌药物,预防感染。

3. 手术治疗

(1) 前尿道裂伤导尿失败或尿道断裂:立即行经会阴尿道修补或断端吻合术,并留置导尿管 2~3 周。病情严重、会阴或阴囊形成大血肿及尿外渗者,行耻骨上方膀胱穿刺造瘘术,3 个月后再行尿道修补术。

(2) 骨盆骨折致后尿道损伤:尿道不完全撕裂者,行高位膀胱造瘘术,一般 3 周内愈合,恢复排尿。若不能恢复排尿,留置造瘘管 3 个月,二期施行解除尿道狭窄的手术。

(3) 并发症处理

1) 尿外渗:在尿外渗区做多个皮肤切口,深达浅筋膜下,彻底引流外渗尿液。

2) 尿道狭窄:定期行尿道扩张术。晚期发生的尿道狭窄,可用腔内技术经尿道切开或切除狭窄部的瘢痕组织,行尿道端端吻合术。

3) 直肠损伤:立即修补,并做暂时性结肠造瘘。若并发尿道直肠瘘,待 3~6 个月后再施行手术修补。

第四节 疾病护理

一、术前护理

【护理评估】

1. 健康史 评估病人的一般情况;了解受伤经过,如受伤时间、地点、暴力性质、强度和受伤部位等;既往有无受伤史、手术史、用药史;有无肾积水、膀胱结核等病史。

2. 身体状况

(1) 局部:腰腹部有无肿块、出血、淤斑及其范围;有无腹膜炎体征;局部有无肿胀和尿外渗;有无排尿困难和尿潴留。

(2) 全身:评估病人的神志、血压、脉搏、呼吸、尿量及尿色变化情况,有无休克征象。

(3) 辅助检查:了解血、尿常规变化情况,X 线平片、B 超、排泄性尿路造影等检查有无异常发现。

3. 心理和社会支持状况 了解病人对伤情、手术风险等产生焦虑、恐惧的程度;评估病人和家属对治疗方案、疾病预后的认知程度和经济承受能力。

【常见护理诊断/问题】

1. 焦虑/恐惧 与外伤打击、害怕手术和担心预后有关。

2. 疼痛 与出血、尿外渗和血块堵塞输尿管有关。

3. 组织灌注量改变 与创伤、大出血、尿外渗或腹膜炎有关。

4. 排尿困难 与泌尿系感染、创伤、尿瘘或尿道狭窄有关。

5. 潜在并发症 感染等。

【护理措施】

1. 心理护理 护士应主动帮助病人和家属了解治愈疾病的方法，解释手术治疗的必要性和重要性，消除其思想顾虑，增强病人战胜疾病的信心，积极配合术前各项诊疗与护理操作。

2. 疼痛护理 腰腹部疼痛明显者，明确诊断后，遵医嘱给予止痛、镇静剂，以减轻疼痛，避免躁动而加重出血。

3. 维持体液平衡 遵医嘱合理输液，维持水、电解质和酸碱平衡；休克者，积极行抗休克治疗。

4. 病情观察

（1）生命体征：密切观察体温、脉搏、呼吸、血压和尿液等变化，并准确记录。

（2）腹部体征：准确测量并记录腰腹部肿块的大小，观察腹膜刺激症状的轻重，以判断渗血、渗尿情况。

（3）实验室检查：动态监测血红蛋白和血细胞比容，以了解出血情况及其变化；监测体温和血白细胞计数，以判断有无继发感染。

5. 感染的观察和护理 鼓励病人多饮水，以稀释尿液，冲洗尿道；保持切口敷料清洁、干燥，敷料渗湿及时更换；遵医嘱应用抗菌药物，防治感染；嘱病人勿用力排尿，避免引起尿液外渗而致周围组织继发感染；动态监测血常规，若白细胞计数升高，提示继发感染的可能。

6. 术前准备 有手术指征者，在抗休克同时，积极进行各项术前准备。

二、术后护理

【护理评估】

1. 手术情况 了解麻醉类型、手术名称，术中出血、输血、补液和引流管放置情况等。

2. 身体状况 评估病人的意识、生命体征和肾功能；观察伤口引流、导尿管是否通畅，引流液的颜色、性状和量；观察切口愈合情况和局部皮肤损伤、瘀斑恢复情况；是否出现感染、尿外渗、尿道狭窄等并发症。

3. 心理和社会支持状况 了解病人因手术导致的各种不良心理反应，家属对病人支持、关心的程度和家庭经济承受能力。

【常见护理诊断/问题】

1. 焦虑 与疾病预后有关。

2. 疼痛 与手术创伤、留置引流管有关。

3. 自我形象紊乱 与留置尿管、造瘘管有关。

4. 潜在并发症 感染、尿外渗等。

【护理措施】

1. 一般护理

（1）体位：麻醉清醒且血压平稳者，可取半卧位，以利于呼吸和引流。肾修补术和肾周引流术者，术后需卧床休息2～4周；骨盆骨折者，需卧床休息6～8周。

（2）饮食护理：肾损伤、膀胱破裂、后尿道损伤病人，术后需禁食2～3日，待肠蠕动恢复后方可进食。前尿道损伤术后6小时、无麻醉反应者，可正常饮食。

（3）防治感染：尽早应用抗菌药物，预防感染；加强切口和引流管的护理，严格无菌操作；定时测量体温，了解血、尿白细胞计数变化，及时发现感染征象。

（4）疼痛护理：术后病情平稳，可取半卧位，以降低切口张力，减轻或缓解疼痛；肾损伤修补或肾部分切除者，疼痛较剧烈，遵医嘱应用止痛、镇静剂。

2. 病情观察

（1）监测生命体征：肾切除术后24小时内有专人护理，动态监测神志、血压、脉搏、体温和尿量等变化，病情平稳后改为每1～2小时测量1次。

（2）切口护理：保持切口敷料的清洁、干燥，观察引流物的颜色、性状、量和气味。下腹壁或会阴部切开引流敷料有渗血、渗液时，及时更换，避免污染手术切口。

3. 引流管护理

（1）尿管

1）妥善固定尿管和引流袋，活动时避免折叠、扭曲、受压。

2）定时观察，保持尿管引流通畅，防止逆行感染。

3）观察每日的尿量、尿色和性状，并做好记录。

4）定时清洁、消毒尿道外口。

5）每周行尿常规检查和尿培养1次。

6）尿道会师术后尿管需要牵引，以利于促进分离的尿道断面愈合。牵引角度以尿管与体轴45°为宜。尿管固定于大腿内侧，牵引力度以0.5kg为宜，维持1～2周。

7）拔管时间，根据病情而定。肾损伤病情平稳后即可拔除，恢复自行排尿；膀胱破裂修补术后8～10日拔除，前尿道吻合术后2～3周、尿道会师术后4～6周拔除。留置尿管时间超过1周者，拔管前要提前两日定时夹管，训练膀胱排尿功能。

（2）膀胱造瘘管：按引流管护理常规作好相应的护理。膀胱造瘘管留置10日左右拔除。

4. 感染的观察和护理

（1）切口护理：保持切口敷料清洁、干燥，敷料渗湿时及时更换，预防感染。

（2）引流管护理：妥善固定各引流管，保持引流通畅，观察并记录引流液的颜色、性状和量。

（3）遵医嘱应用抗菌药物：并鼓励病人多饮水，以起到稀释尿液、冲洗尿路的作用。

（4）加强观察：若病人出现体温升高、伤口肿痛、血白细胞计数和中性粒细胞比例升高、尿常规显示有白细胞，提示继发感染的可能，及时通知医师，并协助处理。

5. 尿外渗区切开引流的护理　定时更换切口浸湿的敷料，保持引流通畅，预防感染；抬高阴囊，以利外渗尿液的吸收，促进肿胀消退。

6. 心理护理　护士应向病人解释术后康复过程，鼓励其说出内心的真实感受，并给予针对性的心理支持，消除病人的思想顾虑，使其积极配合治疗与护理，以利于早日康复。

三、健康教育

1. 休息与运动　肾损伤病人伤后 2~3 个月内不宜从事重体力劳动或剧烈运动，以防继发性出血。

2. 康复训练　膀胱造瘘或留置导尿管在拔管之前要夹闭导尿管，以训练膀胱功能；尿道狭窄者，定期行尿道扩张术；部分病人可能发生阴茎勃起功能障碍，指导病人进行心理性勃起训练及采取辅助性治疗。

3. 用药指导　肾切除术后，注意保护对侧肾脏，防止外伤，禁用对肾脏有损害的药物。

4. 复诊指导　肾组织比较脆弱，愈合坚实需较长时间，5 年内定期复查。若发现有排尿不畅、尿线变细、滴沥、尿液混浊等现象，提示尿道狭窄的可能，及时到医院诊治。

案例讨论

病人，男性，48 岁，工人。左腰部被撞伤半小时，因左腰痛、尿色红来院就诊。查体：T 37.2℃，P 80 次/分，R 18 次/分，BP 110/70mmHg。左腰部稍肿，伴明显压痛。腹软，无压痛、反跳痛和肌紧张。

问题：

1. 该病人最可能的医疗诊断是什么？

2. 若要明确诊断，还应做哪些辅助检查？

3. 该病人目前最适宜的治疗方法是什么？

第三十五章　尿路结石病人的护理

　　1. 掌握肾结石、膀胱结石与尿道结石的临床表现、护理措施。
　　2. 熟悉肾结石、膀胱结石与尿道结石的治疗原则、护理诊断/问题和健康教育。
　　3. 了解肾结石、膀胱结石与尿道结石的病因、病理生理、辅助检查和护理评估。

第一节　疾病概要

　　尿路结石又称尿石症，是泌尿外科常见疾病。其发病率有地区性，我国以南方多见，上尿路结石（肾结石、输尿管结石）发病率明显高于下尿路结石（膀胱结石、尿道结石）。好发于 20~50 岁人群，男女比例约为 3∶1。

【病因】

　　1. 流行病学因素　年龄、性别、气候、职业、饮食成分和结构、水摄入量、代谢和遗传等，均与尿路结石形成有关。

　　2. 尿液因素　尿路结石的形成机制复杂，受诸多种因素影响。尿中形成结石的盐类呈超饱和状态、抑制晶体形成物质不足和核基质的存在是结石形成的三大主要因素。

　　（1）形成结石的物质排出过多：尿液中钙、草酸或尿酸排出量增加，如长期卧床、甲状旁腺机能亢进，均使尿钙排出增加。痛风病人，尿酸排出增加。

　　（2）尿 pH 改变：碱性尿中易形成磷酸钙和磷酸镁铵结石，酸性尿中易形成尿酸结石和胱氨酸结石。

　　（3）尿液浓缩：尿量减少致尿液浓缩时，使尿中盐类和有机物质的浓度相对增高。

　　（4）抑制晶体形成的物质不足：尿液中枸橼酸、焦磷酸盐、肾钙素、酸性黏多糖、某些微量元素等可抑制晶体形成和聚集，这些物质含量减少时可形成结石。

　　3. 泌尿系局部因素

　　（1）尿路梗阻：导致晶体或基质在引流较差的部位沉积，尿液滞留继发尿路感染，有利于结石形成。

（2）尿路感染：尿路感染时，细菌、坏死组织等均可成为结石的核心，易形成磷酸镁铵和硫酸钙结石。

（3）尿路异物：长期留置尿管、小线头等均可成为结石的核心，也可诱发尿路感染。

【病理生理】

尿路结石在肾或膀胱内形成，绝大多数输尿管结石和尿道结石是肾结石或膀胱结石排出过程中停留在该处所致。输尿管结石易停留在三个生理狭窄处（输尿管起始部、跨越髂血管处、膀胱壁），以输尿管下 1/3 处多见。尿道结石常停留在前尿道膨大部位。尿路结石可直接损伤泌尿系统，并引起梗阻、感染和恶变。结石损伤尿道黏膜，导致出血和感染。泌尿系各部位的结石均可引起尿道梗阻，急性上尿道梗阻可导致平滑肌痉挛，引起肾绞痛，及时解除梗阻可无肾损害；慢性不完全性尿道梗阻可导致肾积水，使肾实质逐渐受损而影响肾功能。此外，肾盂和膀胱黏膜可因结石的长期慢性刺激发生恶变。结石、梗阻和感染三者互为因果，加重泌尿系损害。

一、上尿路结石

上尿路结石是指肾结石和输尿管结石。以单侧结石多见，双侧占 10%。

【临床表现】

主要表现为与活动有关的疼痛和血尿。其程度与结石的部位、大小、活动及有无损伤、感染、梗阻等有关。

1. 疼痛 结石大、移动小的肾盂、肾盏结石可引起上腹部和腰部钝痛。结石活动或引起输尿管完全梗阻时，出现肾绞痛，发作时伴恶心、呕吐、出冷汗。疼痛位于腰部或上腹部，沿输尿管行径向下腹和外阴部放射，可伴明显肾区叩击痛。结石位于输尿管膀胱壁段和输尿管口处或结石伴感染时可有尿频、尿急、尿痛症状，尿道和阴茎头部呈放射痛。

2. 血尿 肾绞痛或活动后出现肉眼或镜下血尿，以后者常见。

3. 其他 结石引起严重肾积水时，可触到增大的肾脏；继发急性肾盂肾炎或肾积脓时，可见畏寒、发热、脓尿、肾区压痛；双侧上尿路完全性梗阻时，可导致无尿。

【辅助检查】

1. 实验室检查 尿常规检查可见镜下血尿，有时可见较多的白细胞或结晶；酌情测定肾功能、血钙、尿磷、尿酸、草酸等，必要时做钙负荷试验。

2. 影像学检查

（1）X 线平片：可显示结石部位、大小和数量等。结石过小、钙化程度不高或相对纯的尿酸结石常不显示。疑有甲状旁腺功能亢进时，应行手、肋骨、脊柱、骨盆和股骨头 X 线摄片。

（2）排泄性尿路造影：可显示结石所致的尿路形态、引起结石的局部因素和肾功能改变。透 X 线结石，可显示充盈缺损。

（3）B 超检查：可发现 X 线平片不能显示的小结石和透 X 线结石，还可显示肾结构改变和肾积水等。

（4）肾图：可判断泌尿系梗阻程度及双侧肾功能。

3. 内镜检查　包括肾镜、输尿管镜，可直接观察到结石。

【治疗原则】

根据结石的大小、数目、部位、肾功能、全身情况、有无明确病因及并发症制订治疗方案。

1. 非手术治疗　适用于结石直径 <0.6cm、表面光滑、无尿路梗阻和感染，纯尿酸结石或胱氨酸结石的病人。直径 <0.4cm、表面光滑的结石多能自行排出。

（1）饮食疗法

①大量饮水：每日饮水量 2500～4000mL，保持每日尿量 >2000mL。配合适度跳跃活动，以稀释尿液，减少晶体沉积，起到内冲刷的作用，利于结石排出。

②调整饮食：根据结石成分、生活习惯和条件适当调整饮食，以延缓结石增长速度和术后复发。

（2）药物治疗

①解痉止痛，可注射阿托品、哌替啶，钙通道阻滞剂、吲哚美辛、黄体酮等。

②根据尿细菌培养和药物敏感试验结果，选用抗菌药物。

③口服枸橼酸钾、碳酸氢钠等碱化尿液，用于尿酸结石和胱氨酸结石；口服氯化铵使尿液酸化，以防止磷酸盐结石生长。

④别嘌醇可降低血、尿的尿酸含量，D 青霉胺、a - 巯丙酰甘氨酸、乙酰半胱氨酸有降低尿胱氨酸和溶石作用。

（3）中医药治疗：以解痉、利尿为主。中药有金钱草、车前子、滑石、木通等。还可针刺肾俞、膀胱俞、三阴交等穴位，促进排石。

（4）体外冲击波碎石（ESWL）：适用于结石直径 <2.5cm、肾功能良好、结石以下输尿管通畅、无尿路感染者。在 X 线、B 超定位下，将冲击波聚焦于结石使之粉碎，随尿液排出。必要时可重复治疗，但两次碎石间隔时间不少于 1 周。

2. 手术治疗

（1）非开放手术：采用内镜取石或碎石，损伤小，恢复快。

①输尿管镜取石或碎石术（URL）：适用于肥胖、结石硬、停留时间长而不能用 ESWL 治疗的中、下段输尿管结石。

②经皮肾镜取石或碎石术（PCNL）：适用于直径 >2.5cm 的肾盂结石、部分肾盏结石和鹿角形结石。

③腹腔镜输尿管取石（LUL）：适用于直径 >2.0cm 的输尿管结石，或经 ESWL、输

尿管镜手术失败者。

（2）开放手术：主要术式有输尿管切开取石术、肾盂切开取石术、肾实质切开取石术、肾部分切除和肾切除术等。随着内镜取石和 ESWL 技术的普遍开展，绝大多数上尿路结石已不再采用开放手术。

二、膀胱结石

膀胱结石分为原发性和继发性两种。前者多见于男孩，与营养不良和低蛋白饮食有关；后者常见于良性前列腺增生、神经源性膀胱、异物或肾结石、输尿管结石排入膀胱。

【临床表现】

典型症状为排尿突然中断，疼痛放射至远端尿道和阴茎头部，伴排尿困难和膀胱刺激症状。由于排尿困难、腹压增加，可引起脱肛。变换体位又能继续排尿，常有终末血尿，合并感染时可出现脓尿。

【辅助检查】

1. X 线检查　可显示结石部位、数量和大小等。疑有上尿路结石，可行排泄性尿路造影。

2. B 超检查　可显示强光团和声影，发现膀胱憩室、良性前列腺增生等。

3. 膀胱镜检查　可直接观察结石，发现膀胱病变。

【治疗原则】

手术取石，去除病因。膀胱感染严重者，应用抗菌药物治疗。大多数结石可经膀胱镜、超声、液电、激光或弹道气压碎石。结石过大、过硬或膀胱憩室时，宜采用耻骨上膀胱切开取石。

三、尿道结石

尿道结石绝大多数来自于肾和膀胱。有尿道狭窄、尿道憩室和异物存在时，亦可导致尿道结石。见于男性，易嵌顿在前列腺尿道、尿道舟状窝和尿道外口。

【临床表现】

典型表现为点滴状排尿，排尿困难伴尿痛，严重者可发生急性尿潴留。

【辅助检查】

前尿道结石可沿尿道触及，后尿道结石经直肠指检可触及。B 超和 X 线检查可明确诊断。

【治疗原则】

采用非手术治疗。

1. 前尿道结石　局麻下压迫结石近端尿道，注入无菌液状石蜡，轻轻向远端推挤、钩取和钳出，或应用腔内器械碎石。

2. 后尿道结石　可用尿道探条将结石轻轻地推入膀胱，再按膀胱结石处理。

第二节　疾病护理

一、术前护理

【护理评估】

1. 健康史　了解病人的年龄、性别、饮食习惯和生活环境等；评估既往有无泌尿系梗阻、感染和异物史；有无甲状旁腺功能亢进、痛风、肾小管酸中毒、长期卧床病史。

2. 身体状况

（1）局部：评估疼痛的部位、程度及有无放射痛；病人排尿情况和结石的排出情况；有无血尿、脓尿等。

（2）全身：评估肾功能状态和营养状况；有无继发感染。

（3）辅助检查：实验室检查结果有无提示代谢异常或肾功能受损；X 线、B 超、内镜检查等有无异常发现。

3. 心理和社会支持状况　了解病人有无因肾绞痛或尿突然中断而产生焦虑、恐慌等负性心理；评估病人和家属对治疗方法、康复计划和疾病预后的认知程度。

【常见护理诊断/问题】

1. 焦虑/恐惧　与剧烈疼痛、担心预后有关。

2. 疼痛　与结石刺激引起的炎症、损伤及平滑肌痉挛有关。

3. 排尿形态异常　与结石或血块引起尿路梗阻有关。

【护理措施】

1. 心理护理　护士应多关心病人，鼓励其说出自己的内心感受，消除其思想顾虑，增强其战胜疾病的信心。

2. 疼痛护理　评估疼痛的部位、性质和程度，并根据具体情况，给予针对性的镇痛措施。肾绞痛者需卧床休息，遵医嘱立即予以药物止痛。

3. 促进排石　鼓励病人多饮水，保持每日尿量在 2000mL 以上；在病情允许的情况下，进行适量运动，以促进结石排出；遵医嘱应用利尿、排石、溶石等药物，并观察排石效果。

4. 病情观察 密切观察和记录碎石后排尿、排石情况；观察肾功能、尿量及体液是否平衡。

二、术后护理

【护理评估】

1. 手术情况 了解麻醉方式、手术类型，术中出血、补液情况等。

2. 身体状况 评估生命体征、意识状态及肾功能状况；观察切口愈合、尿液引流情况；有无出血、感染等并发症。

3. 心理和社会支持状况 了解病人和家属对术后康复知识的认知程度；家属对病人的支持和关心程度。

【常见护理诊断/问题】

1. 疼痛 与手术创伤、留置各种造瘘管有关。

2. 有感染的危险 与侵入性诊疗、机体抵抗力下降有关。

3. 知识缺乏 缺乏预防尿路结石的相关知识。

4. 潜在并发症 出血、感染。

【护理措施】

1. 一般护理

（1）体位：术后侧卧位或半卧位，以利于引流。肾实质切开者，绝对卧床两周。非开放性手术的病人，经内镜钳夹碎石后需适当变换体位，促进排石。

（2）输液和饮食：遵医嘱给予静脉输液，并鼓励病人多饮水，增加尿量，以起到内冲洗作用。病人肠蠕动恢复后，即可进食。

（3）防治感染：采用肾毒性较小的抗菌药物，以免增加肾脏负担。

（4）疼痛护理：术后若病情允许，可取半卧位，以降低切口张力，减轻或缓解疼痛；肾部分切除或肾切除术者，疼痛较剧烈，遵医嘱应用镇痛剂。

2. 病情观察

（1）监测生命体征：注意监测病人血压、脉搏、呼吸、体温的变化；观察尿液的颜色、性状、量及患侧肾功能。

（2）切口护理：保持切口敷料清洁、干燥，观察有无渗血、渗液和感染等异常情况。

（3）引流管护理：经皮肾镜取石术后常规留置肾造瘘管，必要时放置输尿管引流管；开放性手术术后常见引流管有肾盂造瘘管、输尿管支架管、膀胱造瘘管和尿管等，注意保持引流通畅，并做好相应护理。

3. 体外冲击波碎石病人的护理

（1）术前准备：术前 3 日忌食易产气的食物，术前 1 日口服缓泻剂，术晨禁饮食；教会病人练习术中体位、固定体位，以确保碎石定位的准确性。

（2）术后护理：术后卧床休息 6 小时；鼓励病人多饮水，增加尿量；适当活动，经常改变体位，以增加输尿管蠕动，促进碎石排出；定时复查腹部平片，观察结石排出情况，注意有无出现血尿、发热、"石街"形成等并发症。

4. 并发症的观察与护理

（1）出血：经皮肾镜取石或碎石术后，若短时间内造瘘管引流出大量鲜红色血性液体，须警惕大出血。一旦发现，立即通知医师紧急处理。除应用止血药、抗菌药等处理外，可夹闭造瘘管 1 ~ 3 小时，使肾盂内压力增高，达到压迫止血的目的。

（2）感染：术后加强营养支持，遵医嘱应用抗菌药物；鼓励病人多饮水，以增加尿量；保持各引流管通畅，注意观察引流液的颜色、性状和量；肾造瘘口及时更换敷料，保持皮肤清洁、干燥。

三、健康教育

1. 疾病防治　尽早解除尿路梗阻、感染、异物等因素，以减少结石形成。伴甲状旁腺功能亢进者，必须手术摘除腺瘤或增生组织。鼓励长期卧床者多活动，防止骨质脱钙，减少尿钙含量。

2. 饮食指导　根据结石成分调节饮食。含钙结石者限制含钙、草酸丰富的食物，如牛奶、奶制品、豆制品等含钙高；番茄、菠菜、浓茶等含草酸量高。避免摄入高动物蛋白、高糖、高动物脂肪饮食。尿酸结石者不宜食用高嘌呤食物，如动物内脏、啤酒等。

3. 药物预防　草酸盐结石病人口服维生素 B_6，以减少尿中草酸含量；口服氧化镁，可增加尿中草酸溶解度。尿酸结石者口服碳酸氢钠和别嘌醇，以抑制结石形成。

4. 复诊指导　定期复查尿常规、X 线或 B 超检查，观察有无残余结石或结石复发，若出现发热、腰痛、血尿等症状，及时就诊。

案例讨论

病人，男性，47 岁，工程师。因左下腹部剧痛，伴恶心呕吐、大汗淋漓 3 小时来院就诊。查体：急性面容，T 37.1℃，P 88 次/分，R 20 次/分，BP 110/70mmHg，皮肤、巩膜无黄染。B 超显示：左输尿管上段结石。

问题：

1. 该病人目前最适宜的治疗方法是什么？

2. 目前主要的护理诊断/问题有哪些？

3. 健康教育的内容有哪些？

第三十六章 泌尿系统梗阻病人的护理

1. 掌握肾积水、良性前列腺增生与急性尿潴留的临床表现、护理措施。

2. 熟悉肾积水、良性前列腺增生与急性尿潴留的治疗原则。

3. 了解肾积水、良性前列腺增生与急性尿潴留的病因病理、辅助检查、护理评估、护理诊断/问题和健康教育。

泌尿系统起自肾小管，经过肾盏、肾盂、输尿管、膀胱直至尿道均为管道。自肾至尿道口任何部位的梗阻都会影响尿液的排出，称为泌尿系统梗阻，又称尿路梗阻。尿路梗阻可导致肾积水和肾功能损害；若为双侧尿路梗阻，可导致肾衰竭。

第一节 疾病概要

【病因】

泌尿系统本身或以外的一些病变或因素都可引起尿路梗阻。不同部位的梗阻原因略有差异（图36-1）。

1. 上尿路梗阻 梗阻发生在输尿管膀胱开口以上者，为肾梗阻和输尿管梗阻。最常见的原因是肾盂输尿管连接处先天性病变，如狭窄、异位血管等；后天因素多见于结石、结核、肿瘤等。

2. 下尿路梗阻 梗阻发生在膀胱及其以下部位者，为膀胱梗阻和尿道梗阻。膀胱梗阻主要病变在膀胱颈部，原因为良性前列腺增生、前列腺肿瘤、膀胱颈纤维化、膀胱内结石或异物等。尿道梗阻最常见的病因是炎症或损伤引起的尿道狭窄。

【病理生理】

泌尿系统梗阻基本的病理生理改变是梗阻部位以上的尿路扩张和管壁内压增高。梗阻长时间不解除，最终可导致肾积水和肾衰竭。

1. 上尿路梗阻 初期梗阻近侧压力增高，输尿管收缩力增加，管壁肌增厚，尚能克服梗阻；后期失去代偿能力，管壁变薄，肌萎缩，张力减退。膀胱以上部位的梗阻，

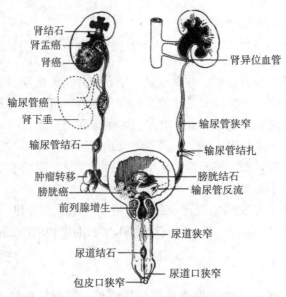

图 36 - 1　泌尿系统梗阻的常见病因

很快会发生肾积水。

2. 下尿路梗阻　若梗阻发生在膀胱颈部，为了克服排尿阻力，膀胱逼尿肌逐渐代偿增生，肌束纵横交叉形成小梁。长期膀胱内压增高，可造成肌束间薄弱部分向壁外膨出，形成小室或假性憩室。后期膀胱失去代偿能力，因输尿管膀胱连接部活瓣作用丧失，尿液反流到输尿管、肾盂，导致双侧肾积水和肾功能损害。

泌尿系梗阻后最常见的并发症是继发性感染。梗阻后因尿液停滞、肾组织受损和尿外渗等，使细菌侵入、繁殖和生长，引起感染，如肾盂肾炎、肾周围炎和膀胱炎等。梗阻导致的尿液停滞与感染，可促进结石形成。

一、肾积水

尿液从肾盂排出受阻，使肾内压力升高，肾盏肾盂扩张，肾实质萎缩，造成尿液积聚在肾内称为肾积水。成人肾积水超过 1000mL 或小儿超过 24 小时的正常尿量，称为巨大肾积水。肾积水多由上尿路梗阻性疾病所致。

【临床表现】

1. 症状　肾积水依梗阻的原因、部位及发展快慢而出现不同的症状。

（1）原发病症状：因结石、炎症、肿瘤和结核所引起的继发性肾积水，多表现为原发病特有的症状，很少显示肾积水的征象。如上尿路结石致急性梗阻时，可出现肾绞痛、恶心、呕吐、血尿等。

（2）发作期症状：患侧腰腹部剧烈疼痛，伴恶心、呕吐、尿量减少，发作间歇期可排出大量尿液，疼痛缓解。

2. 体征

（1）腰腹部肿块：起初始于肋缘下，逐渐向侧腹部和腰部延伸，为表面光滑的囊性肿块，边缘规则，有波动感，压痛不明显。

（2）血尿：一般为镜下血尿，并发感染、结石或外伤后血尿加重。

（3）少尿与多尿交替出现：多见于原发性肾积水者。可于1次大量排尿后肿块骤然减少，疼痛减轻；尿量减少则肿块迅速增大，疼痛加重。

（4）浮肿：由于尿液排出不畅，病人通常会出现颜面浮肿。

（5）高血压：重度肾积水病人约1/3出现高血压，呈轻度或中度升高，可能由于扩张的肾盂肾盏压迫小叶间动脉引起肾实质缺血所致。

3. 并发症 肾积水并发感染或肾积脓时，可出现寒战、高热、腰痛及膀胱刺激征等急性肾盂肾炎症状；双侧肾、孤立肾完全梗阻，可出现肾功能减退，甚至肾衰竭。

【辅助检查】

1. 实验室检查 尿液除常规检查和细菌培养外，需行结核杆菌和脱落细胞检查。血液检查了解有无氮质血症、酸中毒和电解质紊乱。

2. 影像学检查

（1）B超检查：可作为判断和鉴别肾积水或肿块的首选方法。

（2）X线检查：排泄性尿路造影可了解肾积水的程度和双侧肾的排泄功能。必要时采用逆行肾盂造影或肾穿刺造影。

（3）CT、MRI检查：可清晰显示肾脏大小、轮廓、肾实质、肾积水及尿路以外的病变。

3. 放射性核素检查 肾图对肾积水诊断有意义。

【治疗原则】

1. 病因治疗 去除病因、恢复患侧肾功能是最根本的治疗措施。肾盂输尿管连接部狭窄可行肾盂成形术，结石者可行碎石或取石术。

2. 肾造瘘术 病情危重者先行肾引流术，待感染控制、肾功能改善后，再针对病因治疗。

3. 微创治疗 经皮肾镜置入双"J"管，是将肾盂尿液引入膀胱内的引流方法。

4. 肾切除术 重度肾积水、肾实质显著破坏或合并严重感染而健侧肾功能正常，可切除病肾。

二、良性前列腺增生

良性前列腺增生简称前列腺增生，俗称前列腺肥大，是老年男性常见病。男性自35岁以后前列腺可有不同程度的增生，50岁以后出现临床症状。

【病因病理】

良性前列腺增生的病因尚未完全明确。目前公认老龄和有功能的睾丸是发病的基础。上皮和基质的相互影响，各种生长因子的作用，随年龄增长而出现的睾酮、双氢睾酮以及雌激素水平的改变和失去平衡是前列腺增生的重要因素。

前列腺分为围绕尿道的腺体和外周腺体两部分。增生的前列腺可使尿道前列腺部狭窄、弯曲、伸长，导致排尿困难。长期排尿困难，致使膀胱残余尿增加、膀胱扩张、膀胱壁代偿性肥厚，继而引起膀胱憩室、感染、结石等并发症。严重者可发生尿液的膀胱输尿管反流，最终导致肾积水和肾功能损害。

【临床表现】

良性前列腺增生的临床表现取决于梗阻程度、病情发展速度以及是否并发感染或结石，而不在于前列腺本身的增生程度。

1. 症状

（1）尿频：是最初症状。开始表现为夜尿次数增加，当残余尿明显增加时，白天亦出现尿频。

（2）进行性排尿困难：是最典型的症状。轻度梗阻时排尿迟缓、断续、尿后滴沥。严重梗阻时排尿费力、射程缩短、尿线细而无力，终成滴沥状。

2. 体征

（1）尿潴留：是最常见的体征。严重梗阻者膀胱残余尿增多，长期可导致膀胱无力，发生尿潴留或充溢性尿失禁。

（2）血尿：前列腺增生时因局部充血可发生无痛性血尿。

（3）直肠指诊：可触到增大的前列腺，表面光滑，质韧，有弹性，中间沟消失或隆起。

3. 并发症　前列腺增生若并发感染或结石，可出现尿频、尿急、尿痛等膀胱刺激症状。长期排尿困难者，可并发腹股沟疝、内痔、脱肛等。少数病人晚期可出现肾积水和肾功能不全表现。

【辅助检查】

1. 实验室检查　血清前列腺特异性抗原（PSA）测定，有助于诊断或排除前列腺癌。

2. 影像学检查

（1）B超检查：显示增生的前列腺体积大小、形态和结构，同时可测定膀胱残余尿量。

（2）排泄性尿路造影：可显示尿路形态和肾脏的排泄功能。

3. 尿流动力学检查　尿流率测定可判定尿流梗阻的程度。检查时要求排尿量 $150 \sim 200mL$，最大尿流率 $<15mL/s$ 提示排尿不畅；最大尿流率 $<10mL/s$ 提示梗阻严重，常为手术指征之一。

【治疗原则】

1. 非手术治疗

（1）药物治疗：适用于刺激期和代偿早期的前列腺增生病人。常用药物有 α 受体阻滞剂、5α 还原酶抑制剂、降胆固醇药物等。

（2）其他疗法：用于尿道梗阻又不能耐受手术者，主要包括激光治疗、经尿道气囊高压扩张术、经尿道高温治疗、体外高强度聚焦超声等。

2. 手术治疗 症状严重者，手术治疗仍是最佳选择。手术只切除外科包膜以内的增生部分。手术方式有经尿道前列腺切除术（TURP）、耻骨上经膀胱前列腺切除术和耻骨后前列腺切除术。

三、急性尿潴留

尿潴留是指尿液滞留在膀胱内不能排出，常由排尿困难发展到一定程度引起。尿潴留分为急性和慢性两种。

【病因】

1. 机械性梗阻 最多见。任何导致膀胱颈部和尿路梗阻的病变，如前列腺肥大、尿道损伤、尿道狭窄、膀胱尿道结石或肿瘤等均可引起急性尿潴留。

2. 动力性梗阻 膀胱、尿道本无器质性梗阻病变，由于排尿动力障碍所引起的尿潴留，最常见的原因为中枢神经和周围神经系统病变。

3. 其他 高热、昏迷、低血钾或不习惯卧床排尿者，亦可发生尿潴留。

【临床表现】

1. 症状 发病突然，表现为排尿困难，下腹部胀痛不适，膀胱内充满尿液不能排出，下腹部胀痛难忍，辗转不安。

2. 体征 视诊耻骨上膀胱区膨隆；触诊有球形隆起，光滑、完整且富有弹性，按压有明显尿意；叩诊呈浊音。

【治疗原则】

解除病因，恢复排尿。病因不明或一时难以解除者，需先做尿液引流。

1. 非手术治疗

（1）病因治疗：某些病因，如包皮口或尿道口狭窄、尿道结石或血块堵塞、药物或低血钾等引起的尿潴留可很快解除，恢复排尿。

（2）诱导、药物或导尿：术后动力性尿潴留，采用诱导排尿、针灸、穴位注射新斯的明或在病情允许下改变排尿姿势。若仍不能排尿，予以导尿。

2. 手术治疗 不能插入导尿管者，采取耻骨上膀胱穿刺抽出尿液。对需长期引流者行耻骨上膀胱造瘘术。

第二节 疾病护理

一、术前护理

【护理评估】

1. 健康史 了解病人吸烟、饮食、饮酒和性生活等情况；平时饮水习惯，是否有足够的液体摄入和尿量；是否有定时排尿或憋尿的习惯；既往有无尿道结石、尿潴留、腹股沟疝、内痔等情况；有无高血压、糖尿病等。

2. 身体状况

（1）局部：有无腰部或下腹部疼痛及放射痛；有无排尿困难、尿频、尿急、尿痛、尿潴留、尿失禁；前列腺是否增大，表面是否光滑；有无腹股沟疝、内痔形成或脱肛现象。

（2）全身：有无寒战、高热等感染征象；有无恶心、呕吐、腹痛等消化道症状；有无继发感染、肾功能损害等。

（3）辅助检查：了解 X 线、B 超、CT、尿流动力学和直肠指诊等检查结果，以判断前列腺大小和尿路梗阻程度。

3. 心理和社会支持状况 了解病人有无焦虑、抑郁等负性心理；评估病人和家属对治疗方案、康复计划及疾病预后的认知程度和心理承受能力。

【常见护理诊断/问题】

1. 焦虑/恐惧 与排尿困难、惧怕手术及担心预后有关。

2. 疼痛 与导尿管刺激、膀胱痉挛有关。

3. 排尿形态异常 与膀胱出口梗阻、逼尿肌受损、留置尿管有关。

4. 潜在并发症 感染、出血。

【护理措施】

1. 一般护理 夜尿频繁者，嘱病人白天多饮水，睡前少饮水，睡前床旁准备便器。若夜间如厕，需护士或家属陪伴，以防跌倒。疼痛剧烈者，遵医嘱给予针对性的镇痛措施。

2. 心理护理 尿频尤其是夜尿次数频繁者，可严重影响病人的休息与睡眠，排尿困难和尿潴留也会给病人带来极大的身心痛苦。护士应鼓励病人说出自己的内心感受，尽量解释各项诊疗和护理操作的目的与意义，消除其思想顾虑，使其树立战胜疾病的信心。

3. 防治感染 嘱病人多饮水，勤排尿，遵医嘱合理地应用抗菌药物，定时行膀胱冲洗，导尿时严格无菌操作，预防感染；高热者，给予物理降温和药物降温。

4. 保持尿液排出通畅 残余尿量多或尿潴留致肾功能不全者，及时留置尿管引流尿液，以改善膀胱逼尿肌和肾功能。注意观察和记录排尿的次数、特点，特别是夜尿次数。

5. 急性尿潴留的预防与护理

（1）预防措施：避免因过度劳累、受凉、饮酒、便秘等引起的尿潴留。鼓励病人多饮水，勤排尿，不憋尿；嘱病人多休息，冬季注意保暖，防止受凉；多摄入粗纤维食物，忌辛辣食物，以防便秘。

（2）护理措施：急性尿潴留者，及时留置尿管引流尿液，以恢复膀胱功能，防止肾功能损害。不能留置导尿管者，行耻骨上膀胱穿刺或造瘘以引流尿液。同时做好留置导尿管或膀胱造瘘管的护理。

二、术后护理

【护理评估】

1. 手术情况 了解麻醉方式、手术类型，术中出血、输血、补液和引流管放置情况等，以判断预后。

2. 身体状况 评估生命体征、意识状态及肾功能状况；膀胱引流管是否通畅，膀胱冲洗液的颜色、血尿程度和持续时间；是否出现 TUR 综合征、出血、尿失禁等并发症。

3. 心理和社会支持状况 了解病人因肾切除或膀胱造瘘术等导致的不良心理反应；病人和家属对术后康复知识的认知程度；家庭经济承受能力等。

【常见护理诊断/问题】

1. 疼痛 与手术创伤、膀胱痉挛有关。

2. 知识缺乏 缺乏术后康复、膀胱训练的相关知识。

3. 有感染的危险 与手术创伤、留置各种引流管有关。

4. 潜在并发症 TUR 综合征、出血、尿失禁。

【护理措施】

1. 一般护理

（1）体位：术后平卧两日后，若病情允许改为半坐位。一般不鼓励病人早期活动，避免术后创面出血。

（2）饮食护理：术后 6 小时，病人若无恶心、呕吐等症状可进流质，鼓励多饮水。1~2 日后无腹胀可恢复正常饮食，宜选择营养丰富、富含纤维、易消化的食物。

（3）防治感染：遵医嘱应用肾毒性较小的抗菌药物，以免增加肾脏负担。若出现寒战、高热等症状，及时通知医师，并协助处理。

（4）疼痛护理：术后 48 小时，若病情允许改为半卧位，以降低切口张力，减轻或缓解疼痛；疼痛剧烈者，遵医嘱应用镇痛剂。

2. 病情观察

（1）监测生命体征：密切监测病人神志、血压、脉搏、呼吸、体温、尿色和尿量的变化，警惕术后大出血的发生。

（2）切口护理：保持切口敷料清洁、干燥，注意观察切口有无渗血、渗液和感染等异常情况。

（3）引流管护理

1）妥善固定：术后妥善固定或牵拉气囊尿管，防止病人坐起或肢体活动时因气囊移位而致出血。

2）留置时间：不同类型的引流管留置时间长短不一。耻骨上前列腺切除术后5～7日、耻骨后前列腺切除术后7～9日可拔除导尿管；耻骨后引流管通常术后3～4日待引流量很少时拔除；术后10～14日，若排尿通畅可拔除膀胱造瘘管，用凡士林油纱布填塞瘘口，排尿时用手指压迫瘘口敷料，以防漏尿。TURP术后3～5日尿色变浅，可拔除尿管。

3）拔管后指导：拔尿管后不宜立即离床活动，应逐渐增加活动量，避免情绪激动，使之顺利渡过拔管期；嘱病人排尿时，避免腹压增高而诱发出血。

3. 膀胱冲洗的护理　术后用生理盐水持续冲洗膀胱3～7日，防止血凝块形成致尿管堵塞。冲洗液温度为25℃～30℃，可有效防止膀胱痉挛的发生；根据尿色掌控冲洗速度，色深则快，色浅则慢；确保膀胱冲洗及引流通畅，若引流不畅，采取捏挤尿管、施行高压冲洗、调整导管位置等方法直至引流通畅；观察、记录引流液的颜色、性状和量；准确记录尿量、冲洗量和排出量，尿量，尿量＝排出量－冲洗量。

4. 并发症的观察与护理

（1）TUR综合征（经尿道前列腺电切综合征）：行经尿道前列腺电切术（TURP）的病人因术中大量的冲洗液被吸收到血循环，导致血容量急剧增加，出现稀释性低钠血症，病人可在几小时内出现烦躁、恶心、呕吐、抽搐、昏迷，严重者出现脑水肿、肺水肿、心力衰竭等，称为TUR综合征。需加强观察，一旦出现，立即予以氧气吸入，遵医嘱给予利尿剂、脱水剂，减慢输液速度，静脉滴注3%氯化钠溶液以纠正低钠血症等。

（2）出血：密切观察病情变化。指导病人术后1周逐渐离床活动；保持大便通畅，避免增加腹内压的因素；术后早期禁止灌肠或肛管排气，以免前列腺窝出血。

（3）尿失禁：多为暂时性。主要与尿道括约肌功能受损、膀胱逼尿肌不稳定和膀胱出口梗阻等有关。一般无需药物治疗，可行膀胱区和会阴部热敷、针灸等，大多数可自行缓解。指导病人进行提肛训练、膀胱训练，防止术后尿失禁。

三、健康教育

1. 生活指导　指导病人术后进食易消化、富含纤维的食物，预防便秘；避免因受凉、劳累、饮酒、便秘而引起急性尿潴留；术后1～2个月内切勿剧烈活动，如跑步、骑自行车等，防止继发性出血。

2. 康复指导 介绍疾病康复的相关知识，教会病人和家属进行各类导管的护理。若有溢尿现象，指导病人继续做提肛训练，以尽快恢复尿道括约肌功能。

3. 性生活指导 前列腺经尿道切除术后1个月、经膀胱切除术后两个月，原则上可恢复性生活。少数病人可出现阳痿，先采取心理治疗，同时查明原因，再进行针对性治疗。

4. 自我监测 TURP病人术后可能发生尿道狭窄。术后若尿线逐渐变细，甚至出现排尿困难者，及时到医院检查和处理。附睾炎常在术后1~4周发生，一旦出现阴囊肿大、疼痛、发热等症状，及时就诊。

5. 定期复诊 定期做前列腺B超、尿流动力学检查，复查尿流率和残余尿量。

案例讨论

病人，男性，48岁，工人。右侧腰疼伴血尿1日。3个月前右输尿管结石住院碎石治疗后出院。10小时前右侧腰疼，逐渐加剧，尿量明显减少，遂来就诊。查体：神志正常，营养良好，T 37.2℃，P 87次/分，R 20次/分，BP 130/80mmHg。心肺无异常，右肾区压痛。尿常规检查：红细胞30~50/HP，白细胞4~5/HP。B超见右肾有液体，腹平片未见异常。静脉尿路造影（IVP）右肾中度积水，各肾盏成囊状扩张，左肾正常。

问题：

1. 该病人最可能的医疗诊断是什么？
2. 该病人目前最适宜的治疗方法是什么？
3. 目前主要的护理诊断/问题？
4. 健康教育的内容有哪些？

第三十七章　泌尿系统肿瘤病人的护理

📚 学习目标

1. 掌握肾癌、膀胱癌与前列腺癌的临床表现、护理措施。
2. 熟悉肾癌、膀胱癌与前列腺癌的治疗原则、护理诊断/问题和健康教育。
3. 了解肾癌、膀胱癌与前列腺癌的病因、病理、辅助检查和护理评估。

第一节　疾病概要

泌尿、男性生殖系统各部位均可发生肿瘤，大多数为恶性。最常见的是膀胱癌，其次是肾癌。

一、肾癌

肾癌是起源于肾实质泌尿小管上皮系统的恶性肿瘤，又称肾细胞癌、肾腺癌。目前，我国尚无发病率流行病学的调查结果。发病年龄趋于年轻，高发年龄为 50～70 岁，男女之比约为 2∶1，无明显的种族差异。

【病因】

肾癌的病因迄今尚未明确。吸烟可能是肾癌的危险因素。目前认为与环境污染、职业接触、染色体畸形、抑癌基因缺失等有密切关系。

【病理】

肾癌常累及一侧肾脏，多单发。瘤体多数为类圆形的实质性肿块，外有包膜，切面黄色，可有出血和钙化，少数呈囊状结构。

1. 组织类型　肾癌有 3 种基本细胞类型，即透明细胞、颗粒细胞和梭形细胞，均来源于肾小管上皮细胞。单个癌内可有多种细胞，临床以透明细胞癌最为多见；以梭形细胞为主的肾癌，恶性度高，预后差。

2. 转移途径　肾癌穿透假包膜后直接侵犯肾筋膜和邻近器官组织，也可直接扩展至肾静脉、下腔静脉，经血液和淋巴转移。最常见的转移部位是肺，其次为脑、肝、骨骼等；淋巴转移最先到达肾蒂淋巴结。

【临床表现】

1. 肾癌三联征 即血尿、疼痛和肿块。间歇无痛性肉眼血尿为常见症状，表明瘤已侵及肾盏、肾盂。疼痛主要为腰部钝痛或隐痛，血块通过输尿管时可发生肾绞痛。肿块较大时在腹部或腰部易被触及。多数病人仅出现上述症状的一项或两项，三项都出现者约为 10%。

2. 肾外表现 又称副瘤综合征。常见表现为发热、高血压、高钙血症、血沉增快、红细胞增多等。同侧阴囊内可见精索静脉曲张，且平卧位不消失，提示肾静脉或下腔静脉内癌栓形成。

3. 转移症状 临床上有 25% ~ 30% 的病人因转移症状就诊，如病理性骨折、神经麻痹、咯血等。

【辅助检查】

1. 实验室检查 包括尿常规、血沉、CEA、尿液脱落细胞检查。

2. 影像学检查

（1）X 线检查：泌尿系统平片（KUB）可见肾外形增大，偶见钙化影。静脉尿路造影（IVU）可见肾盏、肾盂因受肿瘤挤压有不规则变形、狭窄、拉长或充盈缺损。

（2）B 超检查：是首选的检查方法，目前已经作为肾肿瘤的普查方法。能够准确地鉴别肿瘤和囊肿，可发现 1cm 以上的肿瘤，敏感性较高。

（3）CT、MRI 检查：有助于早期发现并与其他疾病鉴别。可明确肾肿瘤大小、部位、邻近器官有无受累等，有助于肿瘤的分期和手术方式的确定。

【治疗原则】

1. 手术治疗 根治性肾切除术是肾癌最主要的治疗方法，适用于无扩散的肾细胞癌。手术切除范围包括患肾、肾周围脂肪及筋膜、近端 1/2 输尿管、区域淋巴结。若已累及肾上腺，需切除同侧肾上腺、肾门旁淋巴结。腹腔镜根治性肾切除术，目前在很多有条件的医院开展，具有创伤小、恢复快等优点。

2. 非手术治疗 肾癌具有多药物耐药基因，对化疗、放疗均不敏感。免疫治疗，如干扰素 – α、白细胞介素 – 2 等对预防和治疗转移癌有一定疗效。

二、膀胱癌

膀胱癌是指发生于膀胱黏膜的恶性肿瘤。发病率在我国居于泌尿生殖系统肿瘤的首位，高发年龄为 50 ~ 70 岁，男女之比约为 4 : 1。大多数病人的肿瘤仅局限于膀胱，仅有 15% ~ 20% 有区域淋巴结转移或远处转移。

【病因】

膀胱癌的发病因素很多。吸烟是最常见的致癌因素，大约 1/3 膀胱癌与吸烟有关。长期接触某些致癌物质（如染料、橡胶、皮革等）、大量服用镇痛剂（如非那西丁、内源性色氨酸等）、膀胱慢性感染与异物长期刺激等会增加发生膀胱癌的危险。

【病理】

1. 组织类型 95% 以上为上皮性肿瘤，其中绝大多数为移行细胞乳头状癌，鳞癌和腺癌各占 2%～3%。近 1/3 的膀胱癌为多发性肿瘤。

2. 生长方式 可分为原位癌、乳头状癌和浸润癌。移行细胞癌多为乳头状，鳞癌和腺癌常有浸润。

3. 转移途径 ①淋巴转移：是最主要的转移途径，主要转移到盆腔淋巴结。②血行转移：多在晚期，主要转移至肝、肺、骨和皮肤等处。③直接蔓延：肿瘤扩散主要是向膀胱壁内浸润，直至累及膀胱外组织和邻近器官。

【临床表现】

1. 症状

（1）血尿：是最常见、最早出现的症状。常表现为无痛性、间歇性肉眼全程血尿，也可为镜下血尿。血尿量与肿瘤大小、数目及恶性程度无相关性。

（2）膀胱刺激症状：即尿频、尿急、尿痛，多为膀胱癌的晚期症状，常因肿瘤瘤体较大或侵入肌层较深所致。

（3）梗阻症状：三角区及膀胱颈部肿瘤可堵塞膀胱出口，造成排尿困难，甚至尿潴留；堵塞输尿管开口，引起肾积水。

（4）转移症状：腹膜后转移或肾积水病人可出现腰痛，骨转移病人有骨痛。

2. 体征 多数病人无明显体征。当肿瘤增大到一定程度，下腹部可触及肿块。发生肝或淋巴结转移时，可扪及肿大的肝或锁骨上淋巴结。

【辅助检查】

1. 实验室检查 尿常规检查可见血尿或脓尿。大量血尿或肿瘤侵犯骨髓可致贫血，血常规见血红蛋白值和血细胞比容下降。

2. 尿液脱落细胞检查 在病人新鲜尿液中，易发现脱落的肿瘤细胞，简便易行，可作为血尿病人的初步筛选。

3. 影像学检查

（1）B 超检查：在膀胱充盈的情况下，可显示肿瘤的位置、大小等。

（2）CT、MRI 检查：除能观察到肿瘤大小、位置外，还能观察到肿瘤与膀胱壁的关系。

4. 膀胱镜检查 膀胱镜检查是诊断膀胱癌最直接、最重要的方法，可显示肿瘤的大小、数目、形态、部位等，同时可以在镜下行活组织检查。

【治疗原则】

1. 手术治疗

（1）经尿道膀胱肿瘤切除术：是所有膀胱肿瘤的首选方法。

（2）膀胱部分切除：适用于肿瘤呈浸润性生长、病灶比较局限，多位于膀胱侧后壁、顶部等，距膀胱三角区有一定的距离。

（3）根治性膀胱全切术：是指切除盆腔的前半部器官。

2. 膀胱灌注化疗　对保留膀胱的病人，术后应经导尿管给予膀胱化疗药物灌注，以消灭残余的肿瘤细胞，降低术后复发的可能性。

3. 放射治疗　作为辅助治疗，但其治疗效果尚未确定。

三、前列腺癌

前列腺癌是指发生在前列腺的上皮性恶性肿瘤。在欧美国家发病率极高，但在我国发病率较低，近年来有增长趋势。好发于 50 岁以上的男性。

【病因】

前列腺癌的病因尚未明确，可能与环境、饮食、种族、遗传和性激素等有关。有家族史的发病率较高，有家族发病倾向的发病年龄较轻。近年的研究认为，癌的发生是基因（癌基因与抑癌基因）调控失衡的结果。

【病理】

前列腺癌常从腺体外周带发生，很少单纯发生于中心区域。

1. 组织类型　腺癌最为常见，占98%，其他少见的有移行细胞癌、鳞癌、未分化癌等。

2. 转移途径　主要的转移途径是淋巴转移，也可经血行转移至骨骼。

【临床表现】

1. 症状

（1）早期：一般无明显症状。

（2）进展期：肿瘤生长压迫尿道，可出现进行性排尿困难、膀胱刺激症状；压迫直肠，可引发排便困难或肠梗阻；压迫神经引起会阴部疼痛，并可向会阴部放射。逐渐增大的前列腺腺体压迫尿道可引起进行性排尿困难，表现为尿线细、射程短、尿流缓慢、尿流中断、尿后滴沥、排尿不尽、排尿费力，此外，还有尿频、尿急、夜尿增多、甚至尿失禁。肿瘤压迫直肠可引起大便困难或肠梗阻，也可压迫输精管引起射精缺乏，压迫神经引起会阴部疼痛，并可向坐骨神经放射。

（3）晚期：病人出现贫血、乏力、排便失禁、少尿或无尿等症状；前列腺癌常易发生骨转移，引起骨痛或病理性骨折、截瘫。逐渐增大的前列腺腺体压迫尿道可引起进行性排尿困难，表现为尿线细、射程短、尿流缓慢、尿流中断、尿后滴沥、排尿不尽、排尿费力，此外，还有尿频、尿急、夜尿增多、甚至尿失禁。肿瘤压迫直肠可引起大便困难或肠梗阻，也可压迫输精管引起射精缺乏，压迫神经引起会阴部疼痛，并可向坐骨神经放射。逐渐增大的前列腺腺体压迫尿道可引起进行性排尿困难，表现为尿线细、射程短、尿流缓慢、尿流中断、尿后滴沥、排尿不尽、排尿费力，此外，还有尿频、尿急、夜尿增多、甚至尿失禁。肿瘤压迫直肠可引起大便困难或肠梗阻，也可压迫输精管引起射精缺乏，压迫神经引起会阴部疼痛，并可向坐骨神经放射。逐渐增大的前列腺腺体压迫尿道可引起进行性排尿困难，表现为尿线细、射程短、尿流缓慢、尿流中断、尿后滴沥、排尿不尽、排尿费力，此外，还有尿频、尿急、夜尿增多、甚至尿失禁。肿瘤压迫直肠可引起大便困难或肠梗阻，也可压迫输精管引起射精缺乏，压迫神经引起会阴部疼痛，并可向坐骨神经放射。逐渐增大的前列腺腺体压迫尿道可引起进行性排尿困难，表现为尿线细、射程短、尿流缓慢、尿流中断、尿后滴沥、排尿不尽、排尿费力，此外，还有尿频、尿急、夜尿增多、甚至尿失禁。肿瘤压迫直肠可引起大便困难或肠梗阻，也可压迫输精管引起射精缺乏，压迫神经引起会阴部疼痛，并可向坐骨神经放射。

2. 体征　直肠指诊可触及前列腺结节，质地坚硬。淋巴结转移，病人可出现下肢浮肿。脊髓受压可出现下肢痛、无力等。

【辅助检查】

1. 实验室检查　前列腺特异性抗原（PSA）为前列腺癌的筛选检查方法，正常男性的血清 PSA 浓度 <4ng/mL。

2. 影像学检查　经直肠超声检查（TRUS）可以显示前列腺内低回声病灶及其范围。

3. 前列腺穿刺活检　为确诊前列腺癌的方法。

【治疗原则】

1. 手术治疗　根治性前列腺切除术是前列腺癌的最佳治疗方法，适用于年龄轻、能耐受手术的病人。

2. 内分泌治疗　适用于激素敏感型晚期前列腺癌病人。内分泌治疗包括去势治疗（手术去势和药物去势）和抗雄激素治疗（比卡鲁胺或氟他胺）。手术去势与药物去势的疗效基本相同。

3. 放射治疗　包括内放射和外放射两种。内放射适用于早期的病人，外放射适用于内分泌治疗无效者。

4. 化学治疗　适用于内分泌治疗无效者。常用药物有环磷酰胺、氟尿嘧啶、阿霉素、长春新碱等。

对激素敏感型晚期前列腺癌病人以内分泌治疗为主，内分泌治疗的方法包括去势（手术去势或药物去势）和抗雄激素治疗（比卡鲁胺或氟他胺）或去势 + 抗雄激素治疗。手术去势或药物去势的疗效基本相同。

第二节 疾病护理

一、术前护理

【护理评估】

1. 健康史 了解病人的年龄、生活方式、职业环境和特殊嗜好等；既往有无服用镇痛剂史；有无膀胱慢性感染、前列腺炎病史；家族中有无泌尿生殖系统肿瘤或其他肿瘤病人等。

2. 身体状况

（1）局部：评估血尿程度，排尿形态；肿瘤的位置、大小、数量，以及浸润程度、癌细胞分化程度。

（2）全身：有无贫血、消瘦及恶病质表现；有无骨痛、排便困难、膀胱刺激征等转移灶的表现；病人对手术的耐受力。

（3）辅助检查：了解 PSA、TRUS、前列腺穿刺活检、直肠指诊等检查结果；评估有关手术耐受力的检查结果。

3. 心理和社会支持状况 了解病人有无焦虑、抑郁、恐惧等负性心理；评估病人和家属对病情、拟采取的手术方式、术后并发症、排尿形态改变的认知程度，心理和家庭经济承受能力。

【常见护理诊断/问题】

1. 焦虑/恐惧 与疾病诊断、畏惧手术和害怕死亡有关。

2. 疼痛 与晚期癌肿浸润邻近器官组织有关。

3. 营养失调：低于机体需要量 与长期血尿、肿瘤消耗有关。

【护理措施】

1. 心理护理 肿瘤的诊断，无论对病人还是家庭都是巨大的精神打击。护士应与病人多沟通，解释病情及各项诊疗知识，让病人充分了解自己的病情，如手术创伤不大、恢复快等，减轻其思想压力，稳定情绪，消除恐惧、焦虑心理。

2. 疼痛护理 评估病人疼痛的部位、性质、程度等，先采用非药物镇痛措施，如听音乐、默念数字、深呼吸等以减轻疼痛。若效果不佳，遵医嘱给予镇痛剂。

3. 营养支持 选择高蛋白、高热量、高维生素饮食。胃肠道功能障碍者，给予肠外营养支持，贫血者可少量多次输血，以改善病人营养状况，提高手术耐受力。

4. 病情观察 病情重、病程长、明显血尿者，卧床休息，密切观察和记录排尿情况和血尿程度。

5. 术前准备　行膀胱全切除、肠道代膀胱术者，需进行肠道准备。拟行双侧输尿管皮肤造口术者，术前彻底清洁腹壁皮肤，以利于成形皮肤乳头的成活，预防感染。

二、术后护理

【护理评估】

1. 手术情况　了解麻醉类型、手术方式、尿流改道情况、术中是否进行膀胱灌洗，以及引流管放置情况等。

2. 身体状况　评估生命体征、泌尿生殖系统功能状况；观察切口愈合、引流情况；是否出现感染、出血、尿瘘、勃起功能障碍等并发症。

3. 心理和社会支持状况　了解病人和家属对病情、术后并发症、康复知识的认知程度，心理和家庭经济承受能力等。

【常见护理诊断/问题】

1. 焦虑/恐惧　与排尿形态改变、担心预后及治疗费用有关。

2. 营养失调：低于机体需要量　与术后禁食、肿瘤慢性消耗有关。

3. 自我形象紊乱　与膀胱全切除尿流改道不能主动排尿有关。

4. 有感染的危险　与手术切口、引流置管、肠代膀胱和腹壁存在瘘口有关。

5. 潜在并发症　感染、出血、尿瘘、勃起功能障碍等。

【护理措施】

1. 一般护理

（1）体位：术后生命体征平稳后取健侧卧位，避免过早下床活动。肾全切除术后一般需卧床 3~5 日，肾部分切除术者需卧床 1~2 周，膀胱全切除术后一般需卧床 8~10 日，根治性前列腺切除术后需卧床 3~4 日，方可下床活动。

（2）饮食护理：根治性肾切除术、膀胱部分切除和膀胱全切双输尿管皮肤造口术后，待肠蠕动恢复，可给予营养丰富的饮食。回肠膀胱术、可控膀胱术后按肠切除肠吻合术后饮食，禁食期间给予肠外营养支持。经尿道膀胱肿瘤电切术后 6 小时，可进正常饮食。嘱病人多饮水，以起到机械性冲洗的作用。

（3）防治感染：遵医嘱采用肾毒性较小的抗菌药物，以免增加肾脏负担；严格遵守无菌技术操作原则，防止感染。

（4）疼痛护理：术后若病情允许，可取半卧位，以降低切口张力，减轻或缓解疼痛；肾全切或肾部分切除者，疼痛较剧烈，遵医嘱应用镇痛剂。

2. 病情观察

（1）监测生命体征：肾癌根治或膀胱全切除术后，由于手术创面大，渗血可能较多，应密切观察生命体征，保证输血、输液顺畅。

（2）观察肾功能：患肾切除同时行腔静脉取瘤栓术后，需保留导尿，并监测 24 小时尿量、尿蛋白及肾功能，防止肾功能衰竭；膀胱全切术后，密切观察尿液变化，分别记录双侧肾功能情况。

（3）切口护理：保持手术切口、腹壁造口、引流管处敷料的清洁、干燥。注意观察有无渗血、渗液及感染等异常情况。

（4）引流管护理

①辨明各种引流管在体内引流的部位，标识清楚；妥善固定，保持引流通畅；严格遵守无菌原则，每日更换引流袋，观察并记录引流液的颜色、性状和量。

②拔管：肾癌术后伤口引流管若无引流物排出，2～3日拔除；输尿管末端皮肤造口术后两周，皮瓣愈合后拔除输尿管；回肠膀胱术后10～12日拔除输尿管引流管和回肠膀胱引流管；可控膀胱术后8～10日拔除肾盂输尿管引流管，11～14日拔除贮尿囊引流管，2～3周拔除输出道引流管，训练自行导尿。拔管后嘱病人多饮水，每日饮水量在3000mL以上，以起到内冲洗的作用，防止感染。

3. 膀胱灌注化疗的护理　主要用于保留膀胱的病人，术后早期，每周1次。嘱病人灌洗前4小时禁饮水，排空膀胱。常规消毒外阴及尿道口，置入导尿管，将化疗药物或BCG溶于生理盐水30～50mL经导尿管注入膀胱。药物需在膀胱内保留1～2小时，协助病人每15～30分钟变换体位1次。灌注后鼓励病人多饮水，每日饮水2500～3000mL，以起到生理性膀胱冲洗的作用，减少化疗药物对尿道黏膜的刺激。

4. 特殊护理

（1）输尿管皮肤造口和回肠代膀胱腹壁造口的护理：保持造瘘处清洁、干燥，敷料渗湿及时更换，保证内支撑引流管固定牢靠且引流通畅。回肠内留置引流管者，需经常冲洗，防止黏液堵塞。

（2）原位排尿新膀胱的护理：术后3周内保证各支撑引流管引流通畅，定期冲洗留置导尿管，防止黏液堵塞；拔除导尿管前应训练新膀胱，待容量达300mL以上可拔管。告知病人1年内有不同程度的尿失禁存在，需坚持锻炼肛门括约肌功能，以利于早日恢复控尿功能。

（3）集尿袋护理：造口处伤口愈合后，选择合适的集尿袋外接造瘘管，引流尿液，指导病人自行定期更换集尿袋。

5. 并发症的观察与护理

（1）术后感染：动态监测体温和血白细胞变化，观察有无感染征象。保持切口、造瘘口周围皮肤清洁、干燥，定时翻身、叩背、咳痰。若痰液黏稠给予雾化吸入、适当活动等措施，防止感染发生。

（2）术后出血：行肾癌根治术或膀胱全切术，创伤较大，术后易发生出血。密切观察病情，若病人出现面色苍白、血压下降、脉搏细速、引流管内引流出新鲜血液，每小时超过100mL且易凝固，提示活动性出血的可能，立即通知医师，并配合紧急处理。

（3）尿瘘：常发生在输尿管与新膀胱吻合处、贮尿囊、新膀胱与后尿道吻合处。若病人出现体温升高、腹痛、切口部位渗出尿液、盆腔引流管引流出尿液、导尿管引流量减少等异常情况，及时通知医师，并协助处理。

（4）勃起功能障碍：是根治性前列腺切除术后常见的并发症。遵医嘱应用西地那非（万艾可）治疗，用药期间注意观察有无心血管并发症及不良反应。

三、健康教育

1. 疾病知识指导　加强职业防护，减少直接接触化工产品、染料等致癌物质；定期进行健康体检，以早发现、早诊断、早治疗泌尿生殖系统肿瘤。

2. 饮食指导　合理饮食，加强营养，养成多饮水的习惯；饮食宜清淡，多吃新鲜果蔬，忌食辛辣、刺激食物，避免高脂饮食，禁止吸烟、饮酒。

3. 康复指导　新膀胱造瘘口愈合后，指导病人进行新膀胱训练。

（1）贮尿功能：夹闭导尿管，定时放尿，初起每30分钟放尿1次，逐渐延长至1~2小时，以形成新膀胱充盈感。

（2）控尿功能：收缩会阴及肛门括约肌10~20次/日，每次持续10秒。

（3）排尿功能：定时排尿，一般白天每2~3小时排尿1次，夜间2次，减少尿失禁。

4. 自我护理　对尿流改道者，教会其自我护理，避免接尿器的边缘压迫造瘘口。保持清洁，定期更换尿袋。

5. 定期复查　肾癌和浸润性膀胱癌术后，定期复查肝、肾、肺等脏器功能，及早发现转移病灶；放疗、化疗期间，定期复查血、尿常规，一旦出现骨髓抑制，暂停治疗。

案例讨论

病人，男，54岁，皮革厂工人。间歇性无痛肉眼血尿半月，无明显尿频、尿急、尿痛，既往夜尿频多、排尿费力3年余，平素嗜烟。查体：神志清，精神萎靡，T 36.8℃，P 84次/分，R 18次/分，BP 130/80mmHg。尿常规检查：红细胞30~50/HP，白细胞2~5/HP。膀胱镜检查：可见左侧输尿管口上方有大约2.0cm×2.5cm×1.5cm菜花样肿物。肛门直肠指诊：前列腺5cm×5.5cm，中央沟消失，表面光滑，无压痛，未扪及结节。

问题：

1. 该病人最可能的医疗诊断是什么？

2. 该病人目前最适宜的治疗方法是什么？

3. 若行手术治疗，术后主要引流管的护理要点有哪些？

4. 健康教育的内容有哪些？

第三十八章　骨科病人的一般护理

学习目标

1. 掌握牵引术和石膏绷带固定术的护理措施。
2. 熟悉牵引术和石膏绷带固定术的适应证、禁忌证。
3. 了解运动系统检查的方法；牵引术和石膏绷带固定术的概念。

第一节　运动系统检查

运动系统由骨、关节和骨骼肌组成，具有支持、运动和保护功能。运动系统的疾患往往会影响病人的日常生活和劳动功能。因此，护理人员要得出正确的护理诊断，必须对运动系统疾病病人进行全面、准确的评估。运动系统的检查应根据病史，结合运动系统区域性和节段性的特点，将一般理学检查与特殊的辅助检查相结合，以诊断明确并制订合理的治疗和护理方案。

一、理学检查

1. 检查原则

（1）检查体位：一般取卧位，上肢和颈部检查可取坐位，其他特殊检查取相应体位；充分暴露检查部位，同时显露健侧以作对比。

（2）检查顺序：按视、触、叩、听、动、量顺序检查。先全身，后局部；先健侧，后患侧；先查病变远处，后查病变近处。

（3）检查手法：动作规范、轻柔。对创伤病人注意保护，避免加重周围组织损伤。

2. 检查内容与方法

骨科理学检查法一般包括视诊、触诊、叩诊、听诊、动诊和量诊六项。

（1）视诊：观察脊柱有无侧弯、前后凸；肢体有无畸形；姿势、步态与活动有无异常；局部皮肤有无发红、发绀、色素沉着或静脉怒张；有无伤口、出血、肿块、窦道等；有无软组织肿胀或肌萎缩。

（2）触诊：检查病变局部有无压痛，压痛的部位、范围、性质及程度；骨性标志有无异常，有无异常活动及骨擦感；局部有无肿块，肿块的大小、质地、活动度、有无波动感等；肌有无痉挛或萎缩。

（3）叩诊：检查有无叩击痛，包括轴向叩痛、棘突叩痛、脊柱间接叩痛等。

（4）听诊：检查有无骨擦音、关节弹响、骨传导音及有无血流杂音。

（5）动诊：两侧对比检查关节的活动和肌肉收缩力，包括观察病人的主动运动、检查时被动运动和异常活动情况。注意有无活动范围减小、超常及假关节活动。

（6）量诊：测量肢体总长度和节段长度、周径、轴线，关节的活动范围，肌力和深、浅感觉障碍的程度。

二、周围神经检查

1. 桡神经　桡神经在以下四个部位易发生损伤。

①桡骨茎突处，仅为浅支损伤，引起第一、二掌骨背侧的皮肤感觉丧失。

②肘部损伤时，仅损伤深支，引起所有掌指关节及拇指的指间关节不能伸，拇指不能外展，前臂旋后障碍，但无"垂腕"畸形。

③上臂部位损伤时，除有①、②表现外，尚可发生"垂腕"畸形和肱桡肌瘫痪。

④腋部损伤时，除有①、②、③表现外，还有肱三头肌瘫痪。

2. 正中神经　肘部和腕部时易引起正中神经损伤。

①腕部损伤：拇指不能对掌，不能与手掌平面形成 90° 角，不能用拇指指腹接触其他指尖，大鱼际肌萎缩形成"猿手"畸形。掌侧拇指、食指、中指及环指桡侧半，背侧食指、中指远侧感觉丧失。

②肘部损伤：除①外，拇指和食指不能屈曲。

3. 尺神经　尺神经损伤时，骨间肌明显萎缩，各手指不能内收、外展，拇内收肌瘫痪；小指与环指掌指关节过伸，指间关节屈曲，呈现"爪状手"畸形；手尺侧，小指全部和环指尺侧感觉丧失。

4. 腓总神经　腓总神经损伤时，可出现患足下垂内翻，小腿外侧和足背感觉丧失。

三、特殊检查

1. 压头试验　病人端坐，头后仰并偏向患侧，检查者手掌置于病人头顶加压。神经根型颈椎病可出现颈部疼痛并向患侧手部放射，称为压头试验阳性（图38-1）。

2. 上肢牵拉试验　检查者站于病人患侧，一手握患侧的腕部，另一手推头部向健侧，向相反方向牵拉，患肢出现麻木或放射痛时为阳性（图38-2）。常见于颈椎病。

3. 杜加征　病人肘关节屈曲，若手搭在对侧肩上则肘关节不能与胸壁贴紧，若肘部贴近胸壁则手不能搭到对侧肩，称为杜加征阳性（图38-3）。常见于肩关节脱位。

4. 托马斯征　病人仰卧位，患侧下肢伸直与床面接触，则腰部前凸；若屈曲健侧髋、膝关节，迫使腰部与床面相贴，腰椎前凸消失，患侧下肢被迫抬起，不能接触床面即为托马斯征阳性（图38-4）。常见于髋关节疾病和腰椎疾病。

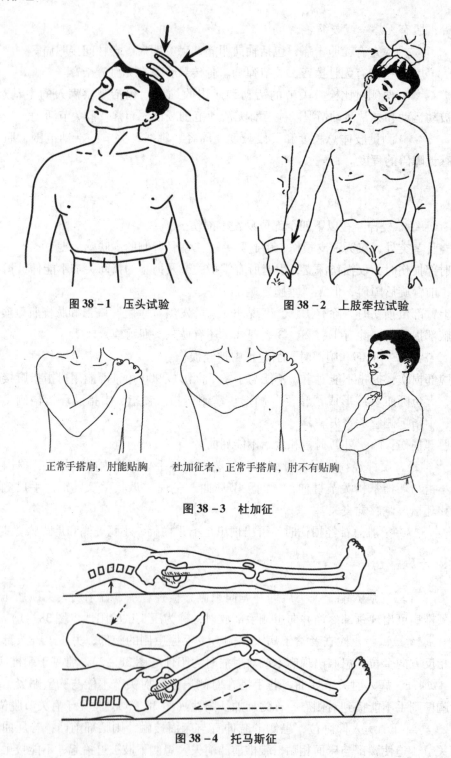

图38-1 压头试验　　　　　　　　　图38-2 上肢牵拉试验

正常手搭肩，肘能贴胸　　　杜加征者，正常手搭肩，肘不有贴胸

图38-3 杜加征

图38-4 托马斯征

5. 直腿抬高及加强试验　病人取仰卧位，检查者一手保持膝关节伸直，一手托足跟，缓慢抬高患肢，若小于60°病人出现放射痛为直腿抬高试验阳性。在此基础上，缓慢放低患肢高度至放射痛消失，再被动背屈踝关节，若再度出现放射痛称为加强试验阳

性（图38–5）。常见于腰椎间盘突出症。

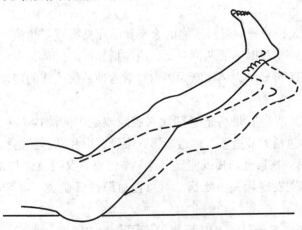

图38–5　直腿抬高及加强试验

6. 骨盆挤压分离试验　病人仰卧位，检查者双手从双侧髂前上棘用力向中心相对挤压或向外后方分离骨盆，若出现疼痛者为阳性（图38–6），常提示骨盆环骨折。

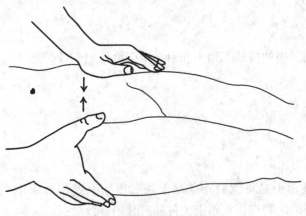

图38–6　骨盆挤压分离试验

7. 浮髌试验　病人仰卧，放松股四头肌，检查者一手置于髌骨近侧，将膝内液体挤入髌骨下关节腔，另一手急速下压髌骨后快速松开。若觉察到髌骨浮起时，为浮髌试验阳性（图38–7），提示膝关节积液。

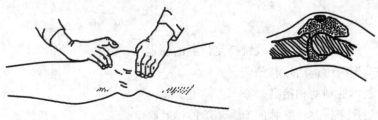

图38–7　浮髌试验

四、影像学检查

1. X 线检查 X 线检查对骨科疾病的诊断和治疗具有重要价值。拍片时注意：X 线投照位置、四肢疾病摄片时需要两侧对比，应包括邻近的关节，标出拍摄投照方向。

2. CT 检查 CT 可显示人体横断面图像，对运动系统疾病的定位、诊断及鉴别诊断均有辅助诊断价值。

3. X 线造影 X 线造影是将造影剂注入腔隙或组织间隙内，可显示间隙的各种改变。骨科常用造影包括关节造影、窦道造影、椎管造影和动静脉造影等。

4. 核素骨扫描 核素骨扫描既能显示骨关节形态，又可反映局部代谢和血供状况，明确病变部位，早期发现骨关节疾病。对急性血源性骨髓炎、骨转移瘤等有早期诊断价值。

5. 磁共振成像（MRI） MRI 可提供不同断面的图像，是目前检查软组织的最佳手段。在骨质疏松、感染、创伤、肿瘤等，尤其是脊柱、脊髓的检查方面有诊断价值。对关节病变，如股骨头缺血坏死、膝关节韧带损伤等亦有诊断价值。

第二节 牵引术

牵引术是利用适当的持续牵引力和对抗牵引力作用于骨折部，达到复位或维持复位固定的治疗方法。

一、适应证与禁忌证

（一）分类

1. 皮牵引 皮牵引是将宽胶布条贴于伤肢皮肤上或用海绵牵引带包压伤肢皮肤，利用肌肉在骨骼上的附着点，将牵引力传递到骨骼进行牵引，又称间接牵引。

2. 骨牵引 骨牵引是将不锈钢针穿入骨骼的坚硬部位，通过牵引钢针直接牵引骨骼，又称直接牵引。

3. 兜带牵引 兜带牵引是利用布带或海绵兜带兜住身体突出部位施加牵引力，包括枕颌带牵引、骨盆牵引和骨盆兜悬吊牵引。

（二）适应证

1. 骨折、关节脱位的复位及维持复位后的稳定。
2. 挛缩畸形的矫正治疗和预防。
3. 炎症肢体的制动和抬高。
4. 解除肌痉挛，改善静脉回流，消除肢体肿胀。
5. 防止因骨骼病变所致的病理性骨折。

（三）禁忌证

局部皮肤受损、感染及对胶布或泡沫塑料过敏者，禁用皮牵引。

二、护理措施

（一）操作前准备与护理

1. 向病人和家属解释牵引的目的、意义、步骤及注意事项，以便于配合。
2. 评估全身和局部状况，了解病人有无药物过敏史。
3. 局部皮肤必须用肥皂和清水擦洗干净，去除油污。必要时剃除毛发。
4. 准备牵引用物，如牵引床、牵引架（如托马斯架、琼斯架等）、牵引器具（牵引绳、滑车、重锤等）。
5. 牵引前摆好病人体位，协助医师进行牵引。

（二）操作中的配合

1. 皮牵引

（1）胶布牵引：局部皮肤涂抹安息香酸酊（婴幼儿除外），在骨隆突处加衬垫保护，沿肢体纵轴粘贴胶布，外用绷带缠绕，防止松脱。加上牵引重量，借牵引绳通过滑轮进行皮牵引（图38-8）。

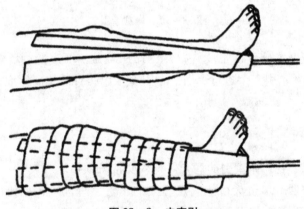

图38-8　皮牵引

（2）海绵带牵引：将海绵带平铺于床上，需牵引的肢体用大毛巾包裹，骨隆突处加垫棉花或纱布，将肢体包好，拴好牵引绳。安装牵引架，上重锤，并悬离地面。皮牵引重量一般为体重的1/10。

2. 骨牵引　选择进针部位，局部皮肤消毒、铺巾、局麻后将牵引针钻入骨质，并穿过骨质从对侧皮肤穿出。针孔处皮肤用乙醇纱布覆盖。安装相应的牵引弓，根据病情或部位加上牵引重量，下肢牵引重量一般是体重的1/10~1/7，颅骨牵引（图38-9）重量一般为6~8kg，不超过15kg。

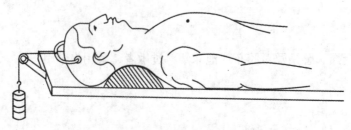

图 38 – 9　颅骨牵引

3. 兜带牵引

（1）枕颌带牵引：病人取坐位或卧位。用枕颌带兜住下颌和枕骨粗隆部，向头顶方向牵引。牵引时，避免带子压迫两耳及头面两侧。牵引重量一般不超过 5kg。常用于颈椎骨折、脱位、颈椎结核、颈椎病等。

（2）骨盆牵引：将骨盆兜带包托于骨盆，两侧各一个牵引带，施加适当重量牵引（图 38 – 10）。一侧牵引重量不应超过 10kg，以病人感觉舒适为宜。常用于腰椎间盘突出症的治疗。

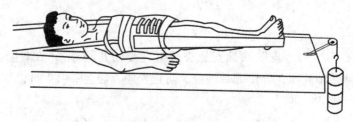

图 38 – 10　骨盆牵引

（3）骨盆兜悬吊牵引：将兜带从后方包托住骨盆，前方两侧各系牵引绳，交叉至对侧上方通过滑轮及牵引支架进行牵引。牵引重量以将臀部抬离床面为宜。常用于骨盆骨折的复位与固定。

（三）操作后护理

1. 新牵引病人　凡新做牵引的病人，列入交接班项目。

2. 加强生活护理　尽最大可能满足病人的正常生理需求，如协助洗头、擦浴，教会病人使用床上拉手、床上便盆等。

3. 保持有效牵引　保持对抗牵引力量，牵引方向与肢体长轴应呈一直线。颅骨牵引时，每日检查牵引弓并拧紧螺母，防止牵引脱落。

4. 观察肢端的血液循环　观察患肢是否肿胀、麻木、皮温降低、色泽改变及运动障碍。一旦发现异常情况，及时通知医生，并作出相应的处理。

5. 避免过度牵引　注意观察牵引力和反牵引力是否平衡，每日测量牵引肢体的长度，与健侧相应部位对比，以免牵引过度。不同部位牵引重量不同，股骨骨折牵引重量为体重的 1/10 ~ 1/7，小腿骨折为体重的 1/15 ~ 1/10，上臂骨折为体重的 1/20 ~ 1/15。

6. 预防感染　注意防止牵引针眼处发生感染，针眼处每日滴 75% 的乙醇 2 次；牵引针若有滑动移位，消毒后再予以调整；针眼处血痂不宜随意清除；若针眼处红、肿、流脓，立即通知医生，并协助处理。

7. 加强康复训练　配合医师指导病人进行康复训练，防止关节僵直和肌肉萎缩。

8. 并发症的预防与护理

（1）足下垂：腓总神经位置较浅，容易受压，引起足下垂。使用足底托板将足底垫起，以保持踝关节于功能位；指导病人定时做伸屈踝关节活动，预防足下垂。

（2）压疮：由于持续牵引和长期卧床，骨隆突部位易发生压疮，用棉垫、棉圈、软枕、气垫等加以保护，保持床单位清洁、干燥和平整。

（3）坠积性肺炎：长期卧床或头低脚高位，尤其是年老体弱者易发生坠积性肺炎。鼓励病人每日定时利用牵引架上拉手抬起上身，做深呼吸运动和有效咳嗽，以利于肺扩张；在保持有效牵引的前提下，协助病人翻身、叩背。

（4）便秘：与水分摄入不足、长期卧床等有关。鼓励病人多饮水，选择富含膳食纤维的食物；每日进行腹部按摩，以刺激肠蠕动。若已发生便秘，遵医嘱给予缓泻剂。

（5）血栓性静脉炎：指导病人进行有规律的功能锻炼，如股四头肌等长收缩、关节的全范围活动等，以促进血液循环。

第三节　石膏绷带固定术

石膏绷带固定术是一种常用的骨折外固定方法，是将石膏绷带用温水浸泡后包在病人需要固定的肢体上，对患肢起到有效的固定作用。常用的石膏类型可分为石膏托、石膏夹板、石膏管形、躯干石膏和特殊类型石膏等。

一、适应证与禁忌证

（一）适应证

1. 骨折复位后的固定。
2. 关节损伤和脱位复位后的固定。
3. 急、慢性骨与关节炎症的局部固定。
4. 周围神经、血管、肌腱断裂或损伤，手术修复后的制动。
5. 畸形矫正术后矫形位置的维持与固定。

（二）禁忌证

1. 全身情况差，如心、肺、肾功能不全，进行性腹水等。
2. 新生儿、婴幼儿、年老体弱者不宜做大型石膏。
3. 孕妇禁忌做躯干部大型石膏。
4. 伤口发生或疑有厌氧菌感染。

二、护理措施

（一）操作前准备与护理

1. 向病人和家属解释石膏绷带固定术的目的、意义和注意事项，以便于配合。

2. X线摄片，以备术后对照。

3. 准备用物，备齐石膏固定所需用物，如石膏绷带、泡石膏绷带的水桶或水盆、石膏刀、剪、支撑木棍、衬垫、卷尺和有色铅笔等。

4. 用肥皂和清水清洁皮肤并擦干；有伤口者更换敷料。若发现皮肤异常，记录并报告医师。

（二）操作中的配合

1. **体位** 患肢置于功能位或固定特殊体位。

2. **放置衬垫** 在石膏固定处的皮肤表面覆盖一层衬垫，防止局部受压。

3. **浸透石膏** 将石膏绷带卷平放并完全浸没于温水中。待石膏完全浸透，停止冒水泡后，双手持绷带卷两头取出，并向中间轻挤，以挤出过多的水分。

4. **石膏包扎** 使石膏绷带卷贴着肢体由近侧向远侧滚动，保证各层贴合紧密且平整（图38-11）。

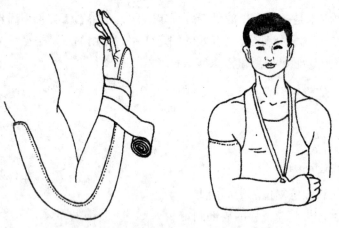

图38-11 石膏托固定和石膏管型固定

5. **捏塑** 石膏未定型前，根据局部解剖特点适当捏塑和整理，使石膏在干固过程中固定牢稳而不易移位。重点注意关节部位。

6. **包边** 将石膏内面的衬垫稍向外拉出，包在石膏边缘。若石膏内无衬垫，可用一条宽胶布沿石膏边包起，使边缘整齐。

7. **标记** 用红记号笔在石膏外标明石膏固定日期和类型。

8. **干燥** 一般自然风干，天气较冷可用电吹风吹干。

9. **开窗** 为便于检查伤口、拆除缝线、更换敷料或解除骨隆突部位的压迫，可将管型石膏开窗。

（三）操作后护理

1. 体位　大型石膏术后 8 小时内禁止翻身，8～10 小时后可协助翻身。翻身或改变体位时注意保护石膏，避免折断。使用石膏背心或人字形石膏的病人不要在头及肩下垫枕，避免胸腹部受压。

2. 病情观察

（1）观察石膏固定肢体的末端血液循环情况，注意评估"5P"征，即疼痛、苍白、感觉异常、麻痹和脉搏消失。

（2）注意躯体石膏固定的病人，有无出现恶心、呕吐、腹胀、腹痛等石膏综合征表现。

（3）观察石膏下有无出血或渗出，若有血液或渗液渗出石膏外，用笔标记出时间、范围，详细记录，并报告医师。必要时协助医生开窗，以彻底检查。

3. 皮肤护理　对石膏边缘和受压部位的皮肤予以理疗。保持石膏末端清洁，以便观察。避免将异物放入石膏内、搔抓石膏下皮肤或将石膏内衬垫取出。

4. 石膏清洁　保持石膏清洁、干燥，石膏污染时可用纱布蘸洗涤剂擦拭，清洁后立即擦干。及时更换断裂、变形和严重污染的石膏。

5. 预防并发症　常见并发症包括缺血性肌挛缩或肢体坏死、压疮、坠积性肺炎、失用性骨质疏松和化脓性皮炎等。定时翻身、叩背、咳痰，注意观察末梢循环，保护骨隆突部位，避免受压。指导病人进行功能锻炼。

6. 功能锻炼　每日坚持主动和被动活动，防止肌萎缩、关节僵硬、失用性骨质疏松。指导病人加强未固定部位的功能锻炼，如臂部石膏固定者，可活动肩关节、指关节。

7. 石膏拆除　拆石膏前需向病人解释，石膏下的新生皮肤较为敏感，应避免搔抓，可用温水清洁后，涂抹一些润肤霜等保护皮肤，每日按摩局部。

第三十九章 骨折病人的护理

■ 学习目标

1. 掌握骨折的临床表现、护理措施；四肢骨折、脊柱骨折、脊髓损伤和骨盆骨折的护理措施。

2. 熟悉骨折的临床表现、治疗原则和健康教育；四肢骨折、脊柱骨折、脊髓损伤和骨盆骨折的临床表现、治疗原则。

3. 了解骨折的病因、分类、病理生理、辅助检查、护理评估和护理诊断/问题；四肢骨折、脊柱骨折、脊髓损伤和骨盆骨折的病因与分类、辅助检查和健康教育。

第一节　疾病概要与一般护理

一、疾病概要

骨折是指骨的完整性或连续性中断。骨折可发生在任何年龄和身体的任何部位。

【病因】

骨折可由创伤和骨骼疾病所致。以前者多见，后者少见。本章重点介绍创伤性骨折。

1. **直接暴力**　暴力直接作用于骨骼，使受直接撞击的部位发生骨折，常合并软组织损伤或有开放性伤口，如汽车碾压小腿引起的胫骨骨折、腓骨骨折。

2. **间接暴力**　暴力通过传导、杠杆、旋转和肌肉收缩作用造成暴力作用点以外的远处部位骨折，如高处坠落，双足着地导致胸腰段椎体的压缩性骨折。

3. **积累性劳损**　积累性劳损是指肢体某一特定部位的骨骼受到长期、反复和轻微的直接或间接损伤所致的骨折，又称疲劳性骨折，如远距离行走易致第2、3跖骨骨折和腓骨下1/3骨干骨折。

4. **骨骼疾病**　由于骨骼疾病，如骨髓炎、骨结核和骨肿瘤等导致骨质破坏、在轻微的外力作用下发生的骨折，称为病理性骨折。

【分类】

1. 根据骨折程度分　根据骨折程度可分为不完全性骨折和完全性骨折。

（1）不完全性骨折：骨的完整性或连续性部分中断。根据骨折的形状又可分为裂缝骨折和青枝骨折。

（2）完全性骨折：骨的完整性或连续性全部中断。根据骨折线的方向又可分为横形骨折、斜形骨折、螺旋形骨折、粉碎性骨折、嵌插骨折、压缩骨折、凹陷性骨折和骨骺分离（图39-1）。

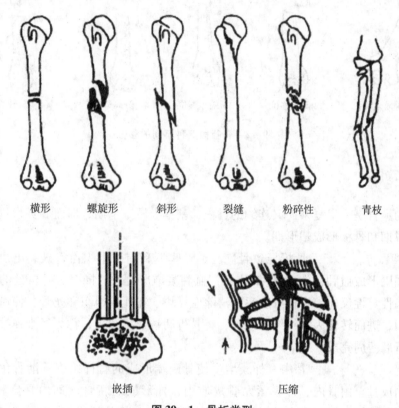

横形　　螺旋形　　斜形　　裂缝　　粉碎性　　青枝

嵌插　　　　　　　压缩

图39-1　骨折类型

2. 根据骨折处是否与外界相通分　根据骨折处是否与外界相通可分为开放性骨折和闭合性骨折。

（1）开放性骨折：骨折处皮肤或黏膜破裂、骨折端与外界相通，如合并膀胱或尿道破裂的耻骨骨折

（2）闭合性骨折：骨折处皮肤或黏膜完整，不与外界相通。

3. 根据骨折端的稳定程度分　根据骨折端的稳定程度可分为稳定性骨折和不稳定性骨折。

（1）稳定性骨折：骨折端不易移位或复位后不易再发生移位。一般都保持良好的解剖对线，如裂缝骨折、青枝骨折、横形骨折、压缩性骨折和嵌插骨折等。

（2）**不稳定性骨折**：骨折端易移位或复位后易发生再移位的骨折，如斜形骨折、螺旋形骨折、粉碎性骨折等。由于暴力的作用、肢体远侧段的重量、肌肉牵拉以及搬运或治疗不当，造成骨折的断端移位，常见的有成角移位、侧方移位、缩短移位、分离移位和旋转移位（图39-2），临床常见几种移位合并或同时存在。

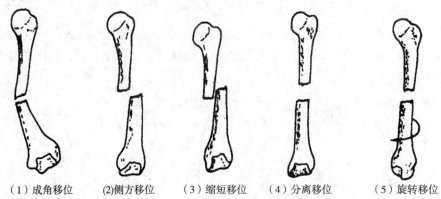

（1）成角移位　　(2)侧方移位　　（3）缩短移位　　（4）分离移位　　（5）旋转移位

图 39 - 2　骨折段 5 种不同的移位

【病理生理】

骨折的愈合是一个复杂而又连续的过程，基本经历三个期，即血肿炎症机化期、原始骨痂形成期和骨板形成塑形期。

1. 血肿炎症机化期　骨折导致骨髓腔、骨膜下和周围组织血管破裂出血，在骨折断端及其周围形成血肿，伤后6~8小时，血肿凝结成血块。同时，骨折处的坏死组织可引起无菌性炎性反应，炎性细胞逐渐清除血凝块、坏死软组织和死骨，使血肿机化形成肉芽组织，进而转化为纤维结缔组织，将骨折两端连接起来，称为纤维连接。此过程大约在骨折后两周完成。

2. 原始骨痂形成期　骨内、外膜增生使骨断端形成的骨样组织逐渐骨化，形成新骨，即膜内成骨。由骨内、外膜紧贴骨皮质内、外形成的新骨（即内骨痂和外骨痂）填充于骨折断端间。随着愈合的继续，骨痂被塑造成疏松的纤维组织，并转变成软骨、增生钙化形成桥梁骨痂，后者不断钙化，达到骨折的临床愈合，此过程需4~8周。

3. 骨板形成塑形期　原始骨痂中新生骨小梁逐渐增粗，排列逐渐规则和致密。骨折端的坏死骨经破骨和成骨细胞的侵入，完成清除死骨和形成新骨的爬行替代过程，骨折部位形成坚强的骨性连接，髓腔重新构建，达到骨性愈合期，此过程需8~12周。

【临床表现】

1. 全身表现

（1）**休克**：常见于多发性骨折、骨盆骨折、脊柱骨折和严重的开放性骨折引起大出血、合并重要内脏器官损伤而导致休克。

（2）**疼痛**：骨折局部和合并损伤处疼痛，在移动患肢时疼痛加剧。

（3）发热：骨折后的体温一般在正常范围。若骨折后大量出血，血肿及损伤组织的吸收反应可使体温略有升高，但一般不超过38℃。

2. 局部表现

（1）一般表现

①局部肿胀、瘀斑或出血：局部可见出血、软组织肿胀，甚至出现张力性水疱；血肿浅表时，皮下出现瘀斑；开放性骨折可见骨折部位出血。

②压痛：骨折部位有固定压痛。由骨长轴远端向近侧叩击和冲击时，可诱发骨折处疼痛。

③活动受限：骨折部位的肿胀、疼痛，或完全性骨折，使肢体丧失部分或全部活动功能。

（2）特有体征：具备以下骨折特有体征之一者，即可确诊。但不完全骨折、嵌插骨折时常不出现骨折特有体征。

①畸形：骨折段移位后使患肢外形发生改变，表现为肢体短缩、成角、旋转等畸形。

②反常活动：在肢体的非关节部位出现不正常活动。

③骨擦音或骨擦感：骨折断端之间相互摩擦时所产生的声音或感觉。

3. 并发症　骨折多由较严重的创伤所致，常伴邻近组织器官的损伤，可引起严重的全身反应和并发症，甚至危及病人生命。

（1）早期并发症

1）休克：因严重创伤、大量出血、脏器损伤等所引起休克。

2）脂肪栓塞综合征：以成人多见，多发生于粗大的骨干骨折，如股骨干骨折处髓腔内血肿张力过大，骨髓被破坏，脂肪进入破裂的静脉窦内，可以发生脂肪栓塞。若为肺脂肪栓塞综合征，病人表现为呼吸困难、发绀、心率增快、血压降低等。

3）重要内脏器官损伤：肝损伤、脾损伤、肺损伤、膀胱损伤、尿道损伤、直肠损伤等。

4）重要周围组织损伤：骨折导致重要血管、周围神经、脊髓等损伤。

5）骨筋膜室综合征：即由骨、骨间膜、肌间隔和深筋膜形成的骨筋膜室内肌肉和神经因急性缺血而产生的一系列早期证候群。临床表现为患肢持续性剧烈疼痛、肿胀、麻木、动脉搏动弱或消失、毛细血管充盈时间延长，多见于前臂掌侧和小腿。

6）感染：开放性骨折易继发感染，亦可引发化脓性骨髓炎或败血症等。

（2）晚期并发症

1）坠积性肺炎：多发生于长期卧床的病人，尤其是老年体弱或伴有慢性病的病人。

2）压疮：骨突处受压时，局部血循环障碍易发生压疮。常见部位有骶尾部、髋部、足跟部。截瘫病人更易发生。

3）下肢深静脉血栓形成：多见于骨盆骨折或下肢骨折，下肢长时间制动，静脉血回流缓慢，加之创伤所致血液高凝状态，易发生血栓形成。

4）骨化性肌炎：又称损伤性骨化。因关节附近的骨折致骨膜剥离形成骨膜下血肿，若处理不当，血肿经机化后，在关节附近软组织内广泛异位骨化，严重影响关节活动功能。多见于肘关节。

5）创伤性关节炎：关节内骨折未能准确复位，骨折愈合后关节面不平整，长期磨损易引起关节活动时疼痛。

6）关节僵硬：是骨折与关节损伤最为常见的并发症。多因患肢长期固定，导致静脉和淋巴回流不畅，关节周围组织中浆液纤维性渗出和纤维蛋白沉积、发生纤维粘连，并伴关节囊和周围肌挛缩所致。

7）缺血性骨坏死：又称无菌性坏死，是由于骨折段的血液供应中断所致，常见于股骨颈骨折后或其他合并脱位的骨折。

8）缺血性肌挛缩：是肢体重要血管损伤或骨筋膜室综合征处理不当所导致，病人可出现爪形手或爪形足等，严重者可致残。

9）急性骨萎缩：是损伤所致的关节附近的痛性骨质疏松，亦称反射性交感神经性骨营养不良，常见于手、足骨折后，临床表现为疼痛和血管舒缩紊乱。

【辅助检查】

1. 实验室检查

（1）血常规检查：骨折致大量出血者，可见血红蛋白和红细胞比容降低。

（2）血生化检查：骨折愈合阶段，血钙、血磷水平常升高。

（3）尿常规检查：脂肪栓塞综合征时，尿液中可出现脂肪球。

2. 影像学检查

（1）X 线检查：可明确骨折的部位、类型、移位和畸形。

（2）CT、MRI 检查：可发现结构复杂的骨折和其他组织的损伤。

（3）骨扫描：有助于确定骨折的性质和并发症，如有无病理性骨折、合并感染、缺血性坏死等。

【治疗原则】

1. 现场急救　骨折急救的目的是用最简单、有效的方法抢救生命，保护患肢，迅速转运，以便尽快得到全面而有效的治疗。

（1）抢救生命：骨折往往合并其他组织和器官的损伤，应迅速评估病人的全身情况，首先处理呼吸困难、窒息、大出血、休克等危及病人生命的紧急情况。

（2）止血和包扎：发现伤口，用无菌敷料或用当时认为最清洁的布类包扎，以免伤口进一步污染。骨折端外露切勿回纳，以免诱发感染。创口出血者，予以加压包扎或用止血带止血，每 40~60 分钟放松 1 次，放松时间以局部血流恢复、组织略有新鲜渗血为宜。

（3）固定、制动：对疑有骨折者，利用夹板、木板、自身肢体等固定受伤的肢体。对疑有脊柱骨折者，尽量避免移动，搬运时采取滚动法或平托法，将伤员移上担架、木板或门板。颈椎受伤者，需在颈两侧加垫固定。

（4）迅速转运：经上述初步处理后，尽快将病人转运至就近医院治疗。

2. 临床处理　骨折治疗的三个基本原则，即复位、固定、功能锻炼。

（1）复位：是将移位的骨折段恢复正常或接近正常的解剖关系，重建骨的支架作用。

1）复位标准：临床根据对位（两骨折端的接触面）和对线（两骨折段在纵轴上的关系）是否良好衡量复位程度。完全恢复到正常解剖位置者，称解剖复位；虽未达到解剖关系的对合，但不明显影响愈合后功能者，称功能复位。

2）复位方法：包括手法复位、牵引复位和手术切开复位。

（2）固定：是将骨折部位稳定在复位后的位置，使其维持良好的对位、对线关系。

1）外固定：常用方法有小夹板、石膏绷带、外展架、持续牵引和外固定器等。

2）内固定：主要用于手术切开复位后，内固定后病人早期活动，可预防长期卧床引起的并发症，尤其适合老年病人。内固定物包括钢针、螺丝钉、髓内钉、加压钢板、假体等。

（3）功能锻炼：是骨折治疗的重要组成部分，目的在于预防并发症，促进功能恢复。

1）骨折早期：伤后1~2周之内，主要进行患肢肌的等长舒缩，目的是促进血液循环，预防肌萎缩。骨折部位的上、下关节暂不活动。

2）骨折中期：受伤两周后，局部疼痛消失，骨痂逐渐形成；除继续进行患肢肌的等长舒缩活动外，活动骨折部位上、下关节，活动范围由小到大，活动幅度、力量逐渐加大。

3）骨折后期：骨折将近临床愈合，功能锻炼的目的是增强肌力，克服挛缩与恢复关节活动度。此期为抗阻力下进行锻炼，可从上肢提重物，下肢踢沙袋等开始，到各种机械性或物理治疗，如划船、蹬车等。关节活动练习包括主动锻炼、被动活动，或用关节练习器锻炼等。

知识链接

临床愈合标准

　　临床愈合是骨折愈合的重要阶段，其标准为：①局部无压痛，无叩击痛。②局部无反常活动。③X线片显示骨折处有连续性骨痂通过，骨折线已模糊。④拆除外固定后，上肢能向前平举1kg重物持续达1分钟；下肢能不扶拐在平地连续步行3分钟，且不少于30步。⑤连续观察2周骨折处不变形。以上5条都必须达到。

二、疾病护理

（一）术前护理

【护理评估】

1. 健康史　评估病人的年龄、职业特点和运动爱好等；了解病人受伤的原因、部位、时间、体位和环境，外力作用的方式、方向与性质，急救处理经过等；既往有无骨折史、手术史等。

2. 身体状况

（1）局部：有无出血、肿胀、疼痛、畸形、肢体短缩等；有无异常活动、骨擦音或骨擦感；有无其他重要伴发伤，如局部神经损伤、血管损伤或脊髓损伤。

（2）全身：密切观察病人的意识、生命体征；评估病人有无威胁生命的并发症，如有无头部、胸部、腹部和泌尿系统的损伤。

（3）辅助检查：了解血红蛋白、血钙、血磷、X 线、CT、MRI、骨扫描等检查结果，以判断病情和预后。

3. 心理和社会支持状况 了解病人和家属对治疗方案的认知程度；评估家庭对治疗费用的承受能力和社会支持状况。

【常见护理诊断/问题】

1. 焦虑/恐惧　与疼痛、担忧预后有关。
2. 疼痛　与创伤、骨折有关。
3. 营养失调：低于机体需要量　与长期卧床、进食减少有关。
4. 有周围神经血管功能障碍的危险　与骨和软组织创伤、石膏固定不当有关。
5. 潜在并发症　休克、脂肪栓塞综合征、骨筋膜室综合征、关节僵硬、感染、压疮等。

【护理措施】

1. 心理护理 护士应向病人和家属解释骨折的愈合是一个循序渐进的过程，充分的固定和正确的功能锻炼，可促进断端生长愈合和患肢功能恢复。对骨折后可能遗留残疾者，应鼓励病人说出自己的内心感受，疏导、安慰病人，以减轻其思想负担，增强战胜疾病的信心。

2. 一般护理 保持病室整洁卫生，空气清新，温、湿度适宜；指导病人在患肢固定制动期间进行力所能及的活动，并提供必要的帮助，如协助进食、如厕等；必要时，遵医嘱给予补液、输血等，以提高机体抵抗力。

3. 疼痛护理 根据疼痛原因对因、对症处理。疼痛较轻者，鼓励病人听音乐、默念数字等以分散注意力，抬高患肢或局部冷敷以减轻水肿引起的疼痛，按摩和热敷以缓解肌痉挛引起的疼痛；疼痛剧烈者，遵医嘱给予镇痛剂；护理操作时动作轻柔、准确，切勿粗暴搬动骨折部位。

4. 营养支持 鼓励病人多进食高蛋白、高热量、高维生素、高钙和高铁食物，保证足够的液体摄入量；增加晒太阳时间，以促进钙和磷的吸收，利于骨折修复；不能到户外晒太阳者，注意补充鱼肝油、维生素 D 等。

5. 患肢缺血护理 密切观察患肢血运情况，若出现肢端剧痛、麻木、皮温降低、皮肤苍白或青紫、脉搏减弱或消失等异常情况，立即通知医师，并协助对因、对症处理，如调整外固定松紧度、定时放松止血带等。

6. 并发症的观察与护理 密切观察病人的意识、生命体征及患肢远端感觉、运动和末梢循环等，若发现骨折早期和晚期并发症，及时报告医师，并积极配合处理。

7. 外固定护理 参见第三十八章第三节相关内容。

（二）术后护理

【护理评估】

1. 手术情况 了解麻醉类型、手术方式、术中情况及固定方法等，以判断预后。

2. 身体状况 评估意识、生命体征及患肢功能状况；石膏固定、小夹板固定或牵引术是否维持于有效状态；有无术后出血、切口感染、肺部感染、下肢深静脉血栓形成等并发症。

3. 心理和社会支持状况 了解病人有无因骨折而引起焦虑、恐惧的不良心理反应；评估病人和家属对康复知识及功能锻炼的认知程度。

【常见护理诊断/问题】

1. 疼痛 与手术创伤、内固定有关。

2. 知识缺乏 缺乏术后康复、肢体功能锻炼的相关知识。

3. 潜在并发症 术后出血、切口感染、肺部感染、下肢深静脉血栓形成等。

【护理措施】

1. 一般护理 搬运病人时，注意保持其身体轴线平直不扭曲，同时注意保护患肢，防止引流管脱出；四肢手术后，抬高患肢，以利于血液回流，减轻或预防肿胀；选择营养丰富且易消化的食物，必要时可适当补液或输血；遵医嘱给予抗菌药物，防治感染。

2. 病情观察 密切监测意识、生命体征变化；患肢有无剧痛、麻木、皮温降低、皮肤苍白或青紫、脉搏减弱或消失等血液灌注不足表现；观察切口有无渗血、渗液、红肿等异常情况。

3. 并发症的观察与护理 参见第六章第三节相关内容。

4. 康复训练 指导病人按康复计划进行功能锻炼，以预防长时间固定导致的并发症。

（三）健康教育

1. 安全指导 指导病人和家属评估家庭环境的安全性，妥善安放可能影响病人活动的障碍物，如小块地毯等。嘱病人在工作、运动中提高安全意识，避免发生意外。

2. 饮食指导 嘱病人选择高热量、高蛋白、高维生素、高钙、高铁和易消化的食物，多饮水。

3. 康复训练指导 告知病人出院后坚持康复训练的意义和方法，指导家属如何协助病人完成各项活动。

4. 就诊指导 指导病人出院后的注意事项，遵医嘱定期复诊，评估功能恢复状况。若出现骨折远端肢体肿胀、疼痛、麻木等症状，及时就诊。

第二节 常见四肢骨折的护理

一、肱骨干骨折

肱骨干骨折是发生于肱骨外科颈下 1~2cm 至肱骨髁上 2cm 段内的骨折，多见于青少年（图 39-3）。肱骨干中下 1/3 段后外侧有桡神经沟，此处骨折易发生桡神经损伤。

【病因】

肱骨干骨折可由直接暴力或间接暴力引起。

1. 直接暴力 常因外侧打击肱骨干中段，导致横形或粉碎性骨折。

2. 间接暴力 常因手掌或肘部着地，外力向上传导，加之身体倾倒产生的剪式应力，导致肱骨中下 1/3 段斜形或螺旋形骨折。

【临床表现】

1. 症状 患侧上臂疼痛、肿胀、畸形、皮下瘀斑，上肢活动障碍。

2. 体征 患侧上臂可见畸形、反常活动、骨擦音或骨擦感。合并桡神经损伤时，可出现"垂腕"畸形，各手指掌指关节不能背伸，拇指不能伸直，前臂旋后障碍，手背桡侧皮肤感觉减退或消失。

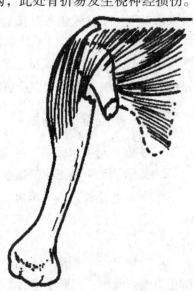

图 39-3 肱骨干骨折

【辅助检查】

X 线检查可明确骨折类型、移位方向。

【治疗原则】

1. 手法复位外固定 在止痛、持续牵引和使肌肉放松情况下，进行手法复位。复位后选择石膏或小夹板固定，嵌插骨折通常采取吊带固定。选择小夹板固定者在屈肘90°位用三角巾悬吊，成人固定 6~8 周，儿童固定 4~6 周。

2. 切开复位内固定 手术切开在直视下行解剖对位后，用加压钢板螺钉或带锁髓内钉做内固定。

3. 康复治疗 指导复位固定后病人进行患肢的主动运动，包括手指、掌和腕关节活动，并进行上臂肌肉的主动舒缩运动，以减轻水肿，促进静脉回流。伤后 2 ~ 3 周，开始肩、肘关节的主动运动，防止肩关节僵硬或萎缩。

二、肱骨髁上骨折

肱骨髁上骨折是发生在肱骨干与肱骨髁交界处的骨折。多见于 10 岁以下儿童，占小儿肘部骨折的 30% ~ 40%。肱骨髁内、前方有肱动脉和正中神经，肱骨髁的内、外侧分别有尺神经和桡神经。骨折断端向前移位或侧方移位时，可损伤相应的神经、血管。

【病因与分类】

多由间接暴力所致。根据暴力来源和移位方向，可分伸直型和屈曲型。

1. 伸直型　较常见。跌倒时手掌着地，肘关节处于半屈曲或伸直位，暴力经前臂传至肱骨下端，将肱骨髁推向后方，造成伸直型骨折（图 39 – 4）。骨折近端向前下方移位，远端向后上方移位。

2. 屈曲型　少见。跌倒时手掌着地，肘关节处于半屈曲位，暴力经前臂传至肱骨下端，将肱骨髁推向前，导致屈曲型骨折（图 39 – 5）。骨折近端向后下方移位，远折端向前上方移位。

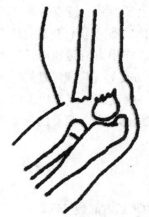 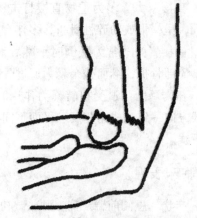

图 39 – 4　伸直型肱骨髁上骨折　　　　图 39 – 5　屈曲型肱骨髁上骨折

【临床表现】

1. 症状　肘关节疼痛、肿胀，功能障碍，肘后可见畸形，皮下瘀斑。
2. 体征　局部明显压痛，有骨擦音和异常活动，肘部可触及骨折断端，肘后三角关系正常。可伴正中、桡、尺神经损伤，表现为手的感觉、运动功能障碍。若骨折处理不当，可引起前臂的缺血性肌挛缩，导致"爪形手"畸形或"肘内翻"畸形。

【辅助检查】

肘部正、侧位 X 线摄片能确定骨折的存在，可显示骨折移位情况。

【治疗原则】

1. 手法复位外固定 肘部肿胀较轻、桡动脉搏动正常者，行手法复位外固定。复位后用后侧石膏托在屈肘位固定4~5周，屈肘角度以能清晰扪到桡动脉波动、无感觉运动障碍为宜。伤后时间较长，局部组织损伤严重，肘部严重肿胀时，行尺骨鹰嘴悬吊牵引，待3~5日肿胀消退后进行手法复位。

2. 切开复位内固定 手法复位失败或有神经血管损伤者，在切开直视下复位后做内固定。

3. 康复治疗 伤后第1周，患侧肢体避免活动；1周后逐渐开始伸指、握拳、腕关节屈伸活动，并进行上臂肌肉的主动舒缩运动，以利于减轻水肿；4~6周后在去除外固定后，进行肘关节屈伸功能锻炼。

三、尺桡骨干双骨折

尺桡骨干双骨折较多见，占各类骨折的6%左右，以青少年多见。易并发前臂骨筋膜室综合征。

【病因与分类】

1. 直接暴力 多为重物直接打击、刀砍伤或挤压所致。特点为两骨的骨折线在同一平面，呈横形或粉碎性骨折，多伴有不同程度的软组织损伤，整复对位不稳定。

2. 间接暴力 常为跌倒时手掌着地，地面的反作用力沿腕和桡骨下段上传，致桡骨中1/3部骨折，继而残余暴力通过骨间膜向内下方传导，造成尺骨低位斜形骨折。

3. 扭转暴力 遭受扭转暴力作用时，尺桡骨在极度旋前或旋后位相互扭转，出现骨折线方向一致、成角相反、平面不同的螺旋形或斜形骨折，尺骨的骨折线多高于桡骨的骨折线。

【临床表现】

1. 症状 患侧前臂疼痛、肿胀，功能障碍，尤其是不能旋转活动。

2. 体征 骨折部位压痛、明显畸形、有骨擦音和反常活动。尺骨上1/3骨干骨折合并桡骨小头脱位，称为孟氏（Monteggia）骨折。桡骨干下1/3骨折合并尺骨小头脱位，称为盖氏（Galeazzi）骨折。

【辅助检查】

X线检查包括肘关节和腕关节，可确定骨折的部位、类型及移位情况，以及是否合并桡骨头脱位或尺骨小头脱位。

【治疗原则】

1. 手法复位外固定 重点在于矫正旋转移位，使骨间膜恢复其紧张度，骨间隙正常，兼顾侧方、重叠和成角移位。复位后用小夹板或石膏托固定。一般8~12周可达到骨性愈合。

2. 切开复位内固定 在骨折部位选择切口，在直视下准确对位，用加压钢板螺钉固定或髓内钉固定。

3. 康复治疗 复位固定后尽早开始屈伸手指、用力握拳活动，并进行上臂肌和前臂肌的主动舒缩运动。两周后局部肿胀消退，开始进行腕关节活动。4周后可开始练习肘、肩关节活动。8~10周后X线摄片证实骨折已愈合，才可进行前壁旋转活动。

四、桡骨远端骨折

桡骨远端骨折是指距桡骨远端关节面3cm以内的骨折，常见于有骨质疏松的中老年女性。

【病因与分类】

多为间接暴力引起。根据受伤的机制不同，可发生伸直型骨折和屈曲型骨折。

1. 伸直型骨折 跌倒时手掌伸直着地而引起的桡骨下端骨折，又称Colles骨折。骨折远端向背侧和桡侧移位。

2. 屈曲型骨折 跌倒时手背着地，腕关节屈曲而引起的桡骨下端骨折，又称Smith骨折。骨折远端向掌侧和桡侧移位。

【临床表现】

1. 症状 患侧腕关节局部疼痛和皮下瘀斑、肿胀、功能障碍。

2. 体征 患侧腕关节压痛、活动受限。伸直型骨折由于远折端向背侧移位，从侧面看腕关节呈"餐叉样"畸形；又由于其远折端向桡侧移位，从正面看呈"枪刺样"畸形（图39-6）。屈曲型骨折可出现"垂腕"畸形。

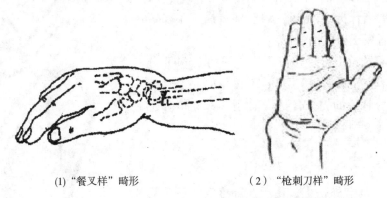

(1) "餐叉样"畸形　　　　　　　（2）"枪刺刀样"畸形

图 39-6 Colles 骨折典型畸形

【辅助检查】

X线检查可明确骨折的部位、类型和典型移位。

【治疗原则】

1. 手法复位外固定 复位后背侧面再用石膏托、小夹板或长臂石膏固定腕关节于旋前、屈腕、尺偏位；肘关节也必须固定，防止腕关节旋前或旋后。

2. 切开复位内固定 严重粉碎性骨折移位明显、手法复位失败者，行切开复位，用松质骨螺钉、T形钢板或钢针固定。

3. 康复治疗 复位固定后尽早开始屈伸五指、用力握拳活动，并进行前臂肌的主动舒缩运动，以减轻水肿。4~6周后可去除外固定，逐渐开始腕关节活动。

五、股骨颈骨折

股骨颈骨折多发生于中老年人，以女性多见。常出现骨折不愈合（约15%）和股骨头缺血性坏死（20%~30%）。

【病因与分类】

股骨颈骨折的发生常与骨质疏松导致骨质量下降有关，病人在遭受轻微扭转暴力时即发生骨折。损伤原因主要是在绊倒时扭转伤肢，间接暴力传导至股骨颈而发生骨折。青少年股骨颈骨折较少见，常需较大暴力才会引起，且多为不稳定型。

1. 根据骨折线部位分 根据骨折线部位可分为头下骨折、经颈骨折和基底骨折（图39-7）。前两者属于关节囊内骨折，骨折不易愈合，易造成股骨头缺血坏死；基底骨折较易愈合。

2. 根据X线表现分 根据X线表现可分为内收型骨折和外展型骨折（图39-8）。前者属于不稳定性骨折，后者属于稳定性骨折。

3. 根据移位程度分 移位程度常采用Garden分型，可分为不完全骨折（Ⅰ型）、不移位的完全骨折（Ⅱ型）、部分移位的完全骨折（Ⅲ型）和完全移位的完全骨折（Ⅳ型）。

【临床表现】

1. 症状 具有外伤史，伤后髋部疼痛，下肢活动受限，不能站立和行走。

2. 体征 患肢短缩，呈外旋畸形，一般在45°~60°。患侧大转子凸出，局部压痛、轴向叩击痛。

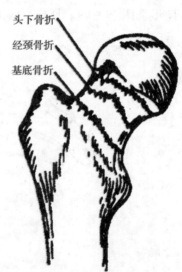

头下骨折
经颈骨折
基底骨折

图39-7 股骨颈骨折部位

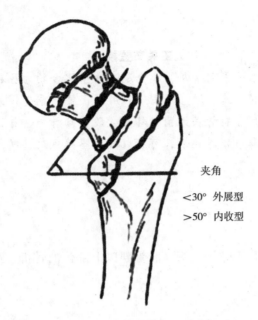

夹角
<30° 外展型
>50° 内收型

图 39 – 8　股骨颈骨折 X 线表现

【辅助检查】

髋部 X 线摄片可确定骨折的部位、类型和移位情况。

【治疗原则】

1. 非手术治疗　适用于无明显移位的骨折、外展型或嵌插型等稳定性骨折，亦适用于年老体弱、全身情况差，或合并严重的器质性病变者。病人穿防旋鞋，下肢 30°外展中立位皮肤牵引，卧床 6～8 周。

2. 手术治疗　适用于内收型骨折或有移位的骨折、难以牵引复位或手法复位者。手术方法有经皮或切开做加压螺纹钉固定术、人工股骨头置换或全髋关节置换术。

3. 康复治疗

（1）非手术治疗：一般 8 周复查 X 线摄片，若无异常可去除牵引后逐渐在床上坐起；3 个月后可扶双拐在不负重的情况下练习行走，6 个月后弃拐行走。

（2）内固定治疗：卧床期间不可使患肢内收，坐起时不能交叉盘腿。若骨折复位良好，术后早期可扶双拐练习行走，并逐渐增加负重重量。

（3）人工全髋关节置换术后：病人术后 1 周，帮助病人坐在床边进行髋关节功能锻炼，动作应缓慢，活动范围由小到大，活动幅度和力量逐渐加大。指导病人借助吊架和床栏更换体位。2～3 周后可在有人陪伴下使用助行器或扶双拐练习行走；骨折完全愈合后，患肢方可负重。

知识链接

人工关节置换术

人工关节置换术是采用金属、非金属高分子化合物为原料，用工程学的方法模拟人体髋、膝、肩、肘、踝关节，用以代替严重受损关节的一种功能重建术。临床上常用于股骨头无菌性坏死、股骨颈骨折、骨性关节炎、先天性关节脱位和良性骨肿瘤等疾患，可有效减轻疼痛，改善功能。人工全髋关节置换术最常用。

六、股骨干骨折

股骨干骨折是指股骨小转子以下、股骨髁以上部位的骨折，约占全身各类骨折的6%，多见于青壮年。

【病因与分类】

多因强大的直接或间接暴力所致。直接暴力可引起股骨横形或粉碎性骨折，间接暴力可引起股骨的斜形或螺旋形骨折。

1. **股骨上 1/3 骨折** 近折端受髂腰肌、臀中肌、臀小肌外旋肌群的作用，向前、向外和向外旋方向移位；远折端受内收肌群的牵拉向内、向后方向移位；由于股四头肌、阔筋膜张肌和内收肌的共同作用致短缩畸形。

2. **股骨中 1/3 骨折** 因内收肌群的牵拉，骨折向外成角。

3. **股骨下 1/3 骨折** 远折端受腓肠肌的牵拉和肢体重力的作用向后移位，压迫或损伤腘动脉、腘静脉、胫神经或腓总神经；近折端向前上移位，形成短缩畸形。

【临床表现】

1. **症状** 患肢疼痛、肿胀、远端肢体异常扭曲，不能站立和行走。

2. **体征** 患肢畸形，可出现反常活动、骨擦音、骨擦感。股骨干骨折因失血量大，可出现休克表现。

【辅助检查】

髋部 X 线正、侧位摄片可明确骨折的部位、类型和移位情况。

【治疗原则】

1. **非手术治疗**

（1）皮牵引：3 岁以内儿童采用垂直悬吊皮牵引，即将双下肢向上悬吊，牵引重量以能使臀部稍悬离床面为宜（图 39 – 9）。

（2）骨牵引：成人股骨干骨折闭合复位后，采用 Braun 架固定持续牵引，或 Thom-

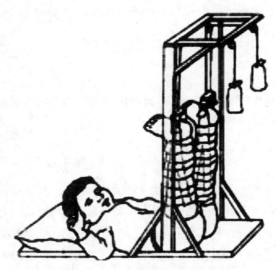

图 39 − 9　儿童的垂直悬吊皮牵引

as 架平衡持续牵引，一般需持续牵引 8 ~ 10 周。

2. 手术治疗　适用于非手术治疗失败、合并神经血管损伤、不宜长期卧床的老年病人或病理性骨折者。股骨中上 1/3 横断骨折可选用髓内针固定；股骨中、下段骨折可用钢板螺丝固定；股骨下 1/3 骨折可用角状钢板固定。术后给予适当外固定，防止髓内针、钢板断裂，或螺丝松动拔出。

3. 康复治疗　患肢复位固定后，在持续牵引条件下进行股四头肌的等长舒缩运动，同时练习小腿、踝关节屈伸及足部活动。经 X 线摄片证实骨折已愈合，方可去除牵引，进行较大范围的运动。

七、胫腓骨干骨折

胫腓骨干骨折是指胫骨平台以下至踝以上部分发生的骨折，约占全身各类骨折的 13% ~ 17%，以青壮年和儿童居多。

【病因与分类】

多因直接暴力或间接暴力所致。直接暴力可引起胫腓骨同一平面的横形或粉碎性骨折；间接暴力可引起胫骨、腓骨的斜形或螺旋形骨折，腓骨的骨折线常高于胫骨骨折线。儿童胫腓骨干骨折常为青枝骨折。

胫腓骨干骨折可分为胫腓骨干双骨折、单纯胫骨干骨折、单纯腓骨干骨折。前者最多见，并发症较多，治疗较困难；后两者少见，移位少，预后较好。

【临床表现】

1. 症状　患肢疼痛、肿胀、不能站立和行走。

2. 体征　患肢可有反常活动和明显畸形。常伴腓总神经、腘动脉损伤或小腿骨筋膜室综合征症状。胫前区和腓肠肌区张力增高。开放性骨折可见骨折端外露。小儿青枝骨折表现为不敢负重和局部压痛。

【辅助检查】

X线检查包括膝关节和踝关节,可明确骨折的部位、类型和移位情况。

【治疗原则】

1. 非手术治疗

(1) 手法复位外固定:稳定的胫腓骨干横形骨折或短斜形骨折,在手法复位后用石膏或小夹板固定,6~8周可扶拐负重行走。单纯胫骨干骨折,石膏固定6~8周后可下地行走。单纯腓骨干骨折,若不伴胫腓上、下关节分离,无需特殊治疗。

(2) 牵引复位:适合于不稳定的胫腓骨干双骨折。可采用跟骨结节牵引,纠正缩短畸形后行手法复位,小夹板外固定。

2. 手术治疗 手法复位失败、开放性骨折或损伤严重者,可采用切开整复内固定,如钢板螺钉或髓内钉固定。若固定牢固,4~6周后可负重行走。

3. 康复治疗 复位固定后尽早开始趾间和足部关节的屈伸活动,并进行股四头肌的等长舒缩运动以及髌骨的被动运动。有夹板外固定者,可进行踝关节和膝关节活动。

八、疾病护理

参见本章第一节相关内容。

第三节 脊柱骨折的护理

一、疾病概要

脊柱骨折又称脊椎骨折,约占全身各类骨折的5%~6%。脊柱骨折可并发脊髓或马尾神经损伤,特别是颈椎骨折-脱位并发脊髓损伤时,严重者致残甚至丧命。

Denis于1983年提出了"三柱"概念,即将整个脊柱分成前、中、后三柱。中柱和后柱包裹了脊髓和马尾神经。该区的损伤可累及神经系统,特别是中柱的损伤,碎骨片和髓核组织可以凸入椎管的前半部致脊髓损伤。胸腰段脊柱(T_{10}~L_2)处于两个生理弧度的交汇处,是应力集中之处,该处骨折最为多见。

【病因】

1. 直接暴力 较少见。常见于战伤、爆炸伤、直接撞伤等。

2. 间接暴力 最常见。自高处坠落,头、肩、臀或足部着地,地面对身体的阻挡使身体猛烈屈曲,所产生的垂直分力导致椎体压缩性骨折;水平分力较大时,可同时发生脊椎脱位。

【病理与分类】

脊柱有6种运动，即在Y轴上有压缩、牵拉和旋转；在X轴上有屈、伸和侧方移动；在Z轴上有侧屈和前后方向移动。暴力的方向可以通过X、Y、Z轴，3种力量可以作用于中轴分别为轴向的压缩、轴向的牵拉和在横断面上的移动。

1. 颈椎骨折的分类　颈椎骨折可分为4种类型，即屈曲型损伤、垂直压缩损伤、过伸损伤和齿状突骨折。

2. 胸腰椎骨折的分类　胸腰椎骨折可分为6种类型，即单纯性楔形压缩性骨折、稳定性爆破型骨折、不稳定性爆破型骨折、Chance骨折、屈曲-牵拉型骨折、脊柱骨折-脱位。

【临床表现】

1. 症状

（1）局部疼痛：颈椎骨折者可有头、颈部疼痛，不能活动；胸腰椎骨折者因腰背部肌痉挛、局部疼痛，不能站立，或站立时腰背部无力、疼痛加剧。

（2）腹痛、腹胀：腹膜后血肿刺激腹腔神经节，使肠蠕动减慢，病人常出现腹痛、腹胀等症状。

2. 体征

（1）局部压痛和肿胀：后柱损伤时中线部位肿胀，有明显压痛。

（2）活动受限和脊柱畸形：颈、胸、腰段骨折者，常表现为活动受限和后突畸形。严重者常并发脊髓损伤，造成截瘫，丧失全部或部分生活自理能力。

【辅助检查】

1. 实验室检查　除常规检查外，血气分析检查可判断脊柱骨折病人的呼吸状况。

2. 影像学检查

（1）X线检查：可明确脊柱骨折的部位、类型和移位情况。

（2）CT检查：用于检查椎体的骨折情况、椎管内有无出血及碎骨片。

（3）MRI检查：有助于观察及确定脊髓损伤的程度和范围。

3. 肌电图　有助于判断脊髓损伤的水平。

【治疗原则】

1. 急救搬运　若有其他严重复合伤，首先处理紧急问题，抢救生命。

2. 卧硬板床　胸腰椎单纯压缩性骨折，若椎体压缩不超过1/5或年老体弱者，可仰卧于木板床，在骨折处加枕垫，使脊柱过伸。

3. 复位固定　较轻的颈椎骨折和脱位者用枕颌吊带做卧位牵引复位；明显压缩移位者做持续颅骨牵引复位，牵引重量3~5kg，复位后用头颈胸石膏固定3个月。胸腰椎复位后用石膏背心、腰围或支具固定，也可用两桌法或双踝悬吊法复位；复位后不稳定或关节交锁者，可做植骨和内固定。

4. 腰背肌锻炼　胸腰椎单纯压缩性骨折，椎体压缩不超过 1/3 者，在卧硬板床 3 日后开始腰背肌锻炼，利用背伸肌的肌力和背伸姿势使脊柱过伸，借椎体的前纵韧带和椎间盘纤维环的张力，使压缩的椎体自行复位，恢复原状。严重的胸腰椎骨折与骨折脱位，可通过腰背肌功能锻炼，使骨折获得一定程度的复位。

二、疾病护理

【常见护理诊断/问题】

1. 焦虑/恐惧　与担心预后有关。

2. 躯体移动障碍　与骨折疼痛、合并脊髓损伤有关。

3. 有皮肤完整性受损的危险　与长期卧床、活动障碍有关。

4. 潜在并发症　脊髓损伤、失用性肌萎缩、关节僵硬等。

【护理措施】

1. 体位与休息　绝对卧硬板床休息。颈椎骨折者，一般取仰卧位，颈部保持中立。胸腰椎骨折者，取仰卧位或侧卧位。翻身或搬动时，注意保持头、颈、胸、腰在同一轴线上。患肢置于功能位，避免关节过伸或过屈。

2. 心理护理　脊柱损伤后，病人丧失全部或部分生活自理能力，终日需被动生活照料，故心理矛盾突出，情绪波动，表现为紧张、焦虑、烦躁不安等。护士应给予病人心理支持，主动关心病人，满足其生活需求，帮助病人和家属正确对待疾病，使其树立战胜疾病的信心，积极配合治疗与护理。

3. 营养支持　鼓励病人多进食高蛋白、高维生素和富含膳食纤维的食物，保证足够的液体摄入量；必要时给予肠内、肠外营养支持。

4. 病情观察　伤后 48 小时内密切监测病人的生命体征；特别注意感觉、运动、反射等功能有无变化。一旦发现脊髓损伤的征象，立即通知医师，并配合紧急处理。

5. 并发症的观察与护理

（1）脊髓损伤：密切观察病人感觉、运动、反射等功能变化，有无体温调节障碍，皮色、皮温是否正常；搬运病人时，注意避免脊髓损伤；若已发生脊髓损伤，做好相应护理（参见本节脊髓损伤的相关内容）。

（2）失用性肌萎缩、关节僵硬：功能锻炼和康复护理是预防失用性肌萎缩、关节僵硬的有效措施。

①保持适当体位，预防畸形：保持患肢关节于功能位，避免过伸或过曲。必要时用支足架或矫正鞋，预防足下垂。

②全范围关节活动：定时进行全身关节全范围的被动活动与按摩，每日数次，以促进循环，预防关节僵硬和挛缩。

③腰背肌功能锻炼：根据脊柱骨折的部位、程度，进行相应的腰背肌功能锻炼。

④生活能力训练：协助病人进行日常生活活动能力的训练，以满足生活需求。

【健康教育】

1. 饮食指导　选择营养丰富、富含维生素和膳食纤维的食物，以满足机体需要。

2. 康复指导　出院后继续坚持功能锻炼，预防并发症的发生。教会病人正确使用轮椅、拐杖或助行器等移动工具；指导病人练习上、下床和行走方法，以提高生活自理能力。

3. 定期复诊　遵医嘱定时复查 X 线摄片，一旦出现患肢感觉、运动和反射功能异常，及时就诊。

第四节　脊髓损伤的护理

一、疾病概要

脊髓损伤是脊柱骨折脱位最严重的并发症，因椎体移位或碎骨片凸入椎管内，压迫脊髓或马尾神经而引起不同程度的损伤。好发于颈椎下段，其次为胸腰段。以年轻人多见。

【病因与分类】

直接暴力和间接暴力作用于正常的脊柱和脊髓组织均可造成脊髓损伤。根据损伤程度，可分为完全性脊髓损伤和不完全性脊髓损伤；根据脊髓损伤平面，可分为截瘫和四肢瘫痪。

【病理】

根据脊髓损伤的部位和程度可出现不同的病理变化。

1. 脊髓震荡　脊髓震荡是最轻微的脊髓损伤。脊髓遭受强烈震荡后立即发生弛缓性瘫痪，损伤平面以下感觉、运动反射和括约肌功能全部丧失。组织形态学无病理变化，在数分钟或数小时内即可完全恢复。

2. 脊髓挫伤　为脊髓的实质性破坏。脊髓外观完整，内部可有出血、水肿、神经细胞破坏和神经传导纤维束的中断。脊髓挫伤的程度差别很大，轻者少量点状出血、水肿，重者有成片挫伤和出血，可致脊髓软化和瘢痕形成，预后差别大。

3. 脊髓断裂　脊髓的连续性中断，可为完全性或不完全性。不完全性常伴挫伤，又称挫裂伤。脊髓断裂者预后极差。

4. 脊髓受压　骨折移位或碎骨片和破碎的椎间盘被挤入椎管可直接压迫脊髓，后方皱襞的黄韧带与血肿亦可压迫脊髓，产生一系列病理变化。若能及时解除压迫，脊髓功能可望部分或完全恢复；若压迫时间过久，脊髓发生软化、萎缩或瘢痕形成，瘫痪难以恢复。

5. 马尾神经损伤   第2腰椎以下的骨折脱位可导致马尾神经损伤，受伤平面以下出现弛缓性瘫痪。

【临床表现】

脊髓损伤因损伤部位和程度不同而表现各异。

1. 脊髓损伤   主要表现为损伤平面以下单侧或双侧感觉、运动、反射功能全部或部分丧失，可出现随意运动功能丧失。C_8 以上水平损伤者可出现四肢瘫，C_8 以下水平损伤可出现截瘫。弛缓性瘫痪者，表现为肌张力降低、反射减弱；痉挛性瘫痪者，表现为肌张力增强、反射亢进。

脊髓半横切损伤时，损伤平面以下同侧肢体的运动和深感觉消失，对侧肢体的痛觉和温觉消失；称脊髓半切征，又名 Brown-Sequard 征。

2. 脊髓圆锥损伤   第1腰椎骨折可造成脊髓圆锥损伤，表现为会阴部皮肤鞍状感觉缺失，括约肌功能丧失，大小便不能控制，性功能障碍。双下肢的感觉和运动正常。

3. 马尾神经损伤   第2腰椎以下骨折脱位可导致马尾神经损伤，表现为损伤平面以下弛缓性瘫痪。

【辅助检查】

参见本节脊柱骨折相关内容。

【治疗原则】

1. 非手术治疗

（1）牵引与固定：一般采用枕颌带卧位牵引或持续颅骨牵引，防止因损伤部位的移位而产生脊髓的再损伤。

（2）药物治疗：目的是减轻脊髓水肿和继发性损伤。

①地塞米松 10~20mg 静脉滴注，连续 5~7 日后改为口服，1 次 0.75mg，1 日 2次，维持两周左右。

②20% 甘露醇 250mL 静脉滴注，1 日 2 次，连续 5~7 日。

（3）高压氧治疗：一般伤后 4~6 小时内应用，临床疗效较好。

2. 手术治疗

（1）手术目的：在于尽早解除对脊髓的压迫和稳定脊柱。

（2）手术指征：①脊柱骨折-脱位有关节交锁者。②脊柱骨折复位后不满意或仍有不稳定因素存在者。③影像学证实有碎骨片凸入椎管内压迫脊髓者。④截瘫平面不断上升，提示椎管内有活动性出血者。

（3）手术方式：视骨折的类型和受压部位而定。主要包括颈椎前路减压植骨融合术、颈椎后路手术、胸腰椎前路手术和胸腰椎后路手术等。

二、疾病护理

【常见护理诊断/问题】

1. 气体交换受损　与脊髓损伤、呼吸肌麻痹、清理呼吸道无效有关。

2. 体温过高或过低　与脊髓损伤、自主神经系统功能紊乱有关。

3. 尿潴留　与脊髓损伤、液体摄入受限有关。

4. 便秘　与脊髓神经损伤、液体摄入不足和不活动有关。

5. 自我形象紊乱　与躯体移动和感觉障碍有关。

6. 潜在并发症　呼吸衰竭、呼吸道感染、泌尿系统感染、压疮等。

【护理措施】

1. 体位　瘫痪肢体置于功能位，防止关节屈曲、过伸或过屈。可用支足架或矫正鞋，预防足下垂。

2. 心理护理　护士应指导病人掌握正确的应对机制，提高病人的自我护理能力和发挥最大的潜能。鼓励病人诉说内心的真实感受，给予针对性的心理支持。帮助病人建立有效的支持系统，使其树立战胜疾病的信心。

3. 营养支持　选择高蛋白、高维生素和富含膳食纤维的食物，保证足够的液体摄入量，预防便秘；必要时给予肠内、肠外营养支持。

4. 病情观察　密切监测病人生命体征的变化；特别注意躯体及肢体感觉、运动、反射情况。若出现瘫痪平面上升、肢体麻木、肌力减弱等异常情况，立即通知医师，并协助处理。

5. 并发症的观察与护理

（1）呼吸衰竭与呼吸道感染：是颈椎损伤的严重并发症。主要措施：

①吸氧：给予氧气吸入，根据血气分析结果调整给氧浓度、量和持续时间，以改善机体的缺氧状态。

②加强观察和保持气道通畅：脊髓损伤 48 小时内因脊髓水肿可造成呼吸抑制。密切观察呼吸的频率、节律及幅度，做好抢救准备。无自主呼吸或呼吸微弱者，立即行气管插管或气管切开，采用呼吸机维持呼吸。

③加强呼吸道护理：及时清除呼吸道分泌物，加强呼吸功能训练，预防坠积性肺炎及肺不张。

（2）泌尿系统感染与结石：因病人长期留置导尿管所致。主要措施：

①鼓励病人多饮水：每日饮水量最好达 3000mL 以上，以稀释尿液，预防泌尿道感染和结石。

②会阴部和膀胱护理：每日冲洗膀胱 1～2 次，以冲出膀胱内积存的沉渣。每日清洁和护理会阴部 2～4 次，每周更换 1 次导尿管。

③防治感染：遵医嘱应用广谱抗菌药物，以预防和控制感染。

④定期做尿培养：每周做 1 次尿培养，以及时发现感染。

（3）高热和低热：颈椎损伤后，自主神经系统功能紊乱，对气温的变化丧失了调节和适应能力。主要措施：

①高热者：以物理降温为主，如冰袋、冰帽、酒精或温水擦浴等，必要时遵医嘱给予冬眠药物。

②低热者：以物理复温为主，如使用热水袋、电热毯或点烤架等以逐渐复温，注意防止烫伤。

（4）压疮：是截瘫病人最常见的并发症之一。压疮最常发生的部位为骶尾部、股骨大转子和足跟等处，应加强皮肤护理（参见《基础护理学》相关内容）。

【健康教育】

参见本节脊柱骨折相关内容。

第五节　骨盆骨折的护理

一、疾病概要

骨盆骨折是指发生在包括两侧髂骨、耻骨、坐骨、骶骨、尾骨及骨连接韧带的损伤，是临床常见骨折之一。

【病因与分类】

1. 直接暴力　骨盆骨折大多数是由强大暴力挤压或直接撞击所致，如交通事故和高处坠落。多见于年轻人。

2. 间接暴力　跌倒时骶尾部撞击硬物，可发生骶、尾骨骨折，肌肉强烈收缩可导致髂前上棘、髂前下棘或坐骨结节撕脱性骨折。多见于老年人。

骨盆环的解剖较为复杂，加之骨折的严重程度不一，目前大多根据骨折的位置、稳定性、损伤机制、暴力方向以及是否为开放性进行分类。1996 年，Tile 将分类进行改良，提出 A、B、C 三级分类法，将骨盆骨折分为三型，A 型：稳定型，轻度移位；B 型：旋转不稳定，垂直稳定；C 型：旋转和垂直不稳定。

【病理生理】

骨盆各骨主要为松质骨，盆壁肌肉多，动脉丛和静脉丛丰富，内有重要脏器和大血管。骨盆骨折常合并静脉丛、动脉出血和盆腔脏器损伤，并导致相应的病理生理变化。

【临床表现】

1. 症状　髋部肿胀、疼痛，不敢翻身、坐起或站立。伴大出血或严重脏器损伤者，可出现休克征象。

2. 体征

（1）局部肿胀、压痛、畸形，骨盆反常活动。

（2）会阴部瘀斑：是耻骨骨折和坐骨骨折的特有体征。

（3）肢体长度不对称：用皮尺测量胸骨剑突与两侧髂前上棘之间的距离，骨盆骨折向上移位的一侧长度较短；亦可测量脐孔与两侧内踝尖端的距离。

（4）直腿抬高试验、骨盆分离试验和挤压试验阳性。

【辅助检查】

X 线和 CT 检查可明确是否存在骨盆骨折及其部位、类型和移位情况。

【治疗原则】

1. 急救 失血性休克是主要并发症和病人死亡的主要原因，需首先处理，挽救生命。

2. 非手术治疗

（1）卧床休息：骨盆边缘骨折、骶尾骨骨折和骨盆环单处骨折时无移位，以卧硬板床休息为主，卧床 3~4 周或至症状缓解即可。

（2）牵引与固定：不稳定性骨折可用骨盆兜悬吊牵引、髋人字石膏、骨牵引等方法达到牵引与固定的目的。

3. 手术治疗 适用于骨盆环双处骨折伴骨盆变形者。常用的手术方法有骨外固定架固定术、切开复位钢板内固定术。

二、疾病护理

【常见护理诊断/问题】

1. 有体液不足的危险 与骨盆骨折合并血管、脏器损伤有关。

2. 躯体移动障碍 与骨折、固定和手术有关。

3. 有皮肤完整性受损的危险 与卧床制动有关。

4. 潜在并发症 失血性休克、膀胱破裂、尿道损伤、直肠损伤等。

【护理措施】

1. 急救护理 首先处理有危及生命的并发症，挽救生命。

2. 一般护理 不影响骨盆环完整的骨折，取仰卧位与侧卧位交替，侧卧时健侧在下，禁止坐起，伤后 1 周取低坡半卧位；影响骨盆环完整的骨折，需卧硬板床，尽量减少搬动；选择高热量、高蛋白、高维生素、易消化的食物，以促进骨折愈合；做好病人和家属的心理护理，使他们积极配合治疗与护理。

3. 病情观察 密切监测病人的意识、生命体征、腹部体征、尿量及尿色等变化；保持各引流管通畅，注意观察引流液的颜色、性状和量。一旦发现异常情况，及时通知医师，并对因、对症处理。

4. 牵引外固定的护理 选择宽度、长度适宜的骨盆兜，悬吊重量以臀部抬离床面为宜，兜带保持平衡，防止骨盆倾斜，肢体内收畸形；排便时尽量避免污染兜带，若有污染及时更换；嘱病人和家属不可随意减少或增加牵引重量，若牵引肢体出现疼痛、麻木等异常情况，及时通知医师，并协助处理。

5. 康复训练 根据骨折的稳定性和治疗方案，与病人和家属一起制订适宜的康复计划，并指导其实施。

(1) 术前：在病情允许的情况下，取半卧位或健侧卧位；两周后开始练习股四头肌的收缩、踝关节的屈伸及足趾活动，并辅以局部推拿、按摩；4 周后开始进行髋关节、膝关节的屈伸活动；6~8 周去除外固定后，试行扶拐不负重活动；12 周后经 X 线证实骨折已愈合，逐渐开始练习弃拐行走。

(2) 术后：病人术后 6 小时，若疼痛不明显指导其进行患肢踝关节活动，并鼓励进行健侧肢体的主动运动；术后 5 日，可进行股四头肌的等长舒缩；允许下床后，可使用助行器或拐杖，以减轻骨盆负重。

6. 并发症的观察与护理 骨盆骨折常伴有严重并发症，如失血性休克、膀胱破裂、尿道损伤、直肠损伤和神经损伤等。这些并发症常较骨折本身更为严重，应进行重点观察与护理（参见相应章节的相关内容）。

【健康教育】

1. 饮食指导 选择高热量、高蛋白、高维生素、易消化食物，以利于骨折修复。

2. 活动指导 鼓励和指导病人尽早做抗阻力肌肉锻炼；神经损伤伴足下垂者，使用支足架或枕垫支撑，以维持踝关节功能位。

3. 定期复诊 遵医嘱定时复查 X 线摄片，若出现患肢疼痛、皮温降低等异常情况，及时就诊。

> **知识链接**
>
> ### 关节脱位
>
> 关节脱位又叫脱臼或脱骱，是指由于直接暴力或间接暴力作用于关节，或关节有病理性改变，使骨与骨之间相对关节面失去正常的对合关系。失去部分正常对合关系的称半脱位。关节脱位多见于儿童和青壮年。四肢大关节中以肩关节和肘关节脱位最为常见，髋关节次之，膝关节、腕关节脱位少见。

案例讨论

病人，女性，57 岁，退休干部。晨起洗漱时不慎摔倒，左手掌撑地后腕部剧烈疼痛，活动时加重。查体：T 37.2℃，P 84 次/分，R 20 次/分，BP 120/80mmHg，左腕部青紫肿胀，餐叉状畸形。X 线摄片示：左桡骨远端骨皮质不连续，远端向背侧移位。

问题：

1. 该病人最可能的医疗诊断是什么？
2. 该病人最适宜的治疗方法是什么？
3. 目前主要的护理诊断/问题有哪些？
4. 健康教育的内容有哪些？

第四十章 骨与关节感染病人的护理

1. 掌握化脓性骨髓炎、化脓性关节炎、骨与关节结核的临床表现、护理措施。

2. 熟悉化脓性关节炎和骨关节结核的治疗原则、健康教育。

3. 了解化脓性骨髓炎、骨与关节结核的病因病理、辅助检查、护理评估和护理诊断/问题；化脓性关节炎的病因病理、辅助检查。

第一节 化脓性骨髓炎

一、疾病概要

化脓性骨髓炎是化脓性细菌引起的骨膜、骨皮质和骨髓组织的炎症。根据其临床特征分为急性化脓性骨髓炎和慢性化脓性骨髓炎。

（一）急性化脓性骨髓炎

【病因病理】

急性化脓性骨髓炎最常见的致病菌为溶血性金黄色葡萄球菌，其他依次为乙型溶血性链球菌、产气荚膜杆菌和白色葡萄球菌等。其感染途径有三条，即血源性感染、开放性伤口感染和邻近软组织直接蔓延。本病的基本病理变化是骨质破坏、骨脓肿和死骨形成，同时出现反应性骨质增生，早期以骨质破坏为主，晚期以修复性骨增生为主。

【临床表现】

1. **全身表现** 起病急骤，出现寒战、高热、体温达39℃以上，重者见昏迷或感染性休克。

2. **局部表现** 早期为患部剧烈疼痛，皮温增高，有深压痛。脓肿穿破骨膜进入软组织后，局部红、肿、热，有压痛，可出现波动感。脓液进入骨干骨髓腔后，整个肢体剧痛肿胀，骨质因炎症而变疏松、破坏，常伴病理性骨折。

【辅助检查】

1. 实验室检查 白细胞计数和中性粒细胞比例明显升高；红细胞沉降率加快；血液、脓汁中细菌培养阳性。

2. 影像学检查

（1）X 线检查：急性期早期无特殊表现；两周后可见长骨的干骺端有骨质破坏，骨皮质变薄，有死骨形成，骨膜呈洋葱皮样增生。

（2）CT、MRI 检查：CT 可发现骨膜下脓肿；MRI 有助于早期发现骨组织炎性反应。

3. 局部分层穿刺 在脓肿部位穿刺抽脓，可明确诊断。同时，做细菌培养和药物敏感试验。

【治疗原则】

尽早控制感染，防止炎症扩散，及时切开减压引流，防止演变为慢性骨髓炎。

1. 非手术治疗 适用于急性期、脓肿尚未形成和多发性小脓肿者。

（1）抗菌药物：早期、足量、联合应用广谱抗菌药物。

（2）支持疗法：高热者，给予物理或药物降温，同时予以肠内或肠外营养支持；必要时输注新鲜全血、血清清蛋白等，以提高机体的免疫力。

（3）局部制动：患肢固定于功能位，以利于炎症消散和减轻疼痛，亦可防止关节挛缩畸形和病理性骨折。

（4）中医药治疗：以清热解毒为主，辅以托里透脓，补气养血，常选用仙方活命饮或五味消毒饮加减、犀角地黄汤、八珍汤等。

2. 手术治疗 手术目的在于清除病灶，引流脓液，减轻感染中毒症状，防止急性骨髓炎转变为慢性骨髓炎。

手术方式主要为局部钻孔引流或开窗减压引流。在钻孔或开窗减压后，于骨腔内放置两根引流管做闭式灌洗引流。放置高处的引流管，连续滴注含有抗菌药物的溶液；置于低处的引流管，持续负压引流，直至引流液清亮，体温正常。连续 3 次细菌培养阴性，方可拔出引流管。

（二）慢性化脓性骨髓炎

【病因病理】

慢性化脓性骨髓炎多是急性化脓性骨髓炎未能彻底治愈或反复发作，遗留死骨、死腔、窦道演变而成。其基本病理变化是病灶内有死骨、死腔、骨性包壳和窦道。骨质因感染破坏死骨形成，同时周围形成死腔，腔内的死骨、脓液、坏死组织可经窦道排出。炎症的反复刺激、机体抵抗力低等均可使急性炎症再次发作，如此反复。窦道口周围皮肤长期受炎性分泌物刺激，可发生恶变。

【临床表现】

1. 全身表现　病变静止期症状不明显；急性发作时可有全身感染中毒症状。

2. 局部表现　患肢局部增粗、变形，邻近关节畸形。周围皮肤有色素沉着或湿疹样皮炎，局部可见经久不愈的慢性溃疡或窦道。急性发作时，局部出现红、肿、热及有明显压痛。

【辅助检查】

X 线平片显示骨膜掀起有新骨形成，可见三角状或葱皮样骨膜反应。骨质硬化，患骨增粗，骨包壳形成并有死骨，骨髓腔不规则。

【治疗原则】

以手术治疗为主。原则是清除死骨和炎性肉芽组织，消灭死腔和窦道。

1. 病灶清除术　在骨壳上开洞进入病灶，吸出脓液、清除死骨及炎性肉芽组织。肋骨、腓骨、髂骨翼等处的病灶，可将病骨整段切除。

2. 消灭死腔　蝶形手术、肌瓣填塞病灶、闭式灌洗、抗菌药物骨水泥珠链填塞术。

二、疾病护理

（一）术前护理

【护理评估】

1. 健康史　了解病人的年龄、性别，是否有其他部位的感染或开放性骨折，病程长短，病情有无反复，既往有无药物过敏史、手术史。

2. 身体状况

（1）全身：评估病人的意识、生命体征和营养状况；有无高热、寒战等全身感染中毒症状。

（2）局部：有无红、肿、热、痛及其范围；疼痛的部位、性质和持续时间；创面有无分泌物、窦道；局部活动情况，关节是否强直；肢体的感觉和运动功能有无改变。

（3）辅助检查：评估各项检验结果；X 线摄片有无异常发现；分层穿刺或关节穿刺抽出液体的颜色、性状和量；涂片检查是否发现脓细胞。

3. 心理和社会支持状况　评估病人和家属对疾病知识、治疗与护理的认知程度，以及对疾病预后的心理承受能力。

【常见护理诊断/问题】

1. 体温过高　与化脓性感染有关。

2. **疼痛**　与炎症刺激、骨髓腔内压力增加有关。

3. **组织完整性受损**　与化脓性感染、骨质破坏及窦道有关。

4. **焦虑**　与担心手术、疾病预后有关。

【护理措施】

1. **高热护理**　动态监测生命体征的变化；卧床休息，鼓励病人多饮水或静脉补液，以防脱水；高热者，给予物理降温或药物降温，并评估降温效果；出汗较多者，及时更换衣裤、床单，并注意保暖；遵医嘱应用抗菌药物，防治感染。

2. **疼痛护理**　局部行皮牵引或石膏托外固定，以减轻疼痛；抬高患肢，促进静脉回流；限制患肢活动，置肢体于功能位，以减轻疼痛，防止关节畸形；移动患肢时，动作轻稳，尽量减少刺激；指导病人应用放松技巧，如按摩、深呼吸、听音乐等分散注意力；必要时，遵医嘱应用镇痛剂。

3. **避免意外伤害**　搬动肢体时，要托住固定患部的邻近关节，保护患肢，避免发生病理性骨折。必要时，予以床档或约束带等保护性措施。

4. **心理护理**　加强与病人沟通，给予针对性的心理疏导，讲解各种治疗、护理的意义与方法，介绍成功治愈的病例，树立战胜疾病的信心。

（二）术后护理

【护理评估】

1. **手术状况**　了解麻醉类型、手术方式和术中情况。

2. **身体状况**　观察局部伤口、创面情况；局部冲洗及引流是否通畅，引流液的颜色、性状和量是否正常。

3. **心理和社会支持状况**　评估病人和家属对康复知识及功能锻炼的认知程度；了解家庭经济承受能力及社会支持状况。

【常见护理诊断/问题】

1. **疼痛**　与手术、炎症刺激有关。

2. **躯体移动障碍**　与患肢疼痛、制动和放置引流管有关。

3. **皮肤完整性受损**　与炎症破坏、手术创伤和窦道形成有关。

4. **知识缺乏**　缺乏术后康复的相关知识。

【护理措施】

1. **一般护理**　维持患肢功能位并制动，抬高患肢促进静脉回流；疼痛剧烈者，遵医嘱给予镇痛剂；加强创面护理，及时更换敷料；卧床者，保持病室清洁，空气清新，按时翻身或变换体位，预防压疮发生。

2. **病情观察**　密切监测生命体征，患肢皮温、皮色和五指（趾）功能活动变化；

注意观察切口有无红肿、渗血、渗液等异常情况。

3. 引流管护理 妥善固定引流管，避免扭曲、受压或脱出；保持引流通畅，使引流装置处于负压状态；冲洗管的输液瓶高于伤口 60 ~ 70cm，引流袋低于伤口 50cm，以利于引流；观察引流液的颜色、性状和量；调节灌注速度，术后 24 小时内连续快速灌洗，此后每两小时快速冲洗 1 次，直至引流液清亮。若出现滴入不畅或引流液减少，及时查明原因，并予以针对性的处理。

4. 功能锻炼 协助病人做患肢肌肉的等长收缩和舒张运动，以防肌萎缩和关节粘连；进行患肢按摩；关节未明显破坏者，可行关节活动。

(三) 健康教育

1. 饮食指导 加强营养，选择高蛋白、高热量、高维生素、易消化的食物，以增强机体抵抗力，促进创口愈合。

2. 活动指导 指导病人每日进行患肢肌肉的等长收缩练习和关节被动、主动活动，以避免患肢功能障碍；教会病人正确使用拐杖、助行器等辅助器械；患肢病变恢复正常，遵医嘱行负重训练。

3. 用药指导 出院后，遵医嘱继续联合、足量地应用抗菌药物治疗。若出现异常情况，立即停药，及时就诊。

4. 定期复诊 加强自我监测，若患肢出现红、肿、热、痛、流脓等异常情况，及时就诊。

第二节 化脓性关节炎

一、疾病概要

化脓性关节炎是指化脓性细菌引起的关节内感染。儿童较多见，尤以营养不良小儿居多，男性多于女性。好发部位为膝、髋关节，其次为肘、肩和踝关节。

【病因病理】

1. 病因 致病菌多为金黄色葡萄球菌，其次为溶血性链球菌、肺炎双球菌和大肠埃希菌等。多为血液循环传播所致，也可为开放性损伤导致感染或从周围软组织感染直接蔓延而来。

2. 病理 化脓性关节炎病变是一个逐渐演变的过程，大致分为以下 3 个阶段：

(1) 浆液性渗出期：关节滑膜充血、水肿，白细胞浸润；关节腔内渗出液呈浆液性，多为淡黄色，其内有大量白细胞。此期关节软骨未被破坏，如治疗得当，渗出液可完全吸收，关节功能恢复正常。

(2) 浆液纤维素性渗出期：炎症继续发展，渗出液增多，关节软骨失去润滑的表面，进而发生软骨面破坏，纤维蛋白造成关节粘连。此期可出现不同程度的关节软骨损毁，可遗留不同程度的关节功能障碍。

（3）脓性渗出期：关节腔渗出液转为脓性，炎症侵袭关节软骨使之溶解，滑膜破坏，关节囊及周围软组织发生蜂窝织炎。此期遗留重度关节活动障碍，甚至强直。

【临床表现】

1. 全身表现　起病急骤，寒战，高热，全身不适，体温可达39℃以上，可出现谵妄、昏迷。

2. 局部表现　浅表关节病变，局部出现红、肿、热及关节腔积液，压痛明显；深部关节病变，常因疼痛致关节处于屈曲、外展、外旋位，久之可发生关节挛缩，甚至脱位。

【辅助检查】

1. 实验室检查　血常规检查，可见白细胞计数和中性粒细胞比率升高；红细胞沉降率增快；血培养阳性。

2. 影像学检查　X线检查，早期可见关节肿胀、积液，关节间隙增宽；后期关节间隙变窄或消失，关节面毛糙，可见骨质增生和硬化，甚至出现关节畸形或骨性强直。

3. 关节腔穿刺　病变早期关节液呈浆液性，中期关节液浑浊，后期关节液为白色脓性；涂片检查可见大量白细胞、脓细胞，细菌培养可明确致病菌。

【治疗原则】

尽早治疗，保全关节功能。

1. 非手术治疗

（1）抗菌治疗：早期、足量、联合应用广谱抗菌药物。根据关节液细菌培养和药敏试验结果，选用敏感的抗菌药物。

（2）支持治疗：加强营养支持，以提高机体抵抗力。

（3）关节腔内注射抗菌药物：关节腔穿刺抽出积液后，局部注射抗菌药物，每日1次，直至关节液清亮。

（4）关节腔灌洗：在关节部位两侧穿刺，置入灌注管和引流管，每日经灌注管滴入抗菌药物液或无菌生理盐水2000~3000mL，直至引流液清亮、细菌培养转为阴性后停止灌洗。

2. 手术治疗

（1）关节镜下手术：适用于浆液纤维素性渗出期。在关节镜下清除脓苔，彻底冲洗关节腔，并置管灌洗引流。

（2）关节切开引流：适用于经非手术治疗无效，或疗效不佳，或关节腔积脓者，及时切开引流。

（3）关节矫形术：适用于关节功能严重障碍者，常用手术方式为关节置换术、关节融合术或截骨术。

二、疾病护理

参见本章第一节相关内容。

第三节 骨与关节结核

一、疾病概要

骨与关节结核是一种继发性疾病，原发病灶为肺结核或消化道结核。最常见的病变部位是脊柱，其次为膝关节、髋关节和肘关节。

【病因病理】

致病菌主要为结核杆菌。骨与关节结核大多发生于原发性结核的活动期，结核杆菌经血液循环到达骨或关节部位，为单纯性滑膜结核或单纯性骨结核，此时如能及时正确治疗，关节功能不受影响。若病情进一步发展，关节软骨破坏，形成全关节结核，可出现肉芽组织增生、干酪样坏死、寒性脓肿和窦道，即使治疗也会出现各种关节功能障碍。

【临床表现】

1. 全身表现 起病缓慢，病人多有低热、盗汗、乏力、食欲不振、消瘦、贫血、体重减轻等症状。

2. 局部表现 局部会出现压痛、肿胀和积液；有寒性脓肿形成；脓肿向体表破溃，形成窦道；病变关节呈屈曲挛缩畸形，造成关节功能障碍，肢体短缩。

（1）脊柱结核：疼痛出现较早，表现为局部轻微钝痛，劳累、咳嗽、打喷嚏时加重。脊柱畸形和活动受限致病人姿势异常；寒性脓肿和窦道形成；病变局部压痛和叩击痛；脓液、死骨和坏死的椎间盘组织压迫脊髓，可造成截瘫。

（2）髋关节结核：早期为髋部疼痛，劳累后加重，可放射至膝部。随病情发展，疼痛加剧，出现跛行；后期在腹股沟内侧和臀部形成寒性脓肿，破溃后形成窦道，见干酪样分泌物流出；可见病理性髋关节脱位；病愈后遗留各种畸形，常见有髋关节屈曲、内收、内旋畸形和患肢短缩等。托马斯（Thomas）征阳性。

（3）膝关节结核：膝关节疼痛，活动受限，呈梭形肿胀，浮髌试验阳性；局部压痛，皮温升高；双下肢不等长，患肢短缩畸形；可形成寒性脓肿和窦道。

【辅助检查】

1. 实验室检查 轻度贫血，少数病人白细胞计数升高；红细胞沉降率在结核活动期明显增快；寒性脓肿穿刺抽脓，结核杆菌培养阳性率约为70%。

2. 影像学检查

（1）X 线检查：早期可无明显改变，6～8 周后可见骨质疏松和破坏病灶，周围软组织肿胀。

（2）CT：可显示病骨、死骨和寒性脓肿。

（3）MRI：在炎症浸润阶段，可见异常信号，有助于早期诊断。

3. 超声波检查 可明确寒性脓肿的大小、位置。

4. 关节镜检查和滑膜活检 对诊断滑膜结核有价值。

【治疗原则】

在抗结核药物的控制下，及时、彻底清除病灶。

1. 非手术治疗

（1）支持治疗：加强休息和营养；贫血者，及时予以纠正。

（2）抗结核治疗：遵循早期、联合、适量、规律和全程治疗的原则，以提高药物疗效。

（3）防治感染：伴混合感染者，遵医嘱应用广谱抗菌药物治疗。

（4）局部制动：可行牵引、石膏固定，以减轻疼痛、预防畸形、防止脱位和病理性骨折。

（5）局部注药：适用于早期单纯性滑膜结核者，常用药物为链霉素和异烟肼。

（6）中医药治疗：根据病情，辨证施治。选用阴和汤、清骨散、神功内托散加减。

2. 手术治疗

（1）脓肿切开引流术：适用于寒性脓肿合并混合感染者。

（2）病灶清除术：彻底清除死骨、脓肿、肉芽组织及干酪样坏死物质，并注入抗结核药物。

（3）关节融合术：适用于关节不稳定者。

（4）截骨术：用以矫正畸形。

（5）关节成形术：用以改善关节功能。

二、疾病护理

（一）术前护理

【护理评估】

1. 健康史 了解病人的年龄、饮食、活动和居住环境；有无结核病史或与结核病人密切接触史；有无药物过敏史、手术史等。

2. 身体状况

（1）全身：评估病人的生命体征和营养状况；有无长期低热、盗汗、乏力、消瘦；肢体的感觉、运动等有无改变。

（2）局部：评估疼痛的部位、性质和持续时间，是否向其他部位放射；有无压痛、肿胀；是否出现寒性脓肿；是否形成窦道，有无分泌物及其气味、颜色、性状和量。

（3）辅助检查：了解实验室检查和影像学检查结果，如血沉是否升高，X线等检查有无异常发现。

3. 心理和社会支持状况　评估病人和家属对长期治疗的心理承受程度、期望值及家庭经济承受能力等。

【常见护理诊断/问题】

1. 疼痛　与结核病变有关。

2. 营养失调：低于机体需要量　与食欲不振、结核病慢性消耗有关。

3. 躯体移动障碍　与疼痛、骨骼破坏、肢体固定或截瘫有关。

4. 潜在并发症　抗结核药物的不良反应。

【护理措施】

1. 疼痛护理　协助病人采取舒适体位，患肢制动，以减轻或缓解疼痛；必要时，遵医嘱给予镇痛剂；防止病理性骨折、关节脱位和截瘫的发生。

2. 病情观察　密切观察体温、脉搏、呼吸、血压的变化，一旦出现呼吸困难、发绀、脉速等异常情况，立即通知医师，并协助处理。

3. 营养支持　给予病人高热量、高蛋白、高维生素饮食，如牛奶、鸡蛋、鱼、肉、水果和蔬菜等；注意膳食结构的均衡、多样化，以增进食欲；贫血者，注意补充铁剂或新鲜血。

4. 用药护理　注意观察抗结核药物的疗效及不良反应，用药后体温、体重、疼痛是否变化，血沉是否恢复正常等。

（二）术后护理

【护理评估】

1. 手术情况　了解麻醉类型、手术方式和术中情况等，以判断预后。

2. 身体状况　评估病人的生命体征；观察切口愈合和引流情况；局部制动和固定效果；肢体的感觉、运动情况；了解抗结核药物治疗的疗效和毒副反应。

3. 心理和社会支持状况　了解病人有无紧张、焦虑、恐惧等负性心理；评估病人和家属对康复知识及功能锻炼的认知程度。

【常见护理诊断/问题】

1. 疼痛　与手术、骨与关节破坏有关。

2. 躯体移动障碍　与手术、石膏固定或截瘫有关。

3. 低效性呼吸形态　与颈椎结核、胸膜损伤有关。

4. 潜在并发症　截瘫、肌肉萎缩、关节僵直等。

【护理措施】

1. 一般护理　病人需卧床休息，给予高热量、高蛋白、高维生素饮食；发热者，及时行降温处理，遵医嘱应用抗菌药物，以控制感染；注意保持切口敷料清洁、干燥，若发生渗血、渗液等异常情况，及时更换敷料。

2. 病情观察　密切监测生命体征变化；观察患肢的感觉、运动和血运情况。

3. 保持呼吸道通畅　鼓励病人深呼吸，有效咳嗽、咳痰；定时翻身、叩背，以利于排痰；必要时给予雾化吸入。

4. 功能锻炼　视病情制订合理的康复计划，循序渐进，持之以恒。截瘫和脊柱不稳者，鼓励病人做抬头、扩胸、深呼吸和上肢活动，行各关节按摩，防止关节粘连。

（三）健康教育

1. 用药指导　坚持规律、全程、合理用药，注意观察药物的毒副作用，警惕肝功能受损。

2. 生活指导　嘱病人戒烟、戒酒；注意休息，避免劳累；改善营养状况，以提高机体抵抗力。

3. 定期复诊　若出现发热、消瘦、患肢疼痛、肿胀等情况，及时就诊。

案例讨论

病儿，男，6岁。突然高热、寒战、咽痛。2日后，左小腿上端持续性剧烈疼痛，活动加重。查体：T 38.6℃，P 118 次/分，R 24 次/分，BP 90/60mmHg。左小腿上端轻度肿胀，压痛阳性。血常规检查：白细胞计数 20×10^9/L，中性粒细胞比例 89%。

问题：

1. 此患儿最可能的医疗诊断是什么？

2. 此患儿目前主要的护理诊断/问题？

3. 减轻或缓解疼痛的护理措施有哪些？

第四十一章 骨肿瘤病人的护理

> 📖 **学习目标**
>
> 1. 掌握骨肿瘤的概念、临床表现和护理措施。
> 2. 熟悉骨肿瘤的治疗原则、护理诊断/问题。
> 3. 了解骨肿瘤的病因与分类、辅助检查和护理评估。

第一节 疾病概要

骨肿瘤是指发生于骨内或起源于各种骨组织成分的肿瘤。发病率男性稍高于女性，病因尚未明确。发病具有年龄和部位的特点，骨髓瘤多见于老年人，骨巨细胞瘤多见于成人，骨肉瘤多见于青少年。肿瘤好发于长骨的干骺端，如股骨下端、胫骨上端和肱骨上端。

【病理与分类】

1. 根据骨肿瘤的原发部位分 可分为原发性和继发性两类。前者来源于骨及其附属组织，以良性肿瘤多见；后者是由其他部位的恶性肿瘤通过血行或淋巴转移而来，预后较差。

2. 根据骨肿瘤细胞的分化程度及所产生的细胞间质类型分 可分为良性肿瘤、中间性肿瘤和恶性肿瘤三类。良性肿瘤以骨软骨瘤多见，恶性肿瘤以骨肉瘤多见。

【临床表现】

1. 肿块与肿胀 良性肿瘤多以肿块为首发症状，质硬，无压痛。恶性肿瘤肿块生长迅速，表面可见浅静脉怒张。

2. 疼痛 良性肿瘤多无疼痛。恶性肿瘤几乎均有疼痛，且呈进行性加重，表现为持续性剧痛，并有局部压痛。

3. 功能障碍和压迫症状 骨肿瘤多邻近关节，因疼痛、肿胀和畸形可表现为不同程度的关节功能障碍。肿块巨大时，可压迫周围组织引起相应症状。

4. 病理性骨折 肿瘤生长可破坏骨质，良性肿瘤和恶性肿瘤均可发生病理性骨折。

5. 转移　恶性肿瘤可经血行或淋巴向远处转移，如肺转移。

【辅助检查】

1. 实验室检查　恶性肿瘤病人的血钙、血清碱性磷酸酶均可升高；尿中球蛋白（bence – jones）阳性，提示浆细胞骨髓瘤。

2. 影像学检查　X线、CT和MRI检查可见骨膜反应、骨破坏或吸收、病理性骨折等异常征象，对骨肿瘤的诊断有重要价值。

3. 病理学检查　组织活检是确诊骨肿瘤的金标准。

【治疗原则】

以手术治疗为主。良性肿瘤的手术方式有刮出植骨术、外生性骨肿瘤切除术。恶性肿瘤采用手术治疗（保肢手术、截肢手术）为主，辅以化疗、放疗和免疫治疗等综合治疗。

一、骨软骨瘤

骨软骨瘤是一种最常见的良性骨肿瘤，多见于青少年，好发于长骨的干骺端。当骨骺线闭合后，骨软骨瘤的生长也停止。骨软骨瘤分为单发性骨软骨瘤和多发性骨软骨瘤两种。前者多见，又名外生骨疣；后者少见，又称遗传性多发性骨软骨瘤。

【临床表现】

单发性骨软骨瘤可长期无症状，多因无意中发现肿块而就诊。肿块生长缓慢，质硬，无压痛。多发性骨软骨瘤可影响骨的生长发育，以致患肢短缩、弯曲、畸形。

【辅助检查】

X线检查可见干骺端有骨性突起，其皮质和骨松质与正常骨相连，基底部可窄小成蒂或宽扁无蒂。软骨帽和滑囊常不显影，有时呈不规则钙化影。

【治疗原则】

无症状者，一般无需治疗，但需密切观察。若肿瘤过大、生长较快、影响功能或出现压迫症状，需手术切除。

二、骨巨细胞瘤

骨巨细胞瘤是较常见的原发性骨肿瘤之一，属于一种潜在恶性或介于良性、恶性之间的溶骨性肿瘤。多见于20～40岁成年人，女性多于男性。好发于股骨下端和胫骨上端。

【临床表现】

主要表现为疼痛和肿胀。触之疼痛，皮温增高，病变关节活动受限。瘤内出血或病理性骨折时，疼痛加剧。

【辅助检查】

X线检查可见侵及骨骺的溶骨性病灶、偏心性、膨胀性，无骨膜反应。病变部位骨皮质变薄，呈"肥皂泡"样改变（图41-1）。

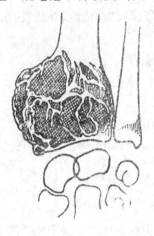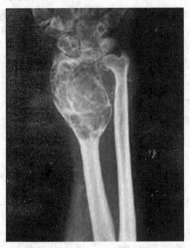

图41-1 骨巨细胞瘤

【治疗原则】

以手术治疗为主。手术方式有肿瘤刮除加残腔植骨术、节段截除术、截肢术。

三、骨肉瘤

骨肉瘤是最常见的原发性恶性骨肿瘤，恶性度高，预后差。多见于10~20岁青少年。好发于长管状骨干骺端、股骨远端、胫骨和肱骨近端。其组织学特点是瘤细胞直接形成骨样组织或未成熟骨，又称成骨肉瘤。

【临床表现】

主要表现为疼痛和局部肿胀。早期症状为局部隐痛，呈进行性加剧，尤以夜间为甚。骨端近关节处可见肿块，触之硬度不一，伴压痛，局部皮温高，静脉怒张，关节活动受限，可伴病理性骨折。肺转移发生率较高。

【辅助检查】

1. 实验室检查　血清碱性磷酸酶、乳酸脱氢酶升高明显。

2. 影像学检查　X线检查显示病变多起于长骨干骺端，表现为成骨性、溶骨性或混合性骨质破坏。因肿瘤生长和骨膜反应可见三角状新骨，称 Codman 三角，或呈放射状排列，称"日光射线"现象（图41-2）。

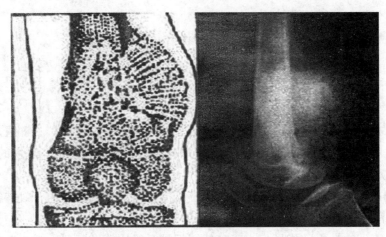

图 41 − 2　骨肉瘤

【治疗原则】

以手术治疗为主的综合治疗。及时进行新辅助化疗，可消灭微小转移灶，然后行根治性瘤段切除、灭活再植或置入假体的保肢手术。无保肢条件者行截肢术，术后大剂量化疗。

第二节　疾病护理

一、术前护理

【护理评估】

1. 健康史　了解病人的年龄、性别、饮食习惯和生活环境等；评估病人是否有食欲下降、低热和肢体疼痛、肿胀等病史；家族中有无类似病史等。

2. 身体状况

（1）局部：评估疼痛的部位、性质；肢体有无肿胀、肿块和静脉怒张；关节活动是否受限；有无病理性骨折的发生等。

（2）全身：有无贫血、消瘦和恶病质等表现；有无远处转移征象。

（3）辅助检查：血沉、碱性磷酸酶、酸性磷酸酶是否升高；尿蛋白检查是否异常；X 线检查有无骨质破坏、骨膜反应和软组织阴影等。

3. 心理和社会支持状况　了解病人有无焦虑、抑郁、恐惧等负性心理；评估病人和家属对治疗方案、康复计划及疾病预后的认知程度和心理承受能力。

【常见护理诊断/问题】

1. 焦虑/恐惧　与担心肢体功能丧失或预后有关。

2. 疼痛 与肿瘤浸润或病理性骨折有关。

3. 躯体活动障碍 与疼痛、关节功能受限有关。

4. 潜在并发症 病理性骨折。

【护理措施】

1. 心理护理 根据病人的心理特点，给予针对性的心理疏导。了解病人的心理需求，及时解释说明各项诊疗的目的与意义，以减轻或缓解病人焦虑、恐惧的心理状态，保持情绪稳定，积极配合治疗与护理。

2. 疼痛护理 协助病人采取适当的体位；指导病人缓解疼痛的有效措施，如放松技巧、转移注意力等。必要时，遵医嘱应用镇痛剂。

3. 预防病理性骨折 指导病人正确使用拐杖、轮椅等助行器，避免患肢负重；卧床者，变换体位时动作宜轻柔；对骨质破坏严重者，应用小夹板或石膏托等方法固定患肢。

4. 术前准备 按骨科术前常规准备。术前两周，指导病人进行肌肉等长收缩训练，以利于术后肢体康复。

二、术后护理

【护理评估】

1. 一般情况 了解麻醉类型、手术方式、术中情况及手术切除肿物范围等。

2. 身体状况 评估生命体征；切口渗血、渗液及引流情况；肢体残端的愈合情况及功能状态等。

3. 心理和社会支持状况 了解病人因手术导致的各种负性心理；病人和家属对术后康复知识的认知程度；家属对病人支持和关心的程度；家庭经济承受能力等。

【常见护理诊断/问题】

1. 疼痛 与手术创伤、术后幻肢痛有关。

2. 躯体活动障碍 与关节活动受限、术后制动有关。

3. 自我形象紊乱 与截肢、化疗引起的副作用有关。

4. 潜在并发症 术后出血、幻肢痛等。

【护理措施】

1. 一般护理 术后抬高患肢，预防肿胀。保持肢体功能位，预防关节畸形，如髋关节应外展中立或内旋，膝关节屈曲15°，踝关节屈曲90°。

2. 病情观察 注意观察生命体征变化；切口渗血、渗液及引流情况；远端肢体血运情况及有无感觉、运动功能异常。

3. 功能训练 术后早期需卧床休息，避免过度活动；术后48小时开始肌肉的等长收缩，促进血液循环，防止关节粘连。

4. 截肢术后的护理

（1）**体位**：术后 24~48 小时抬高患肢，预防肿胀。下肢截肢者，每 3~4 小时俯卧 20~30 分钟；仰卧位时，不可抬高患肢，以免造成膝关节的屈曲挛缩。

（2）**防治术后出血**：注意观察术后肢体残端的渗血、渗液情况，切口引流液的颜色、性状和量。渗血较多者，用棉垫加弹力绷带加压包扎；若出血量较大，立即扎止血带压迫止血，并告知医师，积极配合处理。

（3）**幻肢痛**：绝大多数截肢病人在术后相当长的一段时间内感到已切除的肢体仍然有疼痛或其他异常感觉，称为幻肢痛。疼痛多为持续性，尤以夜间为甚，属精神因素性疼痛。护士应引导病人正视残疾，接受截肢的现实。必要时，适当应用安慰剂、镇静剂或止痛剂。持续时间较长者，行理疗、封闭和神经阻断等方法消除幻肢痛。

（4）**残肢功能锻炼**：一般术后两周，切口愈合后开始早期功能锻炼，以消除水肿，促进残端成熟，为安装义肢做准备。

方法：俯卧位练习大腿内收、后伸；肩关节进行外展、内收及旋转运动；用弹力绷带每日反复包扎，均匀压迫残端，促进软组织收缩；切口愈合牢固后，行残端按摩、拍打和蹬踩，以增加残端的负重能力。

三、健康教育

1. 心理指导　向病人和家属讲解骨肿瘤综合疗法的进展，消除他们的思想顾虑，使其树立战胜疾病的信心。

2. 活动指导　协助病人制订康复计划，并指导其按计划进行功能锻炼，调节肢体适应能力；教会病人正确使用各种助行器，如拐杖、轮椅等，最大限度地恢复病人的生活自理能力。

3. 定期复诊　教会病人自我监测，按时进行化疗。若出现肢体肿胀、疼痛等异常情况，及时就诊。

案例讨论

病人，男性，17 岁，学生。两个月前因右膝关节疼痛以关节炎在外院行局部物理治疗，未见明显好转。3 日前疼痛加重，夜间不能入睡来院就诊。查体：T 36.8℃，P 88 次/分，R 20 次/分，BP 110/70mmHg。右膝部弥漫性包块，边界不清，压痛明显，局部皮温高，右膝关节不能伸直。X 线检查：右股骨下端骨质呈浸润性破坏，有溶骨现象，可见明显的 Codman 三角。

问题：

1. 该病人最可能的医疗诊断是什么？

2. 该病人最适宜的治疗方法是什么？

3. 该病人目前主要的护理措施有哪些？

第四十二章　颈肩痛与腰腿痛病人的护理

 学习目标

1. 掌握颈肩痛、腰腿痛的临床表现、护理措施。
2. 熟悉颈椎病、肩周炎、腰椎间盘突出的概念、治疗原则和健康教育。
3. 了解颈肩痛、腰腿痛的病因病理、辅助检查、护理评估和护理诊断/
问题。

第一节　颈肩痛病人的护理

颈肩痛是指颈、肩、肩胛等处疼痛，有时伴上肢痛或颈脊髓损伤症状，常见疾病为颈椎病、肩关节周围炎。

一、疾病概要

（一）颈椎病

颈椎病是指颈椎间盘退行性变和继发性椎间关节退行性变刺激或压迫脊髓、神经、血管而出现相应的症状和（或）体征。发病年龄多在 50 岁以上，男性多见，好发部位依次为 $C_{5\sim6}$、$C_{4\sim5}$、$C_{6\sim7}$。

【病因病理】

1. 颈椎间盘退行性变　颈椎间盘退行性变是颈椎病发生和发展的最基本原因。随着年龄增长，椎间盘的纤维环和髓核的水分逐渐流失，椎间盘渐变薄即可造成两方面的改变：①颈椎力学功能发生紊乱，引起椎体、椎间关节及其周围韧带等发生变性、增生、钙化或骨化。②椎间隙变窄，关节囊、韧带松弛，椎间盘向周围膨出，致使相邻的脊髓、神经、血管等受到刺激、压迫或血液循环障碍而产生症状。

2. 损伤　慢性损伤，如长期伏案工作等，可加速颈椎退行性变的过程而提前发病；急性损伤，如颈椎不协调的活动，因加重已退行性变的颈椎和椎间盘而诱发本病。

3. 先天性颈椎管狭窄　颈椎管的矢状径与颈椎病的发展密切相关。先天性颈椎管矢状径小于 16mm，即使仅有轻微的退行性变，也可出现临床症状或体征。

【临床表现】

1. 神经根型颈椎病　最常见，占颈椎病的 50%～60%，是由于颈椎退行性病变压迫、牵拉颈神经根所致。

（1）症状：颈部疼痛及僵硬，短期内加重并向肩部及上肢放射，咳嗽、打喷嚏及颈部活动时疼痛加剧；上肢沉重感，皮肤可有麻木、过敏等感觉异常；上肢肌力和手握力减退。

（2）体征：患侧颈部肌痉挛，颈肩部有压痛、关节活动受限。上肢腱反射减弱或消失，上肢牵拉试验、压头实验阳性。

2. 脊髓型颈椎病　此型症状最严重，占颈椎病的 10%～15%，是由于颈椎退行性病变压迫脊髓所致。

（1）症状：根据脊髓受压部位和程度的不同，临床症状亦不同，如上肢表现为手部麻木、活动不灵、精细动作失调、握力减退；下肢麻木、步态不稳，有踩棉花样感觉；后期可发展至大小便障碍，表现为尿频或排尿、排便困难。

（2）体征：肌力减退，四肢腱反射活跃或亢进，腹壁反射、提睾反射和肛门反射减弱或消失。

3. 椎动脉型颈椎病　椎动脉型颈椎病是由于椎间关节退变压迫并刺激椎动脉，引起椎－基底动脉血供不足所致。

（1）症状：眩晕最为常见，多伴耳鸣、耳聋、复视、恶心呕吐等症状；猝倒为特有症状，表现为四肢麻木、软弱无力而跌倒，多发生在头部突然活动或姿势改变时；头痛表现为发作性胀痛，多见于枕部、顶部。发作时常伴出汗、心慌、恶心、呕吐等自主神经功能紊乱症状。

（2）体征：颈部压痛，活动受限。

4. 交感神经型颈椎病　交感神经型颈椎病是由于颈椎结构退行性病变刺激颈交感神经，表现出一系列交感神经症状。

（1）交感神经兴奋症状：偏头痛、眼胀干涩、视物模糊、听力下降、心律失常、血压升高等。

（2）交感神经抑制症状：头晕、眼花、畏光、流泪、血压下降等。

【辅助检查】

1. 影像学检查

（1）颈椎 X 线检查：可见生理前凸减小或消失，椎间隙变窄，骨质增生，椎间孔狭窄。

（2）CT、MRI：可见椎间盘突出、椎管和神经根管狭窄程度，以及脊神经受压情况，有助于诊断。

2. 脑脊液动力学试验　脊髓型颈椎病者，可显示椎管有梗阻现象。

【治疗原则】

1. 非手术治疗　原则是去除压迫因素，消炎止痛，恢复颈椎的稳定性。

（1）颌枕带牵引：适用于除脊髓型以外的各型颈椎病。可解除肌痉挛，增大椎间隙，减少椎间盘压力，从而减轻对神经、血管的压迫与刺激。

（2）颈托和颈围：目的是限制颈椎过度活动。如目前常用的充气型颈托，除可固定颈椎外，还有牵张作用。

（3）推拿按摩：可以减轻肌痉挛，改善局部血液循环。要求由专业人员操作，以防颈椎骨折、脱位或脊髓损伤。脊髓型颈椎病禁用此法。

（4）物理治疗：采用局部热敷、磁疗等，以达到改善颈部血液循环、消炎止痛和松弛肌肉的目的。

（5）药物治疗：目前尚无治疗颈椎病的特效药物。一般选用非甾体类抗炎药、肌肉松弛剂、血管扩张剂等予以对症治疗。

2. 手术治疗　目的是解除压迫，稳定颈椎。适用于诊断明确，经非手术治疗无效，反复发作，有严重的神经根或脊髓压迫症状者。手术方式包括前路椎间盘切除减压植骨融合术、前外侧减压术、后路椎管扩大成形术。

（二）肩关节周围炎

肩关节周围炎是指肩关节囊、韧带、肌腱、滑囊等肩关节周围组织的慢性损伤性炎症，简称肩周炎，俗称"凝肩""五十肩"。多发于 50 岁左右人群，女性多于男性。

【病因病理】

本病多为继发性。中老年人多由于软组织退行性病变及对各种外力的承受力减弱引起；此外肩部的急、慢性损伤或上肢手术、外伤等亦是诱发因素。早期病变为纤维性关节囊收缩变小；病变晚期，关节囊严重收缩，其他周围软组织进行性纤维化，肌腱、滑膜增厚，纤维素样物质沉积，导致关节内外粘连。

【临床表现】

1. 症状

（1）疼痛：早期病人自感肩部疼痛，逐渐加重，可放射至颈部和上臂中部；肩痛昼轻夜重为本病特点之一。

（2）肩关节僵硬：后期肩关节僵硬，逐渐发展，直至各个方向均不能活动。

2. 体征

（1）压痛及活动受限：肩关节周围有明显压痛点；肩关节活动受限，以外展、外旋、后伸更为显著。

（2）肌肉痉挛与萎缩：三角肌有轻度萎缩，斜方肌痉挛。

【辅助检查】

1. X 线检查 可示颈肩部骨质疏松征象。

2. 肩关节造影 可见关节囊体积明显缩小。

3. MRI 可显示肩部结构的病变程度。

【治疗原则】

以非手术治疗为主。早期局部热敷，口服非甾体类抗炎药，以解除疼痛，预防关节功能障碍；后期选用理疗、按摩、推拿、局部封闭等措施，以解除粘连，恢复肩关节的运动功能。

二、疾病护理

（一）术前护理

【护理评估】

1. 健康史 评估病人年龄、性别、职业等；了解病人有无眩晕、头痛、恶心、呕吐等；既往有无颈肩部受伤史、用药史和治疗史等。

2. 身体状况

（1）局部：有无颈肩部疼痛，疼痛的部位、性质及程度；四肢有无感觉、运动、肌力及反射等异常情况。

（2）全身：评估病人的意识、生命体征、生活自理能力；有无大小便失控或失禁现象。

（3）辅助检查：了解 X 线、CT、MRI、脊髓造影等检查结果，以判断病情，合理制订护理计划。

3. 心理和社会支持状况 了解病人和家属对颈肩疾病的治疗方法、康复状况的认知程度；评估家庭及社会对病人的支持程度。

【常见护理诊断/问题】

1. 焦虑 与疾病反复发作、担心手术有关。

2. 疼痛 与颈肩部肌肉痉挛、神经受压有关。

3. 躯体活动障碍 与神经受压、疼痛、关节功能受限有关。

4. 有受伤的危险 与眩晕、猝倒有关。

【护理措施】

1. 心理护理 针对术前病人紧张、焦虑的心理状况，护士应向病人和家属解释病情，介绍手术方案，让他们了解手术的必要性和重要性，介绍目前的诊疗水平和医疗护理情况，以帮助病人树立战胜疾病的信心，积极配合治疗与护理，促进早日康复。

2. 一般护理 注意休息，避免劳累，以免加重病情；纠正不良的工作体位和睡眠姿势；指导病人进行颈、肩部肌肉的功能训练；枕颌带牵引期间注意观察，防止过度牵引造成脊髓受损。

3. 安全护理 保持病室地面清洁、干燥，走廊、厕所、浴室等处有扶手，以防步态不稳而摔倒；椎动脉型颈椎病者嘱其避免头部过快转动或屈曲，防止猝倒；四肢无力者，加强安全防护，避免烫伤、跌倒等意外发生。

4. 术前训练

(1) 呼吸功能训练：脊髓型颈椎病病人，因颈髓受压致呼吸机功能降低，术前需指导病人练习深呼吸、行吹气球或吹气球等训练，以增加肺的通气功能；术前1周戒烟。

(2) 气管、食管推移训练：适用于颈椎前路手术病人，以适应术中反复牵拉气管、食管的操作，避免术后出现咳嗽、呼吸困难、吞咽困难等并发症。

(3) 俯卧位训练：适用于颈椎后路手术病人，以适应术中长时间俯卧位，避免呼吸不畅。

(二) 术后护理

【护理评估】

1. 手术情况 了解麻醉类型、手术方式和术中情况等，以判断预后。

2. 身体状况 评估生命体征、意识状态；肢体功能恢复、感觉、活动情况；切口及引流情况；有无大小便失禁、神经反射异常等。

3. 心理和社会支持状况 了解病人和家属对手术效果的满意程度；评估病人和家属对术后康复、功能锻炼的认知程度。

【常见护理诊断/问题】

1. 低效性呼吸形态 与颈髓水肿、植骨块脱落或术后颈部水肿有关。

2. 躯体活动障碍 与神经受压、手术或牵引有关。

3. 潜在并发症 呼吸困难、术后出血、脊髓神经损伤等。

【护理措施】

1. 一般护理 病人取平卧位或半卧位，颈部放置沙袋或戴颈围固定头部。搬动病人或翻身时，切勿旋转颈部。

2. 病情观察 密切观察生命体征变化，注意呼吸频率、幅度、节律的改变，脉搏节律、速率的改变；观察切口有无渗血、渗液、感染等异常情况。

3. 功能训练 指导病人早期进行功能训练，防止肌肉萎缩和关节僵硬。术后1日开始进行各关节的主动、被动功能运动；术后3～5日引流管拔出后，可戴支架下地活动，进行坐位、站立位等平稳训练；后期坚持按计划进行肩关节功能锻炼，常用方法包括爬墙外展、爬墙上举、弯腰垂臂旋转、滑车带臂上举等（图42－1），每日练习2~3次，每次15分钟左右。

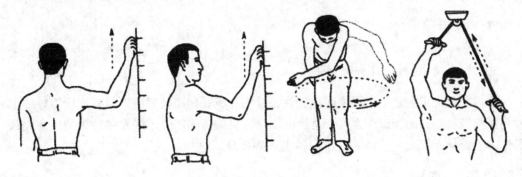

图42－1　肩关节功能锻炼

4. 并发症的观察和护理

（1）呼吸困难：是颈椎前路手术最危急的并发症，多发生于术后1~3日。常见原因为切口出血、喉头水肿、术中损伤脊髓或植骨片脱落压迫气管等。一旦发现病人出现呼吸费力、应答迟缓、口唇发绀等表现，立即通知医师，并做好气管切开和再次手术的准备。

（2）术后出血：颈椎前路手术常因骨面渗血或术中止血不完善而引起切口出血。出血量大、引流不畅时，可压迫气管导致呼吸困难甚至危及生命。一旦发生，立即通知医师，并协助剪开缝线，敞开伤口，清除血肿。若血肿清除后，呼吸仍未改善应行气管切开术。

（3）脊髓神经损伤：手术牵拉和周围血管压迫均可损伤脊髓和神经，病人出现声音嘶哑，四肢感觉运动障碍，大小便失控、失禁等。手术牵拉所致的损伤为可逆性，一般于术后1~2日明显好转或消失；血肿所致的损伤呈渐进性，术后密切观察病情变化，以便及时发现问题并对症处理。

（三）健康教育

1. 生活指导　纠正日常工作及生活中头、颈、肩的不良姿势，长期伏案工作者，注意颈肩部保健，劳逸结合。

2. 睡眠指导　睡眠时选择适当的枕头和正确的睡眠体位。枕头以选择中间低两端高、长度超过肩宽10~16cm、高度以头颈部压下后一拳头高为宜；睡眠时以保持颈、胸、腰部自然屈曲为佳。

3. 康复指导　告知病人和家属，术后恢复是一个缓慢的过程，出院后应戴颈领2~3个月；加强颈肩部的保护，一旦发生损伤，尽早诊治。

第二节 腰腿痛病人的护理

一、疾病概要

(一) 腰椎间盘突出症

腰椎间盘突出症是指因腰椎间盘变性、纤维环破裂和髓核突出，刺激或压迫神经根或马尾神经所引起的一组综合征，是腰腿痛最常见的病因之一。好发年龄为 20 ~ 50 岁，男性多于女性，以 $L_{4\sim5}$、$L_5 \sim S_1$ 椎间隙发病率最高。

【病因病理】

退行性变是腰椎间盘突出的基本病因，积累伤是主要的诱发因素。

1. 椎间盘退行性变 随年龄增长，纤维环和髓核水分逐渐减少，弹性降低，椎间盘变薄，易于脱出；椎间盘结构松弛，抗震荡能力下降，易发生损伤。

2. 损伤 积累伤是腰椎间盘突出症主要的诱发因素，如反复弯腰、扭转等慢性损伤，使腰椎间盘承受过度负荷，易造成纤维环破裂；急性损伤也可造成椎间盘脱出，如暴力撞击、提取重物等。

3. 遗传 研究资料显示，20 岁以下的青少年发病者中，32% 有阳性家族史。

4. 妊娠 妊娠期间，脊柱所承受的负荷和应力改变，腰部韧带变得松弛，增加了椎间盘损伤的机会。

5. 腰骶先天异常 如腰椎骶化、骶椎腰化、小关节畸形、关节突不对称等，使腰椎承受的应力发生改变，从而引起椎间盘内压升高，易于脱出和损伤。

根据椎间盘突出的位置可分为后外侧突型、中央型。根据病理变化和 CT、MRI 所见可分为膨隆型、突出型、脱垂游离型、Schmorl 结节和经骨突出型。

【临床表现】

1. 症状

(1) 腰痛：最常见。早期病人仅腰痛，表现为急性剧痛或慢性钝痛，弯腰、咳嗽、行走、排便等用力时均可使疼痛加剧；后期髓核突破纤维环和后纵韧带时，腰痛较前减轻。

(2) 坐骨神经痛：一侧下肢坐骨神经区域放射痛是本病的主要症状。疼痛从下腰部向臀部、大腿后方、小腿外侧足背或足外侧放射，并可伴麻木感。打喷嚏、咳嗽、排便时因腹压增高，疼痛加剧。

(3) 马尾神经受压综合征：因中央型突出的髓核或脱垂游离的椎间盘组织压迫马尾神经所致，表现为鞍区感觉迟钝，大、小便障碍。

2. 体征

（1）压痛、叩痛：在病变椎间隙的棘突间，棘突旁侧 1cm 处有深压痛、叩痛，可沿坐骨神经放射。

（2）腰椎侧突：是腰椎为减轻疼痛的姿势性代偿畸形。如髓核突出于神经根内侧时，腰椎突向健侧可松弛对脊神经根的压迫，减轻疼痛；突出的髓核位于神经根外侧，腰椎突向患侧，缓解疼痛。

（3）腰部活动受限：腰部各方向的活动均有不同程度的障碍，尤以前屈受限最为显著。

（4）直腿抬高试验和加强试验阳性。

（5）感觉和运动功能减弱：当神经根受压时，受压神经支配的相应部位出现感觉异常或麻木，肌力减退，部分病人可出现膝反射、跟腱反射减弱或消失。

【辅助检查】

1. X 线平片　可显示腰椎及椎间盘退行性变的情况，可见椎体边缘增生、椎间隙变窄。

2. CT、MRI　可显示椎间盘突出的位置、大小、方向及压迫神经的部位和程度。

【治疗原则】

依据临床症状的严重程度，采用非手术或手术治疗。

1. 非手术治疗　适用于发病年龄轻、初次发作、症状较轻者，以缓解症状或治愈疾病。80%～90% 的病人可经非手术治愈。

（1）绝对卧床休息：一般卧床 3 周或至症状缓解后，可戴腰围卡下床活动。

（2）骨盆牵引：可增加椎间隙宽度，减少椎间盘内压和对神经的压迫。病人取平卧位，牵引重量为 7～15kg，持续牵引两周；若采用间断牵引法，每日 2 次，每次 1～2 小时。

（3）药物治疗

①硬膜外注射皮质激素：目的是减轻神经根周围炎症和粘连，一般采用长效皮质类固醇制剂加 2% 利多卡因行硬膜外注射，每周 1 次，3 次为 1 个疗程。

②髓核化学溶解法：利用胶原蛋白酶或木瓜蛋白酶，注入椎间盘内或硬脊膜与突出的髓核之间，选择性溶解髓核和纤维环，通过降低椎间盘内压力或使突出的髓核变小以缓解症状。

（4）物理治疗：采用局部推拿、按摩、热敷和经皮电神经刺激等疗法，以促进血液循环，缓解肌痉挛，促进无菌性炎症消退，使髓核复位。注意中央型椎间盘突出者禁止推拿。

2. 手术治疗

（1）手术指征：适用于经非手术治疗无效或有效但经常反复发作且疼痛较重者，或出现马尾神经受压表现者，或合并腰椎管狭窄症者。10%～20% 的病人需手术治疗。

（2）手术类型：根据椎间盘位置和脊柱的稳定性选择手术类型，常用术式包括椎板切除术、髓核摘除术、椎间盘切除术、脊柱融合术和经皮穿刺髓核摘除术。

（二）腰椎管狭窄症

腰椎管狭窄症是指椎管因某种因素产生骨性或纤维性结构异常，引起一处或多处管腔狭窄，导致马尾神经或神经根受压所引起的一组综合征。多发于40岁以上的中年人。

【病因病理】

根据病因，可分为先天性和后天性两种。先天性椎管狭窄多因骨发育不良；后天性椎管狭窄常见于椎管的退行性病变。在椎管发育不良的基础上发生退行性病变是腰椎管狭窄症最常见的病因。椎管发育不良和退行性病变可使椎管容积减少，压力增加，导致其内的神经、血管组织受压或缺血，出现马尾神经或神经根受压症状。

【临床表现】

1. 症状

（1）腰腿痛：可有腰背痛、腰骶部痛和下肢痛。下肢痛为单侧或双侧，多在站立、过伸或行走太久时加重；前屈位、蹲位和骑自行车时疼痛减轻或消失。疼痛一般较腰椎间盘突出症轻，但呈慢性加重的趋势。

（2）间歇性跛行：多数病人在行走数百米或更短的距离后，出现下肢疼痛、麻木、无力，需蹲下、弯腰或休息数分钟后症状可缓解，再行走后又复现上述症状。

（3）马尾神经受压症状：表现为双侧大小腿、足跟后侧及会阴部感觉迟钝，大、小便功能障碍。

2. 体征

（1）压痛及腰部后伸受限：病人常取腰部前屈位。腰椎生理前凸减少或消失，腰部后伸受限、疼痛，下腰椎棘突旁有压痛。

（2）感觉、运动、反射改变：常为多条神经根轻微受压引起，体征不典型，常轻于症状；少数病人无明显体征。

【辅助检查】

1. 腰部 X 线　可显示椎体、椎间关节和椎板的退行性病变，测量腰椎管的矢径和横径。

2. CT、MRI　可显示脊髓、脊神经根和马尾受压情况。

【治疗原则】

1. 非手术疗法　多数病人经非手术治疗症状可以缓解（参见腰椎间盘突出症相关内容）。

2. 手术治疗　适用于症状严重、经非手术治疗无效、合并神经功能障碍者。手术方法包括半椎板切除，上关节突、椎板切除，神经根扩大和神经根粘连松解术等。必要时同期行脊柱融合内固定术等。

二、疾病护理

（一）术前护理

【护理评估】

1. 健康史　评估病人年龄、职业、营养状况等；了解既往有无腰部损伤史、有无腰部疼痛和下肢感觉障碍史等。

2. 身体状况

（1）局部：腰痛及放射痛的部位、性质、范围，有无诱发、加重因素；腰部活动情况；有无侧突畸形。

（2）全身：评估病人的生命体征、生活自理能力；下肢感觉、运动及反射情况；有无马尾神经受压征象；有无大、小便失控或失禁现象。

（3）辅助检查：各项检查结果有无阳性发现。

3. 心理和社会支持状况　了解病人对疾病知识、治疗方法及康复状况的认知程度；评估家属对病人支持、帮助及关爱的程度。

【常见护理诊断/问题】

1. 焦虑/恐惧　与害怕手术、担忧预后有关。

2. 疼痛　与椎间盘突出、神经根受压有关。

3. 躯体活动障碍　与疼痛、肌肉痉挛有关。

4. 知识缺乏　缺乏休息、腰背肌锻炼的知识。

【护理措施】

1. 心理护理　针对术前病人焦虑、恐惧的心理状况，护士应向病人和家属解释病情，介绍治疗方案，让他们了解手术治疗的必要性和重要性，介绍目前的诊疗水平及医疗护理情况，以减少病人不必要的担忧与恐惧，保持较好的身心状态，积极配合治疗与护理，以利于早日康复。

2. 一般护理　急性期病人绝对卧硬板床休息，3 周后病情允许，可戴腰围下床活动；卧床时床头抬高20°，侧卧位时屈髋、屈膝双腿分开，上腿下垫小枕；仰卧位时屈膝，腘窝部垫小枕；俯卧位时，可在腹部和踝部垫小枕，以放松脊柱肌肉。

3. 疼痛护理　局部热敷、理疗、按摩等，以促进血液循环，松弛肌肉，达到缓解或消除疼痛的目的；疼痛剧烈者，遵医嘱应用镇痛剂或非甾体类消炎止痛药。

4. 术前训练

（1）功能训练：指导病人进行未固定关节的全范围关节活动，以及腰背肌的功能训练；不能主动练习者，由医务人员或家属帮助病人活动各关节，按摩肌肉，以促进血液循环，防止肌肉萎缩和关节僵直。

（2）适应性训练：教会并鼓励病人进行腰背肌训练；预行植骨术者，训练床上大、小便，以适应术后卧床限制。

（二）术后护理

【护理评估】

1. **手术情况** 了解麻醉类型、手术方式和术中情况等，术后是否有引流管等。

2. **身体状况** 评估生命体征是否平稳；神经功能恢复程度；切口及引流情况；下肢感觉、运动、反射是否良好等。

3. **心理和社会支持状况** 评估病人对手术效果的满意度；了解病人和家属对术后康复知识的掌握情况。

【常见护理诊断/问题】

1. **疼痛** 与手术、肌肉痉挛有关。

2. **躯体活动障碍** 与手术或牵引有关。

3. **便秘** 与马尾神经受压、长期卧床有关。

4. **潜在并发症** 脑脊液漏、椎间隙感染、神经根粘连等。

【护理措施】

1. **一般护理** 术后保持脊柱稳定是护理工作的重点。病人术毕回病房，应采用 3 人搬运法将病人移至硬板床上平卧；术后 24 小时平卧，避免翻身，以利于压迫止血，此后每 2 小时行轴式翻身 1 次；持续卧床 1～3 周。

2. **病情观察** 密切观察生命体征变化；观察下肢皮肤的色泽、温度、感觉及运动恢复情况；观察切口有无渗血、渗液及感染征象；观察和记录引流液的颜色、性状和量，若有异常情况，及时通知医师，并积极配合处理。

3. **功能锻炼** 为了防止术后并发症的发生，在病情允许的情况下，指导病人尽早进行功能锻炼。术后 24 小时，协助病人进行直腿抬高练习和四肢肌肉、关节功能训练，防止神经根粘连、肌肉萎缩和关节僵硬；术后 1 周，指导病人进行腰背肌锻炼（图42 - 2），以提高腰背肌肌力，增强脊柱的稳定性。

4. **并发症的观察和护理**

（1）脑脊液漏：主要因术中反复牵拉、误伤或撕裂硬脊膜所致。若术后引流管引流出淡黄色液体，且量较多，同时病人出现头痛、恶心、呕吐等症状，考虑发生脑脊液漏的可能，须立即通知医生予以处理，同时适当抬高床尾，去枕平卧位 7～10 日，直至脑脊膜裂口愈合。

（2）椎间隙感染：多与年老体弱、营养不良、机体抵抗力低下等有关。表现为突

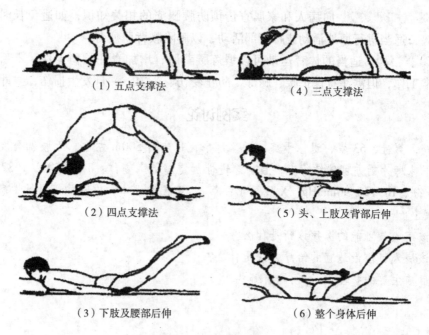

（1）五点支撑法　　　　　　　　　（4）三点支撑法

（2）四点支撑法　　　　　　　　　（5）头、上肢及背部后伸

（3）下肢及腰部后伸　　　　　　　（6）整个身体后伸

图 42 -2　腰背肌锻炼

发剧烈腰痛，翻身时加重，平卧时减轻，不敢活动，伴发热、脉快等感染征象。需绝对卧硬板床休息，静脉滴注大剂量广谱抗菌药物，加强营养支持；疼痛剧烈者，遵医嘱给予镇痛剂。

（三）健康教育

1. 生活指导　指导病人在日常生活中，采取正确的卧、坐、立、行和劳动姿势（图 42 -3），以减少急、慢性损伤发生的机会。

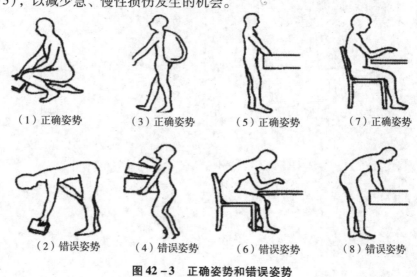

（1）正确姿势　　（3）正确姿势　　（5）正确姿势　　（7）正确姿势

（2）错误姿势　　（4）错误姿势　　（6）错误姿势　　（8）错误姿势

图 42 -3　正确姿势和错误姿势

2. 保健知识宣教　向病人和家属宣传预防腰腿痛的相关知识，如避免长时间保持同一姿势，适当进行原地活动或腰背部活动，以解除腰背肌疲劳。

3. 康复指导　适当的体育运动可以锻炼腰背肌，增加脊柱的稳定性；术后半年可恢复正常工作，但需注意保护腰、腿部，防止受伤、受凉。一旦发生损伤，立即就诊。

案例讨论

病人，男性，63 岁，退休干部。近 5 月余，每步行 500m 左右，下肢就会发麻、疼痛，坐下休息片刻方可继续行走，且呈渐进性加重趋势。查体：T 36.5℃，P 82 次/分，R 20 次/分，BP 140/90mmHg。X 线显示：第 3、4 腰椎椎体和椎间关节退行性病变。

问题：

1. 该病人最可能的医疗诊断是什么？

2. 该病人目前最适宜的治疗方法是什么？

3. 目前主要的护理诊断/问题有哪些？

主要参考文献

[1] 李乐之，路潜．外科护理学．第 5 版．北京：人民卫生出版社，2013.

[2] 肖成云，龙明，外科学．武汉：华中科技大学出版社，2013.

[3] 杨玉南，阎国钢．外科护理学．北京：人民卫生出版社，2013.

[4] 庄一平，杨玉南．外科护理学．北京：科学出版社，2013.

[5] 王平．护士执业资格考试护考急救包．第 5 版．北京：人民军医出版社，2013.

[6] 俸家富，黄文芳．现代临床检验诊断大全．成都：四川科学技术出版社，2013.

[7] 王雪文．外科护理学．北京：中国中医药出版社，2012.

[8] 彭晓玲．外科护理学．北京：人民卫生出版社，2012.

[9] 胥少汀，葛宝丰，徐印坎．实用骨科学．第 4 版．北京：人民军医出版社，2012.

[10] 王亦璁，姜保国．骨与关节损伤．第 5 版．北京：人民卫生出版社，2012.

[11] 冷向阳．骨伤科学基础．北京：人民卫生出版社，2012.

[12] 郑树森．外科学．北京：人民卫生出版社，2012.

[13] 陈善正．外科护理学．北京：北京出版社，2011.

[14] 党世明．外科护理学．第 2 版．北京：人民卫生出版社，2011.

[15] 王慧玲．张爱芳．外科护理学．第 2 版．西安：第四军医大学出版社，2011.

[16] 刘东升．外科护理学．郑州：河南科学技术出版，2011.

[17] 蒋红，陈海燕．新编外科护理学．上海：复旦大学出版社，2011.

[18] 江乐华．外科护理．北京：人民卫生出版社，2010.

[19] 严鹏霄，王玉升．外科护理．第 2 版．北京：人民卫生出版社，2010.

[20] 赵德伟．外科护理．北京：高等教育出版社，2010.

[21] 黄秋学，陈伟．外科护理．北京：高等教育出版社，2010.

[22] 李乃卿．实用中西医结合外科学．北京：科技文献出版社，2010.

[23] 杨玉南，程文海．外科护理．北京：北京大学医学出版社，2010.

[24] 王平，罗晨玲．2009 护理学（士）与护士执业应试指导及历年考点串讲．北京：人民军医出版社，2009.

[25] 梁力建．外科学．第 6 版．北京：人民卫生出版社，2009.

[26] 鲁连桂．外科护理学．第 2 版．北京：人民卫生出版社，2008.

[27] 熊云新．外科护理学．第 2 版．北京：人民卫生出版社，2008.

[28] 严鹏霄．外科护理．北京：人民卫生出版社，2008.

[29] 柏树令．系统解剖学．第 7 版．北京：人民卫生出版社，2008.

[30] 吴在德，吴肇汉．外科学．第 6 版．北京：人民卫生出版社，2006.

[31] 曹伟新，李乐之．外科护理学．第 4 版．北京：人民卫生出版社，2006.

［32］高国丽．外科护理学．北京：中国中医药出版社，2006.

［33］张燕生，路潜．外科护理学．北京：中国中医药出版社，2006.

［34］熊云新．外科护理学．北京：人民卫生出版社，2006.

［35］王鸿利，樊绮诗，王也飞．临床检验诊断手册．北京：世界图书出版公司，2006.

［36］龚富山．外科护理学．西安：第四军医大学出版社，2005.

［37］张孟，王立义，黄涛．成人护理．郑州：河南科技出版社，2005.

［38］曹伟新，李乐之．外科护理学．第3版．北京：人民卫生出版社，2004.

［39］陈胜喜．外科学．北京：人民卫生出版社，2004.

［40］李梦樱．外科护理学．北京：人民卫生出版社，2003.

［41］吴阶平，裘法祖．黄家驷外科学．第6版．北京：人民卫生出版社，2000.